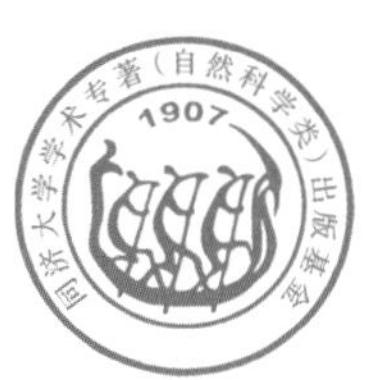

肿瘤微环境概论

王 平 主编

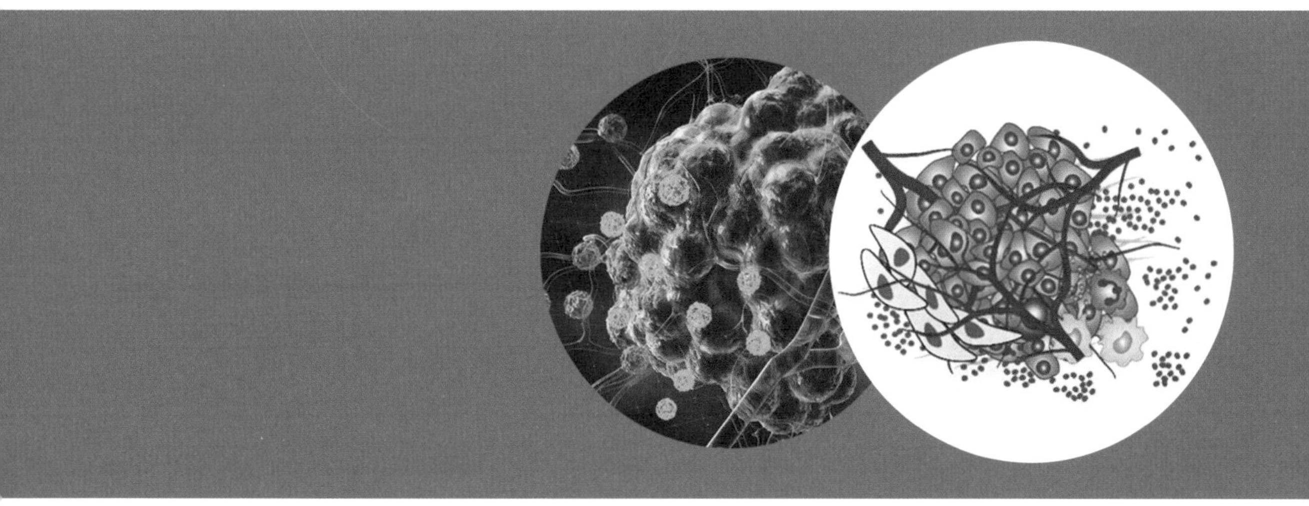

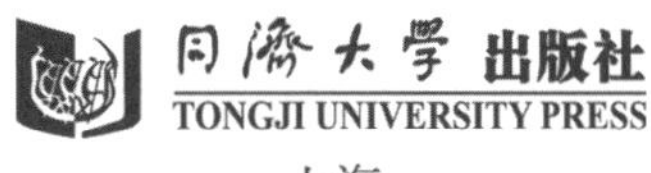

·上海·

图书在版编目(CIP)数据

肿瘤微环境概论/ 王平主编. —上海：同济大学出版社，2022.12

ISBN 978-7-5765-0550-4

Ⅰ.①肿… Ⅱ.①王… Ⅲ.①肿瘤学 Ⅳ.①R73

中国版本图书馆 CIP 数据核字(2022)第 253191 号

肿瘤微环境概论

王 平 主编

责任编辑 罗 琳 **助理编辑** 朱涧超 **责任校对** 徐春莲 **封面设计** 陈益平

出版发行 同济大学出版社 www.tongjipress.com.cn
(地址:上海市四平路 1239 号 邮编:200092 电话:021-65985622)
经 销 全国各地新华书店
排 版 南京文脉图文设计制作有限公司
印 刷 上海丽佳制版印刷有限公司
开 本 787mm×1092mm 1/16
印 张 21
字 数 524 000
版 次 2022 年 12 月第 1 版
印 次 2022 年 12 月第 1 次印刷
书 号 ISBN 978-7-5765-0550-4

定 价 158.00 元

编委会名单

主　编　王　平（同济大学医学院）

副主编　秦洁玲（同济大学附属第十人民医院）

编　委（以姓氏首字母为序）

李　斌（上海交通大学医学院上海免疫学研究所）

柳素玲（复旦大学附属肿瘤医院）

吴爱国（中国科学院宁波材料技术与工程研究所
宁波慈溪生物医学工程研究所）

王丽京（广东药科大学生命科学与生物制药学院）

许　杰（复旦大学生物医学研究院）

张兵波（同济大学医学院）

张志刚（上海交通大学医学院附属仁济医院）

序一

Preface

肿瘤微环境是一门较新兴的学科。1863年德国医学家菲尔绍(Virchow)提出炎症与肿瘤的概念。随后,1889年英国医生史蒂芬·佩吉特(Stephen Paget)提出了著名的关于肿瘤微环境的种子和土壤学说,逐渐揭开肿瘤微环境的神秘面纱。肿瘤微环境是癌症治疗尤其是精准治疗的重要理论认识,也是现代肿瘤生物学研究的前沿领域和重要方向。

本书系统全面地介绍了肿瘤微环境领域最新研究进展、重要研究方法及其相关应用的研究成果,有效地将生物学、材料学、医学、临床学等多学科内容有机统一起来,促进该领域的研究进展,为基于肿瘤微环境的精准治疗提供理论指导。

本书编者多为多年从事肿瘤领域研究的专家,他们力争将教学研究过程中积累的宝贵经验和医学精英特质潜移默化地融入书的编写中,做到全面阐述该领域重要研究成果,激发读者创新思维,引领读者批判性学习知识、创造性研究与实践。

相信本书的出版将会促进我国在肿瘤微环境领域的相关研究,并有力地推动精准治疗医学工作的发展。

许琛琦　研究员

中国科学院

上海生命科学研究院生物

化学与细胞生物学研究所

2020年12月11日

序二

Preface

肿瘤微环境与肿瘤的发生密不可分。肿瘤微环境的重要性在生物技术飞速发展的今天日渐明显，大量对肿瘤微环境的研究结果为肿瘤的机制研究打开了一扇门，也为肿瘤靶向治疗开启了新的研究方向。

目前，介绍国内外系统研究肿瘤微环境的相关著作比较匮乏，尚难满足我国科研人员的需求。相较于已出版的同类著作，本书深入浅出，较为系统和深入地介绍了肿瘤微环境基本理论及其对肿瘤发生发展的作用，在全面介绍本领域研究进展的同时，也在一定程度上反映了我国科研工作者所取得的相关研究成果，具有前沿性、先进性、交叉性与创新性。

本书的出版将为生物学、材料学、医学、临床学等多学科本科及研究生提供肿瘤微环境方面学习教材，也为博士后及相关领域科研人员开展肿瘤方面研究提供指导。相信本书的出版会推进我国在肿瘤微环境领域的研究潮流，从而进一步促进生命医学领域研究和应用的蓬勃发展。

戈宝学　教授

同济大学医学院

2020 年 12 月

序三

Preface

随着分子生物学研究的日渐深入，肿瘤微环境逐渐成为肿瘤研究领域中的一个关键方向。针对肿瘤微环境的深入探索有助于我们更好地认识肿瘤的发生、发展、转移等过程，进而发展出肿瘤诊断、防治和预后判断的新手段与新方法。

本书紧扣国家大健康发展战略，总结肿瘤微环境研究的热点与趋势，有很强的实用性，反映了本研究领域的最新研究进展。内容涵盖肿瘤微环境的基础、免疫、代谢、神经递质、微生物、干细胞、纳米医学等分支领域，以及肿瘤微环境研究方法学。参与本书撰述的编委均为活跃在肿瘤微环境研究最前沿、并且取得突出成果的专家，从而保证了本书的高品质和科研价值。

本书具有较强的系统性与前瞻性，既可作为实际工作指导用书，也可作为专业科研人员学习参考用书。希望本书有益于肿瘤微环境领域的人才培养、有益于学术交流及肿瘤医学的发展，为人类征服癌症出一份力。

钱朝南　教授
中山大学
2020 年 12 月 11 日

前言

Foreword

肿瘤微环境是指由肿瘤细胞及周围浸润的炎性细胞、血管、营养以及多种生长因子等组成的特殊环境。它是现代肿瘤生物学研究的前沿领域和重要方向，为癌症治疗提供了重要的理论依据。本书系统介绍肿瘤微环境并囊括肿瘤微环境相关研究进展，旨在促进个性化肿瘤精准治疗的发展。

本书主要基于国家、社会与市场要求的肿瘤精准治疗，对肿瘤微环境进行系统化研究；亦从生物学、材料学、医学、临床学等多学科领域的交叉内容进行系统性的总结与重述，为新一代人才的培养提供教材。相较于国内外已出版的同类著作，本书突出交叉学科的特点，论述力求深入浅出，较为系统和深入地介绍了肿瘤微环境的基本理论以及肿瘤微环境对肿瘤生长的作用，具有一定的实用性与创新性。

本书邀请从事肿瘤微环境研究多年的专家共同完成。专家们在长期积累的经验基础上，广泛而有选择地吸纳国内外的同类研究成果汇集成书，并在此基础上进行有创见、有开拓的总结、概括、展望和提升。相信本书的出版有望大大推动肿瘤微环境学科的发展，带动一批青年学者投入肿瘤微环境的研究中。

限于篇幅，本书重点讲述肿瘤微环境中发挥重要功能的细胞和细胞因子，无法囊括具有重要功能的所有细胞因子、趋化因子和细胞亚群。此外，肿瘤微环境是非常活跃且进展迅速的研究领域，不断有新的研究成果，比如物理微环境、微生物等在未来一段时间将受到越来越多的关注。囿于专业局限性，本书无法涵盖所有内容，且瑕疵实所难免，望各位读者不吝指正。

编者

2021 年 12 月

目录
Contents

1 肿瘤微环境绪论

2 肿瘤微环境与免疫细胞

3 肿瘤微环境代谢调控

4 肿瘤微环境与神经递质

5 肿瘤微环境与微生物

6 肿瘤干细胞微环境

7 肿瘤微环境与纳米医学

8 肿瘤微环境研究技术

1

肿瘤微环境绪论

1.1 肿瘤微环境概述

肿瘤微环境(tumor micro environment, TME)是指肿瘤在其发生过程中所处的内环境,是一个复杂的物理和生化系统,在肿瘤的发生、发展、转移和耐药性中起着重要的作用。1863 年德国医学家菲尔绍(Virchow)检测到肿瘤组织的白细胞浸润,提出了炎症与癌症的关系;1889 年英国医生史蒂芬·佩吉特(Stephen Paget)提出了著名的(肿瘤细胞)种子和土壤学说,即“种子”的生长,需要合适的“土壤”(肿瘤微环境),逐渐揭开肿瘤微环境的神秘面纱。

1.1.1 肿瘤微环境分类

肿瘤微环境根据其理化特性可以分为生物微环境、化学微环境和物理微环境,根据其生物特性又可大致分为营养代谢微环境与免疫微环境等。肿瘤微环境包含多种细胞和非细胞组分(如细胞外基质),包括免疫细胞、成纤维细胞、脂肪细胞、平滑肌细胞、胶质细胞以及血管内皮细胞等。其中免疫或炎症细胞(如 T 细胞)参与肿瘤免疫和免疫耐受的过程;血管内皮细胞等与血管发生或血管形成相关;而非细胞外基质,如各种类型的胶原成分、纤维素、血管屏障、基底膜等,参与肿瘤的生长和转移。肿瘤微环境的变化与肿瘤的发生发展息息相关。

1.1.2 肿瘤微环境特性与特征

肿瘤微环境的特殊性在于它是动态变化的,是一个系统的有机整体。肿瘤组织类似于一个“器官”,肿瘤的种子学说表明肿瘤细胞的生长需要与其所处微环境相互配合、相互协同,并且相互影响[1]。肿瘤细胞与其周围的免疫细胞、肿瘤相关的成纤维细胞及肿瘤内部间质组织组成一个系统性微环境,与微血管之间相互“对话”与“交流”。例如,肿瘤相关的成纤维细胞可释放基质细胞衍生因子、促血管生成因子等,促进肿瘤细胞生长和肿瘤血管的新生;血管内皮细胞主要介导肿瘤血管的新生,共同为肿瘤的生成和转移提供合适的微环境[2]。因此,肿瘤微环境是一个动态变化的、整体的、随着肿瘤的生长不断变化的系统。

1.1.3 肿瘤微环境特征与靶向

与正常组织相比,肿瘤组织具有血管异常、弱酸性、特定酶/受体过表达、乏氧、能量代谢异常等特性[3]。靶向肿瘤微环境的研究不仅有助于人们更好地理解肿瘤的生物学行为,同时也为肿瘤的治疗提供了更有效的策略,有利于控制肿瘤的发生和发展。如靶向免疫检查点 PD-1/PD-L1、嵌合抗原受体 T 细胞(chimeric antigen receptor-Tcell, CAR-T)技术、溶瘤病毒技术、靶向 TME 其他细胞(肿瘤相关成纤维细胞)以及靶向肿瘤相关生物标志物的分子成像诊断技术和结合生物纳米材料的载药系统的应用(后文将详细阐述)。

1.1.3.1 组织缺氧和酸中毒

氧气是细胞或人体生长不可少的成分,脑组织缺氧会造成不可逆转的损害,肿瘤组织生长同样需要氧气供应。肿瘤的结构存在特殊性,其内部血管壁不完整,内部氧气供应和氧气消耗不对称,导致肿瘤组织内缺氧,而缺氧可促进肿瘤细胞的生长。2019 年诺贝尔生理学或医学奖获得者发现了低氧诱导因子(hypoxia-inducible factor, HIF),揭示了细胞感知氧气和适应氧气供应的过程。肿瘤缺氧会激活 HIF 信号通路,影响血管内皮生长因子(vascular endothelial growth factor, VEGF)、血管生成素-1(angiopoietin-1, ANGPT-1)等多种基因的表达,还会刺激厌氧代谢酶的生成,使得肿瘤细胞在缺氧环境下适应肿瘤环境的变化[4]。

HIF 与肿瘤生长关系密切,研究发现肿瘤细胞的各种机制变化导致缺氧,如较高新陈代谢速率和高氧消耗,可引起内皮功能障碍或对血管的各种作用而破坏氧气的输送,导致慢性缺氧的微环境,激活低氧诱导因子信号通路,最终加速肿瘤生长、侵袭和转移。研究者在正常氧含量、低氧含量和缺氧的培养环境中培养肺癌细胞,发现在低氧或者缺氧环境下肺癌细胞的增殖侵袭和转移活性明显强于正常含氧量组。另外,HIF 还与肿瘤化疗有关,抵抗慢性缺氧环境会导致 HIF 激活药物泵转运蛋白,使化疗药物被肿瘤细胞泵出,降低药物浓度;同时 HIF 也会抑制肿瘤细胞自身的代谢、衰老和凋亡,形成肿瘤细胞的药物抵抗。

靶向治疗药贝伐单抗(bevacizumab)是临床上用于抗肿瘤血管生成的血管内皮生长因子受体(vascular endothelial growth factor receptor, VEGFR)抑制剂,主要通过抑制肿瘤血管的生成,降低肿瘤组织的血氧供给,抑制肿瘤生长。但此治疗方法亦加剧了肿瘤细胞慢性缺氧环境,激活 HIF,使 VEGF 水平升高,促进肿瘤血管的生成,最终导致肿瘤细胞对贝伐单抗的抗药性[5]。温伯格效应(Warburg effect)表明肿瘤细胞更适应长期处于缺氧的环境中。然而部分研究也显示不管肿瘤环境如何,肿瘤细胞主要靠低氧糖酵解进行能量代谢。关于肿瘤组织缺氧的研究依然存在争论[6]。

肿瘤细胞酸性微环境与癌症侵袭和扩散有关。降低肿瘤酸度,能够逆转小鼠荷瘤的变化。Nazanin Rohani 博士首次提出“肿瘤酸中毒”概念,并指出“酸性环境促使肿瘤高表达细胞侵袭和迁移类分子”,使癌细胞能够在低 pH 条件下生存和增殖[7]。此前肿瘤酸性微环境的研究已经证实肿瘤微环境中的酸度对肿瘤的侵袭性有很强的影响。目前大多数人认为肿瘤中的高酸度主要发生在血液供应不良的缺氧地区。最近,研究人员研发一种“pH 探针”来检测细胞的酸性环境[8, 9],并标记和识别肿瘤酸性区域细胞。此外,酸性肿瘤微环境还与免疫抑制有关[10]。研究人员通过在老鼠的饮用水中加入碳酸氢钠或注射碳酸氢钠来降低肿瘤酸度,改变肿瘤酸性环境,抑制小鼠的肿瘤转移,减缓肿瘤的生长[11, 12]。

1.1.3.2 细胞外基质结构与功能的变化

肿瘤组织和正常组织和器官一样，主要由组织细胞和细胞外基质组成。细胞外基质包括基底膜，基底膜通过表达不同的细胞基质成分，响应各种特定细胞类型变化，可使用不同的组织酶降解，如基质金属蛋白酶(matrix metalloproteinase, MMP)[13]。细胞外基质为肿瘤细胞提供结构、机械支持和保护，还可调节每个细胞生长过程，包括细胞增殖、细胞分化、细胞迁移和侵袭以及组织形态发生[14]。不同的基质成分组合形成一个网络体，将肿瘤镶嵌在网络体内部。从微观角度来看，细胞外基质形成各种几何形状、立体结构和拓扑结构，跨度从纳米级别到毫米级别，再辅以翻译后修饰；肿瘤细胞外基质是动态的，随着肿瘤生长不断应答，不断地重构与更新。

胶原蛋白是基质的主要结构，也是最常见的蛋白质之一。目前，已鉴定出28种胶原蛋白。Ⅰ型胶原蛋白是肿瘤增生的主要成分，主要由成纤维细胞分泌，并与多种类型的肿瘤细胞的存活和转移存在预后关系。富含胶原蛋白和层粘连蛋白的基底膜将上皮层与间质基质层分开。通常在癌前病变周围基底膜会变薄，胶原蛋白逐渐流失，提示基底膜胶原蛋白是用来判断肿瘤是否转移的病理学标准。蛋白聚糖是一组特殊的糖蛋白，其结构、功能和位置与其他糖蛋白不同，在许多实体肿瘤中都表现出促进或抑制肿瘤发展的作用。蛋白聚糖侧链产生的高黏度和抗压缩力可用于填充间隙并缓冲基质上的物理压力；也可调节细胞活动，如黏附、运动、增殖和分化；还可调节其他基质分子的组装、结合和隔离生长因子[15]。

细胞外基质分子经常被修饰，包括糖基化、瓜氨酸化、氧化作用、乙酰化、磷酸化、羟基化、硫酸化等。基质的降解和再生是维持稳态的重要条件，降解太少或太多会分别导致组织纤维化和组织破坏，促进癌症的发展。影响基质降解的因素包括基质金属蛋白酶、组织蛋白酶、骨形态发生蛋白1、Tolloid样蛋白酶、透明质酸酶和乙酰肝素酶等；抑制剂包括金属蛋白酶的组织抑制剂、胱抑素、丝氨酸蛋白酶抑制剂等。实体瘤中细胞外基质主要可激活癌症相关成纤维细胞(cancer-associated fibroblast, CAF)，在多数肿瘤中，CAF数量的增加与不良预后相关，但也存在特殊的CAF亚群。CAF在肿瘤中的特定作用可能会影响其细胞外基质的分泌和重塑，并被肿瘤细胞驯化，调控肿瘤内的异质性。因此，在癌症患者的治疗中，激活CAF可能比抑制CAF更有意义[16]。

肿瘤细胞外基质的生化信号转导、生物力学变化直接影响癌细胞的增殖与存活。肿瘤细胞生化信号转导包括细胞表面受体被几种基质相互作用而激活，以及肿瘤外基质重塑导致细胞表面受体聚集和激活的不断变化。生物力学变化可干扰细胞发育和新陈代谢，如细胞极性、基因表达的调节和干细胞分化，对癌症干细胞领域的发展具有重要意义。细胞外基质可促进肿瘤转移，肿瘤转移前原发性肿瘤迁移至转移部位，细胞外基质则成为肿瘤支持性微环境，称为“转移前微环境”。其通过重组或降低预先存在的基质结构或刺激局部基质分泌，建立肿瘤转移前的有利生长的微环境。当继发性肿瘤组织转移性定植后，细胞并不一定即刻进行分裂发展，此时的基质称为“转移性休眠细胞外基质”。当休眠的癌细胞被激活时,会进行基质重塑,使其利于癌细胞的增殖。因此基质既可作为肿瘤治疗的调节剂,有研究表明细胞外基质也可作为肿瘤治疗的靶标,对诊断及预后具有重要价值[17]。

综上所述,肿瘤细胞外基质可能影响肿瘤的发生、发展和细胞异质性程度,了解细胞外基质,不仅将帮助我们更好地了解肿瘤的复杂性,还使我们能够通过个性化药物靶向细胞外机制更好地治疗癌症患者,以改善患者预后。

1.1.3.3 肿瘤血管生成

肿瘤血管生成是指肿瘤细胞逐步诱导微血管生长与建立肿瘤内血液循环的过程,对肿瘤的生长、浸润和转移至关重要。19 世纪 70 年代,Folkman 首次系统提出肿瘤的生长与转移依赖于肿瘤血管生成学说,意味着控制肿瘤生长的理论基础就是控制肿瘤血管的生成。原发实体肿瘤的增殖与转移过程均依赖于新生血管的生成,并受到促血管生成因子和血管生成抑制因子的双重调节。

内皮细胞分泌的血小板衍生生长因子(platelet derived growth factor, PPGF)作用于周细胞,促使周细胞产生并分泌 VEGF,VEGF 通过内皮细胞 VEGF 受体发挥作用(图 1-1)。除了内皮细胞和巨噬细胞外,肿瘤微环境内的许多其他细胞类型也有助于肿瘤血管生成。中性粒细胞可通过释放 MMP 到肿瘤微环境,触发 VEGF 和其他血管生成因子的释放,促进肿瘤血管生成。同样,其他免疫细胞类型,如 B 细胞和 T 细胞也会分泌 VEGF-α、碱性成纤维细胞生长因子(basic fibroblast growth factor bFGF)、MMP9、干扰素 γ(IFN-γ) 和白细胞介素-17(interleukin-17, IL-17),进而间接影响肿瘤血管生成。此外,脂肪细胞会释放大量促血管生成因子,如细胞因子、趋化因子和激素,靶向这些因子可用于抑制肿瘤细胞扩增生长和癌症发生。

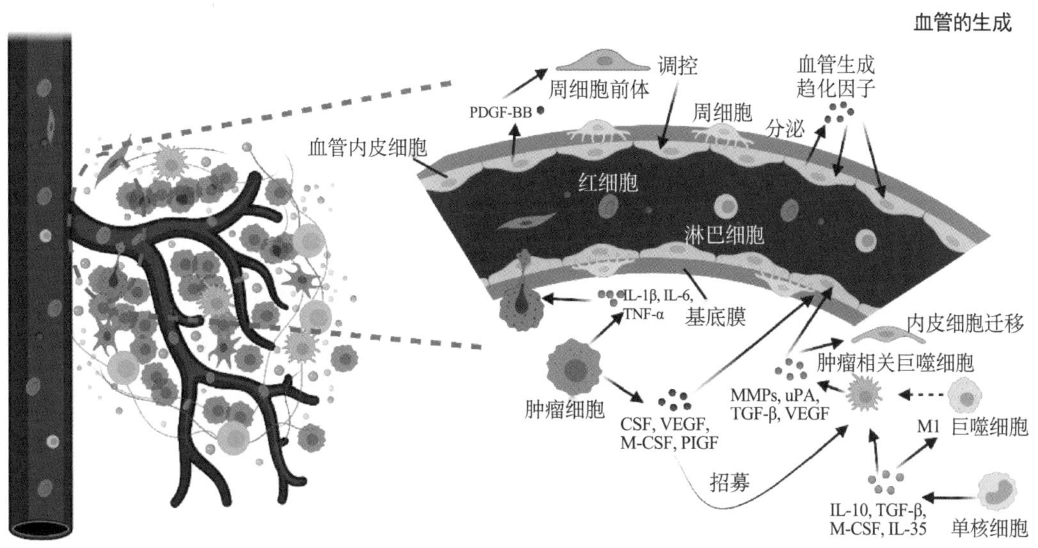

图 1-1 血管新生与血管生成相关的细胞因子变化关系

(肿瘤微环境内各种细胞均参与血管的形成,血管内皮能够通过细胞因子被影响,促进血管的生成)

1.1.3.4 肿瘤微环境、免疫、炎性反应

肿瘤微环境内存在各种免疫细胞，肿瘤细胞与免疫细胞之间相互“对话”，相互影响(crosstalk)，产生促炎细胞因子、抑制炎症细胞因子及趋化因子等，影响肿瘤的生长与转移(图 1-2)。另外，慢性炎症是癌症发生的重要因素，如病毒性肝炎是原发性肝癌的重要原因，脂肪肝、炎症、肝癌的关系是一个典型的炎症过程，经历这一过程，逐渐转变为肝硬化和原发性肝癌。

免疫细胞的免疫能力降低、促炎因子的产生是促进癌症发生的重要原因。免疫与炎症反应能提高肿瘤细胞生长和转移的概率。如 IL-1β 刺激 γδ T 细胞表达 IL-17，导致 G-CSF 的系统性增加；G-CSF 是白细胞趋化因子，导致肿瘤周围大量中性粒细胞浸润[18]。肿瘤诱导的中性粒细胞可抑制 $CD8^+$ 细胞毒性 T 淋巴细胞，从而限制肿瘤细胞转移。诚然，非肿瘤细胞也会参与肿瘤的炎症反应，如成纤维细胞可分泌细胞因子，调控免疫细胞。

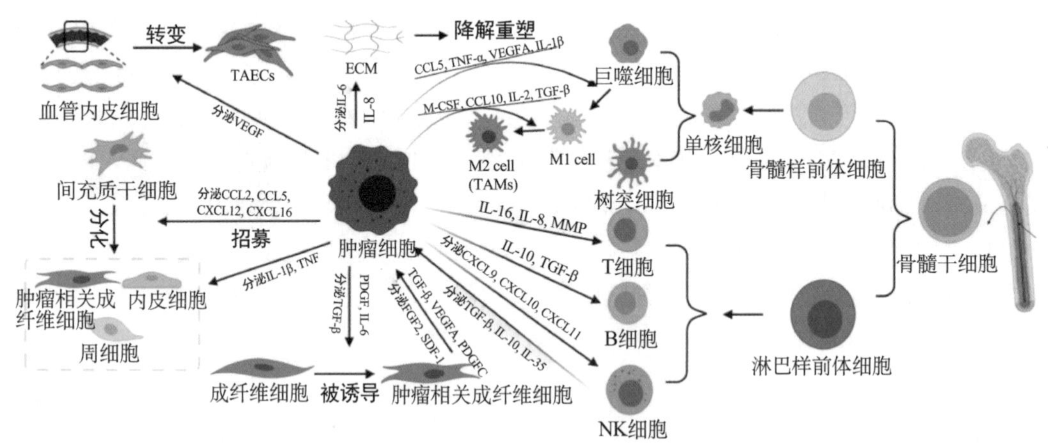

图 1-2 肿瘤细胞与免疫细胞之间相互影响

(免疫细胞通过细胞因子影响肿瘤细胞，反之肿瘤细胞也会分泌细胞因子影响肿瘤细胞；免疫细胞存在被驯化的可能，肿瘤细胞发生免疫逃逸，以便于自己的生长)

在某些情况下，炎症因子可与诱导药物相互协同，促进肿瘤的发生发展(图 1-3)。机体的炎症因子和诱导药物影响细胞内多条信号通路，如 TNF-α 与促癌药物 TPA(佛波酯，能激活蛋白激酶 C)能协同促进肿瘤的发生。TNF-α 能够激活肿瘤细胞 NF-κB 信号通路，在肿瘤形成的基因突变化学试剂或促癌药物刺激下共同促进肿瘤发生、肿瘤细胞增殖、肿瘤血管生成以及上皮细胞间充质转化等，促进肿瘤发生。

此外，肿瘤细胞在转移过程中亦会进一步引起炎症分子与肿瘤之间相互对话，促进肿瘤发展。因此，通过控制某类炎症因子，或可抑制肿瘤的生长或转移，相应的药物也正在研发之中。

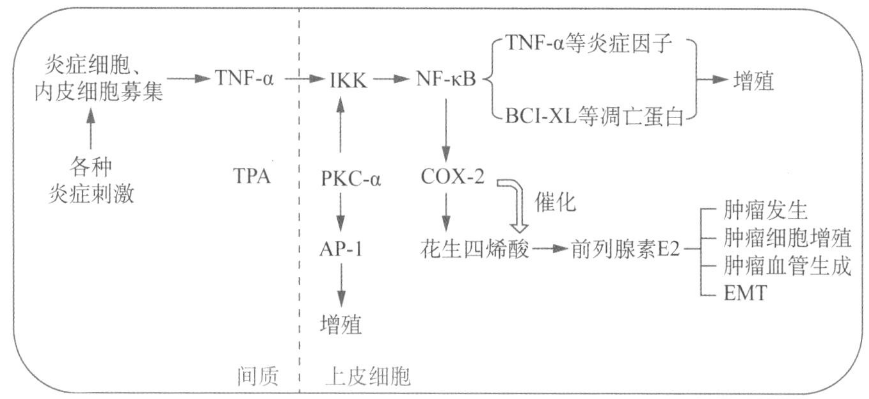

图 1-3 炎症因子与诱导药物相互协同，促进肿瘤发生发展

（炎症因子与诱导药物或化合物能够影响不同的信号通路，并相互影响促进肿瘤的发生）

1.1.4 总结

因此，基于以上肿瘤微环境特性，本书邀请从事肿瘤微环境研究的多位专家共同完成，专家们在长期积累的经验基础上，从“肿瘤免疫”“肿瘤微环境代谢”“肿瘤微环境与神经递质”“肿瘤微环境与微生物”“肿瘤微环境与干细胞”“肿瘤微环境与纳米医学”与“肿瘤微环境研究技术”等方面，较为系统和深入地介绍了肿瘤微环境基本理论及靶向肿瘤微环境在肿瘤发生发展过程中的作用。

本书侧重于讲述肿瘤微环境中部分角色所发挥的功能，如 T 细胞、NK 细胞和巨噬细胞等，除此之外，其他细胞或非细胞组分包括细胞因子、趋化因子等相关因子，以及 B 细胞、脂肪细胞、神经细胞和纤维细胞等相关细胞在肿瘤微环境中也发挥重要功能。另外，肿瘤的宏环境如衰老、运动、饮食、精神等状态对肿瘤微环境有重要的调控作用。限于时间和篇幅，本版未能涵盖，我们将在续版中进一步整理、补充和归纳。

（郭小兰、秦洁玲、李江超、王丽京、王平）

参考文献

1. Langley R R, Fidler I J. The seed and soil hypothesis revisited: The role of tumor-stroma interactions in metastasis to different organs[J]. International journal of cancer, 2011, 128(11): 2527-2535.
2. Hinshaw D C, Shevde L A. The tumor microenvironment innately modulates cancer progression[J]. Cancer research, 2019, 79(18): 4557-4566.
3. Ge Z, Liu S. Functional block copolymer assemblies responsive to tumor and intracellular

microenvironments for site-specific drug delivery and enhanced imaging performance[J]. Chemical Society Reviews, 2013, 42(17): 7289-7325.

4. Gruber M, Simon M C. Hypoxia-inducible factors, hypoxia, and tumor angiogenesis[J]. Current opinion in hematology, 2006, 13(3): 169-174.
5. Rapisarda A, Hollingshead M, Uranchimeg B, et al. Increased antitumor activity of bevacizumab in combination with hypoxia inducible factor-1 inhibition HIF-1 Inhibition in Combination with Bevacizumab[J]. Molecular cancer therapeutics, 2009, 8(7): 1867-1877.
6. Huang Y, Lin D, Taniguchi C M. Hypoxia inducible factor (HIF) in the tumor microenvironment: friend or foe? [J]. Science China Life Sciences, 2017, 60(10): 1114-1124.
7. Rohani N, Hao L, Alexis M S, et al. Acidification of tumor at stromal boundaries drives transcriptome alterations associated with aggressive phenotypes[J]. Cancer research, 2019, 79(8): 1952-1966.
8. Ke G, Zhu Z, Wang W, et al. A cell-surface-anchored ratiometric fluorescent probe for extracellular pH sensing[J]. ACS applied materials & interfaces, 2014, 6(17): 15329-15334.
9. Zhang P, Meng J, Li Y, et al. pH-sensitive ratiometric fluorescent probe for evaluation of tumor treatments[J]. Materials, 2019, 12(10): 1632.
10. Wang J X, Choi S Y C, Niu X, et al. Lactic acid and an acidic tumor microenvironment suppress anticancer immunity[J]. International journal of molecular sciences, 2020, 21(21): 8363.
11. Ibrahim-Hashim A, Estrella V. Acidosis and cancer: from mechanism to neutralization[J]. Cancer and Metastasis Reviews, 2019, 38(1): 149-155.
12. Yang M, Zhong X, Yuan Y. Does baking soda function as a magic bullet for patients with cancer? a mini review[J]. Integrative cancer therapies, 2020, 19: 1-17.
13. Najafi M, Farhood B, Mortezaee K. Extracellular matrix (ECM) stiffness and degradation as cancer drivers[J]. Journal of cellular biochemistry, 2019, 120(3): 2782-2790.
14. Mohan V, Das A, Sagi I. Emerging roles of ECM remodeling processes in cancer[J]. Seminars in Cancer Biology, 2020, 62:192-200.
15. De Pasquale V, Pavone L M. Heparan sulfate proteoglycan signaling in tumor microenvironment[J]. International Journal of Molecular Sciences, 2020, 21(18): 6588.
16. Liao Z, Tan Z W, Zhu P, et al. Cancer-associated fibroblasts in tumor microenvironment-accomplices in tumor malignancy[J]. Cellular immunology, 2019, 343: 1-11.
17. Belli C, Trapani D, Viale G, et al. Targeting the microenvironment in solid tumors[J]. Cancer treatment reviews, 2018, 65: 22-32.
18. Coffelt S B, Kersten K, Doornebal C W, et al. IL-17-producing γδ T cells and neutrophils conspire to promote breast cancer metastasis[J]. Nature, 2015, 522(7556): 345-348.

1.2 肿瘤免疫逃逸与免疫治疗

肿瘤免疫逃逸(tumor immune escape)最早起源于20世纪70年代Burnet等人提出的免疫监视学说(immune surveillance theory),该学说认为机体的免疫系统可以对“非己”的突变细胞发挥监视作用,并可通过细胞免疫机制特异性地清除,以保持机体内环境的稳定[1]。然而肿瘤细胞可以通过不断地改造自己并调节宿主的免疫系统，成功逃脱机体免疫系统的监视。肿瘤细胞、细胞因子等因素与基质共同为肿瘤的生存、生长和转移创造了有利的环境。

1.2.1 肿瘤细胞与免疫逃逸

1.2.1.1 肿瘤细胞抗原性改变

肿瘤细胞抗原性改变是公认最古老的肿瘤逃逸机制之一。肿瘤相关抗原（tumor associated antigen，TAA）被免疫系统识别为自身还是非自身，一直是一个持续争论的问题。由于肿瘤是从宿主组织中产生，主要表达自身抗原，而个体 T 细胞在发育过程中已经被其诱导耐受。此外，随着肿瘤的生长，肿瘤细胞可以通过各种方式调节其抗原性，以躲避有效的免疫反应。例如，肿瘤细胞可以内吞自身抗原使肿瘤抗原暂时消失，或者永久性脱落。此外，由于免疫原性强的肿瘤细胞可被免疫系统清除，使留下的免疫原性差的细胞快速增殖，导致肿瘤免疫原性越来越差。且相比正常细胞，肿瘤细胞可分泌更多的黏蛋白和多糖分子，使其肿瘤抗原被这些分子遮蔽，或在外形成纤维蛋白外壳，使肿瘤抗原隔离[2, 3]。

1.2.1.2 肿瘤细胞表面主要组织相容性抗原系统表达异常

主要组织相容性抗原（major histocompatibility complex，MHC）系统即抗原提呈分子，分为 MHC-Ⅰ和 MHC-Ⅱ两类。MHC-Ⅰ主要将内源性蛋白肽段提呈给 $CD8^+$ T 细胞，MHC-Ⅱ主要将外源性蛋白肽段提呈给 $CD4^+$ T 细胞。MHC-Ⅰ类分子由重链和不变的轻链（称为 β2 微球蛋白）组成。泛素化标记的蛋白经蛋白酶体降解为短肽后可进入内质网与 MHC-Ⅰ结合，并运输到高尔基体进而转移到细胞膜展示给 T 细胞[4]。免疫细胞可通过 MHC-Ⅰ上携带的内源性蛋白肽段识别并杀伤肿瘤细胞。然而，大量证据表明肿瘤细胞可通过多种机制下调 MHC-Ⅰ分子的表达。例如在食管鳞状细胞癌、胃癌、结直肠癌中，DNA 高甲基化可抑制抗原加工提呈相关基因的转录[5-7]。组蛋白乙酰化也是影响抗原加工提呈蛋白转录的重要因素，组蛋白去乙酰化酶（histone deacetylases，HDAC）可以下调肿瘤细胞 MHC-Ⅰ的表达，而 HDAC 抑制剂可以恢复细胞表面 MHC-Ⅰ的表达[8]。此外，肿瘤还可以通过非经典的 HLA 类蛋白，起到免疫抑制效果，如免疫抑制分子 HLA-G，抑制 NK 细胞、T 细胞、B 细胞、树突状细胞等的活性[9]。

1.2.1.3 肿瘤共刺激信号表达异常

T 细胞激活过程中除了需要 TCR 识别抗原- MHC 复合物外，还需要第二信号，主要由 B7 家族共刺激分子组成，如 CD28 等。PD-1 是一种免疫抑制性分子，可抑制 T 细胞的活性[10]。PD-1 不仅表达在 T 细胞上，还在 B 细胞核和 NK 细胞上表达，并抑制此类细胞的活性。PD-L1 在大多数肿瘤中高表达，如黑色素瘤、肺癌、卵巢癌、肾癌、乳腺癌与胰腺癌等[11]。PD-L1 结合 PD-1 后，可通过 SHP2 抑制 PI3K-AKT 信号通路，抑制 NF-κB 激活,最终抑制细胞因子释放等T细胞活动[12]。多种细胞因子如IFN-γ与Ⅰ型干扰素等,均可诱导PD-L1表达[13, 14]。除PD-L1(B7-H1)外,B7-H3(CD276)也是一个T细胞抑制分子,在肿瘤细胞上高表达,但在正常组织细胞上表达水平很低。B7-H3可通过肿瘤细胞膜表达,促进肿瘤转移[15]。另外,B7-H3还可通过JAK-STAT和PI3K-Akt-mTOR通路促进肿瘤细胞增殖[16]。B7-H4(B7S1或B7x)是另一个免疫抑制性分子。B7-H4在正常的人体细胞组织中普遍缺失,仅在肾脏、肺和胰腺上皮细胞中有表达。而肿瘤中B7-H4的表达,例如肺癌、卵巢癌、肾癌中,通常与不良预后相关。除了肿瘤细胞外,肿瘤微环境中的肿瘤相关巨噬细胞、肿瘤微血管内皮细胞也发现有B7-H4,可抑制T细胞功能[17]。此外,部分卵巢癌患者的血清中亦可发现低水平的可溶性B7-H4蛋白[18]。综上所述,PD-L1、B7-H3、B7-H4等蛋白在肿瘤中广泛表达,在正常组织中罕见表达,说明其在肿瘤发生发展过程中可能起到重要的调控作用,这也为肿瘤治疗提供了新的思路。

1.2.1.4 肿瘤坏死因子异常

Fas(CD95)是肿瘤坏死因子受体(tumor necrosis factor receptor, TNFR)家族成员,FasL(CD95)为Fas的配体。当FasL与Fas结合时,招募Fas接头蛋白(Fas-associated death domain, FADD),招募caspase-8,激活caspase-3和caspase-7,进而切割细胞内底物引发DNA降解,最终导致细胞死亡[19]。肿瘤发生过程中,肿瘤细胞可下调Fas基因表达,或使其功能丧失。肿瘤细胞还可以分泌一种分泌型sFas,结合免疫细胞上的FasL,阻断免疫细胞对肿瘤自身Fas介导的细胞凋亡。此外,肿瘤细胞还可以通过上调FasL表达,反向攻击免疫细胞,引发免疫细胞的凋亡[20]。综上,肿瘤细胞可以通过Fas/FasL的复杂调节,逃避免疫细胞的免疫攻击,促进免疫逃逸。

1.2.1.5 肿瘤细胞分泌免疫抑制因子

转化生长因子β(transforming growth factor β, TGF-β)具有多种生物学功能,在细胞的分化、生长增殖、迁移、凋亡和免疫调节中都有重要的作用。TGF-β在肿瘤发生发展过程中扮演重要角色,在肿瘤早期,TGF-β可以通过下游信号因子SMAD蛋白调控凋亡蛋白表达,引发细胞凋亡,抑制肿瘤生长;而在晚期,TGF-β可抑制Th1细胞分化,抑制T细胞增殖,促进肿瘤生长。此外,TGF-β亦可以促进$CD4^+$ T细胞向Treg细胞转化,从而抑制响应T细胞活性[21]。

血管内皮生长因子(VEGF)不仅可以促进血管生成,还是肿瘤细胞逃避免疫系统的重要因子。VEGF可以促进Treg细胞的激活,促进肿瘤相关巨噬细胞向M2型巨噬细胞转化。VEGF可以抑制树突状细胞的成熟和抗原提呈功能,进而减少原始$CD8^+$ T细胞的增殖和活化。VEGF还可以通过血管生成作用阻止抗原活化的$CD8^+$ T细胞向肿瘤浸润[22]。

白细胞介素6(IL-6)是一种促炎因子,参与肿瘤发生发展过程,其水平的升高与癌症患者的生存率成反比。IL-6在多种肿瘤中高表达,如黑色素瘤、肾癌、卵巢癌、结直肠癌等。研究证明,IL-6可以通过STAT3诱导抗凋亡和促增殖基因(如*c-Myc*、cyclin D1、 survivin、MMPs、VEGF 等)，促进肿瘤的发生和发展[23]。IL-6 亦可抑制树突状细胞的抗原提呈作用，抑制抗肿瘤细胞毒性 $CD8^+$ T 细胞活性，促进肿瘤相关巨噬细胞从杀伤肿瘤 M1 型表型向免疫抑制的 M2 型巨噬细胞表型转变。除了对肿瘤相关免疫细胞的作用外，IL-6 对肿瘤相关成纤维细胞和脂肪细胞的作用亦可间接促进肿瘤的发展。此外，肿瘤细胞还可以分泌 IL-10 抑制 T 细胞增殖，破坏树突状细胞抗原提呈功能，调节肿瘤微环境。

前列腺素 E2(prostaglandin E2，PGE2)通过下调 Th1 T 细胞因子(TNF-α、IFN-γ 和 IL-2)，与上调 Th2 T 细胞因子(IL-6、IL-10 等)，从而促进抗肿瘤 Th1 细胞向免疫抑制 Th2 细胞的转变[24]。PGE2 可抑制杀伤性 T 细胞，并激活 Treg 细胞；可通过下调肿瘤细胞自身抗原提呈和树突状细胞的交叉提呈，消除细胞毒性 T 细胞的抗肿瘤作用；还可以通过抑制体内树突状细胞的分化和 T 细胞的增殖来调节癌症相关的免疫抑制作用。总之，PGE2 对免疫系统的复杂调节作用，可促进肿瘤细胞的免疫逃逸[25]。

1.2.2 免疫细胞与免疫逃逸

1.2.2.1 T 细胞

T 细胞作为肿瘤杀伤的重要效应细胞，主要分为杀伤性 T 细胞($CD8^+$ T 细胞)和辅助性 T 细胞($CD4^+$ T 细胞)。$CD8^+$ T 细胞激活后可分泌穿孔素和 Fas 等溶解肿瘤，也可以通过释放 TNF 和 IFN-γ 等细胞因子抑制肿瘤[26]。然而 T 细胞一般在肿瘤发生的早期已发生功能紊乱或永久沉默[27]，只有约 10%的肿瘤浸润 T 细胞能够识别自身肿瘤[28]。基于此，研究人员设计了针对 T 细胞的治疗方案以解除这种抑制，从而达到激活 T 细胞杀灭肿瘤的作用。目前临床应用的肿瘤免疫治疗靶点设计大都集中在 $CD8^+$ T 细胞，如针对 T 细胞的抗体类药物靶点(CTLA4、PD-1、LAG3、TIM3 等免疫抑制性受体)[29]。近年来，研究者进一步发现，$CD4^+$ T 细胞可以通过多种机制激活 $CD8^+$ T 细胞，或分泌 IFN-γ 来杀灭肿瘤[30]。

1.2.2.2 调节性 T 细胞

调节性 T 细胞(regulatory T cells，Treg)是一种特殊的 $CD4^+$ T 细胞亚群，主要以 Foxp3 为标志物($Foxp3^+$ Treg)。根据来源不同，调节性 T 细胞可分为自然性 Treg 细胞(natural Treg，nTreg)和诱导性 Treg 细胞(induced Treg，iTreg)。nTreg 由胸腺分化而成，iTreg 由抗原或抑制性因子(如 IL-2)刺激 $CD4^+$ T 细胞而来[31]。研究证明，肿瘤中的 Treg 细胞可以抑制 T 细胞的功能，达到免疫抑制的作用，影响肿瘤免疫疗效[32]，但是消除 Treg 细胞并不能消除它们的抑制功能，亦不能提高免疫治疗的疗效。在肺癌、胰腺癌、乳腺癌、肾癌、肝癌中，Treg 细胞密度高伴有不良预后[33]，然而在结直肠癌和胃癌中，Treg 细胞密度高伴有良好预后[34-37]。所以 Treg 在肿瘤中是复杂多样的，还有很多问题亟待深入探讨[38]。

1.2.2.3 NK 细胞

自然杀伤细胞(natural kill cell，NK)是机体重要的免疫细胞，在抗病毒、抗肿瘤中有重要作用。NK 细胞激活不受 MHC 限制(IL-15 和 CD16 可激活 NK 细胞)，在没有抗体和 MHC 提呈抗原的作用下，激活的 NK 细胞可分泌 IFN-γ、TNF 等杀伤肿瘤；也可分泌穿孔素溶解肿瘤；还可分泌趋化因子调节免疫系统免疫反应[39-40]。而杀伤细胞免疫球蛋白样受体(killer-cell immunoglobulin-like receptor，KIR)和 CD94/NKG2A 等受体是 NK 细胞上的免疫抑制性受体，肿瘤细胞可以通过这些受体来抑制 NK 细胞的激活，进行免疫逃逸[41]。目前，研究者们将 NK 细胞与免疫检查点抗体类药物联用杀伤肿瘤细胞，针对 NK 细胞的 CAR-NK 细胞治疗策略也成为研究热点。

1.2.2.4 肿瘤相关巨噬细胞

肿瘤相关巨噬细胞(tumor-associated macrophage，TAM)是指浸润到肿瘤里的巨噬细胞，是肿瘤微环境中最多的巨噬细胞，在肿瘤发生发展过程中发挥关键作用。巨噬细胞在肿瘤血管形成、侵袭和转移中有重要作用。根据功能和分子表达差异，巨噬细胞可简略地分为 M1 型和 M2 型。单核细胞在 IFN-γ 和 LPS 刺激下分化成 M1 型巨噬细胞，具有 Th1 型应答的基因表达模式。M1 型巨噬细胞高表达 MHC-Ⅱ，可起到高效抗原提呈的作用，主要监视组织中肿瘤病变，抑制肿瘤发生。M2 型巨噬细胞倾向于 Th2 型应答的基因表达模式，可由 IL-4 刺激激活。肿瘤中 M2 型巨噬细胞居多，可分泌促血管新生因子(如 IL-8、VEGFA、VEGFC 和 EGF)促进肿瘤微血管生成，所以 M2 型巨噬普遍被认为可促进肿瘤形成。M1 与 M2 型巨噬细胞在肿瘤中可以相互转换，在特定的微环境下，M1 可转换成 M2，M2 也可转换成 M1。因此，将肿瘤中 M2 型巨噬细胞转变成 M1 型巨噬细胞，已成为一种肿瘤治疗方案[42]。

1.2.2.5 树突状细胞

树突状细胞(dendritic cell，DC)是目前抗原提呈(antigen presentation)能力最强的细胞，也是获得性免疫的重要始动者，其最大的特点是能激活初始型 T 细胞活化和增殖，在免疫激活和免疫抑制中起到重要调节作用。1973 年，Steinman 发现树突状细胞，并于 2011 年获诺贝尔生理学或医学奖。机体内 DC 大部分是未成熟的树突状细胞，具有很强的抗原摄取能力，DC 处理抗原后，由 MHC 向 $CD4^+$ 或 $CD8^+$ T 细胞提呈，并提供共刺激信号给 T 细胞。DC 与肿瘤的发生发展密切相关，成熟的 DC 可与 T 细胞结合，提呈抗原并激活 T 细胞，达到抗肿瘤的作用。DC 亦可分泌 IL-12 等细胞因子诱导 T 细胞、NK 细胞产生穿孔素和 TNF 等细胞因子，溶解肿瘤。而肿瘤细胞主要通过减少浸润肿瘤和外周血中 DC 的数量削弱 DC 功能。近年来，DC 主要用于肿瘤疫苗治疗，研究人员通过体外诱导或构建可特异性识别肿瘤的 DC，并回输入肿瘤患者体内，从而激活 T 细胞对肿瘤的免疫反应。根据肿瘤异质性，研究者们随后提出“个性化 DC 疫苗”，为实现肿瘤患者的精准治疗提供了新思路。

1.2.3 肿瘤微环境其他组分与免疫逃逸

1.2.3.1 外泌体

外泌体(exosome)主要由细胞分泌,是一种直径为30～200 nm的小囊泡,可携带母细胞的多种蛋白质、脂类、DNA、RNA糖复合物等重要信息。外泌体的发生是机体蛋白质活性控制的一种机制。外泌体具有很多活性,包括重塑细胞外基质与向其他细胞传递信号或分子等。20世纪60年代后期,研究人员首次描述了在哺乳动物组织或液体中,有囊泡在细胞周围存在。1981年Trams将其命名为外泌体[43]。

细胞与细胞之间可以通过外泌体交换遗传物质(mRNA和microRNA)从而影响蛋白表达。肿瘤细胞可以通过外泌体影响周围细胞[44];可以通过外泌体携带PD-L1逃逸T细胞杀伤,抑制PD-1抗体的治疗效果[45];可以通过其携带的PD-L1抑制DC细胞的成熟和迁移,使T细胞功能耗竭;可以通过其携带的FasL引发T细胞凋亡[46];亦可以通过外泌体miR-21和miR-29a结合TLR激活巨噬细胞NF-κB进而分泌IL-6和TNF-α,促进肿瘤转移[47]。而DC分泌的外泌体,具有高表达的MHC-Ⅰ和MHC-Ⅱ分子,可联合CD86等共刺激分子,激活T细胞进行肿瘤免疫治疗[48]。

(1) 外泌体诊断

研究人员可以通过外泌体复杂的组分,进行多参数检验,为临床活检提供方法[49]。例如,肿瘤患者外泌体中的少量DNA,可以有效检测肿瘤相关突变(如KRAS和TP53突变等)。外泌体中miRNA也可以作为肿瘤标志物用于肿瘤检测,miR-21被证实与膀胱癌和前列腺癌具有相关性,而miR-1246与淋巴瘤、胰腺癌、结直肠癌等相关。Melo等发现,早期胰腺癌患者血清中高表达Glypican-1(GPC1)阳性外泌体,为肿瘤诊断提供了新策略[50]。此外,外泌体表面凋亡标志物PtdSer(Phosphatidylserine)亦可用作肿瘤的早期检测[51]。

(2) 外泌体治疗

相较于"人工制造"的纳米药物载体,因外泌体具有较小的免疫反应,而被作为药物载体广泛应用[52]。研究人员一般通过共培养药物与外泌体或通过化学转染/电穿孔技术将药物转到外泌体中,用于肿瘤特异性杀伤。例如,在外泌体中装载miRNA和siRNA可以治疗乳腺癌、胶质瘤和胰腺癌。另外,DC细胞外泌体修饰靶点后可以通过激活NK细胞治疗非小细胞肺癌。

当然,外泌体的研究还有很多问题需要解决,也有很多问题值得我们思考。如:机体外泌体水平是如何调节的?如何识别外泌体的细胞来源?外泌体是单独的生命体吗?外泌体具有复制和自我更新的能力吗?外泌体与逆转录病毒在生物起源上有关吗?

1.2.3.2 低氧微环境

低氧(hypoxia)是肿瘤微环境的重要特征之一,与肿瘤耐药、耐辐射、血管形成、侵袭转移、干细胞维持等密切相关[53]。细胞中O_2的运输与消耗受缺氧诱导因子(hypoxia-inducible factor, HIF)精确调控。细胞增殖导致 O_2 消耗增多,激活 HIF,使 VEGF 基因表达,刺激血管生成,诱导更多的氧气输送。区别于正常细胞,肿瘤细胞最初的变化之一就是 HIF 激活,导致生长/存活因子表达增加,例如转化生长因子(TGF)、胰岛素样生长因子(IGF)、血管内皮生长因子(VEGF)、内皮素(EDN)、肾上腺髓质素(ADM)、红细胞生成素(EPO)、肿瘤干细胞端粒酶(TERT)、干性因子(Nanog、Notch、Oct4 等),细胞增殖速率加快,细胞死亡速率降低。此外,HIF 还可以调节葡萄糖转运蛋白(GLUT1、GLUT3)和糖酵解酶(GAPDH、PGK1、PKM2、LDHA 等)[53],激活蛋白酶(MMP2、MMP9 等),重构远处转移部位的细胞外基质(LOX 等)。因此,针对肿瘤细胞低氧环境设计的药物,如针对 HIF 的 mRNA 转录、蛋白表达、蛋白稳定性、DNA 结合能力、转录活性等方面开发抑制剂,可以作为肿瘤治疗的手段之一。

1.2.3.3 肿瘤间质

肿瘤间质是肿瘤微环境的重要组成部分,在肿瘤发生、发展、转移及耐药中至关重要。肿瘤组织的基质由细胞外基质(extracellular matrix, ECM)、成纤维细胞、间充质基质细胞(MSC)、成骨细胞和(或)软骨细胞组成。细胞外基质由高密度的纤维分子、蛋白聚糖、糖胺聚糖、糖蛋白和其他大分子组成。

(1) 肿瘤间质与耐药

肿瘤基质可通过纤维化、高间质压力和基质酶降解药物,在肿瘤周围形成物理屏障,减少药物与癌细胞的接触。例如,胰腺导管腺癌(PDAC)可通过致密 ECM 降低血管密度,阻碍药物输送到肿瘤细胞[54]。PDAC 癌细胞还可以黏附于 ECM 蛋白上,逃避化疗,形成细胞黏附介导的耐药(cell adhesion mediated drug resistance, CAM-DR)[55]。

(2) 肿瘤间质与化疗和放疗

肿瘤间质可以促进肿瘤细胞存活和增殖,TME 中放化疗引起的 DNA 损伤可导致基质细胞的应激反应,促进分泌多种细胞因子(如 IL-6、TIMP1、WNT16B 等),反向促进癌细胞的存活、增殖、侵袭和转移,形成耐药性[56]。

1.2.3.4 压力微环境

过度生长的细胞扩增会引起机械压力增加,引发肿瘤微环境改变。机械压力改变血管压力,降低血流量,从而导致缺氧,促进肿瘤发生、免疫抑制、侵袭转移,并降低放化疗效果[57]。此外,机械压力的刺激还可以激活固有免疫,但其对免疫系统的具体影响还有待研究[58]。

1.2.4 肿瘤免疫治疗

19 世纪末,在肿瘤治疗只能使用手术治疗的前提下,William Coley 首次利用化脓链球菌(streptococcus pyogenes)治疗肿瘤患者(Coley 方法),并获得良好效果,从而开启了肿瘤免疫治疗新篇章。但由于放化疗等技术的兴起，当时不成熟的“Coley 方法”被大众所忽略。20 世纪 50 年代随着肿瘤免疫监视假说的提出，Lloyd Old 等发现卡介苗（bacillus calmette-guérin vaccine）对肿瘤生长有抵抗作用，开启了现代肿瘤免疫时代[59]。

1.2.4.1 肿瘤疫苗

科研人员在天花病毒等感染方面成功的经验基础上，根据肿瘤特异性抗原（tumor specific antigen, TSA）或肿瘤相关抗原（tumor associate antigen, TAA）可设计出基于细胞的、基于 DNA 的和基于蛋白质/肽段等的肿瘤疫苗。肿瘤疫苗根据用途不同，可分为预防性肿瘤疫苗和治疗性肿瘤疫苗[60]。肿瘤疫苗中效果最好的是针对病毒感染引起的肿瘤：例如，针对乙肝病毒（hepatitis B virus, HBV）开发的 HBV 疫苗，可大大降低肝癌发病率；针对人乳头瘤病毒（human papilloma virus, HPV）开发的 HPV 疫苗几乎可以预防所有宫颈癌。然而，目前在成千上万的治疗性肿瘤疫苗中，唯一获得 FDA 批准上市的是 Dendreon 公司的 Sipuleucel-T，但其用于治疗前列腺癌效果一般，平均存活时间仅延长 4 个月[61]。

1.2.4.2 细胞因子

IL-2 是抗原特异性 T 细胞 NK 细胞的生长因子，具有抗肿瘤活性，IL-2 是最具代表性的免疫增强型疗法的例子[62]。但遗憾的是，IL-2 只对少部分人有作用，且细胞毒性很大。最近，新型改良 IL-2 药物 NKTR-214 在黑色素瘤、肾癌等的杀伤中表现突出。NKTR-214 可特异性激活 T 细胞和 NK 细胞，而不是 Treg 细胞，这为它与 PD-1 的联合免疫治疗奠定了基础。

1.2.4.3 免疫检查点抗体

1. CTLA-4 和 PD-1

针对 T 细胞与肿瘤之间的免疫检查点阻断剂，CTLA-4 抗体（Ipilimumab）、PD-1 抗体（Pembrolizumab 和 Nivolumab）分别于 2011 年和 2014 年被批准上市。两种抗体在治疗黑色素瘤、肺癌、肾癌、膀胱癌、前列腺癌和淋巴瘤等肿瘤中效果均比较突出[63]。2016 年 FDA 批准 PD-L1 抗体 Atezolizumab 上市，随后 Avelumab 和 Durvalumab 等 PD-L1 抗体类药物陆续批准上市。

2. 其他潜力靶点

(1) 4-1BB：4-1BB 是激活 T 细胞的共刺激分子，在静息状态的 T 细胞上不表达，只表达于激活的 T 细胞，在 NK 细胞也有表达。相比于 $CD4^+$ T 细胞，4-1BB 主要影响 $CD8^+$ T 细胞，4-1BB 可招募 TRAF 激活 NF-κB、AKT、MAPK 等通路[64]。因此，针对 4-1BB 的抗体也可用于激活 T 细胞，治疗肿瘤[65]。

(2) OX40：和 4-1BB 类似，OX40 主要表达在活化的 T 细胞上，当抗原被清除后，OX40 表达量下降。OX40 抗体可以促进 T 细胞增殖活化，或者联合其他疗法（IL-2、IL-12、CpG、CTLA-4 抗体、PD-1 抗体等）达到抗肿瘤的效果[66]。

（3）CD27：CD27 在激活和未激活的 T 细胞上都表达，CD27 可通过结合 CD70（CD27 配体），激活抗原特异性 T 细胞。CD27 抗体可以促进 T 细胞和 NK 细胞分泌趋化因子和 IFN-γ，促进髓系细胞的浸润[67, 68]。目前，CD27 抗体在淋巴瘤、结直肠癌、肾癌和黑色素瘤等肿瘤治疗已到临床试验阶段。

（4）GITR：糖皮质激素诱导的肿瘤坏死因子受体（glucocorticoid-induced TNF receptor，GITR）在 Treg 细胞高表达，同时可以刺激效应 T 细胞。GITRL 与 GITR 结合后可抑制 Treg 细胞的活性，刺激效应 T 细胞[69]，提高抗肿瘤效果。

（5）DR3：DR3（TNFRSF25）在 T 细胞和 Treg 细胞都有表达，DR3 与其配体 TL1A 结合可以促进特异性 T 细胞激活，还可以作为共刺激分子激活记忆 T 细胞[70]。因此，让肿瘤细胞表达 TL1A 可促进肿瘤被清除，并产生记忆 T 细胞抵抗肿瘤复发。

（6）LAG3：LAG3 是一种共抑制分子，也是与 CD4 蛋白同源的分子，在活化的 T 细胞、Treg 细胞、B 细胞都有表达。LAG3 可通过结合肿瘤细胞 MHC-Ⅱ，抑制 T 细胞功能，实现免疫逃逸[71]。但最近研究发现，LAG3 的主要配体是 FGL1（fibrinogen-like protein 1）而不是 MHC-Ⅱ，此发现为临床治疗提供了思路（不能简单地只抑制 LAG3-MHC-Ⅱ，还需要抑制 LAG3-FGL1 通路）。

（7）TIM3：TIM3 作为 T 细胞免疫抑制分子，广泛表达在多种 T 细胞、NK 细胞、NKT 细胞、DC 细胞、巨噬细胞上[72]。目前发现 TIM3 的配体主要有 Galectin9、高迁移率族蛋白 B1（high mobility group protein box 1，HMGB1）、癌胚抗原相关细胞黏附分子 1（carcinoembryonic antigen-related cell adhesion molecule 1，CEACAM1）和磷脂酰丝氨酸（Phosphatidylserine）。TIM3 和 PD-1 的表达具有相关性，二者联用在临床抗肿瘤治疗中可能具有一定作用[73]。

（8）TIGIT：TIGIT 主要表达在耗竭 T 细胞和 NK 细胞上，并通过抑制 NK 细胞、Treg 细胞、DC 细胞和 $CD8^+$ T 细胞，产生免疫反应[74]。TIGIT 抗体和 PD-1 抗体联合阻断，可以激活 T 细胞增殖、释放细胞因子并产生颗粒酶。目前，罗氏公司针对 TIGIT 的抗体 Tiragolumab 已经到Ⅲ期临床阶段，表现出良好前景。

（9）Siglec：唾液酸结合免疫球蛋白样凝集素（sialic acid-binding immunoglobulin-type lectins，Siglec）是一种免疫调节性唾液酸结合受体，在免疫细胞中，如 B 细胞、DC 细胞、T 细胞、巨噬细胞等，均有表达[75]。肿瘤细胞通过高表达 Siglec7 和 Siglec9 配体，抑制 NK 细胞[76]。目前，全球第一个抗体偶联药物（antibody-drug conjugate，ADC）Mylotarg 即针对 Siglec 家族成员 CD33 来治疗淋巴瘤患者。Siglec15 是一个肿瘤细胞抑制 T 细胞的重要分子，由于其表达上与 PD-L1 互补并独立于 PD-L1 通路，可以用于治疗对 PD-L1 抗体无反应的患者。目前 Siglec15 抗体也在进行临床试验[77]。此外，最新研究发现，肿瘤相关巨噬细胞可以通过 Siglec10 与肿瘤细胞 CD24 结合抑制巨噬细胞吞噬作用，进而实现免疫逃逸。因此，Siglec10 的抗体亦能增加巨噬细胞对肿瘤细胞的吞噬作用[78]。

（10）C 型凝集素：C 型凝集素（C-type lectins）家族是一类可以和糖类结合的蛋白质，包括 NKG2A/B、NKG2C、NKG2D 和 NKG2E 等成员。NKG2A 与 NKG2D 在 NK 细胞和

T细胞都有表达，肿瘤细胞通过HLA-E与NKG2A结合，抑制NK细胞和T细胞[79]；MICA和MICB是NKG2D的MHC-Ⅰ类配体，可以激活NK细胞。

(11) 吞噬作用检查点：肿瘤细胞可以通过CD47与巨噬细胞SIRPα结合抑制巨噬细胞吞噬作用。因此，使用检查点CD47抗体Hu5F9-G4，可以增强巨噬细胞的吞噬作用，也可以通过抗体依赖的细胞介导的细胞毒性作用(antibody-dependent cell-mediated cytotoxicity, ADCC)杀伤肿瘤[80]。此外，CD24是最近发现的一个新靶点，肿瘤细胞CD24可以结合巨噬细胞Siglec10，引起免疫抑制，进行免疫逃逸。因此，基于CD24靶点的抗体设计，能有效阻断其与巨噬细胞的结合，抑制肿瘤生长。

(12) TLR：Toll样受体(Toll-like receptor, TLR)是免疫系统中重要的模式识别受体，是先天性免疫与获得性免疫的桥梁[81]。TLR在肿瘤中扮演双重角色，在特定环境下既能促进肿瘤又能抑制肿瘤[82]。基于TLR在免疫系统中的重要作用，研究人员也尝试了肿瘤治疗的策略。TLR激动剂多联合其他疗法：如TLR7激动剂NKTR-262联合PD-1治疗恶性实体瘤；TLR9激动剂SD-101与CTLA-4抗体联合治疗黑色素瘤和头颈部鳞状细胞癌；SD-101与放疗联合治疗；TLR9联合PD-1或CTLA-4抗体治疗黑色素瘤；TLR4激动剂G100联合PD-1或PD-L1治疗实体瘤等都在临床试验阶段[83]。

(13) TGF-β：TGF-β在肿瘤发生发展中扮演双重角色。TGF-β作为典型的生长抑制因子，在肿瘤发生早期，可以通过激活CDK抑制因子(p15INK4等)活性，下调MYC表达，抑制肿瘤的生长。而在肿瘤晚期，TGF-β通过促进上皮细胞间充质转化(epithelial-mesenchymal transitions, EMT)，使上皮细胞转化为具有活动能力的间质细胞，促进肿瘤的转移。TGF-β可以调节诸多免疫细胞活性：TGF-β可抑制$CD4^+$和$CD8^+$ T细胞活性；促进Foxp3表达，促进Treg生成；抑制MHC-Ⅱ表达，抑制DC细胞的抗原提呈能力；抑制NKG2D表达，进而抑制NK细胞活性；抑制中性粒细胞活性。基于此，针对TGFβ的药物研发(包括小分子药物、抗体药物等)也在如火如荼地进行着[84]。

(14) 腺苷：肿瘤缺氧微环境引起广泛的代谢和免疫系统的变化，低氧限制了三磷酸腺苷(adenosine triphosphate, ATP)的利用，使得胞外ATP积累，并经膜蛋白CD39和CD73分解为腺苷。胞外累积的腺苷通过腺苷受体(A1R、A2AR、A2BR和A3R)发挥调节功能。腺苷在免疫逃逸中起到多种作用：如在DC细胞上的A2BR、A2AR可损坏DC细胞对T细胞的抗原提呈功能；静息状态的$CD4^+$ T细胞上的A2AR可以通过Foxp3和LAG3，促进$CD4^+$ T细胞向Treg细胞转化；B细胞上的CD39、CD73和A2AR可以抑制响应T细胞功能；A2AR抑制NK细胞、T细胞的细胞活性；A2AR可促进巨噬细胞向M2型巨噬细胞极化等[85]。

1.2.4.4 CAR-T

CAR-T是针对特异性抗原设计的T细胞，一般会同时含有CD28等共刺激分子，改造后的T细胞无MHC限制性。目前，Kymriah(Novartis)和Yescarta(Kite Pharma)研发的针对B细胞急性淋巴细胞白血病的CAR-T产品，均已经上市。

1.2.4.5 溶瘤病毒

溶瘤病毒(oncolytic virus)是一类能够有效感染肿瘤细胞并杀灭肿瘤的病毒。由于肿瘤细胞的突变(RAS、TP53、RB1、PTEN 等),溶瘤病毒更倾向于感染肿瘤细胞。目前,已开发出了多种能有效靶向肿瘤的病毒,例如由单纯疱疹病毒 1 型(herpes simplex virus type 1,HSV-1)改造的首款溶瘤病毒(Talimogene laherparepvec、T-vec、Imlygic),已于 2015 年上市[86]。考虑到目前肿瘤治疗的局限性,溶瘤病毒联合其他疗法或能成为一种有效的治疗方法。

1.2.5 总结

肿瘤与免疫系统的平衡是肿瘤发生发展的关键,免疫微环境的复杂性给肿瘤免疫治疗带来了挑战。随着肿瘤免疫疗法研究的不断深入,免疫机制不断发掘,新技术不断突破,免疫疗法在肿瘤治疗中得到广泛应用。肿瘤免疫疗法经过几十年的发展,治疗方法不断更新,治疗效果不断改善。肿瘤免疫疗法相较于手术、放疗、化疗、靶向药物来说,不良反应小、免疫记忆效果持久。当然,肿瘤免疫疗法依旧存在多种问题,如免疫检查点抗体治疗靶点多样,肿瘤表面抗原复杂等,使得抗体效价较低,适用人群少。目前,免疫细胞治疗血液肿瘤尚可,治疗实体瘤效果较差。治疗性溶瘤病毒目前技术还不成熟,尚待改进。对于复杂的肿瘤微环境,单一的单靶点治疗方法容易引起杀伤不完全和耐药,联合免疫疗法将是肿瘤治疗的必经之路。另外,对于患者而言,目前肿瘤免疫治疗的费用昂贵,经济因素也是肿瘤免疫治疗发展所面临的问题之一。相信随着新技术的不断进步,新理论的不断完善,必将开启肿瘤免疫治疗新的时代。

(王彦金、秦洁玲)

参考文献

1. Burnet F M. "Self-recognition" in colonial marine forms and flowering plants in relation to the evolution of immunity[J]. Nature, 1971, 232(5308): 230-235.
2. Costantini V, Zacharski L R. The role of fibrin in tumor metastasis[J]. Cancer and Metastasis Reviews, 1992, 11(3): 283-290.
3. Petruzzelli G J. The biology of distant metastases in head and neck cancer[J]. ORL, 2001, 63(4): 192-201.
4. Vyas J M, Van der Veen A G, Ploegh H L. The known unknowns of antigen processing and presentation[J]. Nature Reviews Immunology, 2008, 8(8): 607-618.
5. Nie Y, Yang G, Song Y, et al. DNA hypermethylation is a mechanism for loss of expression of the HLA class I genes in human esophageal squamous cell carcinomas[J]. Carcinogenesis, 2001, 22(10):

1615-1623.
6. Ye Q, Shen Y, Wang X, et al. Hypermethylation of HLA class I gene is associated with HLA class I down-regulation in human gastric cancer[J]. Tissue Antigens, 2010, 75(1): 30-39.
7. Ling A, Löfgren-Burström A, Larsson P, et al. TAP1 down-regulation elicits immune escape and poor prognosis in colorectal cancer[J]. Oncoimmunology, 2017, 6(11): 1-10.
8. Khan A N H, Gregorie C J, Tomasi T B. Histone deacetylase inhibitors induce TAP, LMP, Tapasin genes and MHC class I antigen presentation by melanoma cells[J]. Cancer Immunology, Immunotherapy, 2008, 57(5): 647-654.
9. Carosella E D, Rouas-Freiss N, Tronik-Le Roux D, et al. HLA-G: an immune checkpoint molecule [J]. Advances in immunology, 2015, 127: 33-144.
10. Liu S Y, Huang W C, Yeh H I, et al. Sequential blockade of PD-1 and PD-L1 causes fulminant cardiotoxicity—from case report to mouse model validation[J]. Cancers, 2019, 11(4): 580.
11. Zou W, Chen L. Inhibitory B7-family molecules in the tumour microenvironment[J]. Nature Reviews Immunology, 2008, 8(6): 467-477.
12. Nirschl C J, Drake C G. Molecular pathways: coexpression of immune checkpoint molecules: signaling pathways and implications for cancer immunotherapy[J]. Clinical Cancer Research An Official Journal of the American Association for Cancer Research, 2013, 19(18):4917-4924.
13. Dong H, Strome S E, Salomao D R, et al. Tumor-associated B7-H1 promotes T-cell apoptosis: a potential mechanism of immune evasion[J]. Nature medicine, 2002, 8(8): 793-800.
14. Garcia-Diaz A, Shin D S, Moreno B H, et al. Interferon receptor signaling pathways regulating PD-L1 and PD-L2 expression[J]. Cell reports, 2017, 19(6): 1189-1201.
15. Xie C, Liu D, Chen Q, et al. Soluble B7-H3 promotes the invasion and metastasis of pancreatic carcinoma cells through the TLR4/NF-κB pathway[J]. Scientific reports, 2016, 6(1): 1-9.
16. Flem-Karlsen K, Fodstad Ø, Tan M, et al. B7-H3 in cancer-beyond immune regulation[J]. Trends in cancer, 2018, 4(6): 401-404.
17. Kryczek I, Zou L, Rodriguez P, et al. B7-H4 expression identifies a novel suppressive macrophage population in human ovarian carcinoma[J]. The Journal of experimental medicine, 2006, 203(4): 871-881.
18. Simon I, Zhuo S, Corral L, et al. B7-h4 is a novel membrane-bound protein and a candidate serum and tissue biomarker for ovarian cancer[J]. Cancer research, 2006, 66(3): 1570-1575.
19. Green D R, Ferguson T A. The role of Fas ligand in immune privilege[J]. Nature reviews Molecular cell biology, 2001, 2(12): 917-924.
20. Igney F H, Behrens C K, Krammer P H. CD95L mediates tumor counterattack in vitro but induces neutrophil-independent tumor rejection in vivo[J]. International journal of cancer, 2005, 113(1): 78-87.
21. Yang L, Pang Y, Moses H L. TGF-β and immune cells: an important regulatory axis in the tumor microenvironment and progression[J]. Trends in immunology, 2010, 31(6): 220-227.
22. Kudo M. Scientific rationale for combined immunotherapy with PD-1/PD-L1 antibodies and VEGF inhibitors in advanced hepatocellular carcinoma[J]. Cancers, 2020, 12(5): 1089.
23. Li N, Grivennikov S I, Karin M. The unholy trinity: inflammation, cytokines, and STAT3 shape the cancer microenvironment[J]. Cancer cell, 2011, 19(4): 429-431.
24. Snijdewint F G, Kaliński P, Wierenga E A, et al. Prostaglandin E2 differentially modulates cytokine secretion profiles of human T helper lymphocytes[J]. The Journal of Immunology, 1993, 150(12): 5321-5329.
25. Wang D, DuBois R N. Eicosanoids and cancer[J]. Nature Reviews Cancer, 2010, 10(3): 181-193.
26. Wong P, Pamer E G. CD8 T cell responses to infectious pathogens[J]. Annual review of

immunology, 2003, 21: 29.

27. Schietinger A, Philip M, Krisnawan V E, et al. Tumor-specific T cell dysfunction is a dynamic antigen-driven differentiation program initiated early during tumorigenesis[J]. Immunity, 2016, 45(2): 389-401.
28. Scheper W, Kelderman S, Fanchi L F, et al. Low and variable tumor reactivity of the intratumoral TCR repertoire in human cancers[J]. Nature medicine, 2019, 25(1): 89-94.
29. Pardoll D M. The blockade of immune checkpoints in cancer immunotherapy[J]. Nature Reviews Cancer, 2012, 12(4): 252-264.
30. Binnewies M, Mujal A M, Pollack J L, et al. Unleashing type-2 dendritic cells to drive protective antitumor $CD4^+$ T cell immunity[J]. Cell, 2019, 177(3): 556-571.
31. Sakaguchi S, Yamaguchi T, Nomura T, et al. Regulatory T cells and immune tolerance[J]. cell, 2008, 133(5): 775-787.
32. Savage P A, Leventhal D S, Malchow S. Shaping the repertoire of tumor-infiltrating effector and regulatory T cells[J]. Immunological reviews, 2014, 259(1): 245-258.
33. Fridman W H, Zitvogel L, Sautès-Fridman C, et al. The immune contexture in cancer prognosis and treatment[J]. Nature reviews Clinical oncology, 2017, 14(12): 717-734.
34. Frey D M, Droeser R A, Viehl C T, et al. High frequency of tumor-infiltrating $FOXP3^+$ regulatory T cells predicts improved survival in mismatch repair-proficient colorectal cancer patients[J]. International journal of cancer, 2010, 126(11): 2635-2643.
35. Michel S, Benner A, Tariverdian M, et al. High density of FOXP3-positive T cells infiltrating colorectal cancers with microsatellite instability[J]. British journal of cancer, 2008, 99(11): 1867-1873.
36. Salama P, Phillips M, Grieu F, et al. Tumor-infiltrating $FOXP3^+$ T regulatory cells show strong prognostic significance in colorectal cancer[J]. Journal of clinical oncology, 2009, 27(2): 186-192.
37. Ling A, Edin S, Wikberg M L, et al. The intratumoural subsite and relation of $CD8^+$ and $FOXP3^+$ T lymphocytes in colorectal cancer provide important prognostic clues[J]. British journal of cancer, 2014, 110(10): 2551-2559.
38. Di Pilato M, Kim E Y, Cadilha B L, et al. Targeting the CBM complex causes Treg cells to prime tumours for immune checkpoint therapy[J]. Nature, 2019, 570(7759): 112-116.
39. Ljunggren H G, Malmberg K J. Prospects for the use of NK cells in immunotherapy of human cancer [J]. Nature Reviews Immunology, 2007, 7(5): 329-339.
40. Dall'Ozzo S, Tartas S, Paintaud G, et al. Rituximab-dependent cytotoxicity by natural killer cells: influence of FCGR3A polymorphism on the concentration-effect relationship[J]. Cancer research, 2004, 64(13): 4664-4669.
41. Smyth M J, Hayakawa Y, Takeda K, et al. New aspects of natural-killer-cell surveillance and therapy of cancer[J]. Nature Reviews Cancer, 2002, 2(11): 850-861.
42. Guiducci C, Vicari A P, Sangaletti S, et al. Redirecting in vivo elicited tumor infiltrating macrophages and dendritic cells towards tumor rejection[J]. Cancer research, 2005, 65(8): 3437-3446.
43. Trams E G, Lauter C J, Salem J N, et al. Exfoliation of membrane ecto-enzymes in the form of micro-vesicles[J]. Biochimica et Biophysica Acta (BBA)-Biomembranes, 1981, 645(1): 63-70.
44. Valadi H, Ekström K, Bossios A, et al. Exosome-mediated transfer of mRNAs and microRNAs is a novel mechanism of genetic exchange between cells[J]. Nature cell biology, 2007, 9(6): 654-659.
45. Poggio M, Hu T, Pai C C, et al. Suppression of exosomal PD-L1 induces systemic anti-tumor immunity and memory[J]. Cell, 2019, 177(2): 414-427.
46. Andreola G, Rivoltini L, Castelli C, et al. Induction of lymphocyte apoptosis by tumor cell secretion of FasL-bearing microvesicles[J]. The Journal of experimental medicine, 2002, 195(10): 1303-

1316.
47. Fabbri M, Paone A, Calore F, et al. MicroRNAs bind to Toll-like receptors to induce prometastatic inflammatory response[J]. Proceedings of the National Academy of Sciences, 2012, 109(31): e2110-e2116.
48. Zitvogel L, Regnault A, Lozier A, et al. Eradication of established murine tumors using a novel cell-free vaccine: dendritic cell derived exosomes[J]. Nature medicine, 1998, 4(5): 594-600.
49. Fitts C A, Ji N, Li Y, et al. Exploiting exosomes in cancer liquid biopsies and drug delivery[J]. Advanced healthcare materials, 2019, 8(6): 1-8.
50. Melo S A, Luecke L B, Kahlert C, et al. Glypican-1 identifies cancer exosomes and detects early pancreatic cancer[J]. Nature, 2015, 523(7559): 177-182.
51. Sharma R, Huang X, Brekken R A, et al. Detection of phosphatidylserine-positive exosomes for the diagnosis of early-stage malignancies[J]. British journal of cancer, 2017, 117(4): 545-552.
52. Barile L, Vassalli G. Exosomes: therapy delivery tools and biomarkers of diseases[J]. Pharmacology & therapeutics, 2017, 174: 63-78.
53. Semenza G L. Hypoxia-inducible factors: mediators of cancer progression and targets for cancer therapy[J]. Trends in pharmacological sciences, 2012, 33(4): 207-214.
54. Olive K P, Jacobetz M A, Davidson C J, et al. Inhibition of Hedgehog signaling enhances delivery of chemotherapy in a mouse model of pancreatic cancer[J]. Science, 2009, 324(5933): 1457-1461.
55. Hazlehurst L A, Dalton W S. Mechanisms associated with cell adhesion mediated drug resistance (CAM-DR) in hematopoietic malignancies[J]. Cancer and Metastasis Reviews, 2001, 20(1): 43-50.
56. Mitsuhashi A, Goto H, Saijo A, et al. Fibrocyte-like cells mediate acquired resistance to anti-angiogenic therapy with bevacizumab[J]. Nature communications, 2015, 6(1): 1-15.
57. Stylianopoulos T, Martin J D, Chauhan V P, et al. Causes, consequences, and remedies for growth-induced solid stress in murine and human tumors[J]. Proceedings of the National Academy of Sciences, 2012, 109(38): 15101-15108.
58. Solis A G, Bielecki P, Steach H R, et al. Mechanosensation of cyclical force by PIEZO1 is essential for innate immunity[J]. Nature, 2019, 573(7772): 69-74.
59. Old L J, Clarke D A, Benacerraf B. Effect of Bacillus Calmette-Guerin infection on transplanted tumours in the mouse[J]. Nature, 1959, 184(4682): 291-292.
60. Hollingsworth R E, Jansen K. Turning the corner on therapeutic cancer vaccines[J]. npj Vaccines, 2019, 4(1): 1-10.
61. Kantoff P W, Higano C S, Shore N D, et al. Sipuleucel-T immunotherapy for castration-resistant prostate cancer[J]. New England Journal of Medicine, 2010, 363(5): 411-422.
62. Rosenberg S A. IL-2: the first effective immunotherapy for human cancer[J]. The Journal of Immunology, 2014, 192(12): 5451-5458.
63. Sharma P, Allison J P. The future of immune checkpoint therapy[J]. Science, 2015, 348(6230): 56-61.
64. Croft M. The role of TNF superfamily members in T-cell function and diseases[J]. Nature Reviews Immunology, 2009, 9(4): 271-285.
65. Qi X, Li F, Wu Y, et al. Optimization of 4-1BB antibody for cancer immunotherapy by balancing agonistic strength with FcγR affinity[J]. Nature communications, 2019, 10(1): 1-11.
66. Linch S N, McNamara M J, Redmond W L. OX40 agonists and combination immunotherapy: putting the pedal to the metal[J]. Frontiers in oncology, 2015, 5: 34.
67. He L Z, Prostak N, Thomas L J, et al. Agonist anti-human CD27 monoclonal antibody induces T cell activation and tumor immunity in human CD27-transgenic mice[J]. The Journal of Immunology,

2013, 191(8): 4174-4183.
68. Turaj A H, K Hussain, K L Cox, et al. Antibody tumor targeting is enhanced by CD27 agonists through myeloid recruitment[J]. Cancer cell, 2017, 32(6): 777-791.
69. Nocentini G, Ronchetti S, Cuzzocrea S, et al. GITR/GITRL: more than an effector T cell co-stimulatory system[J]. European journal of immunology, 2007, 37(5): 1165-1169.
70. Slebioda T J, Rowley T F, Ferdinand J R, et al. Triggering of TNFRSF25 promotes $CD8^+$ T-cell responses and anti-tumor immunity[J]. European journal of immunology, 2011, 41(9): 2606-2611.
71. Sierro S, Romero P, Speiser D E. The CD4 - like molecule LAG - 3, biology and therapeutic applications[J]. Expert opinion on therapeutic targets, 2011, 15(1): 91-101.
72. Monney L, Sabatos C A, Gaglia J L, et al. Th1 - specific cell surface protein Tim - 3 regulates macrophage activation and severity of an autoimmune disease[J]. Nature, 2002, 415(6871): 536-541.
73. Velden J, Paust H J, Hoxha E, et al. Renal IL - 17 expression in human ANCA-associated glomerulonephritis[J]. American Journal of Physiology-Renal Physiology, 2012, 302(12): F1663-F1673.
74. Manieri N A, Chiang E Y, Grogan J L. TIGIT: a key inhibitor of the cancer immunity cycle[J]. Trends in immunology, 2017, 38(1): 20-28.
75. Pillai S, Netravali I A, Cariappa A, et al. Siglecs and immune regulation[J]. Annual review of immunology, 2012, 30: 357.
76. Jandus C, Boligan K F, Chijioke O, et al. Interactions between Siglec-7/9 receptors and ligands influence NK cell-dependent tumor immunosurveillance[J]. The Journal of clinical investigation, 2014, 124(4): 1810-1820.
77. Wang J, Sun J, Liu L N, et al. Siglec-15 as an immune suppressor and potential target for normalization cancer immunotherapy[J]. Nature medicine, 2019, 25(4): 656-666.
78. Barkal A A, Brewer R E, Markovic M, et al. CD24 signalling through macrophage Siglec-10 is a target for cancer immunotherapy[J]. Nature, 2019, 572(7769): 392-396.
79. André P, Denis C, Soulas C, et al. Anti-NKG2A mAb is a checkpoint inhibitor that promotes anti-tumor immunity by unleashing both T and NK cells[J]. Cell, 2018, 175(7): 1731-1743.
80. Feng M, Jiang W, Kim B, et al. Phagocytosis checkpoints as new targets for cancer immunotherapy [J]. Nature Reviews Cancer, 2019, 19(10): 568-586.
81. Kaczanowska S, Joseph A M, Davila E. TLR agonists: our best frenemy in cancer immunotherapy [J]. Journal of leukocyte biology, 2013, 93(6): 847-863.
82. Rakoff-Nahoum S, Medzhitov R. Toll-like receptors and cancer[J]. Nature reviews cancer, 2009, 9(1): 57-63.
83. Smith M, García-Martínez E, Pitter M R, et al. Trial watch: Toll-like receptor agonists in cancer immunotherapy[J]. Oncoimmunology, 2018, 7(12): e1526250.
84. Batlle E, Massagué J. Transforming growth factor-β signaling in immunity and cancer[J]. Immunity, 2019, 50(4): 924-940.
85. Vijayan D, Young A, Teng M W, et al. Erratum: Targeting immunosuppressive adenosine in cancer [J]. Nature Reviews Cancer, 2017, 17(12): 765.
86. Senior M. Checkpoint inhibitors go viral[J]. Nature biotechnology, 2019, 37(1): 12-18.

2

肿瘤微环境与免疫细胞

肿瘤微环境(TME)的复杂性和异质性及其与肿瘤细胞的动态相互作用是目前肿瘤研究的热点,微环境在肿瘤发生、发展及其治疗反应中都有重要的作用。TME 的复杂性源于诸多细胞成分与非细胞成分的参与性,TME 由肿瘤细胞、常驻/招募的宿主细胞(与癌症相关的基质细胞与免疫细胞)、相应细胞分泌产物(如细胞因子与趋化因子)和细胞外基质(extracellular matrix, ECM)中的非细胞成分,以及同时存在的代谢产物和特定的微环境(包括酸碱性、厌氧环境等)组成。随着对免疫系统的认识不断加深,对肿瘤与免疫细胞之间关系的认知更加清晰,肿瘤与免疫细胞的相关性逐渐成为研究和攻克癌症的重要方向。先天性免疫系统与获得性免疫系统都可参与肿瘤微环境调控,T 细胞、B 细胞、NK 细胞、肿瘤相关巨噬细胞、中性粒细胞等都在其中扮演重要角色。肿瘤细胞可以通过多种方式调节免疫细胞的活性,达到逃避免疫系统的杀伤以保全自身的目的,想要利用该原理治疗肿瘤,需要我们精确认识特定肿瘤类型的肿瘤微环境内的每一种特异细胞类型。本章主要从 T 细胞与 T 细胞治疗、Treg 细胞、NK 细胞、中性粒细胞、巨噬细胞、骨髓来源的抑制性细胞(myeloid-derived suppressor cell, MDSC)与 CAR-T 细胞在肿瘤微环境中的作用以及治疗策略方面进行综述。

2.1 肿瘤微环境与 T 细胞

2.1.1 T 细胞分类

根据 T 细胞受体(T cell receptor, TCR)类型,T 细胞可以分为 αβ T 细胞(Alpha Beta T cell)和 γδ T 细胞(Gamma Delta T cell),αβ T 细胞受体由 α 链和 β 链组成异源二聚体,γδ T 细胞受体由 γ 链和 δ 链组成异源二聚体。TCR 基因(α、β、γ、δ)由许多不连续的编码片段组成,这些基因在有颌动物中相对保守,这些片段经过重排表达在细胞表面产生异二聚体 TCR。这种基因重排方式维持了 TCR 的多样性,保证了 T 细胞可以监视复杂多样的抗原。αβ T 细胞受体参与 MHC 依赖的抗原提呈识别,大多数 $CD3^+$ T 细胞表达 αβ T 细胞受体。与 αβ T 细胞受体不同,γδ T 细胞受体识别不需要 MHC(major histocompatibility complex)分子参与[1, 2]。αβ T 细胞在胸腺中经过阳性选择和阴性选择分化出与 MHC-Ⅱ结合的 $CD4^+$ T 细胞和与 MHC-Ⅰ结合的 $CD8^+$ T 细胞[3]。T 细胞中大多为 αβ T 细胞,γδ T 细胞占比小于 10%[4],且 60%的 αβ T 细胞为 $CD4^+$ T 细胞,30%的 αβ T 细胞为 $CD8^+$ T 细胞[5]。

2.1.2 T 细胞发展简述

20 世纪 50 年代，Miller 教授通过小鼠白血病模型发现胸腺是人体重要的免疫器官，而不是之前认为的胸腺是进化中的残余[69]。Miller 教授发现在死亡小鼠中肝脏出现大面积病毒感染，并且对发病前的去胸腺小鼠进行皮肤移植实验，结果表明，进行胸腺切除术后，小鼠对不同肤色的小鼠甚至大鼠的皮肤移植不会产生免疫排斥反应，但重新移植胸腺后的小鼠能够发生免疫排斥。由此说明，细胞经过胸腺后发生了有目的性的选择，即阴性选择[10]。后来 Miller 教授证明了胸腺在肿瘤中的重要作用，自此胸腺作为免疫器官被人们重新认识[11, 12]。而这些胸腺来源的细胞被称为 T 细胞[根据胸腺(Thymus)首字母][13]。20 世纪 70 年代，CD4(最初叫 L3T4)和 CD8(最初叫 LYT2 或 LYT3)分子被鉴定并区分为辅助性 T 细胞和杀伤性 T 细胞亚群[14, 15]。CD4 和 CD8 可与 TCR 组成分子簇，在 T 细胞激活中有重要作用[16-18]。这些发现对于更好地理解 T 细胞是如何在胸腺中被选择和发育的至关重要。

2.1.3 肿瘤微环境与 αβ T 细胞

早在 1863 年，Virchow 就观察到肿瘤组织中伴有白细胞，首次发现了肿瘤和炎症之间的联系[19]。1891 年，William Coley 注意到活性/灭活的化脓性链球菌与黏质沙雷氏菌的混合物可以杀伤肿瘤后，人类首次尝试利用免疫系统来治疗癌症[20]。肿瘤免疫疗法(尤其是针对 T 细胞)的成功，证明免疫细胞消除肿瘤细胞的可行性。

T 细胞由于其强大的杀伤能力已成为肿瘤免疫学的研究重点[21]。T 细胞(αβ T 细胞)的功能是通过 TCR 与主要组织相容性复合物(MHC)分子提呈的肿瘤抗原短肽的结合而启动的。TCR 是由大量 TCR 基因片段随机重排产生的，其过程可产生各种 TCR 组成成分，赋予 T 细胞多样性和特异性[22, 23]。激活 T 细胞不仅需要 TCR 识别抗原，还需要共刺激分子如 CD28 等的辅助。然而，免疫抑制性信号如细胞毒性 T 淋巴细胞相关抗原 4 (cytotoxic T lymphocyte-associated antigen-4, CTLA-4)、程序性细胞死亡蛋白 1 (programmed cell death protein 1, PD-1)等，也会限制 T 细胞的过度激活(图 2-1)[24]。1992 年，Honjo 首次发现 PD-1，并且后来被证明 PD-1 是一种免疫抑制信号[25]。T 细胞表达 PD-1 与 CTLA-4 等免疫检查点，通过减缓免疫反应来减少针对自身组织的自身免疫反应[26, 27]。正常的生理条件下，免疫检查点对于维持自我耐受并预防自身免疫至关重要，且在免疫系统对病原体感染做出反应时保护自身组织免受损害。肿瘤细胞可能利用免疫检查点蛋白的表达失调作为重要的免疫逃逸机制。在临床癌症免疫治疗中研究最活跃的两种免疫检查点受体是 CTLA-4 和 PD-1。PD-1 有两个配体 PD-L1 和 PD-L2，PD-L1 与 PD-1 结合可以抑制 T 细胞增殖和细胞因子分泌，负向调控 T 细胞的激活[28, 29]。多数肿瘤中 PD-L1 表达与不良预后有相关性[30]。2003 年 PD-L1 封闭抗体联合 T 细胞回输技术治愈了约 60%的患有头颈癌的小鼠，证明了活体 PD-L1 封闭的可行性，为肿瘤免疫治疗提供了新方向[31]。与 PD-L1 相似，CTLA-4 也是 T 细胞的免疫抑制检查点[32]。此外，淋巴细胞活化基因 3(lymphocyte activation gene-3, LAG-3)、T 细胞免疫球蛋白黏蛋白-3(T cell immunoglobulin mucin-3, TIM-3)等也是 T 细胞的免疫抑制信号，肿瘤细胞也正是通过这些 T 细胞的免疫抑制信号进而逃逸免疫细胞的监视而不被清除[33]。

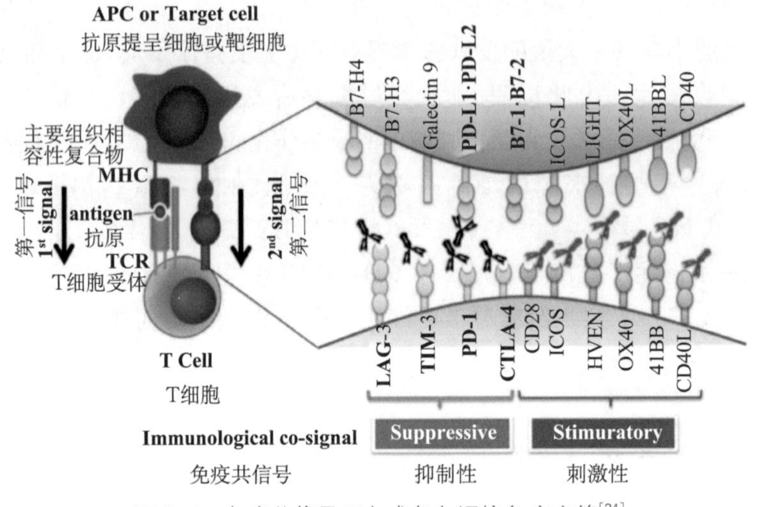

图 2-1 免疫共信号正向或负向调控免疫应答[24]

此外，人们对浸润肿瘤中的免疫细胞进行分析发现，$CD8^+$ 细胞毒性 T 细胞是对患者生存影响最大的免疫细胞，在实体瘤中证实了 $CD8^+$ T 细胞的良性预后价值，$CD8^+$ T 细胞具有直接识别和杀死表达抗原的细胞的能力。但是在肾透明细胞癌(clear cell renal cell carcinoma, ccRCC)和前列腺癌中，$CD8^+$ T 细胞的高聚集则表现了更差的预后。对于此类肿瘤应该考虑更多因素，例如肿瘤进展中 $CD8^+$ T 细胞密度的增加可能与晚期肿瘤有关。ccRCC 患者中，促炎性肿瘤微环境会提高所浸润的 $CD8^+$ T 细胞上多种免疫检查点蛋白的水平，造成其 T 细胞耗竭[34]。

辅助性 T 细胞($CD4^+$ T 细胞)的类别较多，包括辅助性 T 细胞 1(Th1 细胞)，辅助性 T 细胞 2(Th2 细胞)，辅助性 T 细胞 17(Th17 细胞)，调节性 T 细胞(Treg 细胞)和滤泡辅助 T 细胞(Tfh 细胞)等[35]。Th1 通过分泌 IL-2(白细胞介素 2)、IFN-γ(γ 干扰素)、TNF(肿瘤坏死因子)等细胞因子发挥作用，并且 Th1 与肿瘤良好预后高度相关[36]。由于肿瘤微环境、癌症类型和癌症分期等因素的影响，其他辅助性 T 细胞群(Th2，Th17 和 Treg 细胞)对预后的影响尚不明确。在胰腺癌患者中 Th2 与不良预后具有相关性，然而 Th2 细胞与霍奇金淋巴瘤的预后良好相关[37, 38]。Th1 与 Th2 的比例的平衡显得更重要，因为 Th1 和 Th2 细胞倾向于释放利于自身分化的细胞因子[39]。在结直肠癌、非小细胞肺癌和肝癌中 Th17 与不良预后有关，而在胃癌与宫颈癌中 Th17 可以改善生存[40-44]。Treg 细胞是抑制抗自身免疫反应的 $CD4^+$ T 细胞的一种亚型，迄今为止，在宫颈癌和肾癌中已经发现了 $Foxp3^+$ Treg 细胞与不良预后相关，但是在结直肠癌、膀胱癌、头颈癌和血液系统恶性肿瘤中则显示出正面影响[45-51]。不同肿瘤类型和不同肿瘤微环境辅助性 T 细胞对肿瘤表现出不同的影响，所以不同肿瘤应该辩证分析。

2.1.4 肿瘤微环境与 γδ T 细胞

1984 年，著名的日本分子生物学家及免疫学家利根川进领导的科研团队，偶然从小鼠体内细胞毒性 T 淋巴细胞克隆中分离并鉴定出一种新的 TCR 基因，并将其命名为 γ。该基因能够编码 T 细胞表面抗原受体的亚单位，并且具有重排的特性，与已知的免疫球蛋白可变区和恒定区基因相似[52, 53]。这一发现为 γδ T 细胞在免疫世界的登场缓缓拉开了帷幕。两年后，哈佛大学医学院的 Brenner 和同事在人外周血淋巴细胞中发现一小群表达 T3 蛋白(CD3)但不表达 TCRαβ 的细胞，并且利用分子生物学手段鉴定出了两种 CD3 相关多肽，其中一种为上述 γ 基因产物，而 Brenner 等人将另一种命名为 δ；他们提出 γ 和 δ 能够像 α 和 β 一样，形成 TCR，即第二种假定的 TCR 类型[54]。但在 Brenner 的研究中，他们没有排除 γ 或者 δ 与 T3 蛋白单独结合的可能性。同年，来自哥伦比亚大学的 Bank 等人，对胸腺细胞的研究结果表明 TCR-γ 蛋白和 δ 蛋白能够在同一个细胞内表达，可能更像是一个异二聚体，并且新的复合物能够像 αβTCR 一样支持 CD3 功能[55]。至此，Brenner 和 Bank 揭开了 γδ T 细胞的神秘面纱[56, 57]。

但由于人们最初对 γδ T 细胞的一切都知之甚少，因此初期关于 γδ T 细胞的研究进展缓慢[58]。科学家们一开始认为，γδ T 细胞像当时已知的 αβ T 细胞一样，通过 MHC 限制性途径识别抗原。然而随着时间的推移，该领域的开拓者们在 1994 年证实，虽然 γδ T 细胞可以识别一些非经典的 MHC 类配体，但大体上主要以类似抗体的方式识别非 MHC 配体[59, 60]。γδ T 细胞早期在小鼠胸腺中发育[61]，随后迁移到上皮组织，具有特定的基因特征。其中研究得较为清晰的一种 γδ T 细胞类型是小鼠树突状上皮样 T 细胞(dendritic epidermal T cell, DETC)，DETC 在胚胎发生的第 16～17 天出现，在小鼠整个生命过程中不断自我更新，但受体类型保守[62, 63]。这些细胞作为第一道防线，能够抵抗病原体入侵，并且在伤口愈合过程中也扮演重要角色。尽管 DETC 识别的配体类型还不清楚[64, 65]，但它们一直是 γδ T 细胞以先天免疫方式发挥作用的主要范例。在关于人类 γδ T 细胞的研究中，研究得较为清晰的一种类型是 Vγ9/Vδ2 T 细胞[66]。这种细胞在血液中的数量较多，约占外周血的 1%～10%，主要识别由微生物或者自身细胞产生的代谢性戊糖磷酸[60, 67]。

科学家们早在 20 世纪 90 年代初期就发现了这类 γδ T 细胞识别的配体，但是经过了 20 多年，提呈这些配体的分子才为人所知。2014 年，来自芝加哥大学的研究人员发现嗜乳脂蛋白 3A1(Butyrophilin 3A1, BTN3A1)参与了 γδ T 细胞对戊糖磷酸分子的识别过程[68]。2020 年初，来自澳大利亚墨尔本大学和奥利维亚牛顿-约翰癌症研究所等研究机构的研究人员，通过全基因组筛选的实验方法发现另一种嗜乳脂蛋白 2A1(Butyrophilin 2A1, BTN2A1)能够与 BTN3A1 协作，共同激活 γδ T 细胞(图 2-2)[69]。至此，困扰了科学家们多年的问题终于有了答案。

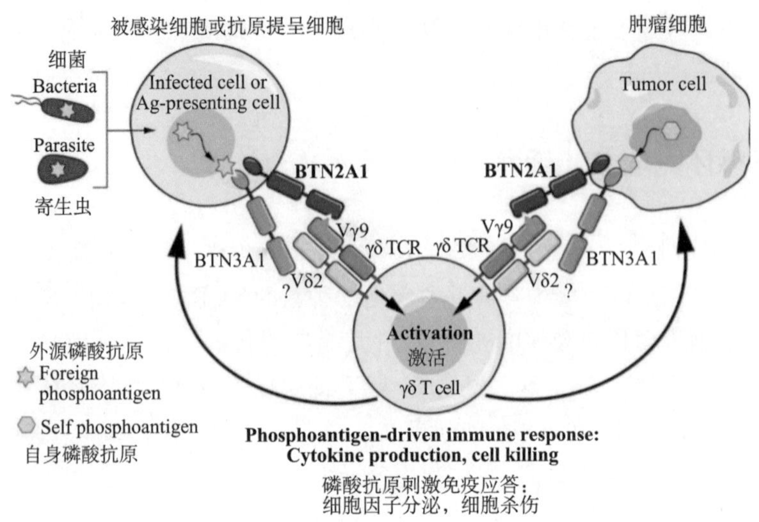

图 2-2 BTN2A1 在人类 γδ T 细胞识别磷酸抗原中起关键作用[69]

γδ T 细胞具有抵御病原体(包括病毒和细菌)与杀伤肿瘤细胞的功能。2001 年,来自英国 Hayday 实验室的研究人员,利用 TCR δ 链基因敲除的模型小鼠进行研究,发现小鼠 γδ T 细胞能够抑制移植型及甲基胆蒽诱导型皮肤鳞状细胞癌的生长[70]。这项研究极具开创性,为 γδ T 细胞在抗肿瘤领域开疆辟土奠定了基础。很快,小鼠 γδ T 细胞所展示的强大的抗肿瘤作用从皮肤癌扩展到 B 细胞淋巴瘤、前列腺癌和 B16 黑色素瘤等多种肿瘤类型[71]。越来越多的证据表明,γδ T 细胞具有强大的天然抗肿瘤活性,科学家们也对在临床上开展 γδ T 细胞抗肿瘤疗法跃跃欲试。2003 年,德国维尔茨堡(Würzburg)大学的研究人员,为了评价 γδ T 细胞的体内抗肿瘤活性,对 19 例复发/难治性低级别非霍奇金淋巴瘤(non-Hodgkin lymphoma, NHL)或多发性骨髓瘤(multiple myeloma, MM)患者进行了小剂量白细胞介素 2(IL-2)联合帕米膦酸钠治疗的初步研究。结果显示,其中 5 名患者(占 55%)体内的 γδ T 细胞显著增殖和活化,并且对治疗反应良好,表明 γδ T 细胞可能发挥了抗淋巴瘤作用。这项临床试验首次证明 γδ T 细胞介导的肿瘤免疫治疗是可行的[72]。

21 世纪初,基于 αβ T 细胞的嵌合抗原受体 T 细胞(chimeric antigen receptor-T cell, CAR-T) 抗肿瘤疗法稳步推进,并在小鼠体内展示了良好的对抗白血病和淋巴肿瘤的效果。而在 γδ T 细胞展示了自己不可小觑的抗肿瘤活性的同时,科学家们自然会想到能否对 γδ T 细胞进行改造,进一步提高杀伤肿瘤的特异性。2004 年,德国明斯特大学儿童医院的研究人员,利用逆转录病毒对从人外周血中扩增的 γδ T 细胞(Vγ9δ2)进行改造,使其表达特异性 GD2 或 CD19 受体。结果显示,转基因 γδ T 细胞的活化标志物 CD69 和干扰素 α 的分泌量显著增加,能有效识别表达相应抗原的肿瘤细胞并进行杀伤和裂解[73]。

自 1984 年 γδ T 细胞被发现以来,科学家们对 γδ T 细胞特性的了解越来越深入,也更加坚信这类细胞会在癌症免疫治疗中贡献一份力量。随之而来的对这一领域的关注,也使 γδ T 细胞免疫疗法的临床转化和应用未来可期。

将 γδ T 细胞应用于免疫细胞治疗肿瘤具有以下优势:首先,γδ T 细胞在实体肿瘤发生的组织区域定植，能够第一时间响应，并发挥抗肿瘤作用。其次，γδ T 细胞以非 MHC 限制性识别模式识别肿瘤相关抗原，这使得其肿瘤识别谱更加广泛，也可绕过最常见的癌症免疫逃逸机制之一，即表面 MHC-Ⅰ类分子的下调；γδ T 细胞可通过多个途径介导对靶细胞的杀伤，例如 TCRγδ -特异性杀伤、NK 受体-非特异性杀伤，FcR-ADCC，通过分泌多种细胞因子，调节肿瘤微环境免疫应答，促进 αβ T 细胞、B 细胞和 DC 细胞的抗肿瘤免疫应答等。

除同种异体 γδ T 细胞直接应用于临床治疗外，目前基于 γδ T 细胞的产品的开发主要包括以下几种策略。其中英国生物科技公司 Gammadelta Therapeutics 开发了一种新型 T 细胞平台，主要使用来自人组织的 Gamma delta（γδ）T 细胞（$V\delta1^+$ γδ T 细胞）。研究表明，相较于血液来源的 $V\delta2^+$ γδ T 细胞亚型而言，$V\delta1^+$ 亚型的杀伤实体肿瘤的功能更优。该公司将皮肤等组织来源的 $V\delta1^+$ γδ T 细胞，直接或者经过基因改造后，开展血液及实体肿瘤的临床研究（目前该研究尚处于临床前研发阶段）。苏格兰生物科技公司 TC BioPharm 也正在寻求结合 γδ T 细胞的功能来开发一种新的作用更强更安全的 CAR-T。已知 αβ T 细胞主要靶向肽抗原，γδ T 细胞却可以识别多种非肽类抗原。而该公司将工程化 αβ T 细胞进行改造，使其表达源自 γδ T 细胞的 T 细胞受体，打造了一种新型 CAR-T（TEG 疗法），这种 CAR-T 疗法综合了两种类型 T 细胞的优势，同时克服了各自的不足。不过该疗法仍是相对较新的研究领域，面临很多挑战，迄今临床试验显示良好的安全性，但其疗效仍需进一步研究。另外，来自荷兰的 LAVA Therapeutics 正在通过全新免疫肿瘤学方法与膜表达的肿瘤靶标的结合，激活 Vγ9Vδ2 T 细胞。该公司致力于开发下一代 γδ T 细胞双特异性抗体，一边与肿瘤细胞结合，另一边结合 γδ T 细胞，进一步将浸润到实体瘤内但尚未完全激活的 γδ T 细胞活化，发挥抗肿瘤作用。肿瘤内部存在各种抑制机制，抑制 T 细胞功能，LAVA 的双特异性抗体将额外增加激活作用，打破抑制，进而增强抗肿瘤功能。

γδ T 细胞在展示了广阔的治疗前景的同时，也带来了许多问题和思考。首先是临床安全性问题，虽然许多临床研究已经表明其安全性及有效性[74]，但在真正将其作为标准化治疗方案之前，还需要更多的实验及临床数据支撑。其次，γδ T 细胞治疗的定位究竟在哪？是将其作为一线治疗方案，还是作为辅助性疗法？另外，γδ T 细胞治疗的适应证如何，等等。但是，基于 γδ T 细胞的抗肿瘤潜力，相信随着临床及基础研究的深入，γδ T 细胞治疗将更加可控可操作，最终真正为肿瘤患者带来希望。

2.1.5 总结

T 细胞受体（TCR）具有极其广泛的抗原特异性，因此来自血液和组织的 T 细胞可展现出高度多样化的表型和功能特征。T 细胞根据其亚群的不同，可在肿瘤免疫中起着不同的作用，进而引起肿瘤免疫的复杂性与双向性。因此，全面理解高度多样化的细胞表型的机制，深入了解肿瘤微环境中各 T 细胞亚群的功能及相互作用，能够为肿瘤的免疫精准治疗提供重要依据。

（王东东、王彦金）

参考文献

1. Chien Y H, Jores R, Crowley M P. Recognition by gamma/delta T cells[J]. Annu Rev Immunol, 1996, 14(215): 511-532.
2. Hayday A C. Gamma delta cells: a right time and a right place for a conserved third way of protection[J]. Annual review of immunology, 2000, 18: 975-1026.
3. Takaba H, Takayanagi H. The mechanisms of T cell selection in the thymus[J]. Trends immunology, 2017, 38(11): 805-816.
4. Kalyan S, Kabelitz D. Defining the nature of human gammadelta T cells: a biographical sketch of the highly empathetic[J]. Cellular & molecular immunology, 2013, 10(1): 21-29.
5. Wang L, Wang F, Shi J, et al. γδT Cells and αβT Cells[J]. Single Cell Sequencing and Systems Immunology, 2015, 5: 95-109.
6. Miller J J N. Role of the thymus in murine leukaemia[J]. Nature, 1959, 183(4667): 1069-1069.
7. Miller J F. Fate of subcutaneous thymus grafts in thymectomized mice inoculated with leukaemic filtrate[J]. Nature, 1959, 184(4701): 1809-1810.
8. Miller J F A P. Immunological function of the thymus[J]. The Lancet, 1961, 278(7205): 748-749.
9. Miller J. Analysis of the thymus influence in leukaemogenesis[J]. Nature, 1961, 191(4785): 248-249.
10. Miller J F A P. Effect of neonatal thymectomy on the immunological responsiveness of the mouse [J]. Proceedings of the Royal Society of London, 1962, 156(964): 415-428.
11. Miller J, Grant G A, Roe F J C. Effect of thymectomy on the induction of skin tumours by 3, 4-benzopyrene[J]. Nature, 1963, 199(4896): 920-922.
12. Grant G A, Miller J. Effect of neonatal thymectomy on the induction of sarcomata in C57BL mice [J]. Nature, 1965, 205(4976): 1124-1125.
13. Mitchell G F, Miller J F. Immunological activity of thymus and thoracic-duct lymphocytes[J]. Proceedings of the National Academy of Sciences, 1968, 59(1): 296-303.
14. Kisielow P, Hirst J A, Shiku H, et al. Ly antigens as markers for functionally distinct subpopulations of thymus-derived lymphocytes of the mouse[J]. Nature, 1975, 253(5488): 219-220.
15. Dialynas D P, Wilde D B, Marrack P, et al. Characterization of the murine antigenic determinant, designated L3t4a, recognized by monoclonal-antibody Gk1.5 - Expression of L3t4a by functional T-Cell clones appears to correlate primarily with Class Ii Mhc antigen-reactivity[J]. Immunological Reviews, 1983, 74: 29-56.
16. Fazekas De St Groth B, Gallagher P F, Miller J F A P. Involvement of Lyt-2 and L3t4 in activation of Hapten-Specific Lyt-2^{+} L3t4^{+} T-Cell clones[J]. Proceedings of the National Academy of Sciences of the United States of America, 1986, 83(8):2594-2598.
17. Owens T, Fazekas De St Groth B, Miller J F A P. Coaggregation of the T-Cell receptor with Cd4 and other T-Cell surface molecules enhances T-Cell activation[J]. Proceedings of the National Academy of Sciences of the United States of America, 1987, 84(24): 9209-9213.
18. Boyce N W, Jonsson J I, Emmrich F, et al. Heterologous cross-linking of Lyt-2 (Cd8) to the Alpha-Beta-T-Cell receptor is more effective in T-Cell activation than homologous Alpha-Beta-T-cell receptor cross-linking[J]. Journal of Immunology, 1988, 141(9):2882-2888.
19. Virchow R J N r. As based upon physiological and pathological histology[J]. Nutrition Reviews, 1989, 47(1): 23-25.
20. Starnes C O. Coley toxins in perspective[J]. Nature, 1992, 357(6373): 11-12.

21. Coulie P G, Van den Eynde B J, van der Bruggen P, et al. Tumour antigens recognized by T lymphocytes: at the core of cancer immunotherapy[J]. Nature Reviews Cancer, 2014, 14(2): 135-146.
22. Mallick C A, Dudley E C, Viney J L, et al. Rearrangement and diversity of T-Cell receptor Beta-chain genes in thymocytes - a critical role for the Beta-chain in development[J]. Cell, 1993, 73(3): 513-519.
23. Attaf M, Legut M, Cole D K, et al. The T cell antigen receptor: the Swiss army knife of the immune system[J]. Clinical and Experimental Immunology, 2015, 181(1): 1-18.
24. Iwai Y, Hamanishi J, Chamoto K, et al. Cancer immunotherapies targeting the PD-1 signaling pathway[J]. Journal of Biomedical Science, 2017, 24(1): 1-11.
25. Ishida Y, Agata Y, Shibahara K, et al. Induced expression of Pd-1, a novel member of the immunoglobulin gene superfamily, upon programmed cell-death[J]. Embo Journal, 1992, 11(11): 3887-3895.
26. Brunet J F, Denizot F, Luciani M F, et al. A new member of the immunoglobulin superfamily - CTLA-4[J]. Nature, 1987, 328(6127): 267-270.
27. Leach D R, Krummel M F, Allison J P. Enhancement of antitumor immunity by CTLA-4 blockade [J]. Science, 1996, 271(5256): 1734-1736.
28. Freeman G J, Long A J, Iwai Y, et al. Engagement of the PD-1 immunoinhibitory receptor by a novel B7 family member leads to negative regulation of lymphocyte activation[J]. The Journal of experimental medicine, 2000, 192(7): 1027-1034.
29. Latchman Y, Wood C, Chemova T, et al. PD-L2, a novel B7 homologue, is a second ligand for PD-1 and inhibits T cell activation[J]. Faseb Journal, 2001, 15(4): A345-A345.
30. Sznol M, Chen L P. Antagonist antibodies to PD-1 and B7-H1 (PD-L1) in the treatment of advanced human cancer[J]. Clinical Cancer Research, 2013, 19(5): 1021-1034.
31. Strome S E, Dong H D, Tamura H, et al. B7-H1 blockade augments adoptive T-cell immunotherapy for squamous cell carcinoma[J]. Cancer Research, 2003, 63(19): 6501-6505.
32. de Coana Y P, Choudhury A, Kiessling R. Checkpoint blockade for cancer therapy: revitalizing a suppressed immune system[J]. Trends in Molecular Medicine, 2015, 21(8): 482-491.
33. Marin-Acevedo J A, Dholaria B, Soyano A E, et al. Next generation of immune checkpoint therapy in cancer: new developments and challenges[J]. Journal of hematology & oncology, 2018, 11(1): 1-20.
34. Bruni D, Angell H K, Galon J. The immune contexture and immunoscore in cancer prognosis and therapeutic efficacy[J]. Nature Reviews Cancer, 2020, 20(11): 662-680.
35. O'Shea J J, Pau lW E. Mechanisms underlying lineage commitment and plasticity of helper CD4 (+) T cells[J]. Science, 2010, 327(5969): 1098-1102.
36. Fridman W H, Pages F, Sautes-Fridman C, et al. The immune contexture in human tumours: impact on clinical outcome[J]. Nature Reviews Cancer, 2012, 12(4): 298-306.
37. De Monte L, Reni M, Tassi E, et al. Intratumor T helper type 2 cell infiltrate correlates with cancer-associated fibroblast thymic stromal lymphopoietin production and reduced survival in pancreatic cancer[J]. Journal of Experimental Medicine, 2011, 208(3): 469-478.
38. Schreck S, Friebel D, Buettner M, et al. Prognostic impact of tumour-infiltrating Th2 and regulatory T cells in classical Hodgkin lymphoma[J]. Hematological oncology, 2009, 27(1): 31-39.
39. Burkholder B, Huang R Y, Burgess R, et al. Tumor-induced perturbations of cytokines and immune cell networks[J]. Biochimica et Biophysica Acta-Reviews on Cancer, 2014, 1845(2): 182-201.

40. Tosolini M, Kirilovsky A, Mlecnik B, et al. Clinical impact of different classes of infiltrating T cytotoxic and helper cells (Th1, Th2, Treg, Th17) in patients with colorectal cancer opposite clinical impact of Th1 and Th17 in colorectal cancer[J]. Cancer research, 2011, 71(4): 1263-1271.
41. Chen X, Wan J, Liu J, et al. Increased IL-17-producing cells correlate with poor survival and lymphangiogenesis in NSCLC patients[J]. Lung cancer, 2010, 69(3): 348-354.
42. Zhang J P, Yan J, Xu J, et al. Increased intratumoral IL-17-producing cells survival in hepatocellular carcinoma correlate with poor patients[J]. Journal of Hepatology, 2009, 50(5): 980-989.
43. Wang J T, Li H, Zhang H, et al. Intratumoral IL17-producing cells infiltration correlate with antitumor immune contexture and improved response to adjuvant chemotherapy in gastric cancer[J]. Annals of Oncology, 2019, 30(2): 266-273.
44. Punt S, Fleuren G J, Kritikou E, et al. Angels and demons: Th17 cells represent a beneficial response, while neutrophil IL-17 is associated with poor prognosis in squamous cervical cancer[J]. Oncoimmunology, 2015, 4(1): e984539.
45. Shah W, Yan X, Jing L, et al. A reversed CD4/CD8 ratio of tumor-infiltrating lymphocytes and a high percentage of $CD4^+$ $FOXP3^+$ regulatory T cells are significantly associated with clinical outcome in squamous cell carcinoma of the cervix[J]. Cellular & molecular immunology, 2011, 8(1): 59-66.
46. Siddiqui S A, Frigola X, Bonne-Annee S, et al. Tumor-infiltrating Foxp3(-)CD4(+)CD25(+) T cells predict poor survival in renal cell carcinoma[J]. Clinical Cancer Research, 2007, 13(7): 2075-2081.
47. Liotta F, Gacci M, Frosali F, et al. Frequency of regulatory T cells in peripheral blood and in tumour-infiltrating lymphocytes correlates with poor prognosis in renal cell carcinoma[J]. BJU international, 2011, 107(9): 1500-1506.
48. Frey D M, R A Droeser, C T Viehl, et al. High frequency of tumor-infiltrating FOXP3(+) regulatory T cells predicts improved survival in mismatch repair-proficient colorectal cancer patients [J]. International Journal of Cancer, 2010, 126(11): 2635-2643.
49. Badoual C, Hans S, Rodriguez J, et al. Prognostic value of tumor-infiltrating CD4(+) T-cell subpopulations in head and neck cancers[J]. Clinical Cancer Research, 2006, 12(2): 465-472.
50. Winerdal M E, Marits P, Winerdal M, et al. FOXP3 and survival in urinary bladder cancer[J]. Bju International, 2011, 108(10): 1672-1678.
51. Carreras J, Lopez-Guillermo A, Fox B C, et al. High numbers of tumor-infiltrating FOXP3-positive regulatory T cells are associated with improved overall survival in follicular lymphoma[J]. Blood, 2006, 108(9): 2957-2964.
52. Saito H, Kranz D M, Takagaki Y, et al. Complete primary structure of a heterodimeric T-cell receptor deduced from cDNA sequences[J]. Nature, 1984, 309(5971): 757-762.
53. Saito H, Kranz D M, Takagaki Y, et al. A third rearranged and expressed gene in a clone of cytotoxic T lymphocytes[J]. Nature, 1984, 312(5989): 36-40.
54. Brenner M B, McLean J, Dialynas D P, et al. Identification of a putative second T-cell receptor[J]. Nature, 1986, 322(6075): 145-149.
55. Bank I, DePinho R A, Brenner M B, et al. A functional T3 molecule associated with a novel heterodimer on the surface of immature human thymocytes[J]. Nature, 1986, 322(6075): 179-181.
56. Ioannides C G, Itoh K, Fox F E, et al. Identification of a second T-cell antigen receptor in human and mouse by an anti-peptide gamma-chain-specific monoclonal antibody[J]. Proc Natl Acad Sci U S A, 1987, 84(12): 4244-4248.

57. Weissman A M, Samelson L E, Klausner R D. A new subunit of the human T-cell antigen receptor complex[J]. Nature, 1986, 324(6096): 480-482.

58. Heilig J S, Tonegawa S. Diversity of murine gamma genes and expression in fetal and adult T lymphocytes[J]. Nature, 1986, 322(6082): 836-840.

59. Schild H, Mavaddat N, Litzenberger C, et al. The nature of major histocompatibility complex recognition by gamma delta T cells[J]. Cell, 1994, 76(1): 29-37.

60. Tanaka Y, Morita C T, Tanaka Y, et al. Natural and synthetic non-peptide antigens recognized by human gamma delta T cells[J]. Nature, 1995, 375(6527): 155-158.

61. Kreslavsky T, Gleimer M, Boehmer H V. Alphabeta versus gammadelta lineage choice at the first TCR-controlled checkpoint[J]. Current opinion in immunology, 2010, 22(2):185-192.

62. Havran W L, Allison J P. Developmentally ordered appearance of thymocytes expressing different T-cell antigen receptors[J]. Nature, 1988, 335(6189): 443-445.

63. Tschachler E, Steiner G, Yamada H, et al. Dendritic epidermal T cells: activation requirements and phenotypic characterization of proliferating cells[J]. Journal of investigative dermatology, 1989, 92(5): 763-768.

64. Barros R D M, Roberts N A, Dart R J, et al. Epithelia use butyrophilin-like molecules to shape organ-specific γδ T cell compartments[J]. Cell, 2016, 167(1): 203-218.

65. Boyden L M, Lewis J M, Barbee S D, et al. Skint1, the prototype of a newly identified immunoglobulin superfamily gene cluster, positively selects epidermal γδ T cells[J]. Nature genetics, 2008, 40(5): 656-662.

66. Bottino C, Tambussi G, Ferrini S, et al. Two subsets of human T lymphocytes expressing gamma/delta antigen receptor are identifiable by monoclonal antibodies directed to two distinct molecular forms of the receptor[J]. The Journal of experimental medicine, 1988, 168(2): 491-505.

67. Constant P, Davodeau F, Peyrat M A, et al. Stimulation of human γδ T cells by nonpeptidic mycobacterial ligands[J]. Science, 1994, 264(5156): 267-270.

68. Sandstrom A, Peigné C M, Léger A, et al. The intracellular B30.2 domain of butyrophilin 3A1 binds phosphoantigens to mediate activation of human Vγ9Vδ2 T cells[J]. Immunity, 2014, 40(4): 490-500.

69. Karunakaran M M, Willcox C R, Salim M, et al. Butyrophilin-2A1 directly binds germline-encoded regions of the Vγ9Vδ2 TCR and is essential for phosphoantigen sensing[J]. Immunity, 2020, 52(3): 487-498.

70. Girardi M, Oppenheim D E, Steele C R, et al. Regulation of cutaneous malignancy by gammadelta T cells[J]. Science, 2001, 294(5542): 605-609.

71. Silva-Santos B, Mensurado S, Coffelt S B. Gammadelta T cells: pleiotropic immune effectors with therapeutic potential in cancer[J]. Nat Rev Cancer, 2019, 19(7): 392-404.

72. Wilhelm M, Kunzmann V, Eckstein S, et al. γδ T cells for immune therapy of patients with lymphoid malignancies[J]. Blood, 2003, 102(1): 200-206.

73. Rischer M, Pscherer S, Duwe S, et al. Human γδ T cells as mediators of chimaeric-receptor redirected anti-tumour immunity[J]. British journal of haematology, 2004, 126(4): 583-592.

74. Xu Y, Xiang Z, Alnaggar M, et al. Allogeneic Vγ9Vδ2 T-cell immunotherapy exhibits promising clinical safety and prolongs the survival of patients with late-stage lung or liver cancer[J]. Cellular & molecular immunology, 2021, 18(2): 427-439.

2.2 肿瘤微环境与 Treg 细胞

调节性 T 细胞(regulatory T cell, Treg)是一群表达叉头样转录因子 3(forkhead box protein 3, Foxp3)的 $CD4^+$ T 细胞亚群,Foxp3 具有稳定并促进 Treg 功能的作用,它的突变或者敲除可以引起 Treg 功能异常并由此导致致死性的淋巴细胞增生或自身免疫病。

此外,Treg 细胞还可以细分为若干亚型,如自然调节性 T 细胞(naturally occurring regulatory T cell, nTreg),包括胸腺起源的调节性 T 细胞 (tTreg) 或胸腺以外诱导产生的调节性 T 细胞 (pTreg),以及体外各种条件(如转化生长因子 β,TGF-β)诱导产生的 Treg (又称为诱导型调节性 T 细胞, iTreg)。很多研究将体内环境诱导 naïve $CD4^+$ T 细胞产生的 Treg 作为 iTreg,而本节中将使用“pTreg”指代这一群细胞。

使用肽-MHC 四聚体染色检测发现,健康人体内具有针对肿瘤相关抗原的 T 细胞。在正常情况下,它们被 Treg 所抑制[1];在肿瘤发生时,Treg 作为肿瘤中重要的免疫抑制因素而存在,可以分为被招募到肿瘤中的 tTreg 和局部分化形成的 pTreg。虽然 Treg 通过各种机制介导免疫抑制并促进肿瘤生长,但在一些肿瘤中 Treg 也预示着良好的预后。因此,深入了解肿瘤微环境中 Treg 对于肿瘤的治疗具有重要的意义。

2.2.1 肿瘤微环境中 Treg 细胞的发现

1995 年 Sakaguchi 首先发现了 Treg 细胞,并通过小鼠实验证明了 $CD25^+$ T 细胞亚群的免疫抑制功能。2001 年鉴定出表达高水平 CD25 的人类 CD4 细胞在体外与小鼠 Treg 具有相似的功能[2]。在 Treg 领域的另一个重大突破是发现 Foxp3 这一驱动和维持 Treg 的重要转录因子[3, 4]。Treg 细胞的功能很大程度上取决于转录因子 Foxp3 所驱动的基因表达模式,Foxp3 基因的突变会导致小鼠产生严重的自身免疫病,在人类则会导致一种被称为 IPEX 综合征的疾病[1]。

早期对于 Treg 的界定还是 $CD4^+CD25^+$ 的 T 细胞。研究者首先发现清除这群 $CD25^+$ T 细胞后,可以增强小鼠对移植肿瘤的抑制和杀伤[5, 6]。随后,人们关注了结直肠癌或黑色素瘤患者外周血单个核细胞中的 Treg [7, 8],并在肺癌、卵巢癌、胰腺癌、乳腺癌和霍奇金淋巴瘤等肿瘤中对 $CD25^+$ T 细胞进行了研究,这些研究发现在癌组织中这种 $CD25^+$ T 细胞数量上升,且初步探索了这群细胞发挥免疫抑制效应的机制[9-12]。

2.2.2 肿瘤微环境中 Treg 细胞的来源

如前文所述,肿瘤微环境中的 Treg 主要分为被招募到肿瘤中的 tTreg 和在局部分化形成的 pTreg。虽然在次级淋巴器官,大部分 Treg 都是识别自身抗原的 tTreg,然而在结肠和小肠的固有层,一些传统 T 细胞(除 Treg 以外的 T 细胞)分化为 pTreg,稳定地表达 Foxp3,识别外来抗原或者微生物抗原。

2.2.2.1 tTreg

T 细胞在胸腺发育过程中,那些能够识别胸腺上皮细胞提呈的自身抗原的 T 细胞通过阴性选择的方式被清除,其中少数 T 细胞分化为 Treg,因此 tTreg 的 TCR 能够识别自身抗原,并且 Treg 的 TCR 库与传统 T 细胞有部分重叠[1]。

tTreg 招募进入肿瘤是肿瘤发生发展的关键步骤[13]。肿瘤发生时,Treg 细胞表面发挥迁移作用的分子以及趋化因子受体发生广泛的改变,例如使细胞间相互作用的糖蛋白 CD44 在肿瘤浸润 Treg 表达增多,而 CD62L(L-选择素)、趋化因子 C-C 基元受体 7(C-C motif chemokine receptor 7)(CCL19 和 CCL21 的受体)表达减少。在正常生理情况下 CD62L 和 CCR7 能够使 Treg 迁移至淋巴结,因此肿瘤患者引流淋巴结中的 Treg 数量减少,并且随着肿瘤的进展持续下降。相反,肿瘤中的 Treg 增加[14]。

在趋化因子及其受体中,研究最为充分的是 CCL22 和 CCR4。外周血中 naïve Treg 和大部分效应 T 细胞(除去 Th2、Th17 以外的)不表达 CCR4,而效应 Treg(eTreg)则高表达[15],进一步研究发现这群细胞是 Foxp3hiCD45RA-的 eTreg。肿瘤细胞以及肿瘤中的巨噬细胞也能够分泌 CCL22,例如胃癌、食管癌、肺癌和头颈部肿瘤产生大量的 CCL22[16, 17]。因此外周高表达 CCR4 的 Treg 能够被招募到肿瘤中的淋巴样集结(lymphoid aggregates)[14, 18]。研究表明,CCL22 的上游是由淋巴细胞以及一些髓系细胞产生的 IL-4 和 IL-13[17]。趋化因子受体表达可能也存在异质性,有研究结果显示,乳腺癌中 Treg 的 CCR4 表达量很低[18]。

在一项关于卵巢癌的研究中,肿瘤低氧环境通过低氧诱导因子- 1a (HIF-1a)促使肿瘤细胞产生 CCL28,招募表达 CCL28 受体 CCR10 的 nTreg 细胞,Treg 分泌大量的血管内皮生长因子(VEGF)促使血管生成[19]。另外,在肿瘤患者中,Treg 细胞高表达 CCR8,$CD8^+$ T 细胞或 Th1 则极低表达。$CD11b^+$ $CD14^+$ 髓系细胞能够分泌 CCL1,CCR8 与 CCL1 之间的相互作用不仅可以募集 Treg,还通过 STAT3 通路上调 Foxp3 的表达,促进 CD39、IL-10、颗粒酶 B 发挥抑制作用[20]。此外,募集 Treg 的趋化因子还包括 S1P 与 S1PR、CXCL12 与 CXCR4、CCL5 与 CCR5、CCL20 与 CCR6[13]。RNA 测序显示,与外周 $CD4^+$ $CD25^+$ Treg 相比,乳腺癌肿瘤浸润 $CD4^+$ $CD25^+$ Treg 中 CCR5、CCR8、CCR10、CX3CR1、CXCR3、CXCR6 转录上调,其中 CCR5、CXCR3、CXCR6 在肿瘤浸润传统 T 细胞中同样上调[21]。另外,也有研究称肿瘤中 Treg 的募集与肿瘤中的高内皮微静脉有关[22]。

当然,上述研究大多并未区分 tTreg 以及 pTreg。目前这两群细胞的区分还存在诸多困难。最近发现 Helios 可以作为 tTreg 的标记,但是针对其特异性以及其在 T 细胞的作用仍然存在争议。

2.2.2.2 pTreg

pTreg 是初始 $CD4^+$ T 细胞在外周受各种刺激分化而来的。研究者在 $CD4^+$ 细胞中清除 Treg 并过继给肿瘤模型后发现，这一群细胞可以向肿瘤抗原特异性 pTreg 转化，并且这种转化不依赖于 nTreg[23]。但是实验存在明显的缺陷，因为实验所使用的肿瘤模型为表达血凝素 A(hemagglutinin A, HA)的 B 细胞淋巴瘤，其与血液中的 T 细胞直接接触，并非实体瘤。另一项研究使用表达卵清蛋白(ovalbumin, OVA)的黑色素瘤的模型[24]，然而 OVA 是部分分泌的蛋白质，因此与实际情况存在差异。随后，Alonso 等利用改良慢病毒获得的肺腺癌模型克服了上述两种模型的缺点，证明了肿瘤引流淋巴结是 pTreg 发挥抑制作用的重要场所，还证明了肿瘤引流淋巴结中初始 $CD4^+$ T 细胞向 pTreg 转化的过程中，体内预先存在的 Treg 发挥了重要作用[25]。树突状细胞(dendritic cell, DC)在肿瘤局部摄取肿瘤抗原，随后会迁移至肿瘤引流淋巴结[26]，因此 pTreg 很有可能不仅仅发生于肿瘤本身。

多种肿瘤都有 IL-10 的 mRNA 转录或者蛋白质表达[27]。肿瘤微环境中的 IL-10 可以来源于肿瘤细胞，也可以来源于肿瘤中浸润的 T 细胞、B 细胞[27, 28]。随着肿瘤的生长，肿瘤细胞以自分泌的方式产生更多的 TGF-β，浸润的其他细胞也产生这种细胞因子[29, 30]。肿瘤微环境中的 IL-10、TGF-β 对初始 T 细胞分化起着重要作用，它们促使 pTreg 表达更多的 Foxp3 和 CTLA-4。在 IL-10 存在的条件下，用抗 CD3/CD28 抗体、IL-2、TGF-β 刺激初始 $CD4^+$ CD45RO-CD25-T 细胞可以明显提高其 Foxp3 和 CTLA-4 的表达。

DC 的成熟与 pTreg 诱导有关。由于某些细胞因子(例如 IL-6、IL-10、VEGF、PGE2)的存在，肿瘤浸润 DC 被阻断在未成熟状态，这也促进了 Treg 细胞的分化[31]。在 TGF-β 存在的条件下，脾脏 DC 可在体外环境中将初始 $CD4^+$ T 细胞转化为 Treg，这个过程需要 PD-L1 共抑制信号以及如 GITR 和 CTLA-4 的共刺激信号[24]。

那么，肿瘤微环境中 tTreg 和 pTreg 哪一个更为重要？它们的功能是否存在差异？研究显示，小鼠和人类肿瘤中浸润的 Treg 与肿瘤浸润及外周血的传统 T 细胞，其 TCR 库差异很大，但与外周血中 Treg 存在重合，提示 pTreg 的比例可能很低[22, 32]。利用 Foxp3 表达量和 TSDR 甲基化状态的比值评估非小细胞肺癌患者肿瘤中 tTreg 和 pTreg 比例，其结果不支持肿瘤中 pTreg 在总 Treg 中比例高于外周血的观点[33]；然而由于肿瘤中 Treg 数量增多，也不能否定 pTreg 较外周血增多。目前，可以通过比较野生型和敲除 Foxp3 CNS1 片段的小鼠的肿瘤生长速度和免疫细胞浸润，间接地反映 pTreg 在功能上的相对贡献[34]。在功能方面，用以区分这两群细胞的标记之一的 Nrp-1 本身即有利于发挥免疫抑制的作用。另外，Treg 也有可能来源于组织本身定居的 Treg，如肺癌中的 Treg 表达双调蛋白，这是一种与组织修复能力相关的蛋白[35]，但是目前支持这个观点的证据较少，并且有证据显示肿瘤中 Treg 的 TCR 库与组织 Treg 重叠很少，提示它们主要是招募而来的[21, 36]。

2.2.3 肿瘤微环境中 Treg 细胞的表型

目前在常用的 Treg 相关的标记中，没有 Treg 特异的标记[33]。虽然可以通过 Foxp3 的表达区分小鼠的 Treg 和传统 T 细胞，但是 Foxp3 在人类传统 T 细胞激活后同样表达[37, 38]。CD39 也可以用于识别 Treg，然而它只能分离出 $CD4^+$ $Foxp3^+$ CD25hiTreg 中能够产生腺苷的那一部分[39]。Treg 和传统 T 细胞对于细胞因子需求的差异使得 CD25 和 CD127 成为区分它们的标志，然而一些激活的传统 T 细胞也为 $CD25^+$ $CD127^{lo}$。因此，虽然在很多情况下可以用 $CD25^+$ 和 CD127 ^{lo}组合以及 $Foxp3^+$ 区分 Treg，但是很多研究中所说的“Treg”可能混有效应 T 细胞。

起初认为肿瘤中的 Treg 具有特殊表型，后来发现这是由于各种与 Treg 有关的表面抗原的上调而不是新抗原的表达[40]，肿瘤中浸润的 $Foxp3^+$ T 细胞主要是高表达 Foxp3 的 Treg，相较于血液中的 Treg，它们处于高度活化、增殖的状态，并且高表达 CD25、CTLA-4、PD-1、ICOS、LAG-3、TIGIT 等表面分子、TNF 受体超家族成员（OX40、4-1BB、GITR）以及 CCR4、CCR8、Th2 相关的趋化因子受体[15, 21, 41-44]。Foxp3、EOS、IRF4、SATB1、GATA1 等转录因子 mRNA 的高表达，也标志着瘤内 Treg 的高度激活和高度免疫抑制环境[33]。

许多 Treg 表达的共刺激分子和共抑制分子能促进 Treg 的增殖和分化。肿瘤细胞及髓系细胞尤其是抗原提呈细胞（antigen-presenting cell, APC）高表达 ICOS 的配体 ICOSL[45, 46]，结合 ICOS/ICOSL 信号在非肿瘤环境下的作用来看，它可能在肿瘤浸润 Treg 的增殖和功能中发挥作用[22]。

Treg 以 TNF 受体超家族成员（GITR，OX40，CD27 和 4-1BB）通过 NF-κB/RelA 通路在外周维持稳定[47, 48]。GITR 的配体 GITRL 主要由 APC、内皮细胞及神经元表达。GITR 在 Treg 增殖中发挥促进作用，然而其被认为抑制了 Treg 的抑制活性[49]。体外实验证明肿瘤来源的 TGF-β 可以诱导树突状细胞表达 GITR 进而促进 Treg 的增殖[50]。

OX40 可以由 Treg 的一个亚群组成性表达，也可以在激活的非 Treg 细胞表达[51]，肿瘤微环境中大部分 Treg 表达 OX40[51, 52]。虽然 OX40 的激动剂用于刺激 T 细胞抗肿瘤，并且影响胸腺中 Treg 发育，但是在肿瘤浸润的 Treg 中 OX40 作用还不明了，不同的实验中其对 Treg 的促进或抑制并不一致[53]。

Treg 以及激活的 $CD4^+$ 、$CD8^+$ T 细胞都能够表达 4-1BB，因此很难推断它在某特定细胞中的作用。在小鼠模型中，4-1BB 的激动型抗体抑制肿瘤，然而非针对性的抗体引起 T 细胞广泛的激活，导致细胞因子释放和全身炎症。相互矛盾的是：有研究显示 Treg 细胞结合 4-1BB 可以抑制其免疫抑制作用[54]，但另一些研究发现可以促进 Treg 的增殖[55]。

T 细胞免疫球蛋白黏蛋白分子 3（T cell immunoglobin and mucin domain 3，Tim-3）是 Treg 表达的共抑制分子。在生理以及肿瘤情况下广泛表达于非免疫细胞以及免疫细胞，包括不同的髓系细胞（DC、NK 细胞、单核细胞、巨噬细胞、嗜碱性粒细胞）和淋巴细胞（CD4、CD8T 细胞、Treg）。Tim-3 可以与四种配体[galectin-9（Gal-9），HMGB1，caecam-1，phosphatidyl serine]结合，在小鼠以及人类肿瘤中存在 $Tim3^+$ Treg，并且这一群细胞的抑制能力上调，但是没有直接证据表明 Tim-3 影响 Treg 的功能[22]。

最近的一项研究，分析了转移性黑色素瘤、胃肠道和卵巢癌症的肿瘤浸润 Treg 的 TCR

库的特异性。肿瘤微环境中的 Treg 拥有独特 TCR 库，这些 TCR 是肿瘤抗原特异性的，并且在外周也发现存在表达肿瘤抗原特异性 TCR 的 Treg [32]，提示在肿瘤局部和外周均能产生肿瘤特异 Treg 克隆的激活和增殖。由于胸腺来源的 Treg 通过高亲和力的 TCR 识别肿瘤微环境中的自身抗原，肿瘤细胞死亡后其抗原被 Treg 而非效应 T 细胞或记忆 T 细胞识别[56]，使 Treg 得以活化增殖。

Treg 表型与肿瘤预后关系密切。人血液中的 Treg 可根据其表达的 Foxp3、CD25 和 CD45RA（初始 T 细胞的标志）分为三类：

(1) $Foxp3^{lo}CD45RA^{+}CD25^{lo}$ Treg（Fraction 1，Fr.1），被定义为静息调节性 T 细胞（resting Treg cell，rTreg），可以在抗原刺激下分化为 $Foxp3^{hi}CD45RA^{-}CD25^{hi}$ Treg（Fr.2）。

(2) $Foxp3^{hi}CD45RA^{-}CD25^{hi}$ Treg（Fr.2），被定义为激活调节性 T 细胞（activated Treg cell，aTreg），它是分化的最终形态并具有很强的抑制活性。

(3) $Foxp3^{lo}CD45RA^{-}CD25^{lo}$ Treg（Fr.3），虽然表达 Foxp3，但是在某些方面与 Th17 相似，例如转录 RORα 和 AhR。

rTreg 和 aTreg 的 *Foxp3* 基因呈现去甲基化状态，而 Fr.3 的 *Foxp3* 基因甲基化，在增殖过程中不表达 *Foxp3*。有研究发现，Foxp3、RORγt 双阳性 T 细胞可以分化为 Treg 或 Th17，并且在这个过程中 AhR 发挥着重要作用[57]。这三类细胞可进一步细分，Treg 分类的深入有助于解答以前在肿瘤研究中无法解释的现象。

大部分人类实体瘤相较于血液中 Treg 表达更高水平的 Foxp3 和激活标记[58]，众多研究表明，肿瘤中的 Foxp3 尤其是 Foxp3 与 CD8 比值高与预后不良有关[59]。然而部分结直肠癌中 Foxp3 的表达水平与预后呈负相关[60, 61]，为了解决这个问题，研究者将结直肠癌分为两类[44]，A 型结直肠癌中的 $Foxp3^{+}$ 细胞主要为高表达 Foxp3 的 eTreg 细胞，Treg 特异性去甲基化区域（Treg-specific demethylation region，TSDR）呈去甲基化状态，B 型结直肠癌含有大量低表达 Foxp3 的 Fr.3。在 A 型结直肠癌中高表达 Foxp3 mRNA 预后更差；但在 B 型结直肠癌中，当浸润的 Treg 数量相同时，高表达 Foxp3 mRNA 有更好的预后。结直肠癌中，$Foxp3^{lo}$ 细胞的产生可能与组织分泌的 IL-12 和 TGF-β 以及肠道中特定细菌尤其是具核梭杆菌的肿瘤侵袭有关，在体外也可以通过使用 IL-12 和 TGF-β 刺激传统 T 细胞产生类似的细胞，并且在 TSDR 呈现部分去甲基化状态[44]。另外，在胃腺癌、某些淋巴瘤、头颈部肿瘤、膀胱癌中也观察到 Treg 与更好的预后有关[31]。$Foxp3^{+}$ T 细胞和预后的关系似乎取决于肿瘤部位和肿瘤的分型[60]，因此，需要充分关注 Treg 的分群以及表型。

2.2.4 肿瘤微环境中与 Treg 相关的代谢改变

肿瘤细胞新陈代谢失调，导致肿瘤内营养成分的耗尽，并形成酸性缺氧的肿瘤微环境。肿瘤细胞与浸润的效应 T 细胞竞争营养，使得效应 T 细胞功能受损。肿瘤内这种特殊的环境对 Treg 同样存在广泛的影响，并且这种影响区别于对传统 T 细胞的影响。

葡萄糖和脂肪酸代谢在 nTreg 的增殖、功能和迁移方面都有重要作用，肿瘤浸润的

nTreg 比脾脏 Treg 细胞表达更多的葡萄糖转运蛋白 Glut1，以增加 Treg 在肿瘤中对于葡萄糖的摄取[62]，葡萄糖利用的增加又促进了脂肪酸的合成[62]。肿瘤微环境中的 Treg 上调了糖酵解产物乳酸相关的代谢途径，使之能承受高乳酸，并且乳酸处理可以对抗高葡萄糖造成的 Treg 的不稳定，促进其增殖。乳酸转运蛋白 *MCT1* 敲除实验表明，虽然乳酸盐摄取不影响外周 Treg 细胞的功能，但是对于肿瘤内的 Treg 却是必须的。最近的研究还表明，脂肪酸合酶(fatty acid synthase, FASN)介导的脂肪酸合成有助于 Treg 的功能成熟，敲除 *FASN* 可限制肿瘤的生长；肿瘤浸润的 Treg 通过胆固醇调节元件结合蛋白(sterol-regulatory element binding protein, SREBP)调节甲羟戊酸代谢途径而增强 PD-1 的表达。

吲哚胺 2，3-二氧化酶(indoleamine 2, 3-dioxygenase, IDO)是色氨酸代谢中犬尿素通路所必需的酶。IDO 在多种肿瘤表达，在肿瘤晚期 IDO 表达升高[63]，它可以由肿瘤细胞本身表达，也可以由 DC 或内皮细胞表达。在体外犬尿酸与 TGF-β 共同使用后可通过激活 AhR 而促进初始 $CD4^+$ T 细胞产生 Foxp3。IDO 通过消耗效应 T 细胞所必需的色氨酸来抑制 T 细胞激活，而色氨酸代谢产物犬尿素则会激活 Treg。首先低水平的色氨酸以 GCN2 介导的方式抑制 mTORC2，mTORC2 的抑制使得 Akt 的 Ser473 磷酸化减少，解除了 Akt 对于 Treg 抑制功能的不利影响，并且 Akt 磷酸化减弱后，解除了对 FoxO3a 的抑制作用，使得 Treg 表达更多的 PD-1，PD-1 信号激活 PTEN，抑制下游 PI3K 活性，从而抑制了 Akt 的 Thr308 的磷酸化，有利于 Treg 抑制功能的发挥[64]。犬尿酸的代谢产物同样可通过作用于 AhR 在免疫调节中发挥作用。肿瘤中诱导 IDO 的信号可能为 IFN-γ，因此虽然急性炎症有益于抗肿瘤，但也需要考虑此因素[64]。其他必需氨基酸，例如亮氨酸也参与 mTORC1 通路，并且对于传统 T 细胞的分化至关重要；实验证明敲除亮氨酸转运蛋白 *SLC7A5* 后，通过体外使用细胞因子，亦不能促进传统 T 细胞的正确分化。

2.2.5 肿瘤微环境中 Treg 细胞免疫调节机制

2.2.5.1 依赖于接触的免疫调节机制

CTLA-4、LAG-3、Nrp-1 等表面分子介导了 Treg 的接触性免疫调节。CTLA-4 是 Treg 发挥抑制作用的主要效应分子之一。Treg 细胞组成性地表达共刺激分子 CTLA-4，而传统 T 细胞仅在 TCR 刺激后一过性地表达 CTLA-4，这种差异与 *Foxp3*、*CD25*、*CTLA-4*、*Helios* 等基因的 Treg 特异性去甲基化区域(Treg-specific demethylation region, TSDR)的甲基化状态有关[13, 59]。CTLA-4 与 APC 上的配体分子 CD80/CD86 的亲和力比 CD28 高 20 倍，因此抑制传统 T 细胞的 CD28 与 CD80/CD86 结合，从而降低传统 T 细胞获得共刺激信号，并且下调 DC 的 CD80/CD86 和其他共刺激分子的表达，增加 IDO 的表达[65]，阻止 DC 成熟[66]，使得 DC 呈现抑制性表型。有研究显示，CD80/86 在结合 CTLA-4 后转移至 Treg 表面或通过转胞吞作用(transendocytosis)进入 Treg 细胞质，使得 DC 表面 CD80/86 减少[67]。在体外实验中，nTreg 倾向于聚集在 DC 周围并下调 DC 中 CD80/CD86 的丰度[68]。肝癌患者血液中含有更高丰度的 $CTLA-4^+$ $Foxp3^+$ Treg，肿瘤微环境中的 Treg 比外周 Treg 表达更多的 CTLA-4 蛋白。

LAG-3 是一种在激活 T 细胞、NK 细胞和 B 细胞表面表达的细胞表面分子，和 CD4 属于同一家族，能够与主要组织相容性复合物Ⅱ(MHC Ⅱ)、galectin-3、LSECtin 和 FGL1 结合，并且与 MHCⅡ的亲和力强于 CD4。LAG-3$^+$ CD4$^+$ CD25$^+$ Foxp3$^+$ Treg 的抑制功能强于 LAG-3 阴性细胞，使 Treg 在生理以及肿瘤中发挥更强的抑制作用。LAG-3 发挥抑制作用的机制包括与 MHCⅡ结合后限制 CD4$^+$ T 细胞的 TCR 以及 CD4 激活信号[69]。LAG-3 在激活 Treg 细胞中表达上调，使 Treg 与 DC 牢固结合，并与 MHCⅡ相互作用，阻碍 DC 细胞的成熟，促进 DC IDO 的分泌，导致肿瘤浸润 T 细胞的无能。从结直肠癌分离的 LAG-3$^+$ CD4$^+$ CD25$^+$ 的 Treg 能分泌高水平的 TGF-β 和 L-10 等免疫抑制性细胞因子。在晚期的黑色素瘤和结直肠癌的外周循环和肿瘤中发现，表达 LAG-3$^+$ 的 CD4$^+$ CD25$^+$ Foxp3$^+$ 的 Treg 增多[13]。

Nrp-1 是一种跨膜糖蛋白，是脑信号蛋白Ⅲ/Ⅳ、VEGFs、TGF-β 的共同受体，在细胞迁移、血管生成、免疫和肿瘤发展过程中发挥作用。在浆细胞样树突状细胞、血管内皮细胞和 Treg 的细胞膜表面都鉴定到 Nrp-1。相比于未转移的患者，转移性宫颈癌的引流淋巴结的 Treg 表达更多的 Nrp-1。慢性淋巴细胞白血病患者外周血 Treg 所表达的 Nrp-1 也高于健康者。Treg 的 Nrp-1 与 DC 的 MHC Ⅱ发生相互作用，从而阻断 DC 与效应 T 细胞互作并下调 DC 上的共刺激分子。另外，Nrp-1 可直接作用于 PTEN，稳定 Treg 的抑制表型。在黑色素瘤模型中条件性敲除 *Nrp-1* 可致肿瘤生长受阻，瘤内的 Treg 减少。

Treg 可以通过释放穿孔素和颗粒酶，杀伤 NK 和 CD8$^+$ T 细胞，导致在肿瘤发生发展过程中不能有效地清除肿瘤细胞。在同一乳腺癌患者中，肿瘤组织分离的 Treg 比从外周血获得的 Treg 表达更高水平的颗粒酶 B。小鼠 RMAS 淋巴瘤或恶性腹水中分离的 Treg，比同一动物脾脏或者非引流淋巴结中的 Treg 表达更多的颗粒酶 B 而非颗粒酶 A，并且敲除 *gzmb* 基因的小鼠清除 RMAS 植入物的能力强于野生型小鼠。从 Treg 得到的穿孔素和颗粒酶能够抑制肿瘤微环境中的 NK 和 CD8$^+$ T 细胞，促进肿瘤的生长。使用穿孔素特异性抑制剂则抑制了 Treg 的细胞毒性[13]。

2.2.5.2 不依赖于接触的免疫调节机制

IL-2 对于肿瘤浸润的 CD4$^+$、CD8$^+$ 细胞具有多种作用，它可以促使肿瘤特异性 T 细胞克隆增殖、提高促炎细胞因子的分泌、提高细胞毒性作用[13]。Treg 的主要特征之一是恒定表达高水平 CD25(IL-2 受体的 α 链)，与 CD122、CD132 一同组成 IL-2 高亲和力受体，维持 Treg 的存活与增殖。Foxp3 可以与产生 IL-2 所需要的转录因子 AML1 和 NFAT 结合，从而抑制后两个转录因子的活性，因此 Treg 分泌很少的 IL-2，Treg 的存活和增殖高度依赖于传统 T 细胞产生的 IL-2。使用中和抗体中和循环的 IL-2 可以削弱 Treg 的功能，从而导致与 Treg 缺乏相似的严重自身免疫。另一方面，由于 Treg 消耗了环境中的 IL-2，从而限制了传统 T 细胞的充分激活和增殖，导致应答 T 细胞的凋亡，这一现象被称为 IL-2 凹陷(IL-2 sinking)[70]，在体外实验中添加外源性 IL-2 可以减弱 Treg 的这种抑制作用[13, 59]。

Treg 也可以通过分泌细胞因子发挥抑制作用。IL-10 存在于各种肿瘤组织中，Treg 是其主要来源，呈现高度抑制表型。免疫组化显示 IL-10 由 $CD4^+$ $CD25^+$ T 细胞(不是肿瘤相关的巨噬细胞或树突状细胞)表达。IL-10 通过多种机制发挥作用，它可以抑制 IFN-γ 对于 APC 的激活，下调 APC 表面 MHC Ⅱ 和 CD86 的表达，阻止 DC 向引流淋巴结迁移[13]。IL-10 还可以维持激活的 Treg 的 Foxp3、TGF-βR 和 TGF-β 的表达。在头颈部鳞状细胞癌患者瘤内浸润的 Treg 组成性表达 GITR、FasL、TGF-β 和 IL-10。此外，IL-10 提示着更差的肿瘤预后、更晚的肿瘤分期[13]。

TGF-β 也通过多种机制发挥免疫抑制作用，包括下调淋巴细胞生存所需要的 IL-2，上调细胞周期抑制剂导致细胞周期阻滞，抑制 T 细胞增殖并调控效应分子表达。肿瘤微环境中的 TGF-β 提示多种肿瘤(如胃癌、乳腺癌、结肠癌)更差的预后、更晚的分期以及淋巴结转移。在异位种植 4T1 乳腺癌细胞系的小鼠，环磷酰胺和抗 TGF-β 的抗体抑制了肿瘤生长，使得产生 IFN-γ 的淋巴细胞大量浸润，APC 上的 MHC Ⅱ 和 CD80 上调，并且显示出持久的抗肿瘤效果。

IL-35 是 IL-12 家族的细胞因子，由 P35 和 Ebstein Barr virus induced gene 3 (Ebi3)两个亚单位组成。人和鼠的 Treg 都可以产生 IL-35，并在体内外发挥调节作用。在黑色素瘤和结肠癌模型中，Treg 可以通过分泌 IL-35 诱导 Treg 分化。已经从急性髓细胞性白血病和结直肠癌的动物模型和患者的肿瘤组织中分离出 $IL-35^+$ 的细胞。IL-35 在不同的免疫细胞中通过不同的信号通路发挥作用，它可以通过部分依赖于 JAK-STAT 通路介导的 G1-S 转换点的细胞周期阻滞来抑制 T 细胞增殖。与健康人相比，胰腺导管腺癌的患者在外周血、肿瘤微环境和引流淋巴结都有更多可分泌 IL-35 的 Treg，而且血浆 IL-35 浓度和肿瘤大小、肿瘤分期呈正相关。

肿瘤中存在持续的细胞应激、质膜损伤和低氧状态。NRF2 是抗氧化反应的关键转录因子。由于 Treg 表达低水平的 NRF2，Treg 对氧化应激比效应 T 细胞更敏感。凋亡的 Treg 会释放大量的 ATP，并且其细胞膜上的外核苷酸酶 CD39、CD73 使 ATP 转化为腺苷，因此 Treg 成为肿瘤微环境中腺苷的重要来源。腺苷与浸润的效应 $CD4^+$、$CD8^+$ T 细胞的 A2A 受体结合，使得胞内 cAMP 升高并抑制 NFκB 通路、IL-2 产生减少[13, 71]。CD26 可以将腺苷脱氨酶(adenosine deaminase, ADA)铆钉在细胞表面。不同于效应 T 细胞，Treg 表达低水平 CD26，因此不会将腺苷降解为肌酐，并且通过 A2A 受体利用这些腺苷以维持自身的稳定和功能[39]。与健康者相比，头颈部鳞状细胞癌患者分离出的 Treg 表达更高的 CD39、CD73，也水解更多的 ATP，产生更多的腺苷。ATP 水解作用的升高与效应 T 细胞的抑制和更晚的分期相关。小鼠 *CD73* 靶向敲除能抑制肿瘤的生长，增加外周血和肿瘤组织中的肿瘤抗原特异性 $CD8^+$ T 细胞数量[13, 71]。

有研究显示，通过改造传统 T 细胞，使其不产生 IL-2、组成性高表达 CTLA-4，并通过 TCR 刺激(提高黏附分子表达)，即使在没有 Foxp3 的情况下也可以在体内外重新构建 Treg 类似的抑制能力，因此，上述机制可能是 Treg 发挥作用的核心[72]。另外，肿瘤中存在着一种特殊的增强 Treg 功能效应的机制，肿瘤来源的外泌体（tumor-derived exosome，TEX）是肿瘤微环境中细胞相互交流的重要方式。TEX 部分分子组成与其来源的细胞相似，并含有大量的免疫抑制和免疫刺激受体和配体[73]。TEX 将一些信号由肿瘤传递到包括 Treg 的肿瘤微环境中[74]，诱导 $CD4^+$ T 细胞的增殖和向 $CD4^+$ $CD25^{hi}Foxp3^+$ $CD39^+$ Treg 的分化[75]。在体外将 Treg 与 TEX 共同孵育显示，TEX 能将一系列抑制信号输送给 Treg 细胞，上调多种免疫调节基因的表达水平，从而改变其功能[76]。这种重新编程也可能和肿瘤来源的 miRNA 有关[77]。然而 T 细胞似乎并不容易内化外泌体，受体细胞的这种重新编程可能是通过配体-受体信号进行传递的[63]。

2.2.6 肿瘤微环境中 Treg 细胞治疗策略与研究现状

2.2.6.1 抗体治疗

Treg 与肿瘤的不良预后有关，清除 Treg 可以提高针对肿瘤的免疫反应，并且可以提高肿瘤疫苗的效果[78]。虽然在一些细胞系的移植瘤模型（如 Meth、RL-male 1）清除 Treg 有效，但是在 AKSL2、RL-female 8 等细胞系效果不甚理想[5]。临床研究中同样发现清除 Treg 并非对所有肿瘤都有效果，例如大部分实体瘤患者在使用抗 CCR4 抗体后都没有临床效果。此外，清除 Treg 可能引起自身免疫反应。Treg 以及上述分子机制发挥着促进肿瘤生长的作用，但是却能维持正常环境的稳态。因此如何有效清除在肿瘤中发挥抑制作用的 Treg 又不引起自身免疫反应就成为了重要的问题[79]。

可以选用肿瘤浸润的 Treg 细胞特异或者明显高表达的表面分子（如 CD25、CTLA-4、GITR、4-1BB、OX-40、LAG-3、TIGIT、CCR4、CCR8 等抗体）清除 Treg。最初使用的是抗 CD25 抗体。用抗 CD25 单克隆抗体清除荷瘤小鼠体内的 $CD25^+$ Treg，尤其是在肿瘤接种前使用，能够增加肿瘤浸润的 $CD8^+$ Treg 数量，有效清除肿瘤[6]。在一项临床试验中，10 名乳腺癌患者接受多种肿瘤相关抗原免疫联合抗 CD25 抗体达利珠单抗（Daclizumab）后，有 6 名患者病情稳定，无进展生存中位数时长为 4.8 个月。由于效应 T 细胞激活后也会表达 CD25，另一项研究显示 daclizumab 同时清除了效应 T 细胞和 Treg，从而未能获得满意的抗肿瘤效果，因此靶向 CD25 的时间窗十分狭窄。此外它还会引起其他部位 Treg 的清除。

CTLA-4 在 naïve Treg 组成性表达，在 eTreg 表达升高而在肿瘤浸润的 Treg 表达进一步提高，在黑色素瘤中的 Treg 比肿瘤里的其他 T 细胞或者外周的 T 细胞都有更高水平的 CTLA-4 [58]。1996 年，Alison 等发现抗 CTLA4 抗体可以增强抗肿瘤免疫反应[80]。2011 年，FDA 批准完全人源化的 CTLA-4 抗体伊匹单抗（Ipilimumab）用于转移性黑色素瘤的治疗，成为免疫检查点疗法的里程碑。起初认为抗 CTLA-4 抗体通过阻断 CTLA-4 对效应 T 细胞的抑制从而发挥作用，现在发现它主要通过抗体依赖细胞介导的细胞毒作用（antibody-dependent cell-mediated cytotoxicity，ADCC）清除 Treg [81]。通过改造 Ipilimumab 使其 Fc 段具有更强或者更弱的 ADCC 活性后，发现具有更强 ADCC 活性的抗体在体内外都能更强地清除 CTLA-4$^+$ Treg，而没有 ADCC 活性的抗体则不能清除 CTLA-4$^+$ Treg[58]。用 Ipilimumab 治疗的黑色素瘤患者，尤其是在临床治疗有效的患者中，肿瘤组织内的 Foxp3$^+$ 的 Treg 显著减少[82]。与携带低亲和力突变(F158)的患者比较，Ipilimumab 治疗携带高亲和力 FcγRⅢa 突变(V158)的黑色素瘤患者有更好的应答和更高的总体生存率。此外，Treg 特异性的 CTLA-4 缺失会提高小鼠的抗肿瘤免疫，说明抗 CTLA-4 抗体还通过抑制 Treg 活性发挥作用。

另外，也可以利用不同分子的动力学差异特异性清除 Treg 而不影响效应 T 细胞。由于效应 T 细胞在激活后也表达 CTLA-4，在联合治疗时，如果同时给予抗 CTLA-4 抗体和肿瘤抗原肽疫苗将同时清除 Treg 和抗原刺激的 CD8$^+$ T 细胞；如果在给予抗 CTLA-4 抗体数天后再给予疫苗，就能在清除 Treg 的同时保留抗原特异性的 CD8$^+$ T 细胞[68]。同样，在接种肿瘤抗原前数日给予抗 CD25 抗体可以发挥抗肿瘤作用，但是在接种同时或接种后给予抗体则导致失败。还应注意的是，由于 Treg 处于抗原激活的状态，疫苗更容易激活 Treg 而非效应 T 细胞，因此在接种疫苗前有必要清除 Treg。TNF 受体超家族成员(如 GITR、OX-40、4-1BB)都是在 Treg 组成性表达，在 TCR 刺激后表达上调，而在传统 T 细胞中，则是在 TCR 刺激后表达，在治疗中也需要考虑该问题。

使用抗体的时长也很重要，因为使用时间越长，清除的效应 T 细胞就越多，不利于抗肿瘤免疫反应。短期应用具有高 ADCC 活性的抗 CTLA-4 抗体足以使疫苗激活 CD8$^+$ T 细胞，但是被清除的 Treg 会快速恢复[58]。与单独使用 Ipilimumab 的黑色素瘤患者比较，联合使用黑色素瘤抗原 gp100 多肽疫苗治疗几轮后，总体生存率略微下降[83]。这种联合使用是否会持续清除疫苗激活的抗原反应性 CD8$^+$ T 细胞和 Treg，还有待研究。

与抗 CTLA-4 抗体相似，抗 OX-40、GITR、LAG-3 抗体也可以作为清除 Treg 的靶点[84]。LAG-3 可能是继 CTLA-4 和 PD-1 之后第三个有发展前景的免疫检查点，单独或联合使用抗 LAG-3 抗体或者抑制分子都显示出了良好的临床疗效。除了发挥清除作用，竞争性抗 GITR 抗体或 GITR 配体激活 GITR 通路，下调 Foxp3$^+$ CD4$^+$ Treg 细胞的抑制活性，使效应 T 细胞能够抵抗 Treg 的抑制作用。OX40 是 TNF 受体超家族的共刺激分子，它在 Foxp3$^+$ CD4$^+$ Treg 组成性表达，但在激活的效应 T 细胞仅短暂表达。竞争性抗 OX40 抗体通过下调 Foxp3$^+$ CD4$^+$ Treg 介导的免疫抑制和激活效应 T 细胞功能来发挥抗肿瘤作用。

其他肿瘤局部抗体疗法也正在探索中。最近的一项光免疫疗法的研究，利用与光激活燃料结合的抗 CD25 抗体，可以对暴露在近红外光处肿瘤区域 Treg 的细胞膜造成致死性损伤，保留脾脏 Treg，从而显著抑制肿瘤的生长[78]。在一项对小鼠模型瘤周注射抗 CTLA-4 抗体的实验中，使用低于全身剂量八分之一剂量的抗体能有效抑制注射处以及远处的肿瘤，并且使用这种给药方式使得血清中抗体水平降低一千倍。瘤内注射竞争性抗 GITR 抗体解除了 Treg 的抑制作用，使效应 T 细胞克服 Treg 的抑制，起到显著的抗肿瘤作用。巨噬细胞和 NK 细胞表达的 FcγR 会通过调节 ADCC 活性而影响抗体介导的 Treg 清除[82, 84]。在小鼠肿瘤模型中，高表达 FcγRIV 的巨噬细胞有利于抗 CTLA-4 抗体介导的肿瘤中 Treg 的特异清除。

Treg的清除还能以一种非抗原特异性的方式发挥作用，因为Treg被清除后可以激活APC并上调其CD80/86的表达，促进将自身和肿瘤抗原提呈给抗原特异的$CD4^+$和$CD8^+$ T细胞，这些激活的自身抗原T细胞继而又会进一步激活APC[68]。肿瘤中的Treg处于高度活化状态，表面分子表达水平与naïve Treg不同，并且肿瘤抗原比自身抗原具有更强的免疫原性，因此能引起肿瘤免疫反应时所清除的Treg的数量尚达不到引起自身免疫病的程度，这些都为单独清除肿瘤中的Treg而保留其余Treg提供了条件。

肿瘤中Treg的PD-1表达水平上升。当静息Treg受到TCR信号刺激后，PD-1由细胞内转运至细胞膜表面，肿瘤浸润的eTreg比$CD4^+$、$CD8^+$ T细胞表达更多或相似水平的PD-1[85]。阻断PD-1在减少$CD8^+$ T耗竭的同时也提高了eTreg的抑制活性[85]。Treg的PD-1与配体结合可以抑制PI3K通路，使Treg细胞不能成为促炎辅助样表型（ex-Treg）[86]。在小鼠自身免疫病模型中，PD-1缺陷小鼠来源的Treg比野生型的Treg更显著地抑制了效应或记忆$CD4^+$、$CD8^+$ T细胞。Treg特异性PD-1缺陷也显著促进了接种肿瘤的生长[85]。这些结果似乎与已被广泛接受的PD-1的疗效相悖，这可能是因为抗PD-1/PD-L1抗体治疗有效的患者中抗体对传统T细胞的作用强于Treg。上述发现也可能解释为什么约10%的患者在使用抗PD-1抗体治疗时出现肿瘤快速生长，即超进展（hyper-progressive disease, HPD）[85]。HPD患者的肿瘤组织有大量增殖eTreg浸润，而在非HPD患者则没有这种浸润发生，因此抗PD-1抗体与清除Treg的单抗联用可能能够克服HPD。

2.2.6.2 靶向趋化因子和趋化因子受体

T细胞迁移至肿瘤微环境依赖于各种趋化因子和趋化因子受体，针对趋化因子受体的单克隆抗体可以通过ADCC清除Treg，而其抑制剂也可以干扰Treg向肿瘤中的迁移从而发挥抗肿瘤的作用。

CCR4单克隆抗体的使用首先是在治疗T细胞淋巴瘤时展开的。2012年日本医药品和医疗器械局批准抗CCR4抗体莫格利珠单抗（Mogamulizumab）用于治疗成人T细胞淋巴瘤。然而Mogamulizumab也可导致皮肤中Treg的清除，引起致死性的皮肤不良反应。随后的研究发现，利用Mogamulizumab清除Treg的作用可以治疗其他肿瘤，体外清除黑色素瘤患者外周血的单个核细胞中的$CCR4^+$ eTreg后，能够诱导产生肿瘤抗原特异性的$CD4^+$、$CD8^+$ T细胞[15]。使用Mogamulizumab治疗晚期和复发实体瘤的一期临床研究发现，患者外周血eTreg显著减少，并且可以诱导产生针对癌-睾抗原的抗体。另一项联合使用Mogamulizumab和抗PD-1抗体纳武单抗（Nivolumab）治疗晚期或转移性实体瘤患者的一期临床研究中，患者肿瘤浸润的淋巴细胞中eTreg减少，而$CD8^+$ T细胞增多。

其他趋化因子的研究也正在进行。在小鼠模型中，瘤内给予CCR10免疫毒素可以抑制CCL28和CCR10的相互作用，减少肿瘤微环境中Treg的聚集，增强抗肿瘤作用[19]。抗CCR8鼠抗可以特异性清除肿瘤定居Treg，抑制小鼠肿瘤生长。CCR8作为肿瘤内Treg相对特异的趋化因子受体[21]，针对它的疗法具有很好的应用前景。CCR5抑制剂的开发最早用于抗艾滋病，目前也尝试用于肿瘤治疗。

2.2.6.3 化疗

由于 eTreg 处于高度增殖状态并且易于凋亡，因此对化疗药物敏感，如低浓度的环磷酰胺可以抑制 Treg 的增殖，导致其凋亡。在一项二期临床研究中，晚期肾细胞癌患者使用包含多种肿瘤相关抗原的疫苗（如 IMA901）以及集落刺激因子 GM-CSF 治疗，部分患者治疗前使用环磷酰胺，结果显示环磷酰胺减少了 Treg，增强了抗肿瘤效果。然而一项用舒尼替尼（Sunitinib）治疗肾细胞癌的三期临床试验中，额外使用 IMA901、GM-CSF 和环磷酰胺，生存率没有得到额外的改善。除了环磷酰胺，环孢霉素 A 和他克莫司也能够抑制 IL-2 的产生以减少 Treg[87]。

2.2.6.4 酪氨酸激酶抑制剂

酪氨酸激酶抑制剂[如伊马替尼（Imatinib）和达沙替尼（Dasatinib）]可以抑制与 Treg 存活和功能相关的 TCR 信号。Dasatinib 可以导致 Treg 的 G0/G1 期阻滞。使用 Dasatinib 治疗慢性髓性白血病，降低了患者 Treg 水平，患者有更好的临床转归[88]。

2.2.6.5 PI3K-PTEN-mTOR 通路

PI3K-PTEN-mTOR 通路是 TCR 和共刺激信号的下游信号，对于 T 细胞，尤其是 Treg 的发育、功能和代谢都有着重要的作用。利用 *PI3Kδ* 缺陷的小鼠实验证实，PI3Kδ 信号通过下调对 Treg 发育重要的 TCR 和 IL-2 信号，从而减弱了 Treg 的抑制功能。PTEN 是 PI3K 的主要负调节蛋白，Treg 特异的 *PTEN* 敲除使线粒体功能受损，上调糖酵解并引起 Treg 中 Foxp3 表达下调，诱导效应 T 细胞。然而矛盾的是，PI3Kδ 的抑制剂可以通过调节核糖体蛋白 S6 的磷酸化状态和 Gsk-3β 的激活状态使得 Treg 的增殖和存活受损，当联合使用肿瘤疫苗和 PI3Kδ 抑制剂时可以减少 Treg，增加效应 T 细胞，有效抑制肿瘤生长。在 Treg 中特异性敲除自噬相关基因 *Atg7* 或 *Atg5*，可上调 mTORC1 的活性、*c-Myc* 的表达和糖酵解，从而打破肿瘤的免疫耐受[86]。

2.2.7 总结

发现 Treg 已经二十多年，科学家们在 Treg 的发育、生命过程以及发挥作用的机制研究方面都取得了重要的突破；然而它在自身免疫性疾病以及肿瘤当中的重要作用，仍有很多未知。正如其他肿瘤的抑制因素，Treg 在肿瘤中发挥免疫抑制作用，但是它在机体其他部位却是不可或缺的维持稳态的重要因素。目前有关 Treg 的治疗方法在动物模型中已经取得了显著的成效，但还不能有效地、特异地针对肿瘤中的 Treg，因此寻找特异性的针对 Treg 的方法以及揭秘肿瘤 Treg 本身特性将是今后的研究热点。

（秦至臻、戴雪瑜、李斌）

参考文献

1. Wing J B, Tanaka A, Sakaguchi S. Human FOXP3+ regulatory T cell heterogeneity and function in autoimmunity and cancer[J]. Immunity, 2019, 50(2): 302-316.
2. Baecher-Allan C, Brown J A, Freeman G J, et al. $CD4^+$ CD25high regulatory cells in human peripheral blood[J]. The Journal of Immunology, 2001, 167(3): 1245-1253.
3. Fontenot J D, Gavin M A, Rudensky A Y. Foxp3 programs the development and function of $CD4^+$ $CD25^+$ regulatory T cells[J]. Nature immunology, 2003, 4(4): 330-336.
4. Hori S, Nomura T, Sakaguchi S. Control of regulatory T cell development by the transcription factor Foxp3[J]. Science, 2003, 299(5609): 1057-1061.
5. Onizuka S, Tawara I, Shimizu J, et al. Tumor rejection by in vivo administration of anti-CD25 (interleukin-2 receptor α) monoclonal antibody[J]. Cancer research, 1999, 59(13): 3128-3133.
6. Shimizu J, Yamazaki S, Sakaguchi S. Induction of tumor immunity by removing $CD25^+$ $CD4^+$ T cells: a common basis between tumor immunity and autoimmunity[J]. J Immunol, 1999, 163(10): 5211-5218.
7. Gray C P, Arosio P, Hersey P. Association of increased levels of heavy-chain ferritin with increased $CD4^+$ $CD25^+$ regulatory T-cell levels in patients with melanoma[J]. Clinical Cancer Research, 2003, 9(7): 2551-2559.
8. Somasundaram R, Jacob L, Swoboda R, et al. Inhibition of cytolytic T lymphocyte proliferation by autologous $CD4^+$/$CD25^+$ regulatory T cells in a colorectal carcinoma patient is mediated by transforming growth factor-β[J]. Cancer research, 2002, 62(18): 5267-5272.
9. Liyanage U K, Moore T T, Joo H G, et al. Prevalence of regulatory T cells is increased in peripheral blood and tumor microenvironment of patients with pancreas or breast adenocarcinoma[J]. The Journal of Immunology, 2002, 169(5): 2756-2761.
10. Marshall N A, Christie L E, Munro L R, et al. Immunosuppressive regulatory T cells are abundant in the reactive lymphocytes of Hodgkin lymphoma[J]. Blood, 2004, 103(5): 1755-1762.
11. Woo E Y, Chu C S, Goletz T J, et al. Regulatory $CD4^+$ $CD25^+$ T cells in tumors from patients with early-stage non-small cell lung cancer and late-stage ovarian cancer[J]. Cancer research, 2001, 61(12): 4766-4772.
12. Woo E Y, Yeh H, Chu C S, et al. Cutting edge: regulatory T cells from lung cancer patients directly inhibit autologous T cell proliferation[J]. The Journal of Immunology, 2002, 168(9): 4272-4276.
13. Paluskievicz C M, Cao X, Abdi R, et al. T regulatory cells and priming the suppressive tumor microenvironment[J]. Frontiers in immunology, 2019, 10: 2453.
14. Curiel T J, Coukos G, Zou L, et al. Specific recruitment of regulatory T cells in ovarian carcinoma fosters immune privilege and predicts reduced survival[J]. Nature medicine, 2004, 10(9): 942-949.
15. Sugiyama D, Nishikawa H, Maeda Y, et al. Anti-CCR4 mAb selectively depletes effector-type $FoxP3^+$ $CD4^+$ regulatory T cells, evoking antitumor immune responses in humans[J]. Proceedings of the National Academy of Sciences, 2013, 110(44): 17945-17950.
16. Maruyama T, Kono K, Izawa S, et al. CCL17 and CCL22 chemokines within tumor microenvironment are related to infiltration of regulatory T cells in esophageal squamous cell carcinoma[J]. Diseases of the Esophagus, 2010, 23(5): 422-429.
17. Mizukami Y, Kono K, Kawaguchi Y, et al. CCL17 and CCL22 chemokines within tumor microenvironment are related to accumulation of $Foxp3^+$ regulatory T cells in gastric cancer[J]. International journal of cancer, 2008, 122(10): 2286-2293.
18. Gobert M, Treilleux I, Bendriss-Vermare N, et al. Regulatory T cells recruited through CCL22/

CCR4 are selectively activated in lymphoid infiltrates surrounding primary breast tumors and lead to an adverse clinical outcome[J]. Cancer research, 2009, 69(5): 2000-2009.
19. Facciabene A, Peng X, Hagemann I S, et al. Tumour hypoxia promotes tolerance and angiogenesis via CCL28 and Treg cells[J]. Nature, 2011, 475(7355): 226-230.
20. Barsheshet Y, Wildbaum G, Levy E, et al. CCR8$^+$ FOXp3$^+$ Treg cells as master drivers of immune regulation[J]. Proceedings of the National Academy of Sciences, 2017, 114(23): 6086-6091.
21. Plitas G, Konopacki C, Wu K, et al. Regulatory T cells exhibit distinct features in human breast cancer[J]. Immunity, 2016, 45(5): 1122-1134.
22. Stockis J, Roychoudhuri R, Halim T Y F. Regulation of regulatory T cells in cancer[J]. Immunology, 2019, 157(3): 219-231.
23. Zhou G, Drake C G, Levitsky H I. Amplification of tumor-specific regulatory T cells following therapeutic cancer vaccines[J]. Blood, 2006, 107(2): 628-636.
24. Wang L, Pino-Lagos K, de Vries V C, et al. Programmed death 1 ligand signaling regulates the generation of adaptive Foxp3$^+$ CD4$^+$ regulatory T cells[J]. Proceedings of the National Academy of Sciences, 2008, 105(27): 9331-9336.
25. Alonso R, Flament H, Lemoine S, et al. Induction of anergic or regulatory tumor-specific CD4$^+$ T cells in the tumor-draining lymph node[J]. Nature communications, 2018, 9(1): 1-17.
26. Veglia F, Gabrilovich D I. Dendritic cells in cancer: the role revisited[J]. Current opinion in immunology, 2017, 45: 43-51.
27. Sato T, Terai M, Tamura Y, et al. Interleukin 10 in the tumor microenvironment: a target for anticancer immunotherapy[J]. Immunologic research, 2011, 51(2-3): 170-182.
28. Mocellin S, Wang E, Marincola F M. Cytokines and immune response in the tumor microenvironment[J]. Journal of immunotherapy, 2001, 24(5): 392-407.
29. Hanahan D, Coussens L M. Accessories to the crime: functions of cells recruited to the tumor microenvironment[J]. Cancer cell, 2012, 21(3): 309-322.
30. Lebrun J J. The Dual Role of TGFbeta in Human Cancer: From Tumor Suppression to Cancer Metastasis[J]. ISRN Molecular Biology, 2012: 1-28.
31. Tanchot C, Terme M, Pere H, et al. Tumor-infiltrating regulatory T cells: phenotype, role, mechanism of expansion in situ and clinical significance[J]. Cancer Microenvironment, 2013, 6(2): 147-157.
32. Ahmadzadeh M, Pasetto A, Jia L, et al. Tumor-infiltrating human CD4$^+$ regulatory T cells display a distinct TCR repertoire and exhibit tumor and neoantigen reactivity[J]. Science immunology, 2019, 4(31): 1-11.
33. Akimova T, Zhang T, Negorev D, et al. Human lung tumor FOXP3$^+$ Tregs upregulate four "Treg-locking" transcription factors[J]. JCI insight, 2017, 2(16): 141-156.
34. Clever D, Roychoudhuri R, Constantinides M G, et al. Oxygen sensing by T cells establishes an immunologically tolerant metastatic niche[J]. Cell, 2016, 166(5): 1117-1131.
35. Shabaneh T B, Molodtsov A K, Steinberg S M, et al. Oncogenic BRAFV600E governs regulatory T-cell recruitment during melanoma tumorigenesisBRAFV600E drives Treg recruitment during tumorigenesis[J]. Cancer research, 2018, 78(17): 5038-5049.
36. Hoadley K A, Yau C, Hinoue T, et al. Cell-of-origin patterns dominate the molecular classification of 10,000 tumors from 33 types of cancer[J]. Cell, 2018, 173(2): 291-304.
37. Hori S. Lineage stability and phenotypic plasticity of Foxp3$^+$ regulatory T cells[J]. Immunological reviews, 2014, 259(1): 159-172.
38. Wang J, Ioan-Facsinay A, Van der Voort E I, et al. Transient expression of FOXP3 in human activated nonregulatory CD4$^+$ T cells[J]. European journal of immunology, 2007, 37(1): 129-138.

39. Mandapathil M, Szczepanski M, Harasymczuk M, et al. CD26 expression and adenosine deaminase activity in regulatory T cells (Treg) and CD4^{+} T effector cells in patients with head and neck squamous cell carcinoma[J]. Oncoimmunology, 2012, 1(5): 659-669.
40. Nishikawa H, Sakaguchi S. Regulatory T cells in cancer immunotherapy[J]. Curr Opin Immunol, 2014, 27: 1-7.
41. Azizi E, Carr A J, Plitas G, et al. Single-cell map of diverse immune phenotypes in the breast tumor microenvironment[J]. Cell, 2018, 174(5): 1293-1308.
42. De Simone M, Arrigoni A, Rossetti G, et al. Transcriptional landscape of human tissue lymphocytes unveils uniqueness of tumor-infiltrating T regulatory cells[J]. Immunity, 2016, 45(5): 1135-1147.
43. Kim H R, Park H J, Son J, et al. Tumor microenvironment dictates regulatory T cell phenotype: upregulated immune checkpoints reinforce suppressive function[J]. Journal for immunotherapy of cancer, 2019, 7(1): 339.
44. Saito T, Nishikawa H, Wada H, et al. Two FOXP3^{+} CD4^{+} T cell subpopulations distinctly control the prognosis of colorectal cancers[J]. Nature medicine, 2016, 22(6): 679-684.
45. Le K S, Thibult M L, Just-Landi S, et al. Follicular B lymphomas generate regulatory T cells via the ICOS/ICOSL pathway and are susceptible to treatment by anti-ICOS/ICOSL therapy[J]. Cancer research, 2016, 76(16): 4648-4660.
46. Martin-Orozco N, Li Y, Wang Y, et al. Melanoma cells express ICOS ligand to promote the activation and expansion of T-regulatory cells[J]. Cancer Res, 2010, 70(23): 9581-9590.
47. Kim J D, Choi B K, Bae J S, et al. Cloning and characterization of GITR ligand[J]. Genes Immun, 2003, 4(8): 564-569.
48. O'Keeffe G W, Gutierrez H, Pandolfi P P, et al. NGF-promoted axon growth and target innervation requires GITRL-GITR signaling[J]. Nat Neurosci, 2008, 11(2): 135-142.
49. van Olffen R W, Koning N, van Gisbergen K P, et al. GITR triggering induces expansion of both effector and regulatory CD4^{+} T cells in vivo[J]. J Immunol, 2009, 182(12): 7490-7500.
50. Ni X Y, Sui H X, Liu Y, et al. TGF-beta of lung cancer microenvironment upregulates B7H1 and GITRL expression in dendritic cells and is associated with regulatory T cell generation[J]. Oncol Rep, 2012, 28(2): 615-621.
51. Buchan S L, Rogel A, Al-Shamkhani A. The immunobiology of CD27 and OX40 and their potential as targets for cancer immunotherapy[J]. Blood, 2018, 131(1): 39-48.
52. Montler R, Bell R B, Thalhofer C, et al. OX40, PD-1 and CTLA-4 are selectively expressed on tumor-infiltrating T cells in head and neck cancer[J]. Clin Transl Immunology, 2016, 5(4): e70.
53. Bhattacharya P, Gopisetty A, Ganesh B B, et al. GM-CSF-induced, bone-marrow-derived dendritic cells can expand natural Tregs and induce adaptive Tregs by different mechanisms[J]. J Leukoc Biol, 2011, 89(2): 235-249.
54. Smith S E, Hoelzinger D B, Dominguez A L, et al. Signals through 4-1BB inhibit T regulatory cells by blocking IL-9 production enhancing antitumor responses[J]. Cancer Immunol Immunother, 2011, 60(12): 1775-1787.
55. Zheng G, Wang B, Chen A. The 4-1BB costimulation augments the proliferation of CD4^{+} CD25^{+} regulatory T cells[J]. J Immunol, 2004, 173(4): 2428-2434.
56. Nishikawa H, Kato T, Tanida K, et al. CD4^{+} CD25^{+} T cells responding to serologically defined autoantigens suppress antitumor immune responses[J]. Proc Natl Acad Sci U S A, 2003, 100(19): 10902-10906.
57. Miyara M, Yoshioka Y, Kitoh A, et al. Functional delineation and differentiation dynamics of human CD4+ T cells expressing the Foxp3 transcription factor[J]. Immunity, 2009, 30(6): 899-911.

58. Ha D, Tanaka A, Kibayashi T, et al. Differential control of human Treg and effector T cells in tumor immunity by Fc-engineered anti-CTLA-4 antibody[J]. Proc Natl Acad Sci U S A, 2019, 116(2): 609-618.

59. Tanaka A, Sakaguchi S. Regulatory T cells in cancer immunotherapy[J]. Cell Res, 2017, 27(1): 109-118.

60. deLeeuw R J, Kost S E, Kakal J A, et al. The prognostic value of Foxp3^{+} tumor-infiltrating lymphocytes in cancer: a critical review of the literature[J]. Clin Cancer Res, 2012, 18(11): 3022-3029.

61. Salama P, Phillips M, Grieu F, et al. Tumor-infiltrating FOXP3^{+} T regulatory cells show strong prognostic significance in colorectal cancer[J]. J Clin Oncol, 2009, 27(2): 186-192.

62. Pacella I, Procaccini C, Focaccetti C, et al. Fatty acid metabolism complements glycolysis in the selective regulatory T cell expansion during tumor growth[J]. Proc Natl Acad Sci U S A, 2018, 115(28): E6546-E6555.

63. Whiteside T L. FOXP3^{+} Treg as a therapeutic target for promoting anti-tumor immunity[J]. Expert Opin Ther Targets, 2018, 22(4): 353-363.

64. Munn D H, Mellor A L. IDO in the Tumor Microenvironment: Inflammation, Counter-Regulation, and Tolerance[J]. Trends Immunol, 2016, 37(3): 193-207.

65. Mellor A L, Munn D H. IDO expression by dendritic cells: tolerance and tryptophan catabolism[J]. Nat Rev Immunol, 2004, 4(10): 762-774.

66. Walker L S, Sansom D M. The emerging role of CTLA4 as a cell-extrinsic regulator of T cell responses[J]. Nat Rev Immunol, 2011, 11(12): 852-863.

67. Ovcinnikovs V, Ross E M, Petersone L, et al. CTLA-4-mediated transendocytosis of costimulatory molecules primarily targets migratory dendritic cells[J]. Sci Immunol, 2019, 4(35): 1-11.

68. Onishi Y, Fehervari Z, Yamaguchi T, et al. Foxp3^{+} natural regulatory T cells preferentially form aggregates on dendritic cells in vitro and actively inhibit their maturation[J]. Proc Natl Acad Sci U S A, 2008, 105(29): 10113-10118.

69. Sasidharan Nair V, Elkord E. Immune checkpoint inhibitors in cancer therapy: a focus on T-regulatory cells[J]. Immunol Cell Biol, 2018, 96(1): 21-33.

70. Pandiyan P, Zheng L, Ishihara S, et al. CD4^{+} CD25^{+} Foxp3^{+} regulatory T cells induce cytokine deprivation-mediated apoptosis of effector CD4^{+} T cells[J]. Nat Immunol, 2007, 8(12): 1353-1362.

71. Ohue Y, Nishikawa H. Regulatory T (Treg) cells in cancer: can Treg cells be a new therapeutic target? [J]. Cancer science, 2019, 110(7): 2080-2089.

72. Yamaguchi T, Kishi A, Osaki M, et al. Construction of self-recognizing regulatory T cells from conventional T cells by controlling CTLA-4 and IL-2 expression[J]. Proceedings of the National Academy of Sciences, 2013, 110(23): E2116-E2125.

73. Whiteside T L. Exosomes carrying immunoinhibitory proteins and their role in cancer[J]. Clinical & Experimental Immunology, 2017, 189(3): 259-267.

74. Abels E R, Breakefield X O. Introduction to extracellular vesicles: biogenesis, RNA cargo selection, content, release, and uptake[J]. Cellular and molecular neurobiology, 2016, 36(3): 301-312.

75. Schuler P J, Saze Z, Hong C S, et al. Human CD4^{+} CD39^{+} regulatory T cells produce adenosine upon co-expression of surface CD73 or contact with CD73^{+} exosomes or CD73^{+} cells[J]. Clinical & Experimental Immunology, 2014, 177(2): 531-543.

76. Muller L, Mitsuhashi M, Simms P, et al. Tumor-derived exosomes regulate expression of immune function-related genes in human T cell subsets[J]. Scientific reports, 2016, 6(1): 1-13.

77. Whiteside T L. The effect of tumor-derived exosomes on immune regulation and cancer immunotherapy

[J]. Future Oncology, 2017, 13(28): 2583-2592.
78. Sato K, Sato N, Xu B, et al. Spatially selective depletion of tumor-associated regulatory T cells with near-infrared photoimmunotherapy[J]. Science translational medicine, 2016, 8(352): 1319-1320.
79. Tanaka A, Sakaguchi S. Targeting Treg cells in cancer immunotherapy[J]. European journal of immunology, 2019, 49(8): 1140-1146.
80. Leach D R, Krummel M F, Allison J P. Enhancement of antitumor immunity by CTLA-4 blockade [J]. Science, 1996, 271(5256): 1734-1736.
81. Bulliard Y, Jolicoeur R, Windman M, et al. Activating Fc γ receptors contribute to the antitumor activities of immunoregulatory receptor-targeting antibodies[J]. Journal of Experimental Medicine, 2013, 210(9): 1685-1693.
82. Romano E, Kusio-Kobialka M, Foukas P G, et al. Ipilimumab-dependent cell-mediated cytotoxicity of regulatory T cells ex vivo by nonclassical monocytes in melanoma patients[J]. Proceedings of the National Academy of Sciences, 2015, 112(19): 6140-6145.
83. Hodi F S, O'day S J, McDermott D F, et al. Improved survival with ipilimumab in patients with metastatic melanoma[J]. New England Journal of Medicine, 2010, 363(8): 711-723.
84. Vargas F A, Furness A J S, Litchfield K, et al. Fc effector function contributes to the activity of human anti-CTLA-4 antibodies[J]. Cancer cell, 2018, 33(4): 649-663.
85. Kamada T, Togashi Y, Tay C, et al. PD-1$^+$ regulatory T cells amplified by PD-1 blockade promote hyperprogression of cancer[J]. Proceedings of the National Academy of Sciences, 2019, 116(20): 9999-10008.
86. Wei J, Long L, Yang K, et al. Autophagy enforces functional integrity of regulatory T cells by coupling environmental cues and metabolic homeostasis[J]. Nature immunology, 2016, 17(3): 277-285.
87. Shibutani S, Inoue F, Aramaki O, et al. Effects of immunosuppressants on induction of regulatory cells after intratracheal delivery of alloantigen[J]. Transplantation, 2005, 79(8): 904-913.
88. Imagawa J, Tanaka H, Okada M, et al. Discontinuation of dasatinib in patients with chronic myeloid leukaemia who have maintained deep molecular response for longer than 1 year (DADI trial): a multicentre phase 2 trial[J]. The Lancet Haematology, 2015, 2(12): e528-e535.

2.3 肿瘤微环境与 NK 细胞

2.3.1 NK 细胞概述

自然杀伤细胞(natural killer cell,NK 细胞)属于固有免疫细胞家族[1]。NK 细胞的活性依赖于其表面表达的多种激活性和抑制性受体共同调控,从而实现对正常细胞的保护和异常细胞(感染细胞、恶变细胞、外来细胞等)的杀伤,参与人体移植排斥反应、Ⅱ型超敏反应、病毒免疫以及肿瘤发生发展的免疫监视[2,3]。NK 细胞还通过分泌 IFN-γ、TNF-α 等细胞因子调控机体的免疫功能,参与免疫应答及免疫监视[4]。此外,NK 细胞还可分泌趋化因子和细胞因子参与适应性免疫反应的调节[5]。天然细胞毒性触发受体 1(natural cytotoxicity triggering receptor 1,NCR1;也称为 NKp46 或 CD335)可用于特异性鉴定循环中以及福尔马林固定石蜡包埋组织标本中的 NK 细胞[6-8]。

2.3.2 NK 细胞的表型

根据 NK 细胞表面标志物 CD16 和 CD56 的表达水平,可将 NK 细胞分为两个细胞亚群:$CD56^+CD16^-$ NK 细胞和 $CD56^-CD16^+$ NK 细胞。在外周血中,NK 细胞占所有淋巴细胞的 5%~15%。约 90%的 NK 细胞为 $CD56^-CD16^+$ NK 细胞亚群,具有天然和依赖抗体的细胞毒性,穿孔素水平高,有强大杀伤作用,主要分布于血液中,发挥免疫监视作用;另外,7%~10%的 NK 细胞为 $CD56^+CD16^-$ NK 细胞亚群,主要分泌细胞因子如 IFN-γ、肿瘤坏死因子(TNF-α)和 IL-10 等,穿孔素水平低,具有免疫调节作用,主要位于次级淋巴器官,比如淋巴结[9-11]。

2.3.3 NK 细胞的发育分化

20 世纪 70 年代,随着研究者发现 NK 细胞在体外可自发裂解肿瘤细胞后,关于 NK 细胞的研究逐渐兴起[12]。人类 NK 细胞主要由骨髓中的 $CD34^+$ 多能造血干细胞在特定转录因子作用下分化形成[13]。与 T 细胞不同,NK 细胞不需要胸腺的参与,而是在骨髓和淋巴器官中发育成熟[13, 14]。NK 细胞在外周血中可维持稳态,即使干细胞分化受损,NK 细胞也能在外周血中持续存在[15, 16]。人体 NK 细胞在血液中的更新需要约 14 天[17]。体内 NK 细胞倍增时间约为 13.5 天[18],在成人外周血 NK 细胞衰老之前,体外给予其持续刺激平均可达到 16 个群体倍增周期(范围 11~30),其增殖潜能相比 T 细胞明显较低[19]。过表达端粒酶逆转录酶(telomerase reverse transcriptase, TERT)可达到至少 130 个倍增,这表明端粒缩短是 NK 细胞寿命的主要限制因素[19]。既往认为,自然杀伤细胞发挥的固有免疫反应在首次致敏时即达到最大杀伤效应,且不会因再次暴露被放大。然而,越来越多的证据表明,NK 细胞可获得"记忆样"功能特征,其特征是增强免疫应答,长期保持特定的免疫记忆[20]。有研究表明,小鼠 NK 细胞反复暴露于巨细胞病毒(cytomegalovirus, CMV)会导致越来越强烈的免疫反应[20, 21]。在人类中也观察到 NK 细胞对病毒的类似记忆反应[20, 22-24]。人类巨细胞病毒感染可能与 NK 细胞表达活化受体 NKG2C 的比例增加有关,而 NKG2C 可特异性识别多态性 CMV 肽段[25]。

2.3.4 NK 细胞杀伤肿瘤细胞的作用机制

NK 细胞杀伤肿瘤细胞分为三个过程。

首先,NK 细胞被招募到肿瘤微环境。调控 NK 细胞向肿瘤募集的三个主要因素为趋化因子或受体、趋化因子轴的免疫调节和物理屏障。不同组织可招募特定的 NK 细胞亚群，这是因为 NK 细胞两个主要亚群 $CD56^+CD16^-$ NK 细胞和 $CD56^-CD16^+$ NK 细胞分别特异性表达趋化因子受体[26]。外周血 $CD56^+CD16^-$ NK 细胞通常表达受体 CCR2、CCR5、CCR7、CXCR3、CXCR4 和 CD62L，而 $CD56^-CD16^+$ NK 细胞则通常表达受体 CXCR1、CXCR2、CXCR4、CX3CR1、S1P5 和 ChemR23[27]。综上所述，趋化因子信号在调节 NK 细胞募集到肿瘤微环境过程中发挥重要作用，并为增加肿瘤中 NK 细胞浸润提供了靶点。此外，免疫调节分子 HLA-G 和 CD47 对趋化因子信号的调控抑制 NK 细胞向肿瘤微环境的募集。另外，间质屏障也可能在调节 NK 细胞向肿瘤募集中发挥作用[28]。在细胞外基质蛋白Ⅳ型胶原和层粘连蛋白含量高的肿瘤区域未发现 NK 细胞的分布，这表明肿瘤周围的这些结构可阻止 NK 细胞的浸润[29]。

其次，NK 细胞通过其细胞表面上的受体识别靶细胞，其受体可以被抑制或激活。NK 细胞通过非细胞接触依赖和细胞接触机制被激活，进而发挥杀伤作用。NK 细胞通过缺失或异常表达Ⅰ类主要组织相容性复合物（MHC-Ⅰ）分子识别潜在的靶细胞，这种对 MHC-Ⅰ缺失细胞的识别和消除的模式称为自我缺失识别[30]。小鼠 NK 细胞组成性表达多种 Ly49 型抑制性受体，人类 NK 细胞组成性表达杀伤性免疫球蛋白样受体（killer-cell immunoglobulin-like receptor，KIR），并且两者都表达 CD94-NKG2A 异二聚体[31]。抑制性 KIR 和 Ly49 受体在 NK 细胞发育过程中发挥关键作用，其识别经典的多态性自身 MHC-Ⅰ分子可使 NK 细胞区分正常的自我组织和压力、感染、外来或转化细胞[32]。为了逃避适应性免疫的清除，肿瘤细胞通常下调经典 MHC-Ⅰ分子，这反而又使其被 NK 细胞识别并杀伤。此外，CD94-NKG2A 可识别不多的多态性非经典 MHC-Ⅰ分子，例如人类 HLA-E[33]。然而，伴随抑制性受体的活化，NK 细胞需要接受激活信号才能发挥效应细胞功能。NK 细胞表达丰富的激活性受体，这些受体被认为是识别应激诱导的癌细胞配体。天然细胞毒性受体（natural cytotoxicity receptor，NCR），即 NKp46（NCR1/CD335）、NKp44（NCR2/CD336）和 NKp30（NCR3/CD337）属于免疫球蛋白（immunoglobulins，Ig）超家族，可与多种免疫受体酪氨酸活化基序（immunoreceptor tyrosine-based activation motif，ITAM）结合，以招募和激活下游激酶（如 Lck、Fyn、Syk 和 ZAP-70）来充分激活 NK 细胞[34]。黏附分子也被证明可以促进 NK 细胞激活。NK 细胞可通过其表面的淋巴细胞功能相关抗原-1（lymphocyte function associated antigen-1，LFA-1）与靶细胞上的细胞间黏附分子（intercellular cell adhesion molecule，ICAM）的结合增强细胞骨架机械的极性化，这是细胞毒性颗粒有效输送所必需的[35]。此外，DNAX 辅助分子-1（CD226/DNAM-1）结合肿瘤细胞表面配体 CD155 或 CD112 也可以促进 NK 细胞的活化和细胞毒性[36]。最后，NK 细胞释放穿孔素和颗粒酶裂解细胞。当 NK 细胞识别潜在的靶细胞并被激活时，通过与靶细胞形成突触将溶解颗粒以微管运输的方式在突触处聚集并释放[37]。颗粒是一种溶酶体相关的细胞器，且包含细胞毒性的关键效应分子穿孔素，其插入靶细胞的质膜形成小孔导致渗透溶解，同时颗粒酶通过小孔转移并激活半胱天冬酶，从而导致靶细胞凋亡[2]。NK 细胞也可通过结合 FAS 配体（Fas ligand，FasL）和肿瘤坏死因子相关凋亡诱导配体（TNF-related apoptosis-inducing ligand，TRAIL）直接诱导靶细胞凋亡[2, 38]。

最后，除了细胞毒性外，NK 细胞还可通过分泌多种细胞因子、趋化因子和生长因子参与适应性免疫的调节，包括 IFN-γ、IL-13、TNF、FLT3L、CC 趋化因子配体 3(C-C motif chemokine ligand 3，CCL3)、CCL4 和 CCL5、淋巴触觉素(XCL1)粒细胞-巨噬细胞集落刺激因子[2]。

2.3.5 肿瘤微环境中免疫抑制 NK 细胞活性的机制

在肿瘤发生发展进程中，肿瘤微环境重塑使肿瘤细胞演变出多种逃逸机制来逃避 NK 细胞的识别和攻击。肿瘤对 NK 细胞产生耐药性的机制是 NK 细胞表面激活型受体表达减少[39]。研究表明，急性髓细胞性白血病中具有干细胞特性的白血病细胞低表达或缺失表达 NKG2D 配体[40]。NKG2D 低表达的机制包括外泌体外排或金属蛋白酶裂解[41]。肿瘤细胞表面激活性配体长时间刺激，可通过减少衔接分子 DAP10(也称为 HCST)和 DAP12(也称为 TYROBP)的表达从而诱导对 NK 细胞的抵抗，此二者在受体配体结合后介导信号传导和细胞激活[42]。NK 细胞和 T 细胞分泌 IFN-γ 刺激肿瘤细胞 MHC Ⅰ分子的表达，其结合抑制受体抑制 NK 细胞的活性[2]。T 细胞免疫检查点程序性细胞死亡受体-1(PD-1)、细胞毒性 T 淋巴细胞抗原-4(CTLA-4)、淋巴细胞活化蛋白 3(LAG3)和甲型肝炎病毒细胞受体(HAVCR2；也称为 TIM3)也可在部分 NK 细胞上表达，其与配体结合可能抑制 NK 细胞抗肿瘤作用，免疫检查点抑制剂阻断这种抑制作用可增强 NK 细胞的活性[43-45]。肿瘤环境中的可溶性因子可以抑制 NK 细胞的活化。肿瘤细胞、相关骨髓细胞和成纤维细胞分泌多种因子抑制 NK 细胞的增殖和细胞毒性，如细胞因子、生长因子、外泌体和 microRNA[46, 47]。此外，还有一些关键因素包括 TGF-β1 及其相关家族成员、IL-10、细胞外腺苷、前列腺素 E2、一氧化氮、缺氧以及代谢重编程[48-50]。这些非受体型免疫检查点为增强 NK 细胞的杀伤作用提供了新的方法。最后，肿瘤微环境中细胞外基质和间质流体压力的增加也可阻止免疫细胞的组织渗透[51]。

2.3.6 NK 细胞的应用与挑战

2.3.6.1 NK 细胞应用于肿瘤免疫治疗的优势

近年来，肿瘤免疫疗法取得了突飞猛进的发展，已成为临床上治疗肿瘤的有效手段。目前，免疫检验点抑制剂和以 CAR-T 为代表的免疫治疗在肿瘤治疗中表现出令人满意的疗效，其作用机制主要是靶向 T 细胞。而 NK 细胞在抗肿瘤的研究和应用上仍远落后于 T 细胞，这两类细胞是各具特点的杀伤细胞。T 细胞可以识别肿瘤特异性抗原，体外的扩增技术相对成熟，体内的生存周期较长。然而，T 细胞在临床应用方面仍受到诸多限制。首先，其功能异质性体现为多个功能亚群和负调节免疫应答，还可分泌多种与大量的细胞因子诱发炎症因子风暴从而引起严重的副作用。其次，确切的肿瘤特异性抗原较少，这限制了体外制备识别肿瘤特异抗原的 T 细胞，导致能识别肿瘤的特异性 T 细胞单克隆比例较低。另外,受 MHC 的限制,临床应用仅限于使用自体 T 细胞,异体 T 细胞风险较大,且其生存周期较长也增加了发生副作用的风险[52]。与 T 细胞相比,NK 细胞具有泛特异性识别肿瘤细胞的特点、杀伤谱更广、反应速度更快、体内生存周期相对较短、细胞功能亚群以及细胞因子分泌种类和数量均较少、潜在副作用小[53]。

2.3.6.2 NK 细胞应用于肿瘤免疫治疗的潜在价值

NK 细胞通过细胞表面固有表达的活化性和抑制性受体识别恶变细胞,其活化后可释放胞内穿孔素和颗粒酶素,直接杀伤肿瘤细胞。研究发现,相较于细胞毒性 T 细胞,在相同效靶比条件下 NK 细胞表现出更强的杀伤能力[54]。另外,NK 细胞还可参与 T 细胞功能的调节。NK 细胞通过分泌 IFN-γ 等细胞因子可提高细胞毒性 T 细胞对肿瘤细胞的杀伤敏感性、抑制 Treg 细胞、促进 T 细胞免疫应答和记忆型 T 细胞的形成[54-56],还可通过招募刺激型树突状细胞促进肿瘤微环境中 T 细胞的激活,从而提高免疫检查点抑制剂的应答率。而在 NK 细胞缺失状态下,阻断免疫检查点无法明显改善 T 细胞功能[57]。以上研究结果提示,NK 细胞在实体瘤治疗中具有良好的潜在应用价值。

2.3.6.3 NK 细胞应用于肿瘤免疫治疗的现状

自体 NK 细胞的免疫治疗:20 世纪 80 年代,NK 细胞联合 IL-2 最早被应用于黑色素瘤和肾癌的治疗,有效率可达到 20%～30%,但副作用较为明显[58]。随着 NK 细胞体外培养技艺的不断改进,安全性更高,副作用也随之减少。自体 NK 细胞应用于治疗肿瘤可使部分患者获得缓解,也可抑制一部分肿瘤的进展,从而改善患者的生活质量,并延长生存。然而,在临床应用中,仍有一部分患者疗效不显著,可能涉及如下原因:一方面,NK 细胞无法杀伤表达 MHC 的肿瘤细胞亚群,导致免疫逃逸的发生;另一方面,一些患者本身存在免疫缺陷,造成体外扩增的自体 NK 细胞功能较弱,不能实现杀伤肿瘤细胞的疗效。

异体 NK 细胞的免疫治疗:考虑自体 NK 细胞体外扩增难、细胞毒性及功能弱的缺点,科学家们设想利用异体 NK 细胞进行抗肿瘤治疗。异体 NK 细胞主要来源于同源异体的健康人群细胞、符合临床治疗要求的细胞系等。大量临床研究显示,异体 NK 细胞安全性较好,无严重不良免疫相关事件,且使 NK 细胞的来源更加广泛,但 NK 细胞体内数量少,需要体外扩增以满足治疗所需的数量。根据对 NK 细胞发育分化的认识,目前已建立了多种成熟的 NK 细胞体外扩增方法[59]。研究发现,异体外周血来源 NK 细胞治疗的综合疗效优于干细胞来源、细胞系(如 NK-92)以及自体 NK 细胞[60]。临床研究表明,外周血来源的异体 NK 细胞治疗可使复发难治型血液系统恶性肿瘤缓解率达到 40%;对于实体肿瘤,可达到约 20%的缓解率,疾病进展控制率约为 75%[61, 62]。

嵌合抗原受体修饰 NK 细胞的免疫治疗:嵌合抗原受体(chimeric antigen receptor, CAR)技术是利用基因工程技术改造 NK 细胞,使其表达可识别肿瘤细胞特异性抗原的小分子抗体结构,胞内具有活化信号域结构,以此来增强 NK 细胞识别及杀伤肿瘤的能力。CAR 修饰 T 细胞(CAR-T)已在治疗血液系统恶性肿瘤中取得了巨大的成功[63]。然而,

CAR-T 在临床应用中仍存在较多的副作用，如可引起移植物抗宿主病、细胞因子风暴等。而 NK 细胞分泌的细胞因子种类和数量均较少，潜在副作用小。因此，NK 细胞被认为是更具有应用前景的导向抗肿瘤免疫效应细胞。靶向 CD19 和 CD20 的 CAR-NK 在治疗血液系统恶性肿瘤中获得了良好的疗效[63]。另外，CAR-NK 应用于实体瘤的免疫治疗也获得了一定的进展。通过靶向神经节苷脂 2、表皮生长因子受体、NKG2D 的配体等肿瘤特异性分子，可实现对实体瘤细胞的靶向杀伤[64-66]。

2.3.6.4 NK 细胞应用于肿瘤免疫治疗面临的挑战

尽管 NK 细胞在血液肿瘤治疗中取得了令人鼓舞的结果，但在实体瘤中的疗效仍不理想。由于 NK 细胞功能的激活是由细胞表面活化性受体和抑制性受体所传递的整合信号所决定，因此，可通过检测肿瘤细胞表面 NK 细胞活化性受体和抑制性受体的配体表达情况，精准挑选适用于 NK 细胞治疗的患者。另外，也可以通过基因工程改造 NK 细胞提高其杀伤肿瘤的能力。目前，体外改造 NK 细胞过表达激活性受体（NKG2D、CXCR2 和 IL-15 等）或低表达抑制性受体（NKG2A 等）正在进行临床前试验，以评估其治疗效果[66-70]。NKG2A 下调的 NK 细胞对表达 HLA-E 的靶细胞表现出较好的杀伤作用[71]。CRISPR-Cas9 编辑技术的发现与发展为提高体外改造 NK 细胞的生产能力开辟了一条新的途径。体外改造 NK 细胞在临床应用方面仍存在潜在的风险，如多价 NK 细胞治疗后是否诱导肿瘤抵抗的风险；过度激活后是否引起 NK 细胞衰竭；肿瘤抗原表达阴性变异的风险。如何获取高特异性、高纯度的 NK 细胞是应用于肿瘤免疫治疗最为重要的难题。除此之外，CAR-NK 细胞的制备还存在转染效率较低、时间周期长、安全隐患及如何降低免疫副反应等技术难关亟待解决。

2.3.7 总结

NK 细胞是肿瘤微环境中重要的抗肿瘤免疫应答细胞，其杀伤功能的激活由细胞表面活化性受体和抑制性受体所传递的整合信号所决定。NK 细胞作为天然杀伤细胞，具有无需抗原致敏、无需抗体参与、无 MHC 限制及非特异性快速杀伤肿瘤细胞等特点，在肿瘤免疫治疗领域具有独特的优势。初步的临床研究已表明以 NK 细胞为基础的免疫治疗对多种实体瘤和血液系统恶性肿瘤均有一定效果，具有良好的应用前景。随着细胞制备技术的不断优化以及免疫检查点抑制剂联合应用等，靶向 NK 细胞的治疗策略必将引发抗肿瘤免疫治疗领域的新突破。

（毛士玉）

参考文献

1. Vivier E, Artis D, Colonna M, et al. Innate lymphoid cells: 10 years on[J]. Cell, 2018, 174(5): 1054-1066.
2. Chiossone L, Dumas P Y, Vienne M, et al. Natural killer cells and other innate lymphoid cells in cancer[J]. Nature Reviews Immunology, 2018, 18(11): 671-688.
3. López-Soto A, Gonzalez S, Smyth M J, et al. Control of metastasis by NK cells[J]. Cancer cell, 2017, 32(2): 135-154.
4. Artis D, Spits H. The biology of innate lymphoid cells[J]. Nature, 2015, 517(7534): 293-301.
5. Vivier E, Raulet D H, Moretta A, et al. Innate or adaptive immunity? The example of natural killer cells[J]. science, 2011, 331(6013): 44-49.
6. Lanier L L, Testi R, Bindl J, et al. Identity of Leu-19 (CD56) leukocyte differentiation antigen and neural cell adhesion molecule[J]. The Journal of experimental medicine, 1989, 169(6): 2233-2238.
7. Sivori S, Vitale M, Morelli L, et al. p46, a novel natural killer cell-specific surface molecule that mediates cell activation[J]. The Journal of experimental medicine, 1997, 186(7): 1129-1136.
8. Freud A G, Zhao S, Wei S, et al. Expression of the activating receptor, NKp46 (CD335), in human natural killer and T-cell neoplasia[J]. American Journal of Clinical Pathology, 2013, 140(6): 853-866.
9. Frey M, Packianathan N B, Fehniger T A, et al. Differential expression and function of L-selectin on CD56bright and CD56dim natural killer cell subsets[J]. The Journal of Immunology, 1998, 161(1): 400-408.
10. Sedlmayr P, Schallhammer L, Hammer A, et al. Differential phenotypic properties of human peripheral blood CD56dim+ and CD56bright+ natural killer cell subpopulations[J]. International archives of allergy and immunology, 1996, 110(4): 308-313.
11. Hayakawa Y, Huntington N D, Nutt S L, et al. Functional subsets of mouse natural killer cells[J]. Immunological reviews, 2006, 214(1): 47-55.
12. Greenberg A H, Hudson L, Shen L, et al. Antibody-dependent cell-mediated cytotoxicity due to a "null" lymphoid cell[J]. Nature New Biology, 1973, 242(117): 111-113.
13. Yu J, Freud A G, Caligiuri M A. Location and cellular stages of natural killer cell development[J]. Trends in immunology, 2013, 34(12): 573-582.
14. Renoux V M, Zriwil A, Peitzsch C, et al. Identification of a human natural killer cell lineage-restricted progenitor in fetal and adult tissues[J]. Immunity, 2015, 43(2): 394-407.
15. Schlums H, Jung M, Han H, et al. Adaptive NK cells can persist in patients with GATA2 mutation depleted of stem and progenitor cells[J]. Blood, The Journal of the American Society of Hematology, 2017, 129(14): 1927-1939.
16. Corat M A F, Schlums H, Wu C, et al. Acquired somatic mutations in PNH reveal long-term maintenance of adaptive NK cells independent of HSPCs[J]. Blood, 2017, 129(14): 1940-1946.
17. Zhang Y, Wallace D L, De Lara C M, et al. In vivo kinetics of human natural killer cells: the effects of ageing and acute and chronic viral infection[J]. Immunology, 2007, 121(2): 258-265.
18. Lutz C T, Karapetyan A, Al-Attar A, et al. Human NK cells proliferate and die in vivo more rapidly than T cells in healthy young and elderly adults[J]. The Journal of Immunology, 2011, 186(8): 4590-4598.
19. Fujisaki H, Kakuda H, Imai C, et al. Replicative potential of human natural killer cells[J]. British journal of haematology, 2009, 145(5): 606-613.
20. O'Sullivan T E, Sun J C, Lanier L L. Natural killer cell memory[J]. Immunity, 2015, 43(4): 634-645.

21. Adams N M, Geary C D, Santosa E K, et al. Cytomegalovirus infection drives avidity selection of natural killer cells[J]. Immunity, 2019, 50(6): 1381-1390.
22. Reeves R K, Li H, Jost S, et al. Antigen-specific NK cell memory in rhesus macaques[J]. Nature immunology, 2015, 16(9): 927-932.
23. Hammer Q, Rückert T, Romagnani C. Natural killer cell specificity for viral infections[J]. Nature immunology, 2018, 19(8): 800-808.
24. Nikzad R, Angelo L S, Aviles-Padilla K, et al. Human natural killer cells mediate adaptive immunity to viral antigens[J]. Science immunology, 2019, 4(35): 8116-8126.
25. Hammer Q, Rückert T, Borst E M, et al. Peptide-specific recognition of human cytomegalovirus strains controls adaptive natural killer cells[J]. Nature immunology, 2018, 19(5): 453-463.
26. Melsen J E, Lugthart G, Lankester A C, et al. Human circulating and tissue-resident CD56bright natural killer cell populations[J]. Frontiers in immunology, 2016, 7: 262.
27. Bald T, M F Krummel, M J Smyth, et al. The NK cell-cancer cycle: advances and new challenges in NK cell-based immunotherapies[J]. Nat Immunol, 2020, 21(8):835-847.
28. Castriconi R, Carrega P, Dondero A, et al. Molecular mechanisms directing migration and retention of natural killer cells in human tissues[J]. Frontiers in immunology, 2018, 9: 2324.
29. Hagenaars M, Zwaveling S, Kuppen P J K, et al. Characteristics of tumor infiltration by adoptively transferred and endogenous natural-killer cells in a syngeneic rat model: Implications for the mechanism behind anti-tumor responses[J]. International journal of cancer, 1998, 78(6): 783-789.
30. Shifrin N, Raulet D H, Ardolino M. NK cell self tolerance, responsiveness and missing self recognition[J]. Seminars in Immunology, 2014, 26(2):138-144.
31. Morvan M G, Lanier L L. NK cells and cancer: you can teach innate cells new tricks[J]. Nature Reviews Cancer, 2016, 16(1): 7-19.
32. Raulet D H, Vance R E, McMahon C W. Regulation of the natural killer cell receptor repertoire [J]. Annual review of immunology, 2001, 19: 291-330.
33. Braud V M, Allan D S J, O'Callaghan C A, et al. HLA-E binds to natural killer cell receptors CD94/NKG2A, B and C[J]. Nature, 1998, 391(6669): 795-799.
34. Barrow A D, Martin C J, Colonna M. The natural cytotoxicity receptors in health and disease[J]. Frontiers in immunology, 2019, 10: 909.
35. Urlaub D, Höfer K, Müller M L, et al. LFA-1 activation in NK cells and their subsets: influence of receptors, maturation, and cytokine stimulation[J]. The Journal of Immunology, 2017, 198(5): 1944-1951.
36. Chan C J, Martinet L, Gilfillan S, et al. The receptors CD96 and CD226 oppose each other in the regulation of natural killer cell functions[J]. Nature immunology, 2014, 15(5): 431-438.
37. Gwalani L A, Orange J S. Single degranulations in NK cells can mediate target cell killing[J]. The Journal of Immunology, 2018, 200(9): 3231-3243.
38. Prager I, Liesche C, Van Ooijen H, et al. NK cells switch from granzyme B to death receptor-mediated cytotoxicity during serial killing[J]. Journal of Experimental Medicine, 2019, 216(9): 2113-2127.
39. Raulet D H, Gasser S, Gowen B G, et al. Regulation of ligands for the NKG2D activating receptor [J]. Annual review of immunology, 2013, 31: 413-441.
40. Paczulla A M, Rothfelder K, Raffel S, et al. Absence of NKG2D ligands defines leukaemia stem cells and mediates their immune evasion[J]. Nature, 2019, 572(7768): 254-259.
41. Chitadze G, Bhat J, Lettau M, et al. Generation of soluble NKG 2 D ligands: proteolytic cleavage, exosome secretion and functional implications[J]. Scandinavian journal of immunology, 2013, 78 (2): 120-129.

42. Coudert J D, Zimmer J, Tomasello E, et al. Altered NKG2D function in NK cells induced by chronic exposure to NKG2D ligand-expressing tumor cells[J]. Blood, 2005, 106(5): 1711-1717.
43. Concha-Benavente F, Kansy B, Moskovitz J, et al. PD-L1 mediates dysfunction in activated PD-1$^+$ NK cells in head and neck cancer patients[J]. Cancer Immunol Res, 2018, 6(12): 1548-1560.
44. Ohs I, Ducimetière L, Marinho J, et al. Restoration of natural killer cell antimetastatic activity by IL12 and checkpoint blockade[J]. Cancer research, 2017, 77(24): 7059-7071.
45. Hsu J, Hodgins J J, Marathe M, et al. Contribution of NK cells to immunotherapy mediated by PD-1/PD-L1 blockade[J]. The Journal of clinical investigation, 2018, 128(10): 4654-4668.
46. Stiff A, Trikha P, Mundy-Bosse B, et al. Nitric oxide production by myeloid-derived suppressor cells plays a role in impairing Fc receptor-mediated natural killer cell function[J]. Clinical Cancer Research, 2018, 24(8): 1891-1904.
47. Baginska J, Viry E, Paggetti J, et al. The critical role of the tumor microenvironment in shaping natural killer cell-mediated anti-tumor immunity[J]. Frontiers in immunology, 2013, 4: 490.
48. Gao Y, Souza-Fonseca-Guimaraes F, Bald T, et al. Tumor immunoevasion by the conversion of effector NK cells into type 1 innate lymphoid cells[J]. Nature immunology, 2017, 18(9): 1004-1015.
49. Krzywinska E, Kantari-Mimoun C, Kerdiles Y, et al. Loss of HIF-1α in natural killer cells inhibits tumour growth by stimulating non-productive angiogenesis[J]. Nature communications, 2017, 8(1): 1-13.
50. Michelet X, Dyck L, Hogan A, et al. Metabolic reprogramming of natural killer cells in obesity limits antitumor responses[J]. Nature immunology, 2018, 19(12): 1330-1340.
51. Clift R, Souratha J, Garrovillo S A, et al. Remodeling the tumor microenvironment sensitizes breast tumors to anti-programmed death-ligand 1 immunotherapy[J]. Cancer research, 2019, 79(16): 4149-4159.
52. Daher M, Rezvani K. Outlook for new CAR-based therapies with a focus on CAR NK cells: what lies beyond CAR-engineered T cells in the race against cancer[J]. Cancer discovery, 2021, 11(1): 45-58.
53. Shimasaki N, Jain A, Campana D. NK cells for cancer immunotherapy[J]. Nature reviews Drug discovery, 2020, 19(3): 200-218.
54. Goding S R, Yu S, Bailey L M, et al. Adoptive transfer of natural killer cells promotes the anti-tumor efficacy of T cells[J]. Clinical Immunology, 2017, 177: 76-86.
55. Kelly J M, Darcy P K, Markby J L, et al. Induction of tumor-specific T cell memory by NK cell-mediated tumor rejection[J]. Nature immunology, 2002, 3(1): 83-90.
56. Overacre-Delgoffe A E, Chikina M, Dadey R E, et al. Interferon-γ drives Treg fragility to promote anti-tumor immunity[J]. Cell, 2017, 169(6): 1130-1141.
57. Della Chiesa M, Pesce S, Muccio L, et al. Features of memory-like and PD-1+ human NK cell subsets[J]. Frontiers in immunology, 2016, 7: 351.
58. Rosenberg S A, Lotze M T, Muul L M, et al. Observations on the systemic administration of autologous lymphokine-activated killer cells and recombinant interleukin-2 to patients with metastatic cancer[J]. New England journal of medicine, 1985, 313(23): 1485-1492.
59. Myers J A, Miller J S. Exploring the NK cell platform for cancer immunotherapy[J]. Nature reviews Clinical oncology, 2021, 18(2): 85-100.
60. Carotta S. Targeting NK cells for anticancer immunotherapy: clinical and preclinical approaches[J]. Frontiers in immunology, 2016, 7: 152.
61. Fang F, Xiao W, Tian Z. NK cell-based immunotherapy for cancer[C]//Seminars in immunology. Academic Press, 2017, 31: 37-54.

62. Li R, Wang C, Liu L, et al. Autologous cytokine-induced killer cell immunotherapy in lung cancer: a phase II clinical study[J]. Cancer immunology, immunotherapy, 2012, 61(11): 2125-2133.
63. Lu H, Zhao X, Li Z, et al. From CAR-T cells to CAR-NK cells: a developing immunotherapy method for hematological malignancies[J]. Frontiers in Oncology, 2021, 11: 1-11.
64. Battula V L, Shi Y, Evans K W, et al. Ganglioside GD2 identifies breast cancer stem cells and promotes tumorigenesis[J]. The Journal of clinical investigation, 2012, 122(6): 2066-2078.
65. Schönfeld K, Sahm C, Zhang C, et al. Selective inhibition of tumor growth by clonal NK cells expressing an ErbB2/HER2-specific chimeric antigen receptor[J]. Molecular therapy, 2015, 23(2): 330-338.
66. Chang Y H, Connolly J, Shimasaki N, et al. A chimeric peceptor with NKG2D specificity enhances natural killer cell activation and killing of tumor cells NKG2D receptor enhances NK cell killing of tumors[J]. Cancer research, 2013, 73(6): 1777-1786.
67. Parihar R, Rivas C, Huynh M, et al. NK cells expressing a chimeric activating receptor eliminate MDSCs and rescue impaired CAR-T cell activity against solid tumors[J]. Cancer immunology research, 2019, 7(3): 363-375.
68. Kremer V, Ligtenberg M A, Zendehdel R, et al. Genetic engineering of human NK cells to express CXCR2 improves migration to renal cell carcinoma[J]. Journal for immunotherapy of cancer, 2017, 5(1): 73.
69. Imamura M, Shook D, Kamiya T, et al. Autonomous growth and increased cytotoxicity of natural killer cells expressing membrane-bound interleukin-15[J]. Blood, 2014, 124(7): 1081-1088.
70. Kamiya T, Seow S V, Wong D, et al. Blocking expression of inhibitory receptor NKG2A overcomes tumor resistance to NK cells[J]. The Journal of clinical investigation, 2019, 129(5): 2094-2106.
71. Afolabi L O, Adeshakin A O, Sani M M, et al. Genetic reprogramming for NK cell cancer immunotherapy with CRISPR/Cas9[J]. Immunology, 2019, 158(2): 63-69.

2.4 肿瘤微环境与中性粒细胞

中性粒细胞是血液中最丰富的白细胞，被认为是炎症和感染的第一道防线[1]。入侵的微生物引起炎症反应，将中性粒细胞从循环中募集到组织中。随后，中性粒细胞通过一系列机制破坏微生物，主要是吞噬作用、抗菌物质的释放和中性粒细胞胞外陷阱（neutrophil extracellular trap, NET）的形成[2]。活化的中性粒细胞还会将蛋白酶释放到周围组织中，从而对宿主造成损害[3]。此外，中性粒细胞能够产生许多细胞因子和趋化因子，这些细胞因子和趋化因子也可以影响炎症反应和免疫反应[4]。

除了在抗菌功能中的这种经典作用外，研究人员还发现中性粒细胞在肿瘤中也发挥至关重要的作用，尤其是在肿瘤微环境中的功能更为复杂。早期研究因很难想象中性粒细胞这种寿命短的细胞会对癌症等慢性炎症性疾病产生影响，普遍认为肿瘤相关的中性粒细胞(tumor-associated neutrophil, TAN)只是旁观者。然而，最近越来越多的研究发现，TAN在恶性疾病中发挥一定的作用[5]。中性粒细胞可能是有效的抗肿瘤效应细胞[6]，其颗粒中含有的各种抗菌和细胞毒性化合物可以破坏肿瘤细胞，中性粒细胞分泌的细胞因子和趋化因子也可以招募其他具有抗肿瘤活性的细胞[4]。

然而，近期研究表明，肿瘤中中性粒细胞的存在与预后不良显著相关，并在支气管肺泡癌[7]、黑色素瘤[8]、肾癌[9]和头颈部鳞状细胞癌（head and neck squamous cell carcinoma，HNSCC）[10]中得到充分证明。肿瘤微环境通过产生细胞因子，如粒细胞集落刺激因子（granulocyte colony-stimulating factor，G-CSF）、白细胞介素 IL-1 和 IL-6 控制中性粒细胞募集 TAN，促进肿瘤的发展。肿瘤微环境中的不同刺激会促进中性粒细胞分化为不同的表型。根据肿瘤微环境中的分类，中性粒细胞被分为 N1（抗肿瘤中性粒细胞）和 N2（促肿瘤中性粒细胞）两种极化状态。在肿瘤的早期阶段，肿瘤内中性粒细胞在不同细胞因子的作用下显示出 NI 型，通过分泌细胞因子和免疫活化作用非特异性地杀伤肿瘤细胞，从而抑制肿瘤的发生和发展[11]。肿瘤的中晚期阶段，在肿瘤微环境中各种细胞因子的作用下，中性粒细胞发生表型的改变，从而促进肿瘤的进展[12]。

2.4.1 中性粒细胞的抗肿瘤功能

越来越多的研究表明，中性粒细胞在抗肿瘤方面起积极作用。中性粒细胞被激活后会增强肿瘤的杀伤作用。例如，转染表达 G-CSF 的结肠腺癌细胞系在肿瘤部位中性粒细胞浓度相当高后失去了致瘤活性[13]。有趣的是，中性粒细胞可以区分产生 G-CSF 的细胞和不产生 G-CSF 的细胞，并且仅直接抑制产生 G-CSF 的肿瘤细胞。中性粒细胞具有直接杀死肿瘤细胞的潜力，但其实现这一功能的机制很多，尚未完全了解。

（1）活性氧

早期报告表明，来自荷瘤动物的中性粒细胞显示出增强的超氧阴离子生成和吞噬作用，导致肺部肿瘤和转移灶减少[14]。此外，已有研究表明中性粒细胞产生的 ROS 确实可以通过直接递送到细胞膜上的 HOCl 诱导肿瘤细胞裂解[15]。

（2）基质金属蛋白酶-8

中性粒细胞还可以通过分泌 MMP-8 来预防某些肿瘤。据报道，小鼠在缺乏 MMP-8 时，患皮肤肿瘤的概率增加[16]。

（3）抗体依赖性细胞介导的细胞毒性

在 IFN-γ 和 G-CSF 的刺激条件下，中性粒细胞可以上调中性粒细胞表面的 Fc 受体（Fc receptor，FcR）的表达，并通过与抗体 Fc 段结合，诱导中性粒细胞释放细胞毒性因子，起到杀伤肿瘤的作用[17, 18]。

（4）T 细胞功能的调节

细胞毒性 $CD8^+$ T 细胞在肿瘤的免疫反应中发挥重要的作用。而且肿瘤中的中性粒细胞也可以改变 T 细胞抗肿瘤效应。如前所述，N2 中性粒细胞可以是 T 细胞功能的抑制剂[19]。而促炎 N1 中性粒细胞可以募集和激活 $CD8^+$ T 细胞[19]。中性粒细胞是产生肿瘤特异性初级和记忆 $CD8^+$ T 细胞反应所必需的，中性粒细胞和活化的 T 细胞相互作用可以激活中性粒细胞的共刺激分子，然后正反馈增强 T 细胞增殖，进而发挥抑制肿瘤的重要作用[20]。综上，这些报告表明中性粒细胞可以根据它们产生的细胞因子影响 T 细胞功能。

2.4.2 中性粒细胞的促肿瘤功能

最近有研究发现，肿瘤相关中性粒细胞可以促进肿瘤的发生发展，尤其显示大量 TAN 与癌症患者的晚期不良预后有关。这种负相关已在多种实体瘤，例如黑色素瘤、肝细胞癌、非小细胞肺癌、神经胶质瘤、头颈部鳞状细胞癌、腺癌和结肠癌中得到证明[21, 22]。

中性粒细胞显示几种促肿瘤的功能。这些功能涉及可以改变肿瘤生长和侵袭性以及抑制肿瘤免疫作用，其可能的机制主要包括如下几个方面。

（1）肿瘤相关中性粒细胞释放的癌症蛋白酶

1）中性粒细胞弹性蛋白酶

中性粒细胞释放的癌症蛋白酶主要包括中性粒细胞弹性蛋白酶（neutrophil elastase, NE），组织蛋白酶 G(cathepsin G, CG)和 MMP-9。有研究表明这些蛋白酶可以促进肿瘤的发生发展。

NE 是一种在细胞脱颗粒时释放的嗜天青颗粒的主要蛋白质。NE 的主要生理功能是清除入侵微生物[23]。除了其抗炎作用外，NE 在体内和体外还发挥重要的促肿瘤作用[24]。当小鼠中性粒细胞与肺癌细胞系共培养时，NE 可直接促进 A459 肿瘤细胞增殖[25]。此外，研究人员还发现 NE 能够促进肿瘤细胞的迁移。如研究人员将中性粒细胞与胰腺导管腺癌细胞（pancreatic ductal adenocarcinoma, PDAC）共培养，导致单层细胞的脱落进而促进迁移[26]。此外，NE 水平较高的乳腺癌患者的预后更差，提示 NE 可能是肿瘤患者的独立预测因子。同样的，较高水平的 NE 可能作为结直肠癌的潜在治疗靶点。

2）组织蛋白酶 G

组织蛋白酶 G 是一种来自嗜天青颗粒的肽酶，参与吞噬微生物的降解和细胞外基质（extracellular matrix, ECM）蛋白的重塑[1]。此外，组织蛋白酶 G 可以促进血管生成和肿瘤细胞迁移。研究发现，当乳腺癌 MCF-7 细胞与中性粒细胞一起培养时，可形成球形细胞聚集体。该过程可能是组织蛋白酶 G 通过 E-钙黏蛋白促进细胞黏附从而发挥促肿瘤作用[27]。这些肿瘤细胞聚集体的形成将使肿瘤细胞通过循环传播转移到远处，并建立新的转移灶。一旦到达新部位，肿瘤细胞将需要新的脉管系统。此外，研究人员在乳腺癌骨转移模型中，还发现组织蛋白酶 G 增强了 TGF-β 信号传导，并上调了血管内皮生长因子（vascular erdothelial growth factor, VEGF)以促进血管生成[28]。因此，TAN 衍生的组织蛋白酶 G 可能诱导 ECM 重塑并促进肿瘤发展和转移。

3）基质金属蛋白酶-9(matrix metallo proteinase-9, MMP-9)

基质金属蛋白酶-9 通过多种细胞因子从次级颗粒中释放出来参与肿瘤的生长和转移。研究人员在人乳头瘤状病毒(HPV-16) 皮肤癌变模型中发现 MMP-9 可通过降解 ECM 蛋白促进肿瘤增殖。MMP-9 促进肿瘤生长的另一个重要作用是通过 VEGF 促进血管生成[29]。此外,也有研究证明黑色素瘤或纤维肉瘤中的 TAN 高表达 MMP-9 和 VEGF,因此通过消除这些 TAN 可有效抑制肿瘤生长[30]。

4) 精氨酸酶 1(arginase 1, ARG1)

从中性粒细胞中释放的 ARG1 可以被激活以降解细胞外精氨酸。而精氨酸是 T 细胞正确激活的必需氨基酸。因此,ARG1 可能通过降解精氨酸的方式减少肿瘤微环境中精氨酸的可用性,从而抑制 T 细胞发挥肿瘤免疫抑制作用[22]。已有研究表明,中性粒细胞生产 ARG1 会抑制肿瘤(包括肾细胞癌和晚期非小细胞肺癌)的 T 细胞反应。

(2) 肿瘤相关中性粒细胞释放的活性氧(reactive oxygen species, ROS)

中性粒细胞可通过多种方式杀伤病原体从而释放大量的 ROS,ROS 在肿瘤的进展过程中发挥促肿瘤作用。有研究发现,乳腺癌多核细胞产生的 ROS 可以稳定 HIF-1α 促进 VEGF 的产生,从而促进癌症的进展。而且,ROS 在癌症中可以通过信号转导调节细胞信号通路,如 IKK/NF-κB 通路和 PI3K/Akt 通路[31]。中性粒细胞产生过氧化氢 (H_2O_2)通过髓过氧化物酶(myeloperoxide, MPO)将其转化为次氯酸(HOCl),HOCl 可以激活多种 ECM 降解 MMP(包括 MMP-2、MMP-7、MMP-8 和 MMP-9),发挥对肿瘤细胞杀伤的作用。因此,在肿瘤微环境中保持对 ROS 动态平衡显得尤其重要。

(3) 中性粒细胞外诱捕网 (neutrophil extracllular trap, NET)

NET 是中性粒细胞在一个名为 NETosis① 的活跃过程中释放的染色质纤维。NET 形成网状结构,捕获微生物(某些情况下直接杀死),使其被其他中性粒细胞吞噬。目前,NET 在癌症中的作用知之甚少。有研究表明,在乳腺癌和肺癌的癌症模型中,外周中性粒细胞更容易形成 NET。且与来自无肿瘤动物的中性粒细胞相比,荷瘤动物的中性粒细胞可对血小板激活因子(platelet activating factor, PAF)产生反应,也可形成更多的 NET。NET 可以直接作用于肿瘤细胞,并通过激活 NF-κB 等信号通路或 NET 上的 NE 等蛋白酶促进肿瘤的生长。另有研究表明,被激活的中性粒细胞可以释放 NET 来唤醒休眠状态的乳腺癌细胞。其中存在的机制可能是 NET 通过改造层粘连蛋白,进一步激活整合素 α3β1 信号通路来唤醒乳腺癌细胞。此外,中山大学宋尔卫院士、苏士成团队从临床标本出发,发现 NET 中的 DNA 可通过 CCDC25(coiled-coil domain-containing protein 25)促进癌症转移[32]。研究人员进一步发现跨膜蛋白 CCDC25 可作为癌细胞上的 NET-DNA 受体,感知细胞外 DNA,随后激活 ILK-β-parvin 通路以增强细胞运动性,因此,靶向 CCDC25 有望为预防癌症转移提供潜在的治疗策略。

(4) 肿瘤相关中性粒细胞分泌的细胞因子

中性粒细胞还可以产生细胞因子或生长因子,从而增加癌细胞的致瘤潜力[4]。肿瘤相关中性粒细胞可以分泌多种细胞因子,具体包括白介素-6 超家族成员、抑瘤素 M (oncostatin-M)、转化生长因子 β2(transforming growth factor β2, TGFβ2)、肝细胞生长因子(hepatocyte growth factor, HGF)等[33]。例如,乳腺癌细胞可以刺激中性粒细胞释放制

① NETosis:中性粒细胞的炎性细胞死亡方式。

瘤素-M,一种 IL-6 样细胞因子。制瘤素-M 反过来刺激乳腺癌细胞分泌 VEGF[34]。同样,肝癌细胞刺激中性粒细胞释放 HGF。HGF 反过来刺激肿瘤细胞使其更具侵袭性[35]。

2.4.3 中性粒细胞的应用和挑战

最近研究表明,中性粒细胞在肿瘤微环境中发挥重要的抗肿瘤和促肿瘤作用。因此,中性粒细胞在作为肿瘤患者的预测和预后标志物以及靶向治疗等方面具有非常重要的意义。

(1) 中性粒细胞作为肿瘤患者预测和预后的生物标志物

肿瘤患者的中性粒细胞高浸润性与多种癌症的不良预后相关[36, 37]。Gebhardt 等[38]的研究发现黑色素瘤患者血液中的中性粒细胞相对于淋巴细胞的数量越多,免疫检查点抑制剂(Ipilimumab)的治疗效果越差。此外,相较于正常组织,肿瘤组织中中性粒细胞浸润数量显著增加。除中性粒细胞自身外,中性粒细胞释放的细胞因子也作为肿瘤患者的预测和预后标志物。然而,为了让预测和预后的结果更加准确,中性粒细胞及其释放的细胞因子的检测可能需要前瞻性研究进一步验证。

(2) 中性粒细胞作为肿瘤患者靶向治疗的标志物

靶向中性粒细胞释放因子或中性粒细胞被认为是一种很有前景的肿瘤治疗方法。目前研究中性粒细胞主要包括 4 种途径:①中性粒细胞在骨髓中的扩张;②中性粒细胞向循环系统或肿瘤中聚集;③中性粒细胞的分化;④中性粒细胞释放的相关因子。针对以上途径可对中性粒细胞进行靶向治疗。例如,一些肿瘤会产生趋化因子,如 IL-8 等,将中性粒细胞募集到肿瘤中。而 IL-8 拮抗剂被证明可以减少黑色素瘤和肺癌的肿瘤生长、转移和血管生成。因此,针对这些受体的特异性抑制剂,可防止中性粒细胞浸润和延缓肿瘤进展[39]。此外,中性粒细胞特异性酶的抑制也能够显著减少小鼠模型中肺腺癌的生长以及黑色素瘤肺转移的形成[25]。最近有研究发现中性粒细胞的浸润可能会影响肿瘤患者 PD-1 抗体的疗效,通过干扰 CXCR2 介导的中性粒细胞募集,可提高免疫检查点抑制剂的疗效[40]。

2.4.4 总结

中性粒细胞通过不同的方式促进或抑制肿瘤进展,然而肿瘤相关中性粒细胞的确切作用尚未完全阐明。因此探究中性粒细胞对肿瘤进展的影响机制以及靶向中性粒细胞治疗肿瘤的新策略至关重要。目前最常探究的治疗策略主要包括诱导中性粒细胞向 N1 型转化,激活中性粒细胞,调节影响中性粒细胞的相关细胞因子水平,针对中性粒细胞外陷阱进行靶向治疗等。总之,中性粒细胞作为肿瘤发生发展中的重要部分,更全面了解其潜在的分子机制及表型改变,可以为肿瘤的治疗策略提供新的选择,也是未来研究的一个挑战。

(郭亚东)

参考文献

1. Borregaard N. Neutrophils, from marrow to microbes[J]. Immunity, 2010, 33(5): 657-670.
2. Kolaczkowska E, Kubes P. Neutrophil recruitment and function in health and inflammation[J]. Nature reviews immunology, 2013, 13(3): 159-175.
3. Pham C. Neutrophil serine proteases: specific regulators of inflammation[J]. Nature Reviews Immunology, 2006, 6(7): 541-550.
4. Tecchio C, Scapini P, Pizzolo G, et al. On the cytokines produced by human neutrophils in tumors [J]. Seminars in Cancer Biology, 2013, 23(3):159-170.
5. Mantovani A, Allavena P, Sica A, et al. Cancer-related inflammation[J]. nature, 2008, 454(7203): 436-444.
6. Gregory A, McGarry Houghton A. Tumor-associated neutrophils: new targets for cancer therapy [J]. Cancer research, 2011, 71(7): 2411-2416.
7. Wislez M, Rabbe N, Marchal J, et al. Hepatocyte growth factor production by neutrophils infiltrating bronchioloalveolar subtype pulmonary adenocarcinoma: role in tumor progression and death[J]. Cancer research, 2003, 63(6): 1405-1412.
8. Schmidt H, Bastholt L, Geertsen P, et al. Elevated neutrophil and monocyte counts in peripheral blood are associated with poor survival in patients with metastatic melanoma: a prognostic model[J]. British journal of cancer, 2005, 93(3): 273-278.
9. Jensen H, Donskov F, Marcussen N, et al. Presence of intratumoral neutrophils is an independent prognostic factor in localized renal cell carcinoma[J]. J Clin Oncol, 2009, 27(28): 4709-4717.
10. Trellakis S, Bruderek K, Dumitru C A, et al. Polymorphonuclear granulocytes in human head and neck cancer: enhanced inflammatory activity, modulation by cancer cells and expansion in advanced disease[J]. International journal of cancer, 2011, 129(9): 2183-2193.
11. Pillay J, Den Braber I, Vrisekoop N, et al. In vivo labeling with 2H2O reveals a human neutrophil lifespan of 5.4 days[J]. Blood, 2010, 116(4): 625-627.
12. Furze R C, Rankin S M. Neutrophil mobilization and clearance in the bone marrow[J]. Immunology, 2008, 125(3): 281-288.
13. Colombo M, Lombardi L, Stoppacciaro A, et al. Granulocyte colony-stimulating factor (G-CSF) gene transduction in murine adenocarcinoma drives neutrophil-mediated tumor inhibition in vivo. Neutrophils discriminate between G-CSF-producing and G-CSF-nonproducing tumor cells[J]. The Journal of Immunology, 1992, 149(1): 113-119.
14. Ishihara Y, Iijima H, Matsunaga K. Contribution of cytokines on the suppression of lung metastasis [J]. Biotherapy, 1998, 11(4): 267-275.
15. Dallegri F, Ottonello L, Ballestrero A, et al. Tumor cell lysis by activated human neutrophils: analysis of neutrophil-delivered oxidative attack and role of leukocyte function-associated antigen 1[J]. Inflammation, 1991, 15(1): 15-30.
16. Balbín M, Fueyo A, Tester A M, et al. Loss of collagenase-2 confers increased skin tumor susceptibility to male mice[J]. Nature genetics, 2003, 35(3): 252-257.
17. Schneider-Merck T, van Bueren J, Berger S, et al. Human IgG2 antibodies against epidermal growth factor receptor effectively trigger antibody-dependent cellular cytotoxicity but, in contrast to IgG1, only by cells of myeloid lineage[J]. The journal of immunology, 2010, 184(1): 512-520.
18. Su Y, Vickers A, Zelefsky M, et al. Double-blind, placebo-controlled, randomized trial of granulocyte-colony stimulating factor during postoperative radiotherapy for squamous head and neck

cancer[J]. The Cancer Journal, 2006, 12(3): 182-188.

19. Fridlender Z G, Sun J, Kim S, et al. Polarization of tumor-associated neutrophil phenotype by TGF-β:"N1" versus "N2" TAN[J]. Cancer cell, 2009, 16(3): 183-194.
20. Kousis P C, Henderson B W, Maier P G, et al. Photodynamic therapy enhancement of antitumor immunity is regulated by neutrophils[J]. Cancer research, 2007, 67(21): 10501-10510.
21. Giese M A, Hind L E, Huttenlocher A. Neutrophil plasticity in the tumor microenvironment[J]. Blood, 2019, 133(20): 2159-2167.
22. Dumitru C, Moses K, Trellakis S, et al. Neutrophils and granulocytic myeloid-derived suppressor cells: immunophenotyping, cell biology and clinical relevance in human oncology[J]. Cancer immunology, immunotherapy, 2012, 61(8): 1155-1167.
23. Korkmaz B, Moreau T, Gauthier F. Neutrophil elastase, proteinase 3 and cathepsin G: physicochemical properties, activity and physiopathological functions[J]. Biochimie, 2008, 90(2): 227-242.
24. Sato T, Takahashi S, Mizumoto T, et al. Neutrophil elastase and cancer[J]. Surgical oncology, 2006, 15(4): 217-222.
25. Houghton A, Rzymkiewicz D, Ji H, et al. Neutrophil elastase-mediated degradation of IRS-1 accelerates lung tumor growth[J]. Nature medicine, 2010, 16(2): 219-223.
26. Gaida M, Steffen T, Günther F, et al. Polymorphonuclear neutrophils promote dyshesion of tumor cells and elastase-mediated degradation of E-cadherin in pancreatic tumors[J]. European journal of immunology, 2012, 42(12): 3369-3380.
27. Morimoto-Kamata R, Mizoguchi S, Ichisugi T, et al. Cathepsin G induces cell aggregation of human breast cancer MCF-7 cells via a 2-step mechanism: catalytic site-independent binding to the cell surface and enzymatic activity-dependent induction of the cell aggregation[J]. Mediators of inflammation, 2012(3): 456-462.
28. Wilson T, Nannuru K, Futakuchi M, et al. Cathepsin G-mediated enhanced TGF-β signaling promotes angiogenesis via upregulation of VEGF and MCP-1[J]. Cancer letters, 2010, 288(2): 162-169.
29. Ebrahem Q, Chaurasia S, Vasanji A, et al. Cross-talk between vascular endothelial growth factor and matrix metalloproteinases in the induction of neovascularization in vivo[J]. The American journal of pathology, 2010, 176(1): 496-503.
30. Jablonska J, Leschner S, Westphal K, et al. Neutrophils responsive to endogenous IFN-β regulate tumor angiogenesis and growth in a mouse tumor model[J]. The Journal of clinical investigation, 2010, 120(4): 1151-1164.
31. Parekh A, Das S, Parida S, et al. Multi-nucleated cells use ROS to induce breast cancer chemo-resistance in vitro and in vivo[J]. Oncogene, 2018, 37(33): 4546-4561.
32. Yang L, Liu Q, Zhang X, et al. DNA of neutrophil extracellular traps promotes cancer metastasis via CCDC25[J]. Nature, 2020, 583(7814): 133-138.
33. Wu L, Saxena S, Awaji M, et al. Tumor-associated neutrophils in cancer: going pro[J]. Cancers, 2019, 11(4): 564.
34. Queen M, Ryan R, Holzer R, et al. Breast cancer cells stimulate neutrophils to produce oncostatin M: potential implications for tumor progression[J]. Cancer research, 2005, 65(19): 8896-8904.
35. Imai Y, Kubota Y, Yamamoto S, et al. Neutrophils enhance invasion activity of human cholangiocellular carcinoma and hepatocellular carcinoma cells: an in vitro study[J]. Journal of gastroenterology and hepatology, 2005, 20(2): 287-293.
36. Lorente D, Mateo J, Templeton A J, et al. Baseline neutrophil-lymphocyte ratio (NLR) is associated with survival and response to treatment with second-line chemotherapy for advanced

prostate cancer independent of baseline steroid use[J]. Annals of Oncology, 2015, 26(4): 750-755.
37. Ke Q, Wang K, Fan M, et al. Prognostic role of high TET1 expression in patients with solid tumors: A meta-analysis[J]. Medicine, 2020, 99(44): e22863.
38. Gebhardt C, Sevko A, Jiang H, et al. Myeloid cells and related chronic inflammatory factors as novel predictive markers in melanoma treatment with ipilimumab[J]. Clinical Cancer Research, 2015, 21(24): 5453-5459.
39. Walters I, Austin C, Austin R, et al. Evaluation of a series of bicyclic CXCR2 antagonists[J]. Bioorganic & medicinal chemistry letters, 2008, 18(2): 798-803.
40. Highfill S L, Cui Y, Giles A, et al. Disruption of CXCR2-mediated MDSC tumor trafficking enhances anti-PD1 efficacy[J]. Science translational medicine, 2014, 6(237): 237-267.

2.5 肿瘤微环境与巨噬细胞

肿瘤相关巨噬细胞(tumor-associated macrophages, TAM)是浸润在肿瘤组织中的巨噬细胞,其阳性率与患者的不良预后呈正相关[1]。巨噬细胞通过多种手段促进肿瘤的发生发展,如促进肿瘤组织中的血管生成和帮助肿瘤细胞转移等[2]。体内模型表明,巨噬细胞不仅通过与肿瘤细胞的直接相互作用调控肿瘤发生发展,亦通过抑制细胞毒性 T 细胞的招募达到促进肿瘤的功能[3]。基于此,巨噬细胞拮抗剂与免疫检查点抑制剂联合将增强免疫治疗效果,这些组合的临床试验正在进行中。巨噬细胞是先天免疫系统的重要一员,接下来,我们主要讨论巨噬细胞在肿瘤微环境中如何被诱导成为免疫抑制性的细胞。

2.5.1 肿瘤相关巨噬细胞研究的发展史

巨噬细胞最初由 Metchnikoff 发现鉴定,存在于成年哺乳动物的所有组织中,在解剖学和功能上均表现出巨大的多样性。在组织中,巨噬细胞以特定的模式占据自己的领地,是组织中的一种亚组织。广义上可将血液中的单核细胞(monocyte)及存在于各种组织和体腔中的巨噬细胞(macrophage)统称为单核吞噬系统(mononuclear phagocytic system, MPS)。根据炎症状态的二元分类,巨噬细胞包括活化的巨噬细胞(activated macrophage)和选择性活化的巨噬细胞(alternative activated macrophage, AAM)两类,以及在非病原体驱动条件下,这两类巨噬细胞衍生的 M1 和 M2 类。这两种状态分别由细胞因子干扰素 γ(interferon gama, IFN-γ)和 Toll 样受体(Toll-like receptor, TLR),以及白细胞介素 4(interleukin-4, IL-4)和 IL-13 的反应来定义的。虽然这种分类可能反应极端状态,如在由表达 IFN-γ 的 Th1 型辅助细胞介导的免疫反应中激活的巨噬细胞。但对于大多数巨噬细胞类型来说,这种二元分类不能代表复杂的体内环境。在体内环境中,大量的细胞因子和生长因子相互作用,共同决定巨噬细胞最终的分化状态。实际上,通过免疫基因组计划,对组织定居的巨噬细胞的转录谱分析表明，这些种群具有很高的转录多样性，存在多种独特的类别。

巨噬细胞作用广泛，从发育、体内平衡和修复，到对病原体的免疫反应都能发挥作用。例如，定居在组织中的巨噬细胞，在外界病原体入侵或发生其他生理变化的情况下，通过充当"哨兵"角色调节组织内稳态。在此期间，巨噬细胞可以从体内的单核细胞库（血液、脾脏和骨髓）中招募，也可通过组织定居的祖细胞或巨噬细胞自身的局部扩增。然而，在许多情况下，这些内稳态和修复功能可被持续的损伤破坏，导致巨噬细胞与疾病状态（如纤维化、肥胖和癌症）之间的因果联系。因此，巨噬细胞是一组非常多样化的细胞，它们不断地将其功能状态转移到新的亚稳态（"设定值"），以响应环境变化或组织生理学的挑战。巨噬细胞甚至不应该被认为是一种细胞类型，而应该根据它们不同的起源被细分为不同的功能亚群。

2.5.2 肿瘤相关巨噬细胞的起源

巨噬细胞源于三个不同的发育路径。很大一部分组织定居的巨噬细胞被认为起源于胚胎前体细胞，其在产前和围产期就已到达各组织部位，包括来自胎儿卵黄囊和胎儿肝脏的巨噬细胞前体细胞。这些前体细胞在远端组织中播下种子，并产生局部增生的、自我维持的组织定居的巨噬细胞[4-6]。然而，在结肠等组织中，出生后源自胚胎的巨噬细胞迅速被血液中的单核细胞所取代。而部分组织，如脑中的小胶质细胞，它们的唯一来源是胚胎，在稳态条件下很少有来自造血干细胞的补充[7, 8]。除此之外，部分组织含有混合来源的巨噬细胞，包括胰腺、乳腺和肺脏[9]。胚胎和造血干细胞（hematopoietic stem cell，HSC）来源的组织定居的巨噬细胞具有表观遗传学调控的程序，表明它们在这些组织（例如，脑、肝和肺）中居住，以驱动特定的表型，特别是与代谢和干扰素应答相关的表型。然而，在肿瘤中，胚胎来源的巨噬细胞与单核来源的巨噬细胞具有不同的功能和表型[9]。部分研究表明TAM主要来自循环单核细胞[9]，但在小鼠脑癌、肺癌和胰腺癌模型中，高达50%的巨噬细胞来自组织定居的群体[9]。

胚胎来源的TAM表达的基因主要集中在组织重塑和伤口愈合，而HSC来源的TAM高表达免疫负调控的相关基因[10]。组织特异性和起源特异性程序能够通过微调巨噬细胞反应，对肿瘤免疫产生重大影响；然而，如何将这些程序与巨噬细胞极化信号整合，其原理在很大程度上是未知的。此外，尽管巨噬细胞的起源已经在多种动物模型中被绘制出来，但目前对此类细胞群体的研究能力依旧有限[10]。因此，进一步探索癌症中不同来源巨噬细胞的功能差异或是该领域未来的一个方向。

2.5.3 肿瘤相关巨噬细胞与肿瘤微环境

2.5.3.1 肿瘤相关巨噬细胞功能的调节因素

巨噬细胞不是具有特定表型和生物活性的单个细胞群，而是在稳态和病理条件下具有广泛作用的多种细胞类型的集合。巨噬细胞功能多样性受三种不同因素调控：发育起源、定居组织和急性微环境线索。巨噬细胞功能的多样性是这些细胞的表观记忆及其对新线索反应性的可塑性调节的整合结果。因此，巨噬细胞调节肿瘤生长的程度与肿瘤本身的特性密切相关，包括恶性细胞衍生因子的作用，如集落刺激因子 1（colony stimulating factor 1，CSF1，又称 macrophage-colony stimulating factor，M-CSF）和 CC-趋化因子配体 2（CCL2）促进巨噬细胞募集；肿瘤微环境（TME）和肿瘤免疫微环境（tumor immune microenvironment，TIME）中的因素，如纤维化、缺氧、营养和淋巴细胞衍生因子，也极大地改变了巨噬细胞表型。在讨论这些因素之前，值得注意的是，大多数可用的数据都是在 M1-M2 巨噬细胞极化系统中得到的。因此，当巨噬细胞表达高水平的肿瘤坏死因子（tumor necrosis factor，TNF）、诱导型一氧化氮合酶（inducible nitric oxide synthase，iNOS）或主要组织相容性复合体（major histocompatibility complex，MHC）Ⅱ类分子时，传统上认为该巨噬细胞具有抗肿瘤作用；当它们表达高水平的精氨酸酶 1（arginase 1，Arg1）、IL-10、CD16-3、CD204 或 CD206 时，传统上认为该巨噬细胞具有促肿瘤作用。肿瘤的极化可以通过表面标志物的改变来推断。然而，目前研究认为，巨噬细胞的极化是一个连续的过程，会随着外界刺激的变化而变化，研究人员通过使用不同标志物来描述它们的极化状态及它们在肿瘤中的功能作用[11]。另外，一些其他因素，如解剖位置、病理或分子癌症亚型，甚至特定的微环境生态位的细胞均可能导致不同肿瘤或相同肿瘤内部不同部位巨噬细胞的异质性。因此，巨噬细胞在不同癌症类型中的作用亦不同，甚至有可能是一个被低估了的反应患者个体之间差异性的表征[12]。

2.5.3.2 肿瘤相关巨噬细胞促进肿瘤的功能及其作用机制

（1）吞噬和抗原提呈

研究表明，巨噬细胞是肿瘤中主要的吞噬细胞群体。然而，由于肿瘤相关巨噬细胞不表达 CCR7，不能迁移到引流淋巴结[13]，因此它们激活或再刺激 $CD8^+$ T 细胞的能力有限[14]。

另外，胚胎来源的组织定居的巨噬细胞也存在于肿瘤组织内，这些细胞具有与单核细胞来源的巨噬细胞不同的表型。许多组织定居的巨噬细胞特异性表达 CD169（又称 SIGLEC1），可以选择性结合 $CD8^+$ cDC，促进抗原向次级淋巴器官转移[15]。$CD169^+$ 巨噬细胞是否存在于肿瘤中，并将抗原转移到 $CD103^+$ cDC 的相应亚群尚不清楚。该通路似乎与 cDC 可溶性或 Fc 受体介导的抗原摄取无关，但可能参与细胞抗原的转移，特别是在肿瘤进展的早期，此时组织定居的巨噬细胞可能主导微环境。有趣的是，研究已经证明，脾脏和淋巴结中组织驻留的 $CD169^+$ 巨噬细胞能够捕获细胞外囊泡，这一过程限制了它们进入淋巴结皮质，并阻止它们与 B 淋巴细胞的相互作用。在肿瘤模型中，$CD169^+$ 巨噬细胞的缺失可增加免疫球蛋白的产生，随后通过激活 Fcγ 受体促进肿瘤进展、肿瘤生长及其对化疗的耐药性，从而驱动 TAM 的极化[15]。

（2）代谢

组织缺氧主要以两种方式影响巨噬细胞。首先，缺氧可以诱导肿瘤细胞与基质细胞产生招募单核细胞的关键趋化因子，包括 CCL2、CCL5、CXC-L12、CSF1 和血管内皮生长因子(vascular endothelial growth factor, VEGF)。一旦进入缺氧区域，这些因子的受体表达就会下调，有效地将 TAM 锁定在缺氧微环境中。第二，巨噬细胞通过缺氧诱导因子(hypoxia-inducible factors, HIF)直接感受缺氧条件：*HIF1α* 缺失将导致巨噬细胞表达 ARG1 水平降低，其免疫抑制活性也随之减弱；而 *HIF2α* 的缺失则可减少巨噬细胞的浸润与细胞因子的产生。在自发性肿瘤中，髓系特异性敲除这两种因子后，肿瘤生长均可被显著抑制。TAM 在缺氧区域的定位对体内免疫抑制表型的产生至关重要，因为髓系特异性缺失神经肽 1(neuropilin 1)后，巨噬细胞将不能进入缺氧区域，从而促进抗肿瘤免疫反应。然而，Neuropilin 1 与其配体 Semmain 3A(SEMA3A)的作用仍有争议，并且乳酸的存在也可以稳定 HIF1α。

不论组织缺氧与否，肿瘤内的有氧糖酵解都会限制葡萄糖的可用性，并促进有机酸的积累。这些因素也会影响巨噬细胞的功能。脂多糖(lipopolysacc-haride, LPS)和/或 IFN-γ 诱导的巨噬细胞的葡萄糖摄取能力与有氧糖酵解功能均显著增强。与此同时，增加葡萄糖运输可促进上述巨噬细胞活性氧的表达。而 IL-4 诱导的巨噬细胞则以氧化磷酸化为主进行糖代谢，所以有氧糖酵解途径受损很少影响上述巨噬细胞的活性。因此，低葡萄糖可用性可能会更有利于 TAM 呈现促肿瘤极化的状态。然而，由于代谢转移确实控制巨噬细胞的功能，干扰这一过程的遗传调节因子可以削弱 TAM 的促肿瘤生物活性，并减少动物模型中的肿瘤生长。

(3) 纤维化

实体瘤的特征之一是纤维化增生，而胰腺癌就是其中一个极端代表。纤维化间质有可能通过其成分的直接作用塑造 TAM 表型，如激活的成纤维细胞或细胞外基质(extracellular matrix, ECM)的变化，或对氧气和营养可利用性等因素的间接影响。癌症相关的成纤维细胞(cancer-associated fibroblast, CAF)可能是与纤维化最相关的成分，这些细胞可表达大量的促炎性细胞因子(如 CCL2、CCL3、CCL5、IL-6、GM-CSF、CSF1、V-EGF 和 CXCL8)，具有调控 TAM 募集、分化与活化的潜能。尤其是，已有报道显示，CAF 可阻碍巨噬细胞的成熟，将募集的单核细胞阻滞在一种不成熟的、免疫抑制性的状态。其机制可能是由于 IL-6 的高表达诱导 STAT3 的磷酸化，最终阻止巨噬细胞分化。如胶质母细胞瘤中内皮细胞，可通过产生 IL-6，刺激巨噬细胞向 M2 极化，最终促进肿瘤生长；而 TAM 自身也可在多种疾病模型系统中产生 IL-6。因此，这些影响极化的细胞因子的来源可能在不同肿瘤类型，甚至在不同肿瘤微环境中均有很大差异。更复杂的是，CAF 存在多种亚型，对应的改变免疫功能的潜能也不同。

2.5.4 靶向肿瘤相关巨噬细胞的治疗策略与研究现状

肿瘤相关巨噬细胞(TAM)在肿瘤免疫调节中发挥着重要的作用，因此，靶向巨噬细胞的治疗策略，如通过药物减少 TAM 数量或重编程 TAM 以改变其极化状态等逐渐引起科学家们的重视[16, 17]。

2.5.4.1 剔除 TAM

(1) 靶向 CSF-1-CSF-R 轴

由于 CSF1R 信号通路对于巨噬细胞的发育成熟至关重要，缺失 CSF1R 后，巨噬细胞数目显著减少，故靶向 CSF1R，选择性剔除巨噬细胞，成为治疗肿瘤的一个具有吸引力的靶点。因此，以 CSF1R 为靶点的抗体和小分子药物已开展多项不同的临床试验，包括单独治疗、标准治疗或与免疫治疗相结合等试验，代表性药物包括 PLX3397、JNJ-40346527、PLX7486、ARRY-382 和 BLZ945。

研究表明，PLX3397 可显著降低胶质母细胞瘤中肿瘤相关小胶质细胞的数量，延缓胶质母细胞瘤的发生发展；且在小鼠胶质瘤模型中，多韦替尼和瓦他拉尼碱可增强 PLX3397 的敏感性。PLX3397 的Ⅰ期和Ⅱ期（晚期腱鞘巨噬细胞瘤）临床研究结果表明，PLX3397 的耐受使用剂量为 1 000 mg；约一半的患者（23 个患者中有 12 个）显示出抗肿瘤反应。另一项Ⅱ期（复发性胶质母细胞瘤）临床研究表明，PLX3397 可通过血脑屏障，但与常规治疗组（放疗加替莫唑胺）相比，患者的 6 个月无进展生存期无显著改善。而 JNJ-40346527 的Ⅰ/Ⅱ期（复发或难治性霍奇金淋巴瘤）临床研究显示，在 21 例患者的治疗中，1 例患者完全缓解，11 例患者病情稳定。

目前，靶向 CSF1R 的其他抑制剂也在临床试验中：PLX7486 正作为单一药物用于晚期实体瘤[腱鞘巨细胞瘤和任何具有激活脑源性神经营养因子（BDNF）突变的组织学肿瘤]患者；ARRY-382 参与了针对转移性疾病和晚期实体瘤患者的两项Ⅰ期临床试验。

据报道，BLZ945 与胰岛素样生长因子 1 受体（IGF1 receptor，IGF1R）抑制剂和磷脂酰肌醇 3-激酶（phosphoinositide 3-kinase，PI3K）抑制剂联合使用时，可改变巨噬细胞极化，阻止胶质瘤进展。目前 BLZ945 正被用于晚期实体瘤临床试验评估中。

另外，还有三种靶向 CSF1R 的单克隆抗体正在临床评估中：RG7155、IMC-CS4 和 FPA008。RG7155 可与 CSF1R 结合，阻止 CSF1R 发生二聚化。临床前研究表明，RG7155 在体内和体外均能消耗 $CSF1R^+$ $CD163^+$ 巨噬细胞。在结直肠癌（colorectal cancer，CRC）和纤维肉瘤小鼠模型中，RG7155 嵌合治疗显著减少了 TAM 的浸润数量，同时增加了 $CD8^+$ 和 $CD4^+$ T 细胞的比例；此外，临床（晚期弥漫性巨细胞）试验结果表明，RG7155 单药或联合紫杉醇进行治疗，可显著降低 $CSF1R^+$ $CD163^+$ 巨噬细胞比例，并提高了肿瘤微环境中 T 细胞的含量。基于上述良好的结果，研究人员开展了一项剂量增加的Ⅰ期临床试验（12 例腱鞘巨细胞瘤患者），试验结果表明，除面部水肿、虚弱和瘙痒等常见副作用外，该药物无其他显著剂量毒性。在剂量扩大阶段（28 名患者），86%的患者有客观反应，7%的患者获得完全应答。目前还有另外两种抗体正在进行临床试验：FPA008 正在进行三项针对弥漫性肌腱滑膜巨细胞瘤和晚期实体瘤的临床研究；IMC-CS4 正在进行胰腺癌、前列腺癌和乳腺癌等实体瘤的三项临床研究。

总之，这些初步结果表明，CSF1-CSF1R 通路是一种极有前景的肿瘤治疗靶点。然而，目前已报道的部分药物在使用时可能耗尽体内的巨噬细胞，大大限制了其使用剂量的增加。

另一种剔除 TAM 的治疗策略是选择性的耗竭肿瘤相关巨噬细胞而不影响基质中的其他成分，如双膦酸盐的使用。双膦酸盐是一种无机化合物，结构稳定，与骨基质焦膦酸酶结构相同，因此可被破骨细胞快速代谢且抑制其再被吸收。此外，双膦酸盐作为抗癌药物已被用于血液肿瘤和恶性实体瘤的治疗。根据结构和作用机制的不同，双膦酸盐主要分为两类：第一类为氯膦酸盐、依膦酸盐和蒂洛膦酸盐；第二类为阿仑膦酸盐、伊膦酸盐、帕米膦酸盐、利塞膦酸盐和唑膦酸盐。临床前研究表明双膦酸盐具有部分抗肿瘤特性，能够抑制肿瘤细胞增殖，诱导肿瘤细胞凋亡等功能，并能激活 γδ T 细胞增强免疫监视。双膦酸盐还可以抑制巨噬细胞增殖、迁移和侵袭，导致细胞发生凋亡。此外，因为双膦酸盐能够影响与巨噬细胞具有相同谱系的破骨细胞，因此已被用于临床前骨转移模型。

使用双膦酸盐时，为了减少了巨噬细胞瘤的浸润，人们一般将氯膦酸盐包裹在脂质体(Clodrolip)中，使脂质体将优先被吞噬，减少巨噬细胞瘤浸润，从而限制了转移瘤的生长。此外，在畸胎瘤和横纹肌肉瘤细胞的小鼠中，Clodrolip 联合 VEGF 单克隆抗体治疗，也显示出抗肿瘤特性。在转移性肝细胞癌小鼠模型中，Clodrolip 和索拉非尼联合治疗可降低肿瘤负荷、血管生成和转移。也有学者使用 Clodrolip 在患有自发软组织肉瘤的狗身上进行了试验，尽管其抗肿瘤的效果并不显著，但可敲除肿瘤组织中 *CD11b*$^{+}$ 的巨噬细胞，并降低血清中 IL-8 的水平。唑来膦酸是另一种双膦酸，在乳腺癌骨转移的小鼠模型中可降低肿瘤负荷，并通过减少 TAM 浸润和极化来调节肿瘤微环境。最近，Comito 等人证实，唑来膦酸可破坏巨噬细胞极化，减少巨噬细胞诱导的血管生成，降低肿瘤的侵袭性。目前纳米方向的研究人员正通过将双膦酸盐包裹在隐形脂质体或聚乙二醇化纳米颗粒中，优化其传递。相比于使用游离二膦酸盐治疗，纳米技术包裹的双膦酸盐显示出更好的抗肿瘤活性和较低的 TAM 数目。

目前有两项正在进行的关于唑来膦酸临床试验，主要评估唑来膦酸治疗三阴性乳腺癌和Ⅲb 期、Ⅳ期肺癌的效果。氯膦酸盐也正在进行不同的临床试验，包括作为乳腺癌患者治疗的新辅助剂，以及与化疗和激素治疗相结合的试验；以及对转移性难治性前列腺癌患者的氯膦酸-化疗联合治疗。

(2) 曲贝替定

曲贝替定(Trabectedin)是一种四氢异喹啉生物碱，最初从加勒比海被囊性外海鞘中分离出来，后经证实为一种抗肿瘤药物，在欧洲、俄罗斯和韩国获批用于与聚乙二醇化脂质体阿霉素联合治疗晚期组织肉瘤和铂敏感的复发性卵巢癌。Trabectedin 除了靶向肿瘤细胞外，还可通过 TNF 相关的凋亡诱导配体(TRAI－L，又称 TNFSF10)依赖的机制诱导 caspase8 活化，从而特异性诱导肿瘤组织中单核细胞与巨噬细胞的凋亡。这些结果表明，凋亡受体家族 TRAIL 可以成为选择性杀伤免疫细胞，特别是巨噬细胞的靶点。Liguori 等人的一篇报道探讨了这一假说，并证明单核细胞和巨噬细胞表达了功能性的 TRAIL 受体 TRAILR1(又称 TNFSF10A)和 TRAILR2(又称 TNFRSF10B)，而中性粒细胞和淋巴细胞则表达无功能的诱饵受体 TRAILR3(又称 TNFRSF10C)。有趣的是，人的乳腺癌、肝癌和结直肠癌中的 TAM 可表达功能性的 TRAILR,但组织定居的巨噬细胞却无表达,这使得这些受体成为治疗的潜在靶点。

2.5.4.2 抑制 TAM 募集

肿瘤组织中,CCL2 水平的升高是 TAM 增多的关键因素,CCL2 通过 CCR2 募集血液中的单核细胞。CCL2 是单核细胞、T 细胞和 NK 细胞的强效趋化剂,部分小鼠实验已经证明,CCL2 与其他趋化因子在 TAM 募集中发挥重要作用。肿瘤细胞释放 CCL2,招募表达其受体 CCR2 的细胞到达肿瘤位点,在前列腺癌、乳腺癌、肺癌、肝癌和黑色素瘤的不同实验模型中,抑制 CCL2 显著抑制肿瘤生长与转移。然而,在小鼠乳腺癌模型中,停用抗 CCL2 治疗显著加速肺转移的发生,且单核细胞的招募也发生反弹,最终小鼠死亡。然而,血液和肿瘤组织中高水平的 CCL2,与多种肿瘤如乳腺癌的不良预后密切相关。鉴于这些原因,部分靶向 CCL2-CCR2 的药物目前正在进行临床试验。目前在测的两种主要药物有:一种 CCL2 单克隆抗体卡鲁单抗(Carlumab, CNTO888);一种靶向 CCR2 的小分子抑制剂 PF-04136309。

Carlumab 是一种人免疫球蛋白(immune globulin, Ig)G1κ 抗体,可与 CCL2 结合,抑制其功能。全身注射该抗体可减少小鼠前列腺中 $CD68^+$ 巨噬细胞的浸润及血管密度,抑制肿瘤生长。抑制 CCL2 也可以提高紫杉醇和卡铂治疗小鼠卵巢癌的效果。2013 年开展的一项Ⅰ期(44 例不同实体瘤)临床试验,评估了 Carlumab 的耐受性。结果表明,Carlumab 只部分抑制了 CCL2 水平,治疗后的游离 CCL2 比预处理基线增加了 1 000 多倍。

近期,一项Ⅰb 期非随机试验评估了 PF-04136309 联合 FOLFIRINOX 化疗治疗局部晚期胰腺癌的效果。部分患者(8/47 例)仅接受了 FOLFIRINOX,其余患者接受了 FOLFIRINOX 和 PF-04136309 治疗。结果显示,与单纯化疗相比,PF-04136309 联合 FOLFIRINOX 治疗安全且耐受。且只接受 FOLFIRINOX 治疗的患者没有表现出客观的反应。相比之下,通过反复影像学评估,联合治疗组中,16 例患者有客观的肿瘤反应,32 例患者实现了局部肿瘤控制。

然而,上述试验结果不尽如人意,仍需探索新的手段抑制单核细胞的募集。CCL2-CCR2 轴是单核细胞从骨髓进入血液所必需的,靶向 CCL2 显著减少血液中单核细胞数量。为提升血液中单核细胞数量,机体代偿升高 CCL2 浓度,这反过来又阻碍了 CCL2 抑制剂的有效性。而另一项研究也证明,CCR2 对于招募单核细胞到肿瘤原发灶中的必要性,但如果没有 CCR2,这种招募完全可以被未知的冗余机制所克服。此外,如果这种招募被阻断,组织定居的巨噬细胞可能会代偿性增生。因此,在这种选择性地抑制单核细胞向肿瘤或其转移衍生物募集的方法发挥效用之前,需要更多的生物学知识解析其具体的分子机制。

2.5.4.3 TAM 重编程

大部分情况下,TAM 是促肿瘤的;然而,在一定的肿瘤微环境条件下,TAM 也可杀伤肿瘤,并通过激活免疫系统抑制肿瘤生长[18]。这表明,研究人员可通过开发利用巨噬细胞的可塑性，来恢复 TAM 的抗肿瘤特性，用于治疗肿瘤。这可能也预示着靶向肿瘤微环境中的所有巨噬细胞以达到治疗肿瘤的策略是不可行的，因为此治疗策略会导致促肿瘤和抑肿瘤的巨噬细胞均被杀伤。相反，通过重编程巨噬细胞，平衡肿瘤微环境中浸润的免疫细胞，将促肿瘤的环境变成抑肿瘤的环境，可作为一种新的靶向治疗的策略，协同增强 T 细胞功能的药物（如免疫检查点抑制剂）的抗肿瘤功能。此外，巨噬细胞重编程还可消除巨噬细胞耗竭策略疗法的缺点和长期毒性。目前，靶向 TAM 重编程的疗法正在进行临床前和临床阶段的测试，如下所述。

（1）AntiCD47 抗体

CD47 在多种细胞广谱表达，可参与调节细胞迁移、轴突扩展、细胞因子产生和 T 细胞活化等。CD47 与 SIRPα（也称 SHPS1）相互作用，SIRPα 主要表达在髓系细胞，包括树突状细胞（DC）和巨噬细胞。在巨噬细胞表面，CD47 与 SIRPα 结合后，阻止肌球蛋白ⅡA 在吞噬突触的积累，最终抑制其吞噬能力。这种相互作用提供了一个“不要吃我”的信号，阻止机体自稳态条件下巨噬细胞对自身细胞的吞噬。这个信号受到严格的调控，一般在促炎条件下被激活，CD47 缺失突变的小鼠仅在炎症条件下才表现出针对自身的表型。肿瘤细胞通过激活 CD47 特异性的超增强因子，过表达 CD47，最终通过与天然免疫系统吞噬细胞上表达的 SIRPα 相互作用逃逸机体免疫监视。目前，几项在移植瘤小鼠模型中进行的临床前研究表明，靶向 CD47 可通过巨噬细胞杀死和吞噬肿瘤细胞，是一种有效的肿瘤治疗策略。此外，CD47 抑制吞噬细胞介导的杀伤作用在人小细胞肺癌和卵巢癌细胞系中也得到证实。通过注射靶向 MUC1 和 EGFR（Cetuximab，西妥昔单抗）的抗肿瘤抗体抑制 SIRPα，可使高吞噬性的骨髓来源的巨噬细胞（bone marrow derived macrophage，BMDM）有效到达肿瘤组织并吞噬人肺癌 A549 癌细胞，致使肿瘤消退。然而，随着浸润的 BMDM 分化成 TAM，这种抗肿瘤效应随即消失。

抗 CD47 的单克隆抗体 Hu5F9 和 CC-90002，及可溶性重组 SIRPα-结晶片段（Fc）融合蛋白（TTI-621）已经进入临床试验阶段。Hu5F9-G4 在人类急性髓细胞白血病（acute myelocytic leukemia，AML）和儿科脑肿瘤的临床前研究中显示良好的结果。目前已有四项针对不同实体和血液系统恶性肿瘤的临床试验正在进行，用以研究 Hu5F9-G4 在治疗中的安全性。NCT02216409 试验的初步结果表明，Hu5F9-G4 是耐受的，且其副作用如贫血、头痛、恶心和视网膜毒性是可逆的。两个评估 CC-90002 的试验已经在血液系统恶性肿瘤患者中启动，但结果尚未发表。

TTI-621 通过阻断 CD47-SIRPα 轴，增强机体抗肿瘤能力。研究表明，TTI-621 在侵袭性 AML 和移植性 B 细胞淋巴瘤中可显著改善巨噬细胞对癌细胞，而非正常细胞的吞噬作用。此外，体内数据表明，TTI-621 显著抑制小鼠异种移植模型中血液瘤和实体瘤的生长。TTI-621 目前在多项临床试验（血液和多发性实体瘤）中进行评估。

（2）TLR 激动剂

TLR 是天然免疫模式识别受体，在天然免疫中发挥重要作用。细菌颗粒（如脂多糖）和病毒核酸（RNA 或 DNA）通过 TLR 促进促炎性巨噬细胞的极化。鉴于此，不同 TLR 的合成配体均已在肿瘤模型中进行了测试，以评估它们在扭转 TME 中 TAM 由促肿瘤的表型向抑肿瘤的表型转变的效应。瘤内注射 TLR 激动剂（TLR7 和 TLR9）可显著增加小鼠自发性乳腺癌中单核细胞的浸润和巨噬细胞的复极化（由促肿瘤的 M2 型转变成抑肿瘤的 M1 型）；应用 TLR（TLR7 和 TLR8）激动剂 3M-052 显著诱导黑色素瘤中巨噬细胞复极化。

TLR7 配体咪喹莫特在基底细胞癌、黑色素瘤等肿瘤中展示出良好的抗肿瘤能力，是目前唯一被批准用于临床治疗的 TLR 激动剂。目前，关于两个 TLR7 配体（咪喹莫特和 852A）和一个 TLR9 配体（IMO-2055）的抗肿瘤特性也已进入临床试验阶段。咪喹莫特已在多种癌症上进行了试验：在一项前瞻性临床试验中，咪喹莫特局部治疗乳腺癌皮肤转移的耐受性良好，有反应者显示组织学肿瘤消退和淋巴细胞浸润增加。852A 已经在黑色素瘤、白血病和妇科癌症的五个临床试验中进行了测试。一项针对晚期癌症患者的Ⅰ期临床试验表明，每周用 852A 治疗三次，连续治疗两周耐受性良好，且副作用可逆。IMO-2055 已在 CRC 和头颈部、肺癌和肾癌中进行了测试。一项对晚期转移性非小细胞肺癌（non-small cell lung cancer，NSCLC）患者的临床试验结果显示，IMO-2055 与厄洛替尼和贝伐珠单抗联合使用时具有良好的耐受性和潜在的抗肿瘤活性。

（3）AntiCD40 抗体

CD40 是 TNF 受体超家族的成员之一，主要在抗原提呈细胞（antigen presenting cell，APC）如单核细胞、巨噬细胞、树突状细胞和 B 细胞表达，但也在内皮细胞和上皮细胞表达。CD40 的天然配体是 CD40L，主要由 $CD4^+$ T 细胞、嗜碱性粒细胞和肥大细胞表达。CD40-CD40L 相互作用可上调 MHC 分子的表达，并促进炎症因子（如 IL-12）的产生，继而 IL-12 可将初始的 $CD4^+$ 和 $CD8^+$ T 细胞分别诱导为辅助型 T 细胞和细胞毒性 T 细胞。目前，抗 CD40 的激动性抗体在多种小鼠肿瘤模型中显示出抗肿瘤活性，这一观察结果为临床相关的抗 CD40 抗体的开发开辟了新道路。

有趣的是，当 CD40 激动剂联合抗 CSF1R 抗体靶向 TAM 进行治疗时，可导致 TAM 在耗尽之前发生重编程，这些重编程的 TAM 形成促炎性免疫微环境，即使在对免疫检查点抑制剂无反应的肿瘤中，也能诱导有效的 T 细胞反应。目前，已有多种抗 CD40 的激动性抗体进入临床试验：CP-870、CP-893 和 RO7009789。在第一阶段剂量递增的研究表明，肿瘤的治疗只需要一次静脉注射 CP-870、CP-893，可产生客观反应和抗肿瘤活性，并伴随常见的不良反应，包括细胞因子释放综合征和免疫细胞数量的改变。另一项Ⅰ期临床试验中，CP-870、CP-893 联合卡铂和紫杉醇治疗了 32 例晚期实体瘤患者。在 30 个可评估的患者中，有 6 个患者显示出治疗的部分缓解，B 淋巴细胞减少，免疫共刺激分子上调等现象。此现象在用 CP-870、CP-893 联合顺铂和培美曲塞治疗恶性胸膜间皮瘤的患者和晚期胰管腺癌患者的试验中也得到了证实。此外，RO7009789 正在进行四项针对晚期实体瘤的临床试验。

（4）组蛋白去乙酰化酶抑制剂

哺乳动物中的组蛋白去乙酰化酶（histone deacetylase，HDAC）抑制剂主要有 18 种，分为四类。HDAC 可去除组蛋白上的乙酰基，是表观遗传调控基因表达的关键过程。TMP195 是一种ⅡA 类 HDAC 的特异性抑制剂，可以改变单核细胞中 CCL1 和 CCL2 的表达和促炎表型。在一个腔面型 B 型乳腺癌模型中，TMP195 显著增加肿瘤组织中 $CD11b^+$ 细胞的浸润，并进一步分化它们成为抗肿瘤的巨噬细胞，降低血管通透性，抑制肿瘤细胞增殖。另外，TMP195 可增强标准化疗方案（卡铂和紫杉醇）和免疫治疗（抗 PD-1 抗体）的疗效与持久性。这些发现表明，ⅡA 类 HDAC 抑制剂可以选择性地对肿瘤中单核细胞和巨噬细胞进行重编程。不过，在针对患者进行系统性治疗上，HDAC 亚型的治疗是否具有足够的特异性还有待观察。

（5）AntiMARCO 抗体

具有胶原结构的巨噬细胞受体（macrophage receptor with collagenous structure，MARCO）是一种模式识别受体，属于 A 类清道夫受体家族成员。MARCO 主要由巨噬细胞表达，其表达水平与乳腺癌不良预后相关。Georgoudaki 等研究表明，MARCO 在乳腺癌和转移性黑色素瘤患者的 TAM 中表达。在 4T1 乳腺癌模型中，MARCO 中和性抗体可以抑制肿瘤生长和转移。与之类似，在小鼠 B16 黑色素瘤模型中，抗 MARCO 抗体的治疗抑制了肿瘤的生长，并提高了抗 CTLA4 免疫疗法的效果。MARCO 抗体的抗肿瘤活性依赖于 MARCO 抗体的 Fc 部分与抑制性 Fc 受体 FcγRIIB 结合的能力。此研究强调了利用 TAM 衍生靶点进行抗体介导的巨噬细胞重编程的可行性，并强调了正确设计抗体，特别是 Fc 段，对未来临床干预的重要性。

（6）PI3Kγ 抑制剂

PI3Ks 参与了细胞中几乎所有类型的信号传递。PI3K 分为多个亚类，其中 1B 类主要在造血细胞表达。缺乏 PI3Kγ 的小鼠，其巨噬细胞和中性粒细胞的招募受损[19]。Kaneda 等研究表明，PI3Kγ 是 TAM 发挥肿瘤免疫抑制作用的关键调控因子[20]；基因敲除或应用药物抑制 PI3K 可诱导 MHC-Ⅱ类分子的表达，并促进 IL-12 和抑制 IL-10 的分泌。因此，抑制 TAM 中的 PI3Kγ，可促进抗肿瘤的适应性免疫细胞和肿瘤抑制相关细胞的浸润。在临床水平上，PI3Kγ 活性较低的头颈部癌和肺癌患者预后更好，且总生存期延长，提示 PI3Kγ 可能是未来潜在的治疗靶点。

（7）抑制 microRNA 活性

MicroRNA（miRNA）是一种通过序列特异性的方式调控转录和翻译的小非编码 RNA，其成熟受到 RNase-Ⅲ酶 DICER 的调控。研究表明，巨噬细胞中 DICER 影响 TAM 编程，并与肿瘤消退和免疫细胞浸润改变相关。抑制 DICER 可使 TAM 表达 IFN-γ-STAT1 信号并具有抗肿瘤作用。抑制 TAM 中的 DICER 也可促进免疫刺激相关的抗体反应。这些研究数据表明了识别和靶向 miRNA 以重塑巨噬细胞的可能性。

（8）CAR-macrophage

在巨噬细胞上插入靶向特定肿瘤抗原的嵌合抗原受体（chimeric antigen receptor，CAR），以改造巨噬细胞，使其特异性靶向表达 CAR 分子配体的肿瘤细胞，以发挥杀伤肿瘤细胞的作用，这种巨噬细胞被称为 CAR-macrophage，简称 CAR-M。Michael Klichinsky

等在巨噬细胞上嵌入靶向 HER2 的 CAR 分子,并应用小鼠肿瘤模型评估 CAR-M 抑制肿瘤生长的效果[21]。研究表明,在人卵巢癌异种移植的小鼠模型中,尾静脉注射 CAR-M 可显著抑制肿瘤生长,延长荷瘤小鼠的总生存期,且 CAR-M 还能显著降低卵巢癌细胞的肺转移。研究还发现,CAR-M 除自身呈现抗肿瘤的 M1 样表型外,还可使 TME 中的 M2 样 TAM 转化成 M1 样巨噬细胞表型,并促进肿瘤组织中 T 细胞的浸润。2020 年 7 月,CAR-M 研发公司 CARISMA Therapeutics 公布美国食品与药品管理局(Food and Drug Administration, FDA)已经通过了其靶向 HER2 的 CAR-M 产品的新药临床试验的申请,但具体结果尚不清楚。

此外,中国科学家、浙江大学医学院与药学院的张进教授及其团队开发出了诱导型多能干细胞 iPSC 分化生成的表达 CAR 分子的巨噬细胞(CAR-expressing iPSC-derived macrophage, CAR-iMac)用于恶性肿瘤的治疗[22]。CAR-iMac 不仅产率高、纯度高,还具备巨噬细胞的基因表达谱与吞噬、极化等功能。当与 $CD19^+$ 淋巴瘤细胞和表达 mesothelin 抗原的卵巢癌细胞共培养时,CAR-iMac 表现出抗原依赖性的吞噬与杀伤功能,且呈现 M1 样巨噬细胞的表型。在小鼠血液肿瘤与实体瘤模型,CAR-iMac 也显示了抑制肿瘤生长的作用。

2.5.5 总结

TAM 是一群由具有不同功能的异质性的巨噬细胞组成的细胞群体,原发性肿瘤的 TAM 和转移性肿瘤的 TAM 之间存在显著差异。此外,肿瘤进展阶段和肿瘤类型差异,及肿瘤中浸润免疫细胞的差异,进一步丰富了 TAM 的异质性。除了促肿瘤作用,TAM 也具有抗肿瘤作用。因此,了解 TAM 的异质性及其在恶性肿瘤发生发展过程中发挥的正反面角色有助于我们更好地治疗肿瘤。同时我们也需要意识到,大部分的动物实验数据来自小鼠模型,物种间的差异指示我们对人类肿瘤中 TAM 的了解尚处于起步阶段。

(朱佳莉、田红岭、翁林军)

参考文献

1. Gentles A J, Newman A M, Liu C L, et al. The prognostic landscape of genes and infiltrating immune cells across human cancers[J]. Nature medicine, 2015, 21(8): 938-945.
2. Canli Ö, Nicolas A M, Gupta J, et al. Myeloid cell-derived reactive oxygen species induce epithelial mutagenesis[J]. Cancer cell, 2017, 32(6): 869-883.
3. Ruffell B, Coussens L M. Macrophages and therapeutic resistance in cancer[J]. Cancer cell, 2015, 27(4): 462-472.
4. Ginhoux F, Guilliams M. Tissue-resident macrophage ontogeny and homeostasis[J]. Immunity,

2016, 44(3): 439-449.
5. Mass E, Ballesteros I, Farlik M, et al. Specification of tissue-resident macrophages during organogenesis[J]. Science, 2016, 353(6304): 4238.
6. Schulz C, Perdiguero E G, Chorro L, et al. A lineage of myeloid cells independent of Myb and hematopoietic stem cells[J]. Science, 2012, 336(6077): 86-90.
7. Ginhoux F, Greter M, Leboeuf M, et al. Fate mapping analysis reveals that adult microglia derive from primitive macrophages[J]. Science, 2010, 330(6005): 841-845.
8. Hoeffel G, Chen J, Lavin Y, et al. C-Myb$^+$ erythro-myeloid progenitor-derived fetal monocytes give rise to adult tissue-resident macrophages[J]. Immunity, 2015, 42(4): 665-678.
9. DeNardo D G, Ruffell B. Macrophages as regulators of tumour immunity and immunotherapy[J]. Nature Reviews Immunology, 2019, 19(6): 369-382.
10. Zhu Y, Herndon J M, Sojka D K, et al. Tissue-resident macrophages in pancreatic ductal adenocarcinoma originate from embryonic hematopoiesis and promote tumor progression [J]. Immunity, 2017, 47(3): 597.
11. Murray P J, Allen J E, Biswas S K, et al. Macrophage activation and polarization: nomenclature and experimental guidelines[J]. Immunity, 2014, 41(1): 14-20.
12. Ginhoux F, Schultze J L, Murray P J, et al. New insights into the multidimensional concept of macrophage ontogeny, activation and function[J]. Nature immunology, 2016, 17(1): 34-40.
13. Roberts E W, Broz M L, Binnewies M, et al. Critical role for CD10(+)/CD141(+) dendritic cells bearing CCR7 for tumor antigen trafficking and priming of T cell immunity in melanoma[J]. Cancer cell, 2016, 30(2): 324-336.
14. Broz M L, Binnewies M, Boldajipour B, et al. Dissecting the tumor myeloid compartment reveals rare activating antigen-presenting cells critical for T cell immunity[J]. Cancer cell, 2014, 26(5): 638-652.
15. van Dinther D, Veninga H, Iborra S, et al. Functional CD169 on macrophages mediates interaction with dendritic cells for CD8$^+$ T cell cross-priming[J]. Cell reports, 2018, 22(6): 1484-1495.
16. Cassetta L, Pollard J W. Targeting macrophages: therapeutic approaches in cancer[J]. Nature reviews Drug discovery, 2018, 17(12): 887-904.
17. Mantovani A, Marchesi F, Malesci A, et al. Tumour-associated macrophages as treatment targets in oncology[J]. Nature reviews Clinical oncology, 2017, 14(7): 399-416.
18. Wynn T A, Chawla A, Pollard J W. Macrophage biology in development, homeostasis and disease [J]. Nature, 2013, 496(7446): 445-455.
19. Hirsch E, Katanaev V L, Garlanda C, et al. Central role for G protein-coupled phosphoinositide 3-kinase γ in inflammation[J]. Science, 2000, 287(5455): 1049-1053.
20. Kaneda M M, K S Messer, N Ralainirina, et al. PI3Kgamma is a molecular switch that controls immune suppression[J]. Nature, 2016, 539(7629): 437-442.
21. Klichinsky M, Ruella M, Shestova O, et al. Human chimeric antigen receptor macrophages for cancer immunotherapy[J]. Nature biotechnology, 2020, 38(8): 947-953.
22. Zhang L, Tian L, Dai X, et al. Pluripotent stem cell-derived CAR-macrophage cells with antigen-dependent anti-cancer cell functions[J]. Journal of hematology & oncology, 2020, 13(153): 1-5.

2.6 肿瘤微环境与骨髓来源的抑制性细胞

髓源性抑制细胞(myeloid-derived suppressor cell, MDSC)是在肿瘤等病理条件下骨

髓细胞分化受阻形成的具有免疫抑制功能的异质细胞群，主要包括不成熟的单核细胞、粒细胞和树突状细胞[1, 2]。MDSC 在癌症患者的骨髓、外周血和肿瘤组织中均显著增多，可通过抑制抗肿瘤免疫应答，促进肿瘤新生血管形成，促进肿瘤细胞发生 EMT，参与肿瘤预转移灶形成等多种方式促进肿瘤进程[3]。MDSC 的累积程度与癌症患者生存状况、肿瘤分期、远处转移与否等密切相关。作为肿瘤组织浸润的主要细胞组分，MDSC 是肿瘤微环境中重要的细胞组分，是抗肿瘤免疫治疗的主要障碍之一，与多种肿瘤的不良预后有关。基础实验和临床均在探索靶向 MDSC 及活性成分的抗肿瘤治疗方案[4, 5]。本章将对 MDSC 的来源、分化发育、表型、功能特征及相关的治疗策略等进行阐述。

2.6.1 MDSC 的发现与发展史

在 20 世纪 70 年代，Roder 等人在年长小鼠骨髓和脾脏中发现一群不是 T 细胞和巨噬细胞的免疫抑制性髓性细胞，且其与正常的髓系前体细胞亦不同。后来，在荷瘤小鼠和肿瘤患者的骨髓及脾脏中也发现这群不表达淋巴细胞系标志物的细胞。功能实验显示它们能够抑制淋巴细胞对免疫原和分裂素的应答，抑制免疫系统激活进而介导机体对外来抗原的免疫耐受，也因此命名为天然抑制性细胞（natural suppressor cell, NS）[6, 7]。后来，这群细胞又被命名为未成熟的髓系细胞（immature myeloid cell, IMC），并发现正常生理状况下骨髓造血干细胞可分化为无免疫抑制功能的 IMC，IMC 又可分化为成熟的粒细胞、巨噬细胞和树突状细胞（dendritic cell, DC）；但是在炎症和肿瘤等病理情况下，IMC 无法再分化为成熟的髓系细胞，在骨髓、脾脏、外周血及肿瘤局部大量聚集、活化和扩增，并表现出免疫抑制功能[8-10]。早期，MDSC 被定义为异质性髓系细胞，其是向成熟髓系细胞分化受阻的活化型 IMC。也有文献将未成熟的髓系细胞命名为未成熟巨噬细胞（immature macrophage, iMac）或者骨髓抑制性细胞（myeloid suppressor cell, MSC）[11-13]。尽管相关命名反映了这群细胞的生物学功能，但并不十分准确，并且易与已存细胞混淆。有趣的是，这群 IMC 样细胞还共同表达粒细胞-单核细胞谱系的表面分化抗原 CD11b[7]。现统一将这群细胞命名为髓源抑制性细胞，并定义为来自骨髓的具有免疫抑制功能的异质性髓系前体细胞群体，包括未成熟的粒细胞、单核细胞和树突状细胞等。MDSC 已经在结直肠癌、黑色素瘤、乳腺癌、头颈部恶性肿瘤、胰腺癌、肝癌、胃癌以及多发性骨髓瘤、非霍奇金淋巴瘤等患者中被证实高表达，是肿瘤患者免疫功能障碍的重要因素[1, 14, 15]。

2.6.2 MDSC 的发育分化

2.6.2.1 MDSC 的表型

MDSC 可以分为粒细胞样髓源性抑制细胞（granulocytic MDSC, G-MDSC）或多形核髓源性抑制细胞（polymorphonuclear MDSC，PMN-MDSC）和单细胞样髓源性抑制细胞（monocytic MDSC, M-MDSC）[16]。MDSC 有粒细胞或单核细胞的表型，缺乏单核细胞、巨噬细胞或树突状细胞的特异性表型。在表型和形态方面,G-MDSC 类似于中性粒细胞,M-MDSC 类似于单核细胞。在众多肿瘤中,G-MDSC 约占 MDSC 的 70%~80%,M-MDSC 约为 20%~30%。小鼠 MDSC 被定义为 $CD11b^{+}$ $Gr-1^{+}$,基于 Gr-1 的两个亚型(Ly6C 和 Ly6G)的表达差异,MDSC 分为 G-MDSC 和 M-MDSC。G-MDSC 被定义为 $CD11b^{+}$ $Ly6G^{+}$ $Ly6C^{low}$,M-MDSC 被定义为 $CD11b^{+}$ $Ly6C^{+}$ $Ly6G^{-}$[17]。

人类 MDSC 表达髓系标志 CD11b 和 CD33,不表达成熟髓系/淋系细胞标志和人类白细胞抗原 DR(HLA-DR),低表达、甚至不表达 MHC-Ⅱ类分子以及 CD86、CD40 等共刺激分子[18-20]。癌症患者的 MDSC 多表达 CD33 或 CD11b,不表达或低表达 HLA-DR,外周血单个核细胞(peripheral blood mononuclear cell, PBMC)中,MDSC 一般被认为 $HLA-DR^{-}$ $CD11b^{+}$ $CD33^{+}$ 细胞,依据 CD14 和 CD15 表达差异,人类 MDSC 主要分为 M-MDSC 和 PNM-MDSC。PNM-MDSC 被定义为 $HLA-DR^{-}$ $CD33^{+}$ $CD11b^{+}$ $CD14^{-}$ $CD15^{+}$;另一方面,M-MDSC 被定义为 HLA-DR $CD33^{+}$ $CD11b^{+}$ $CD14^{+}$ $CD15^{-}$[18-20]。目前,因为不同患者体内 MDSC 的表型存在差异,所以人体内 MDSC 的检测指标仍缺少统一标准,这与 MDSC 的多元化家族概念相符。一方面,不同肿瘤产生的分泌因子各异,不同肿瘤类型或不同肿瘤组织来源的 MDSC 表型可能因所处环境不同而存在差异。另一方面,髓系细胞类型较多,并且其处于连续的分化状态[11,21]。目前尚没有确切的表型描述人 MDSC,免疫抑制功能仍是其基本特征[1,8]。

为了更好地定义和鉴定 MDSC 及其亚型,单纯区分 MDSC 不同亚型之间的差异是不够的,还要将 MDSC 与正常的白细胞进行区分和鉴定。M-MDSC 与单核-巨噬细胞之间、G-MDSC 与中性粒细胞之间的区分和鉴定方法在逐步被完善。M-MDSC 和巨噬细胞均表达 CD124 和 CD115 等表面分化抗原,但 M-MDSC 的 F4/80 表达水平低于巨噬细胞,同时 Gr-1 的表达水平高于巨噬细胞[18]。较正常单核-巨噬细胞,病理性活化的 M-MDSC 对 T 细胞功能具有较高的免疫抑制活性,而巨噬细胞极少表现 T 细胞功能抑制表型。G-MDSC 与中性粒细胞共同表达多种表面分化抗原,现阶段尚不能仅仅依靠表面分化抗原将两者区分开。但 G-MDSC 的密度小于正常生理状态下的中性粒细胞,免疫抑制基因表达差异也能将 G-MDSC 区别于中性粒细胞[22-24]。

2.6.2.2 MDSC 诱导相关分子

IL-1β 参与 MDSC 的诱导分化,分泌 IL-1β 的乳腺癌细胞负荷的小鼠 MDSC 数量显著高于不分泌 IL-1β 的荷瘤小鼠[25,26]。IL-1β 诱导 MDSC 产生更多的活性氧,对 $CD4^{+}$ 和 $CD8^{+}$ T 细胞活性有更强的抑制能力。IL-1R 拮抗剂治疗的小鼠和 IL-1β 受体缺陷小鼠 MDSC 水平较低,肿瘤生长缓慢[27]。减少 IL-1β 含量或者阻止 IL-1β 与受体的结合,可以降低患者体内 MDSC 含量,降低免疫抑制活性,增强免疫应答[28]。IL-6 是诱导 MDSC 生成和维持存活的重要因子,肿瘤机体 IL-6 水平均与 MDSC 的数量和功能呈正相关[29,30]。IL-6 可以激活 STAT3 促进 MDSC 增殖,并阻止 MDSC 进一步向成熟细胞分化。阻断 IL-6 和 IL-6R 相互作用可以减少前列腺癌和鳞状细胞癌小鼠肿瘤组织中 MDSC 浸润,抑制肿瘤进展[31, 32]。

以往研究显示，前列腺素 E2(prostaglandin E2, PGE2)可以通过延缓肿瘤细胞死亡和刺激其增殖、转移等非免疫机制促进肿瘤生长。现有报道显示，环氧化酶 2(cyclooxygenase 2,COX-2)和 PGE2 可以显著增加肾肿瘤患者体内 MDSC 水平，并促进其分泌更多的精氨酸酶[33]。用 COX-2 抑制剂 SC58236 可以降低荷瘤小鼠体内 MDSC 水平，延缓肿瘤进展[34]。S100 蛋白调节 MDSC 累积，其中 S100A8/A9 蛋白在维持 MDSC 活性状态及促进其向肿瘤局部聚集中发挥重要作用。一方面，S100A8/A9 复合体通过 STAT3 依赖方式阻止骨髓前体细胞向树突状细胞和巨噬细胞分化；另一方面，S100A8/A9 通过 NF-κB 依赖方式促进 MDSC 向肿瘤局部趋化[35]。在结肠炎相关结直肠癌小鼠，非典型增生和腺瘤组织中 MDSC 的 S100A8/A9 表达量增加[36, 37]。针对 S100A8/A9 受体的阻断抗体减少 MDSC 在肿瘤局部和淋巴器官的累积。与 IL-1β、IL-6 和 PGE2 不同的是，MDSC 自身可分泌 S100A8/A9，并且具有此复合物的受体。S100A8/A9 蛋白通过自分泌形式维持 MDSC 的积累[38]。因此，S100A8/A9 控制炎症介质网络，通过阻断此途径利于消除 MDSC。

Th1 细胞可以直接接触 MDSC 的 MHC-Ⅱ 分子，增强 MDSC 的非特异性免疫抑制活性。Th1 细胞分泌的 IFN-γ 和肿瘤坏死因子 α(tumor necrosis factor α, TNF-α)协同诱导 COX-2 过表达，增加 PGE2 合成，PGE2 通过 MDSC 表面的 PGE2 受体导致肿瘤微环境中的 MDSC 超活化。IFN-γ 还可以刺激 M-MDSC 产生 iNOS[39, 40]。TCR 激活 Th1 细胞能诱导 MDSC 产生 Arg-1。此外，粒细胞-巨噬细胞集落刺激因子(granulocyte-macrophage colony stimulating factor, GM-CSF)、血管内皮细胞生长因子(vascular endothelial growth factor, VEGF)、低氧诱导因子 1(hypoxia inducible factor 1, HIF-1)等均能诱导 MDSC 生成[41]。

2.6.2.3 调控 MDSC 扩增的机制

健康个体中 MDSC 较少，其在骨髓产生后迅速分化为树突状细胞、巨噬细胞和粒细胞。1%～5%的 MDSC 能够形成髓系细胞克隆，在特定细胞因子刺激下，1/3 的 MDSC 能够分化为成熟 DC 和巨噬细胞。正常小鼠骨髓细胞中 Gr-1$^+$ CD11b$^+$ 细胞占 20%～30%；脾脏中占 2%～4%，淋巴结中尚未发现其浸润[35]。肿瘤等病理条件下，MDSC 分化受阻，在体内大量累积并被活化。肿瘤细胞和基质细胞分泌的多种因子诱导 MDSC 在骨髓、脾脏、血液以及肿瘤局部等大量聚集活化。癌症患者的肿瘤组织、外周血和骨髓中 MDSC 数量均明显增多，外周血 MDSC 的数量与癌症患者生存率、疾病分期、远处转移等密切相关。在多种不同的肿瘤模型，MDSC 的两个亚群均会扩增，然而在大多数的情况下，G-MDSC 扩增程度显著多于 M-MDSC[35]。另外，体外诱导分化实验发现，只有 M-MDSC 可分化为成熟的 DC 和巨噬细胞，而 G-MDSC 不能进一步分化[35]。MDSC 不仅需要相关细胞因子调控其在病理状态下的增殖，还需要在多种因素刺激下活化后才能发挥其效应功能。

(1) 信号转导与转录激活因子

STAT 家族成员是调控 MDSC 扩增和活性的关键性因素[42]。STAT3 通过多种途径参与 MDSC 的增殖及功能调控。荷瘤小鼠来源 MDSC 的 p-STAT3 水平明显高于野生型小鼠。在髓系细胞中，STAT3 通过调控 *c-myc*、生存素(survivin)、细胞周期蛋白 D1(cyclin D1)等下游蛋白抑制自身凋亡、促进增殖、阻断其向成熟细胞分化[33, 34]。在 MDSC，激活的 STAT3 阻滞 IMC 向成熟细胞分化，导致 MDSC 累积。活化的 STAT3 上调 *S100A8/A9*，抑制造血祖细胞(hematopoietic progenitor cell, HPC)向 DC 分化，导致 MDSC 累积[43]。敲除 *S100A9* 可以显著抑制荷瘤小鼠脾脏 MDSC 聚集；过表达 *S100A9* 可以显著增加野生型小鼠脾脏中 MDSC 聚集。在髓系细胞中，异源 *S100A8/A9* 参与 Nox2(NADPH oxidase2)形成，促进 ROS 合成，后者抑制髓系细胞分化，导致 MDSC 扩增，这是 STAT3 调控的 *S100A8/A9* 促进 MDSC 扩增的重要机制[41]。在 IFN 调节因子-8(IRF8)和 C/EBPβ 介导下，STAT3 直接结合精氨酸酶 1(arginase-1, Arg-1)启动子，调节 Arg-1 的产生，促进 MDSC 集聚，增强 MDSC 免疫抑制功能[44]。此外，血管内皮生长因子(VEGF)、干细胞因子(SCF)、巨噬细胞集落刺激因子(M-CSF)、粒-单细胞集落刺激因子(GM-CSF)、前列腺素 E2(PGE2)、环氧化酶 2(COX2)、白细胞介素-6(IL-6)等也可以通过 JAK/STAT3 信号调控 MDSC 的存活、增殖、分化和凋亡[41]。

活化 T 细胞和肿瘤基质细胞分泌的 IFN-γ、转录生长因子 β(TGF-β)、IL-13 和 IL-4、Toll 样受体(TLR)的配体等亦可以通过激活 STAT1、STAT6 和 NF-κB 等信号促进 MDSC 活化[45]。肿瘤微环境中的 IFN-γ 活化 STAT1 信号上调 MDSC 中 Arg-1 和诱导型一氧化氮合酶(iNOS)的活性[46]。实际上，STAT1 缺陷小鼠来源 MDSC 不能上调 Arg-1 和 iNOS，导致其抑制 T 细胞免疫应答的能力下降。IL-4/IL-4Rα 激活 STAT6 通路，诱导 Arg-1 活化，促进 MDSC 的免疫抑制功能[47, 48]。IL-13 活化 STAT6 通路诱导 MDSC 分泌 TGF-β[49]。表达 TLR 配体的病原体亦可以通过 TLR 途径活化 MyD88/NF-κB 通路，促进 MDSC 扩增与活化[50]。

(2) 干扰素调节因子

干扰素调节因子 8(interferon regulatory factor 8, IRF8)是 MDSC 负性调控因子。IRF-8 缺失的骨髓瘤小鼠 MDSC 显著增加，过表达 IRF-8 显著降低 MDSC 聚集。IRF-8 下调 G-CSF 和 GM-CSF 及抗凋亡基因 *Bcl-2* 和 *Bcl-xL*，上调 caspase-3，从而负调控 MDSC[51, 52]。抑制 Bcl-2 或 Bcl-xL 促进 Fas 介导的 MDSC 凋亡。干扰素调节因子 4(interferon regulatory factor 4, IRF4)调节 MDSC 活性功能，IRF4 缺失的髓系细胞向 MDSC 分化增加，下调 IRF4 表达导致肿瘤发生，且增加 MDSC 数量[53, 54]。IRF4 负向调控 TLR 信号，另有研究显示炎症通过 TLR4 信号增强 MDSC 表达 CD14[55]。

(3) 非编码 RNA

miRNA 是含约 22 个核苷酸的单链非编码 RNA。miRNA 通过结合 RNA 诱导的基因沉默复合物(RNA-induced silencing complex, RISC)降解 mRNA。miRNA 受特异性转录因子及 miRNA 加工蛋白调控。miRNA 调控 MDSC 的聚集和功能。miRNA-146a、miRNA-223 减少 MDSC 累积。相反，miRNA-494、miRNA-155 和 miRNA-21 促进 MDSC 累积。miRNA-155 和 miRNA-21 激活 STAT 3 促进 MDSC 累积[56]。MDSC 通过 miRNA 调节肿瘤

细胞生长。MDSC 促进卵巢癌细胞分泌 miRNA-101,进而促进癌细胞转移。

Shang W 等人发现在荷瘤小鼠来源 MDSC 中高表达视网膜非编码 RNA3(retinal non-coding RNA3, RNCR3)[57]。下调 RNCR3 表达可通过内源性竞争方式抑制 miR-185-5p,进而抑制 MDSC 分化成熟及功能活性。lnc-chop 可以活化 C/EBPβ,从而增强 MDSC 的免疫抑制功能;lnc-chop 亦促进 H3K4 甲基化,促进 Arg-1 等效应分子表达,增强 MDSC 免疫抑制功能[58]。

(4) 其他

HIF-1α 是调控 MDSC 分化及功能的重要因子[59]。肿瘤微环境中缺氧介导的 HIF-1α 上调促进 MDSC 向肿瘤相关巨噬细胞(tumor-associated macrophage, TAM)分化,并通过上调 iNOS 和 Arg-1 增强 MDSC 的抑制功能[60]。HIF-1α 结合 MDSC 中程序性细胞死亡配体-1(PD-L1)启动子,上调 PD-L1 表达,增强 MDSC 的功能。ER 应激反应也增强肿瘤浸润 MDSC 的功能。炎性反应介质高迁移率组盒 1 蛋白(high mobility group box-1 protein,HMGB1)和 PPARγ 也参与 MDSC 功能调控。HMGB1 促进 MDSC 的分化和功能。过表达 PPARγ 可以激活 STAT3 信号,从而促进 G-MDSC 扩增[57]。

因此,影响 MDSC 聚集、活化的因素较多,涉及多种信号通路,但这些因素往往是同时存在的,影响多条信号通路。肿瘤细胞和肿瘤基质细胞分泌的巨噬细胞集落刺激因子(macrophage colony stimulating factor, M-CSF)、粒细胞集落刺激因子(granulocyte colony stimulating factor, G-CSF)和粒细胞-巨噬细胞集落刺激因子(granulocyte-macrophage colony stimulating factor, GM-CSF)等因子促进 MDSC 扩增聚集。IL-6、IL-1β、TNF-α、IL-13、IL-4 和 IFN-γ 等细胞因子促进 MDSC 表达免疫抑制表型。

2.6.3 MDSC 与肿瘤

2.6.3.1 MDSC 的免疫抑制功能

MDSC 的免疫抑制功能是人们较早且重点关注的特征。多数研究认为,MDSC 的免疫抑制活性需要细胞间接触,这很可能是通过细胞表面受体或释放短命可溶介质来发挥功能。随着研究的深入,MDSC 抑制抗肿瘤免疫应答的机制被进一步阐明。MDSC 与 T 细胞、自然杀伤细胞、树突细胞、巨噬细胞等免疫细胞相互作用并抑制机体的免疫应答。目前的研究多集中于 MDSC 抑制 T 细胞相关免疫反应的机制方面。G-MDSC 高表达 Arg-1,而 M-MDSC 在表达 Arg-1 的基础上高表达 iNOS[41]。L-精氨酸是 iNOS 和 Arg-1 的水解底物之一,其供给不足会抑制 T 细胞的增殖与功能。通过 iNOS 生成的 NO 与超氧负离子反应生成过氧亚硝基阴离子,修饰 CCL2,抑制 $CD8^+$ 效应 T 细胞的趋化作用。同时,NO 能通过抑制酪氨酸蛋白激酶 JAK3 以及 STAT5 的功能或抑制 MHC-Ⅱ 分子的表达等机制抑制 T 细胞活性,甚至导致 T 细胞凋亡。另外,G-MDSC 的高 ROS 活性被认为是其免疫抑制的重要手段之一。首先,MDSC 高表达效应分子消耗 T 细胞、细胞毒性 T 细胞(cytotoxic T lymphocyte, CTL)的诱导和活性所需的关键营养因子[57]。T 细胞和 NK 细胞是抗肿瘤免疫的主力军，L-精氨酸和半胱氨酸是二者合成蛋白质所必需的氨基酸。MDSC 高表达 Arg-1 和 iNOS，消耗环境中的 L-精氨酸和半胱氨酸，干扰 T 细胞关键蛋白合成，下调 T 细胞 CD3ζ 链表达，阻断 T 细胞增殖活化。其次，MDSC 产生活性氧（reactive oxygen species，ROS）、活性氮和过氧亚硝酸盐（peroxynitrite，PNT），诱发氧化应激反应。一方面，PNT 使蛋氨酸、半胱氨酸、色氨酸和络氨酸发生硝基化和亚硝基化，破坏与 T 细胞特异性结合抗原肽；另一方面，PNT 导致 T 细胞表面的 T 细胞受体（T cell receptor，TCR）、CD8 和 T 细胞活化因子等硝基化，导致 T 细胞对抗原特异性刺激不应答，最终抑制机体的抗肿瘤免疫应答。MDSC 产生的 PNT 还可以通过硝酸化 CCL2 和 CCL5 等趋化因子从而阻碍 $CD8^+$ T 细胞向肿瘤组织聚集。再次，MDSC 干扰淋巴细胞归巢。MDSC 下调 T 细胞表面 L-选择素的表达，阻止 T 细胞向肿瘤微环境和淋巴结归巢、迁移，抑制 T 细胞抗肿瘤免疫活性。miRNA 和外泌体参与细胞间信号转导、功能调控，在多种生理、病理过程发挥作用。MDSC 来源外泌体富含活性蛋白和 miRNA，参与 MDSC 与 T 细胞间相互作用的调控，多柔比星处理的乳腺癌小鼠 MDSC 释放含 miRNA-126a 的外泌体，后者诱导产生 IL-13 的 Th2 细胞生成，进而释放 IL-13，促进 MDSC 分化[61]。因此，外泌体及 miRNA 在 MDSC 调控 T 细胞分化、增殖等过程中发挥重要作用[62]。

MDSC 还可以通过分泌 TGF-β、Arg-1 和 IL-10 促进初始 $CD4^+$ T 细胞向 Treg 细胞分化来诱导 Treg 细胞的扩增，进而抑制机体的免疫反应[63]。MDSC 能够产生 TGF-β 和 IL-10 等因子。MDSC 能够通过降低巨噬细胞表面 MHC-Ⅱ分子的表达，抑制巨噬细胞的抗原提呈能力，诱导巨噬细胞向促肿瘤表型转变，抑制机体抗肿瘤免疫应答。MDSC 还能够通过减少树突状细胞的抗原摄取抑制树突状细胞的成熟[41]。除此之外，MDSC 会阻抑自然杀伤（natural killer，NK）细胞 IFN-γ 的分泌，抑制 NK 细胞的细胞毒作用。

尽管各 MDSC 亚型均通过分泌效应分子发挥抑制抗肿瘤免疫应答的功能，但是 G-MDSC 和 M-MDSC 表达的主要效应分子不同，导致 MDSC 亚群发挥免疫抑制功能的机制存在差异[1, 15, 41]。在外周淋巴器官中，G-MDSC 上调 STAT3 和 NADPH 氧化酶的活性，产生大量 ROS，ROS 与 NO 反应生成 PNT。在 G-MDSC 提呈抗原时，PNT 导致 T 细胞受体中氨基酸亚硝基化，引起特异性 T 细胞功能抑制。M-MDSC 通过产生 NO 和抑制性细胞因子发挥非特异性免疫抑制作用。也有研究显示 M-MDSC 可以转化为 G-MDSC，更好地发挥免疫抑制功能。

在肿瘤细胞分泌的趋化因子作用下，G-MDSC 和 M-MDSC 均大量向肿瘤组织迁移。尽管外周 MDSC 和肿瘤浸润 MDSC 的形态和表型类似，但二者的功能和机制却有差异。肿瘤微环境与外周环境的差异可能引起 MDSC 功能差异。脾脏 MDSC 不抑制抗原非特异性 T 细胞应答，肿瘤浸润 MDSC 显著抑制抗原非特异性 T 细胞应答。这种差异与不同定位 MDSC 分泌的效应分子有关，脾脏 MDSC 高表达 ROS，低表达 iNOS、NO 和 Arg-1；而肿瘤浸润 MDSC 高表达 iNOS、NO 和 Arg-1，低表达 ROS[1]。肿瘤浸润的 MDSC 高表达脂肪酸氧化（fatty acid oxidation，FAO）相关基因，增强免疫抑制功能。缺氧肿瘤微环境既可以通过 HIF-1α 促进 MDSC 高表达 PD-L1，增强 MDSC 的免疫抑制活性，又可以通过上调 Arg-1 和 NO 的表达抑制抗原非特异性 T 细胞免疫应答。也有研究显示肿瘤局部 G-MDSC 下调 ROS，特异性免疫抑制功能下降；而 M-MDSC 则快速分化为促肿瘤能力更强的 TAM。单个 M-MDSC 的免疫抑制功能比单个 G-MDSC 更强。肿瘤浸润 MDSC 免疫抑制活性比脾脏中的 MDSC 高，而后者的免疫抑制活性又高于骨髓中的 MDSC。在不同组织中，两种 MDSC 的免疫抑制活性强度也有差别。随着研究的深入，越来越多的研究关注 MDSC 免疫抑制功能之外的特性。

2.6.3.2 肿瘤相关 MDSC 在肿瘤发生发展中的作用

目前，并无直接证据证实 MDSC 直接导致细胞癌变，但是 MDSC 在肿瘤初期阶段可能已经发挥作用。动物实验结果显示靶向干预 MDSC 可以延缓小鼠癌变过程。癌变后的肿瘤细胞分泌的炎性因子及趋化因子促进 MDSC 的增殖及向肿瘤局部募集，并抑制免疫系统对肿瘤的攻击。而抗体清除 MDSC 能有效抑制肿瘤生长和血管生成，恢复机体抗肿瘤免疫应答的能力。

2.6.3.3 MDSC 与肿瘤侵袭、转移

多种由肿瘤细胞及骨髓来源的细胞分泌的酶类促进肿瘤的恶性化和侵袭。MDSC 促进肿瘤侵袭的功能是 MMP 依赖的[64, 65]。肿瘤个体 MDSC 的 MMP 表达量显著高于正常个体来源 MDSC 样细胞。这提示 MDSC 分泌的 MMP 在促进肿瘤细胞侵袭过程中具有重要的作用。在肿瘤组织中募集的 MDSC 可以通过上调 MMP 家族蛋白酶的表达促进肿瘤的侵袭。同时，MDSC 分泌大量蛋白水解酶加快水解细胞外基质，增加毛细血管的通透性，促进肿瘤细胞内渗。接种缺失Ⅱ型 TGF-β 受体的乳腺癌细胞会增加 MDSC 在肿瘤组织浸润，进而增加肿瘤转移率[66]。实际上，只有不到 1% 的肿瘤细胞能在循环系统中存活、外渗，完成转移并最终在远端形成转移灶。肿瘤细胞内渗后，循环系统中的 MDSC 和肿瘤细胞、其他白细胞和血小板形成异型栓塞，使肿瘤细胞免遭免疫系统攻击，并且血管中较大的异型栓塞还利于肿瘤细胞在血管内皮上的黏附。肿瘤细胞外渗入远端组织后，能与组织内环境相互作用。转移微环境中因子可以调控肿瘤细胞的生命活动，并且肿瘤细胞分泌的因子也影响所处的环境。肿瘤状态下，机体循环 MDSC 对肿瘤赖以生存的微环境影响较大。动物实验证实增多的 MDSC 在多种高转移组织和器官中存在。肿瘤转移微环境中的 MDSC 发挥免疫抑制功能的同时，还能上调肿瘤组织中趋化因子表达水平。

2.6.3.4 肿瘤微环境的重塑

体内血管生成需要相关促进分子和抑制分子表达的动态平衡被打破，导致内皮祖细胞(endothelial progenitor cell, EPC)增殖并进入循环系统。MDSC 能促进肿瘤血管生成过程。MDSC 通过分泌 MMP-9 调节肿瘤微环境中的 VEGF 的生物利用度，同时促进骨髓释放可溶性 KIT 配体，导致 EPC 的增殖和迁移能力增强[45]。在小鼠模型中 MDSC 相关的血管生成高度依赖肿瘤微环境中的 VEGFA、G-CSF 等肿瘤分泌因子。MDSC 可以产生碱性

成纤维细胞生长因子(basic fibroblast growth factor, bFGF)、VEGF 和 VEGF 类似物 Bv8 等细胞因子,促进肿瘤部位新生血管形成,并促进肿瘤细胞组织浸润[67]。

MDSC 参与肿瘤预转移微环境构建[19]。预转移微环境是指原位肿瘤通过分泌细胞因子,在机体远端组织形成的适合肿瘤细胞外渗和着床生长的病理性环境。在肿瘤细胞转移前两周,小鼠肺部就出现 MDSC,导致肺部免疫功能下降。MDSC 诱导增强肿瘤细胞干性,增加肿瘤干细胞的数量,促进 EMT。耗竭 PMN-MDSC 可以抑制 EMT 相关分子 S100A4 和 Vimentin 表达。MDSC 可以通过增加 miRNA-101 表达,降低 C-末端结合蛋白 2(c-terminal binding protein 2, CtBP2)水平,从而增强肿瘤细胞干性[68]。

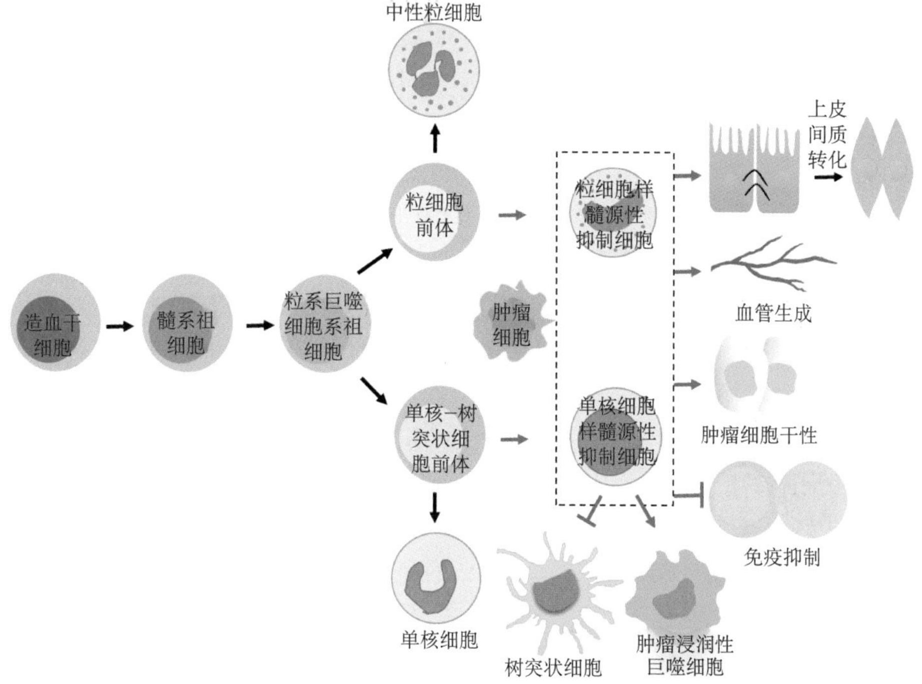

图 2-3 MDSC 的累积及促肿瘤功能

2.6.4 靶向 MDSC 的肿瘤治疗策略与研究现状

免疫检查点对于限制机体过度免疫反应,维持内环境稳态至关重要。然而,肿瘤细胞亦通过相关机制传递抑制性信号,促进 T 细胞无反应性,从而关闭免疫应答,削弱或阻止机体的杀肿瘤效应。程序性细胞死亡蛋白 1(programmed cell death protein 1, PD-1)、细胞毒性 T 淋巴细胞相关蛋白 4(cytotoxic T-lymphocyte-associated protein 4, CTLA-4)和 T 细胞免疫球蛋白和 ITIM 结构域(T cell immunoglobulin and ITIM domain, TIGIT)等免疫检查点的阻断剂已被用于恢复抗肿瘤免疫应答,延长患者生存期。尽管临床结果显示免疫检查点抑制剂对患者有利,但是多数患者仍出现耐药现象。基础和临床研究证实免疫抑制微环境是导致其他免疫耐受的重要机制。

MDSC 是免疫抑制性肿瘤微环境的主要组成细胞，在抗肿瘤免疫抑制中起主导作用。MDSC 数量的增加与抗肿瘤免疫疗效呈显著负相关关系。因此，靶向 MDSC 有利于提高肿瘤免疫治疗的疗效。基础实验和临床研究均大量探索了靶向 MDSC 的抗肿瘤治疗方案。MDSC 是抗肿瘤免疫治疗中的有前途的靶点，特别是与免疫检查点抑制剂（immune checkpoint inhibitor, ICI）联合应用。

2.6.4.1 靶向 MDSC 的肿瘤治疗策略

（1）直接消除 MDSC

化疗药物可以直接去除肿瘤宿主体内 MDSC。5-氟尿嘧啶和顺铂可针对性消除 MDSC，增强 $CD8^+$ T 细胞的活性。FOLFOX（亚叶酸、5-氟尿嘧啶和奥沙利铂）治疗方案能够减少 MDSC 数量，增强抗肿瘤免疫应答，延长结直肠癌患者生存时间[69]。低剂量紫杉醇可以减少黑色素瘤小鼠体内的 MDSC 数量，并且抑制其免疫抑制活性，延长小鼠生存期[70]。吉西他滨能显著减少肿瘤患者体内 MDSC 的数量，而不减少 T 细胞的数量，增强机体对免疫治疗的反应性，从而抑制肿瘤生长并延长生存期[71]。MDSC 能够上调 TRAIL 的受体 DR5，靶向 DR5 减少 MDSC，恢复 $CD8^+$ T 细胞活性，抑制肿瘤生长[72]。抗体 Fc 段与 S100A9 衍生肽缀合而成的工程化抗体能够减少 MDSC 在荷瘤小鼠体内的累积。

（2）抑制 MDSC 聚集

肿瘤细胞及基质细胞源性趋化因子是介导 MDSC 向肿瘤部位聚集的主要因素。C-C 趋化因子基序配体 2（C-C motif chemokine ligand 2, CCL2）与 MDSC 表面的 C-C 趋化因子受体 2 和 4（C-C chemokine receptor 2 and 4，CCR2 和 CCR4）之间的相互作用在 MDSC 招募中发挥重要作用。CCR5＋MDSC 的免疫抑制作用较 CCR5－MDSC 更强。融合蛋白 mCCR5-Ig 能够阻断 CCR5，显著增加黑素瘤小鼠的生存期[73]。CCR2 拮抗剂通过阻断 MDSC 募集增强多西紫杉醇疗效[74]。阻断剂 MCC950 阻断 Nod 样受体蛋白 3（nod-like receptor protein 3, NLRP3）炎性体活化，抑制 IL-1β 分泌，从而显著减少头颈部鳞状细胞瘤患者 MDSC 累积[75]。西地那非亦可以抑制结肠炎相关性结直肠癌小鼠肿瘤组织中 MDSC 的浸润。

（3）解除 MDSC 介导的免疫抑制

ROS、NO 和 Arg-1 等是 MDSC 发挥免疫抑制功能的重要效应分子，阻断这些效应分子合成分泌是抑制 MDSC 功能的重要方式。COX2 抑制剂能够下调 Arg-1 在 MDSC 中表达，恢复 T 细胞功能。Arg-1 和 iNOS 的抑制剂硝基阿司匹林亦可下调 MDSC 的免疫抑制功能[76]。转录因子 Nf-E2 相关因子 2（NF-E2 related factor 2, Nrf2）调节多种抗氧化酶的表达，抑制 ROS 和 NO 的作用[77]。三萜类化合物可上调 MDSC 中 Nrf2，减少 ROS，降低 MDSC 的功能。磷酸二酯酶-5（phosphodiesterase，PDE-5）可以上调精氨酸酶和 iNOS 表达[78]。在头颈部肿瘤患者和转移性黑色素瘤患者中，PDE-5 抑制剂他达拉非能够下调 iNOS 和 Arg-1 在循环 MDSC 中的表达，促进肿瘤特异性 T 细胞增殖活化和瘤内浸润，从而抑制肿瘤生长[79]。STAT3 是调控 MDSC 免疫抑制活性的主要转录因子，靶向 STAT3 可抑制 MDSC 的功能。STAT3 的反义寡核苷酸抑制剂 AZD9150 对肺癌和淋巴瘤的临床疗效正在评估[80, 81]。

(4) 抑制 MDSC 扩增

肿瘤源性因子是促进 MDSC 扩增的重要因素，中和相关因子的方案引起了关注。在荷瘤小鼠，干细胞因子(stem cell factor, SCF)通过结合Ⅲ型酪氨酸激酶受体 KIT 促进 MDSC 扩增[82]。阻断 SCF 受体能有效阻断 SCF 信号，减少 MDSC 扩增。MMP-9 促进 MDSC 扩增，抑制 MMP-9 的合成分泌可有效减少 MDSC 在外周及肿瘤局部的浸润。此外，VEGF 阻断剂阿瓦斯汀亦可以显著减少肿瘤患者循环 MDSC。

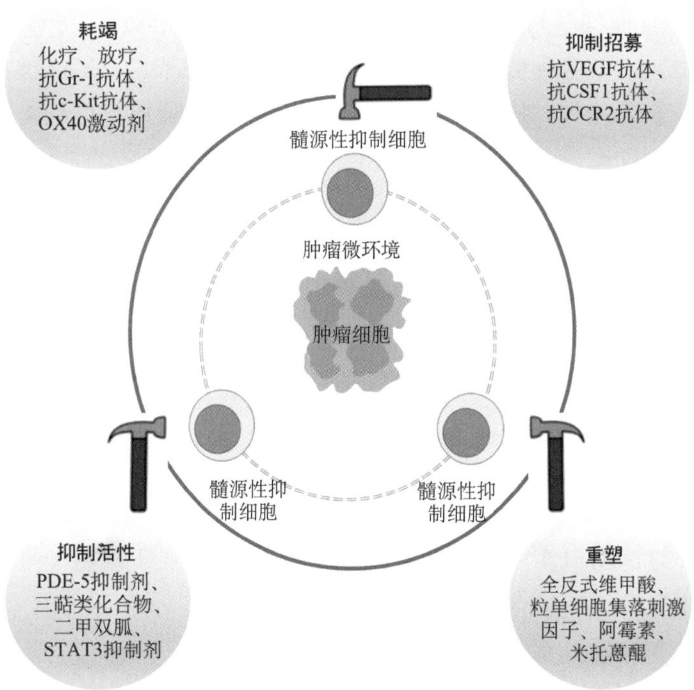

图 2-4 靶向 MDSC 的肿瘤治疗策略

(5) 促进 MDSC 分化成熟

促进 MDSC 向成熟细胞分化是靶向 MDSC 治疗策略中较有前景的方式。实际上，G-MDSC 在体外存活时间较短，不能向成熟细胞分化，但是 M-MDSC 能分化为巨噬细胞或者 DC。体内外实验均显示全反式维甲酸(all-trans retinoic acid, ATRA)通过阻断视黄酸信号转导可诱导 MDSC 向巨噬细胞和成熟 DC 分化[83, 84]。ATRA 可显著减少荷瘤小鼠和肿瘤患者 MDSC 数量。β-葡聚糖(β-glucan)亦能诱导 M-MDSC 向抗原提呈细胞转化，从而促进 Th1 和 CTL 增殖，增强机体抗肿瘤免疫应答[83]。ATRA 可减少晚期小细胞肺癌和转移性肾细胞癌患者 MDSC 数量，延长患者的生存期。

2.6.4.2 靶向 MDSC 治疗逆转免疫检查点抑制剂耐药性

免疫检查点抑制剂可以恢复 T 细胞对肿瘤细胞的识别和损伤功能，增强抗肿瘤免疫应答。在抗肿瘤免疫治疗方法中，是最有前途的免疫疗法。ICI 被用于皮肤黑色素瘤、非小细胞肺癌（NSCLC）和肾细胞癌、膀胱癌、头颈癌、Merkel 细胞癌、胃癌和霍奇金淋巴瘤等诸多肿瘤治疗，利于改善患者生存状态。也有患者在用药一段时间后发生耐药，甚至疗效完全丧失。这种耐药的部分原因与 MDSCs 介导的免疫抑制有关，靶向 MDSCs 联合 ICI 是有希望的治疗方式。多种临床前肿瘤模型实验结果显示，靶向 MDSC 可加强 ICI，提高患者生存率，甚至完全消除肿瘤，这有望解决免疫检查点抑制剂耐药的问题。

（1）ICI 联合 MDSC 消除药物的应用

组蛋白去乙酰化酶抑制剂恩替司他联合抗 PD-1 抗体能够减少 Lewis 肺癌和肾细胞癌小鼠 MDSC 数量，明显消除肿瘤，显著增加小鼠生存期[85]。苯乙双胍能够抑制黑色素瘤小鼠体内 MDSC 的作用，增加肿瘤局部 $CD8^+$ T 细胞浸润，增强 PD-1 抗体疗效[75]。

（2）ICI 联合 MDSC 聚集抑制剂

C-X-C 趋化因子受体 4 型（C-X-C chemokine receptor type 4，CXCR4）拮抗剂 AMD3100 联合 PD-1 抗体能够减少 MDSC 瘤内浸润[86]。MEK 抑制剂 Trametinib 联合 PD-1 或 PD-L1 抗体可减少 PMN-MDSC 累积，恢复 $CD8^+$ T 细胞作用，增强抗肿瘤疗效[87]。靶向人信号素 4D（semaphorin 4D，Sema4D）的单克隆抗体可以抑制肿瘤细胞分泌 MAPK 依赖性趋化因子，减少 PMN-MDSC 向肿瘤部位募集并通过减少精氨酸酶表达从而抑制 PMN-MDSC 免疫抑制功能[88]。Sema4D 单抗联合 CTLA-4 或 PD-1 抗体能够增强抗肿瘤应答，提高口腔癌荷瘤小鼠的生存期。抗 Ly6G 抗体亦可减少 PMN-MDSC，恢复口腔癌小鼠抗原特异性 T 细胞应答；抗 Ly6G 抗体联合 CTLA-4 抗体可使肿瘤完全缓解[89]。卡介苗（BCG）联合抗 PD-L1 可减少 MDSC 的瘤内浸润，增强 T 细胞免疫应答和宿主抗肿瘤能力，抑制肿瘤生长。

（3）ICI 联合 MDSC 功能抑制剂

临床研究显示，MDSC 在黑素瘤和 NSCLC 患者体内的聚集程度与肿瘤细胞 CSF-1 表达程度有关，阻断 CSF-1/CSF-1R 信号可减少 MDSC 聚集。FMS 和 KIT 双激酶抑制剂 PPLX647 通过阻断集落刺激因子 1 受体（CSF-1R）抑制瘤内 MDSC 的功能，延长黑色素瘤小鼠生存期[90, 91]。PPLX647 能够增强 PD-1 抗体和 CTLA-4 抗体疗效。在结肠癌小鼠和乳腺癌小鼠，PPLX647 和 CTLA-4 抗体联合应用可以重编程 MDSC，增强抗肿瘤治疗效果。在神经母细胞瘤小鼠，BLZ945 能够阻断 M-CSF 和 CSF-1R 结合，抑制 MDSC 功能，增强 PD-1 抗体疗效[92, 93]。在 EL-4 或 MC-38 荷瘤小鼠，NADPH 氧化酶（NADPH oxidase，NOX2）抑制剂组胺二盐酸盐（histamine dihydrochloride，HDC）可抑制瘤内 MDSC 积累及 ROS 释放，恢复 T 细胞的功能，增强 PD-1 抗体疗效[94]。MDSC 瘤内聚集会影响免疫检测点抑制剂治疗头颈部肿瘤。在头颈部肿瘤小鼠，磷脂酰肌醇 3-激酶（phosphatidylinositol 3-kinase，PI3K）δ 和 PI3Kγ 同种型抑制剂 IPI-145 与 PD-L1 抗体联合应用可抑制 MDSC 功能，增强 $CD8^+$ T 细胞活性，延长小鼠生存期。人肝细胞细胞周期相关激酶(cell cycle-related kinase, CCRK)可以通过 NF-κB/IL-6 途径刺激 MDSC 扩增。在 CCRK 转基因小鼠，PMN-MDSC 的数量和功能均显著增加，抑制 CCRK 减少 PMN-MDSC 数量，增加分泌 $IFN-\gamma^+$ $TNF-\alpha^+$ $CD8^+$ T 细胞浸润，CCRK 抑制药物与抗 PD-L1 抗体表现出协同效应[95]。

2.6.5 总结

MDSC 是肿瘤微环境中重要的免疫抑制性细胞群体，其表型和功能均具有异质性和多样性。MDSC 通过抑制机体抗肿瘤免疫应答、促进 EMT、肿瘤新生血管形成及重塑肿瘤微环境等多种方式参与肿瘤发生发展，是阻碍抗肿瘤免疫治疗成功的一大障碍。以 MDSC 为靶点的治疗策略可以提高抗肿瘤免疫治疗的疗效，可能是未来免疫治疗的潜在靶点，尤其在目前一些缺乏有效治疗手段，且生存率低下的肿瘤，针对 MDSC 的免疫治疗提供了一种新的治疗途径，在提高肿瘤的治疗效果和患者生存率等方面都具有极大的现实意义。

（王运刚、许杰）

参考文献

1. Kumar V, Patel S, Tcyganov E, et al. The nature of myeloid-derived suppressor cells in the tumor microenvironment[J]. Trends in immunology, 2016, 37(3): 208-220.
2. Veglia F, Perego M, Gabrilovich D. Myeloid-derived suppressor cells coming of age[J]. Nature immunology, 2018, 19(2): 108-119.
3. Dysthe M, Parihar R. Myeloid-derived Suppressor Cells in the Tumor Microenvironment[J]. Adv Exp Med Biol, 2020, 1224: 117-140.
4. Law A M K, Valdes-Mora F, Gallego-Ortega D. Myeloid-derived suppressor cells as a therapeutic target for cancer[J]. Cells, 2020, 9(3): 561.
5. Fleming V, Hu X, Weber R, et al. Targeting mycloid-derived suppressor cells to bypass tumor-induced immunosuppression[J]. Frontiers in immunology, 2018, 67(8): 398.
6. Oseroff A, Okada S, Strober S. Natural suppressor (NS) cells found in the spleen of neonatal mice and adult mice given total lymphoid irradiation (TLI) express the null surface phenotype[J]. The Journal of Immunology, 1984, 132(1): 101-110.
7. Millrud C R, Bergenfelz C, Leandersson K. On the origin of myeloid-derived suppressor cells[J]. Oncotarget, 2017, 8(2): 3649-3665.
8. Groth C, Hu X, Weber R, et al. Immunosuppression mediated by myeloid-derived suppressor cells (MDSCs) during tumour progression[J]. British journal of cancer, 2019, 120(1): 16-25.
9. Meyer C, Sevko A, Ramacher M, et al. Chronic inflammation promotes myeloid-derived suppressor cell activation blocking antitumor immunity in transgenic mouse melanoma model[J]. Proceedings of the National Academy of Sciences, 2011, 108(41): 17111-17116.
10. Salminen A, Kaarniranta K, Kauppinen A. The role of myeloid-derived suppressor cells (MDSC) in

the inflammaging process[J]. Ageing research reviews, 2018, 48: 1-10.
11. Tcyganov E, Mastio J, Chen E, et al. Plasticity of myeloid-derived suppressor cells in cancer[J]. Current opinion in immunology, 2018, 51: 76-82.
12. Yamaguchi T, Movila A, Kataoka S, et al. Proinflammatory M1 macrophages inhibit RANKL-induced osteoclastogenesis[J]. Infection and immunity, 2016, 84(10): 2802-2812.
13. Oliveira M A, Lima G, Shio M T, et al. Immature macrophages derived from mouse bone marrow produce large amounts of IL-12p40 after LPS stimulation[J]. Journal of leukocyte biology, 2003, 74(5): 857-867.
14. Yin Z, Li C, Wang J, et al. Myeloid-derived suppressor cells: roles in the tumor microenvironment and tumor radiotherapy[J]. International journal of cancer, 2019, 144(5): 933-946.
15. Gabrilovich D I. Myeloid-derived suppressor cells[J]. Cancer immunology research, 2017, 5(1): 3-8.
16. Bronte V, Brandau S, Chen S H, et al. Recommendations for myeloid-derived suppressor cell nomenclature and characterization standards[J]. Nat Commun, 2016, 7: 12150.
17. Safari E, Ghorghanlu S, Ahmadi-Khiavi H, et al. Myeloid-derived suppressor cells and tumor: current knowledge and future perspectives[J]. J Cell Physiol, 2019, 234(7): 9966-9981.
18. Wang Y, Ding Y, Deng Y, et al. Role of myeloid-derived suppressor cells in the promotion and immunotherapy of colitis-associated cancer[J]. Journal for ImmunoTherapy of Cancer, 2020, 8(2): 251-260.
19. Wang Y, Ding Y, Guo N, et al. MDSCs: key criminals of tumor pre-metastatic niche formation[J]. Frontiers in immunology, 2019, 10: 172.
20. Elliott L A, Doherty G A, Sheahan K, et al. Human tumor-infiltrating myeloid cells: phenotypic and functional diversity[J]. Frontiers in immunology, 2017, 8: 86.
21. Song Q, Hawkins G A, Wudel L, et al. Dissecting intratumoral myeloid cell plasticity by single cell RNA-seq[J]. Cancer medicine, 2019, 8(6): 3072-3085.
22. Aarts C E M, Kuijpers T W. Neutrophils as myeloid-derived suppressor cells[J]. European journal of clinical investigation, 2018, 48: e12989.
23. Pillay J, Tak T, Kamp V M, et al. Immune suppression by neutrophils and granulocytic myeloid-derived suppressor cells: similarities and differences[J]. Cellular and molecular life sciences, 2013, 70(20): 3813-3827.
24. Dumitru C A, Moses K, Trellakis S, et al. Neutrophils and granulocytic myeloid-derived suppressor cells: immunophenotyping, cell biology and clinical relevance in human oncology[J]. Cancer immunology, immunotherapy, 2012, 61(8): 1155-1167.
25. Cheng R, Billet S, Liu C, et al. Periodontal inflammation recruits distant metastatic breast cancer cells by increasing myeloid-derived suppressor cells[J]. Oncogene, 2020, 39(7): 1543-1556.
26. Bent R, Moll L, Grabbe S, et al. Interleukin-1 Beta-a Friend or Foe in Malignancies? [J]. International journal of molecular sciences, 2018, 19(8): 1-12.
27. Bunt S K, Yang L, Sinha P, et al. Reduced inflammation in the tumor microenvironment delays the accumulation of myeloid-derived suppressor cells and limits tumor progression[J]. Cancer research, 2007, 67(20): 10019-10026.
28. Carmi Y, Rinott G, Dotan S, et al. Microenvironment-derived IL-1 and IL-17 interact in the control of lung metastasis[J]. The Journal of Immunology, 2011, 186(6): 3462-3471.
29. Tobin R P, Jordan K R, Kapoor P, et al. IL-6 and IL-8 are linked with myeloid-derived suppressor cell accumulation and correlate with poor clinical outcomes in melanoma patients[J]. Frontiers in oncology, 2019, 9: 1223.
30. Xu Z, Li L, Qian Y, et al. Upregulation of IL-6 in CUL4B-deficient myeloid-derived suppressive

cells increases the aggressiveness of cancer cells[J]. Oncogene, 2019, 38(30): 5860-5872.

31. Sanaei M J, Salimzadeh L, Bagheri N. Crosstalk between myeloid-derived suppressor cells and the immune system in prostate cancer: MDSCs and immune system in Prostate cancer[J]. Journal of Leukocyte Biology, 2020, 107(1): 43-56.
32. Hayashi T, Fujita K, Nojima S, et al. High-fat diet-induced inflammation accelerates prostate cancer growth via IL6 signalingHFD-induced inflammation and prostate cancer growth[J]. Clinical Cancer Research, 2018, 24(17): 4309-4318.
33. Porta C, Consonni F M, Morlacchi S, et al. Tumor-derived prostaglandin E2 promotes p50 NF-κB-dependent differentiation of monocytic MDSCs[J]. Cancer research, 2020, 80(13): 2874-2888.
34. Sinha P, Clements V K, Fulton A M, et al. Prostaglandin E2 promotes tumor progression by inducing myeloid-derived suppressor cells[J]. Cancer Res, 2007, 67(9): 4507-4513.
35. Zheng R, Chen S, Chen S. Correlation between myeloid-derived suppressor cells and S100A8/A9 in tumor and autoimmune diseases[J]. International immunopharmacology, 2015, 29(2): 919-925.
36. Wang L, Chang E W, Wong S C, et al. Increased myeloid-derived suppressor cells in gastric cancer correlate with cancer stage and plasma S100A8/A9 proinflammatory proteins[J]. The Journal of Immunology, 2013, 190(2): 794-804.
37. Ichikawa M, Williams R, Wang L, et al. S100A8/A9 activate key genes and pathways in colon tumor progressionS100A8/A9 activate key genes[J]. Molecular cancer research, 2011, 9(2): 133-148.
38. Ben-Meir K, Twaik N, Baniyash M. Plasticity and biological diversity of myeloid derived suppressor cells[J]. Current opinion in immunology, 2018, 51: 154-161.
39. Roussel M, Ferrell Jr P B, Greenplate A R, et al. Mass cytometry deep phenotyping of human mononuclear phagocytes and myeloid-derived suppressor cells from human blood and bone marrow [J]. Journal of leukocyte biology, 2017, 102(2): 437-447.
40. Mundy-Bosse B L, Lesinski G B, Jaime-ramirez A C, et al. Myeloid-derived suppressor cell inhibition of the IFN response in tumor-bearing miceMDSC and IFN response[J]. Cancer research, 2011, 71(15): 5101-5110.
41. Gabrilovich D I, Nagaraj S. Myeloid-derived suppressor cells as regulators of the immune system[J]. Nature reviews immunology, 2009, 9(3): 162-174.
42. Ko H J, Kim Y J. Signal transducer and activator of transcription proteins: regulators of myeloid-derived suppressor cell-mediated immunosuppression in cancer[J]. Archives of pharmacal research, 2016, 39(11): 1597-1608.
43. Sreejit G, Abdel-Latif A, Athmanathan B, et al. Neutrophil-derived S100A8/A9 amplify granulopoiesis after myocardial infarction[J]. Circulation, 2020, 141(13): 1080-1094.
44. Zhao Y, Wu T, Shao S, et al. Phenotype, development, and biological function of myeloid-derived suppressor cells[J]. Oncoimmunology, 2016, 5(2): 1-12.
45. Draghiciu O, Lubbers J, Nijman H W, et al. Myeloid derived suppressor cells—an overview of combat strategies to increase immunotherapy efficacy[J]. Oncoimmunology, 2015, 4(1): 1-10.
46. Qi X, Jiang H, Liu P, et al. Increased myeloid-derived suppressor cells in patients with myelodysplastic syndromes suppress $CD8^+$ T lymphocyte function through the STAT3-ARG1 pathway[J]. Leukemia & Lymphoma, 2021, 62(1): 218-223.
47. Jayakumar A, Bothwell A L M. Stat6 promotes intestinal tumorigenesis in a mouse model of adenomatous polyposis by expansion of MDSCs and inhibition of cytotoxic CD8 response[J]. Neoplasia, 2017, 19(8): 595-605.
48. Sinha P, Parker K H, Horn L, et al. Tumor-induced myeloid-derived suppressor cell function is independent of IFN-γ and IL-4 R α[J]. European journal of immunology, 2012, 42(8): 2052-2059.

49. Sinha P, Clements V K, Ostrand-Rosenberg S. Interleukin-13-regulated M2 macrophages in combination with myeloid suppressor cells block immune surveillance against metastasis[J]. Cancer research, 2005, 65(24): 11743-11751.

50. Hong E H, Chang S Y, Lee B R, et al. Blockade of Myd88 signaling induces antitumor effects by skewing the immunosuppressive function of myeloid-derived suppressor cells[J]. International journal of cancer, 2013, 132(12): 2839-2848.

51. Valanparambil R M, Tam M, Gros P P, et al. IRF-8 regulates expansion of myeloid-derived suppressor cells and $Foxp3^+$ regulatory T cells and modulates Th2 immune responses to gastrointestinal nematode infection[J]. PLoS pathogens, 2017, 13(10): 1-22.

52. Mattei F, Schiavoni G, Sestili P, et al. IRF-8 controls melanoma progression by regulating the cross talk between cancer and immune cells within the tumor microenvironment[J]. Neoplasia, 2012, 14(12): 1223-1235.

53. Metzger P, Kirchleitner S V, Boehmer D F R, et al. Systemic but not MDSC-specific IRF4 deficiency promotes an immunosuppressed tumor microenvironment in a murine pancreatic cancer model[J]. Cancer Immunology, Immunotherapy, 2020, 69(10): 2101-2112.

54. Nam S, Kang K, Cha J S, et al. Interferon regulatory factor 4 (IRF4) controls myeloid-derived suppressor cell (MDSC) differentiation and function[J]. Journal of leukocyte biology, 2016, 100(6): 1273-1284.

55. Han W, Chen X, Wang X, et al. TLR4, TLR5 and IRF4 are diagnostic markers of knee osteoarthritis in the middle-aged and elderly patients and related to disease activity and inflammatory factors[J]. Experimental and Therapeutic Medicine, 2020, 20(2): 1291-1298.

56. Chen S, Zhang Y, Kuzel T M, et al. Regulating tumor myeloid-derived suppressor cells by microRNAs[J]. Cancer cell & microenvironment, 2015, 2(1): 125-131.

57. Shang W, Tang Z, Gao Y, et al. LncRNA RNCR3 promotes Chop expression by sponging miR-185-5p during MDSC differentiation[J]. Oncotarget, 2017, 8(67): 111754-111769.

58. Gao Y, Wang T, Li Y, et al. Lnc-chop promotes immunosuppressive function of myeloid-derived suppressor cells in tumor and inflammatory environments[J]. The Journal of Immunology, 2018, 200(8): 2603-2614.

59. Kumar V, Gabrilovich D I. Hypoxia-inducible factors in regulation of immune responses in tumour microenvironment[J]. Immunology, 2014, 143(4): 512-519.

60. Kumar V, Cheng P, Condamine T, et al. CD45 phosphatase inhibits STAT3 transcription factor activity in myeloid cells and promotes tumor-associated macrophage differentiation[J]. Immunity, 2016, 44(2): 303-315.

61. Deng Z, Rong Y, Teng Y, et al. Exosomes miR-126a released from MDSC induced by DOX treatment promotes lung metastasis[J]. Oncogene, 2017, 36(5): 639-651.

62. Wang Y, Tian J, Tang X, et al. Exosomes released by granulocytic myeloid-derived suppressor cells attenuate DSS-induced colitis in mice[J]. Oncotarget, 2016, 7(13): 15356-15368.

63. Tomic S, Joksimović B, Bekić M, et al. Prostaglanin-E2 potentiates the suppressive functions of human mononuclear myeloid-derived suppressor cells and increases their capacity to expand IL-10-producing regulatory T cell subsets[J]. Frontiers in immunology, 2019, 10: 475.

64. Zhang J, Han X, Shi H, et al. Lung resided monocytic myeloid-derived suppressor cells contribute to premetastatic niche formation by enhancing MMP-9 expression[J]. Molecular and cellular probes, 2020, 50: 1-9.

65. Shao L, Zhang B, Wang L, et al. MMP-9-cleaved osteopontin isoform mediates tumor immune escape by inducing expansion of myeloid-derived suppressor cells[J]. Biochemical and biophysical research communications, 2017, 493(4): 1478-1484.

66. Van der Jeught K, Joe P T, Bialkowski L, et al. Intratumoral administration of mRNA encoding a fusokine consisting of IFN-β and the ectodomain of the TGF-β receptor II potentiates antitumor immunity[J]. Oncotarget, 2014, 5(20): 10100-10113.
67. Solito S, Pinton L, Mandruzzato S. In Brief: myeloid-derived suppressor cells in cancer[J]. J Pathol, 2017, 242(1): 7-9.
68. Cui T X, Kryczek I, Zhao L, et al. Myeloid-derived suppressor cells enhance stemness of cancer cells by inducing microRNA101 and suppressing the corepressor CtBP2[J]. Immunity, 2013, 39(3): 611-621.
69. Limagne E, Euvrard R, Thibaudin M, et al. Accumulation of MDSC and Th17 cells in patients with metastatic colorectal cancer predicts the efficacy of a FOLFOX-Bevacizumab drug treatment regimen [J]. Cancer research, 2016, 76(18): 5241-5252.
70. Burkert S C, Shurin G V, White D L, et al. Targeting myeloid regulators by paclitaxel-loaded enzymatically degradable nanocups[J]. Nanoscale, 2018, 10(37): 17990-18000.
71. Ko H J, Kim Y J, Kim Y S, et al. A combination of chemoimmunotherapies can efficiently break self-tolerance and induce antitumor immunity in a tolerogenic murine tumor model[J]. Cancer research, 2007, 67(15): 7477-7486.
72. Forero A, Bendell J C, Kumar P, et al. First-in-human study of the antibody DR5 agonist DS-8273a in patients with advanced solid tumors[J]. Investigational New Drugs, 2017, 35(3): 298-306.
73. Umansky V, Blattner C, Gebhardt C, et al. CCR5 in recruitment and activation of myeloid-derived suppressor cells in melanoma[J]. Cancer Immunology, Immunotherapy, 2017, 66(8): 1015-1023.
74. Liang H, Deng L, Hou Y, et al. Host STING-dependent MDSC mobilization drives extrinsic radiation resistance[J]. Nature communications, 2017, 8(1): 1-10.
75. Chen L, Huang C F, Li Y C, et al. Blockage of the NLRP3 inflammasome by MCC950 improves anti-tumor immune responses in head and neck squamous cell carcinoma[J]. Cellular and Molecular Life Sciences, 2018, 75(11): 2045-2058.
76. Hatano K, Fujita K, Nonomura N. Application of anti-inflammatory agents in prostate cancer[J]. Journal of Clinical Medicine, 2020, 9(8): 2680.
77. Beury D W, Carter K A, Nelson C, et al. Myeloid-derived suppressor cell survival and function are regulated by the transcription factor Nrf2[J]. The Journal of Immunology, 2016, 196(8): 3470-3478.
78. Nagaraj S, Youn J I, Weber H, et al. Anti-inflammatory triterpenoid blocks immune suppressive function of MDSCs and improves immune response in cancer[J]. Clinical cancer research, 2010, 16(6): 1812-1823.
79. Lin S, Wang J, Wang L, et al. Phosphodiesterase-5 inhibition suppresses colonic inflammation-induced tumorigenesis via blocking the recruitment of MDSC[J]. American Journal of Cancer Research, 2017, 7(1): 41-52.
80. Reilley M J, McCoon P, Cook C, et al. STAT3 antisense oligonucleotide AZD9150 in a subset of patients with heavily pretreated lymphoma: results of a phase 1b trial[J]. Journal for immunotherapy of cancer, 2018, 6(1): 1-10.
81. Hong D, Kurzrock R, Kim Y, et al. AZD9150, a next-generation antisense oligonucleotide inhibitor of STAT3 with early evidence of clinical activity in lymphoma and lung cancer[J]. Science translational medicine, 2015, 7(314): 1-12.
82. Lee W C, Hsu P Y, Hsu H Y. Stem cell factor produced by tumor cells expands myeloid-derived suppressor cells in mice[J]. Scientific Reports, 2020, 10(1): 1-11.
83. Long A H, Highfill S L, Cui Y, et al. Reduction of MDSCs with all-trans retinoic acid improves CAR therapy efficacy for sarcomas[J]. Cancer immunology research, 2016, 4(10): 869-880.

84. Bauer R, Udonta F, Wroblewski M, et al. Blockade of myeloid-derived suppressor cell expansion with all-trans retinoic acid increases the efficacy of antiangiogenic therapy[J]. Cancer research, 2018, 78(12): 3220-3232.
85. Orillion A, Hashimoto A, Damayanti N, et al. Entinostat neutralizes myeloid-derived suppressor cells and enhances the antitumor effect of PD-1 inhibition in murine models of lung and renal cell carcinoma HDAC and PD-1 inhibition[J]. Clinical cancer research, 2017, 23(17): 5187-5201.
86. Zeng Y, Li B, Liang Y, et al. Dual blockade of CXCL12-CXCR4 and PD-1-PD-L1 pathways prolongs survival of ovarian tumor-bearing mice by prevention of immunosuppression in the tumor microenvironment[J]. The FASEB Journal, 2019, 33(5): 6596-6608.
87. Lee J W, Zhang Y, Eoh K J, et al. The combination of MEK inhibitor with immunomodulatory antibodies targeting programmed death 1 and programmed death ligand 1 results in prolonged survival in Kras/p53-driven lung cancer[J]. Journal of Thoracic Oncology, 2019, 14(6): 1046-1060.
88. Clavijo P E, Friedman J, Robbins Y, et al. Semaphorin4D inhibition improves response to immune-checkpoint blockade via attenuation of MDSC recruitment and function[J]. Cancer immunology research, 2019, 7(2): 282-291.
89. Clavijo P E, Moore E C, Chen J, et al. Resistance to CTLA-4 checkpoint inhibition reversed through selective elimination of granulocytic myeloid cells[J]. Oncotarget, 2017, 8(34): 55804-55820.
90. Zhang C, Ibrahim P N, Zhang J, et al. Design and pharmacology of a highly specific dual FMS and KIT kinase inhibitor[J]. Proceedings of the National Academy of Sciences, 2013, 110(14): 5689-5694.
91. Louvet C, Szot G L, Lang J, et al. Tyrosine kinase inhibitors reverse type 1 diabetes in nonobese diabetic mice[J]. Proceedings of the National Academy of Sciences, 2008, 105(48): 18895-18900.
92. Wei Q, Shen N, Yu H, et al. FXIIIa substrate peptide decorated BLZ945 nanoparticles for specifically remodeling tumor immunity[J]. Biomaterials Science, 2020, 8(20): 5666-5676.
93. Beckmann N, Giorgetti E, Neuhaus A, et al. Brain region-specific enhancement of remyelination and prevention of demyelination by the CSF1R kinase inhibitor BLZ945[J]. Acta neuropathologica communications, 2018, 6(1): 1-17.
94. Grauers Wiktorin H, Nilsson M S, Kiffin R, et al. Histamine targets myeloid-derived suppressor cells and improves the anti-tumor efficacy of PD-1/PD-L1 checkpoint blockade[J]. Cancer Immunology, Immunotherapy, 2019, 68(2): 163-174.
95. Zhou J, Liu M, Sun H, et al. Hepatoma-intrinsic CCRK inhibition diminishes myeloid-derived suppressor cell immunosuppression and enhances immune-checkpoint blockade efficacy[J]. Gut, 2018, 67(5): 931-944.

2.7 肿瘤微环境与 CAR-T 细胞

2.7.1 CAR-T 细胞治疗简介及 CAR 结构

CAR-T 是指嵌合抗原受体(chimeric antigen receptor, CAR)T 细胞[1-3]。CAR-T

疗法的关键之处在于通过基因修饰使T细胞表达特殊设计的CAR，然后在体外增殖之后，再输注到患者体内。通过CAR与靶细胞表面抗原的特异性结合，T细胞能够精准识别靶细胞，进而杀死靶细胞，达到治疗肿瘤的目的[4, 5]。当人体T细胞被激活后发挥免疫杀伤作用，一方面通过释放穿孔素、颗粒酶素B直接杀伤肿瘤细胞；另一方面通过释放细胞因子，募集内源性免疫细胞来杀伤肿瘤细胞。同时，还可形成免疫记忆T细胞，从而获得特异性的抗肿瘤长效机制。

CAR通常由一个胞外抗原结合域、一个铰链区、一个跨膜区、一个T细胞激活结构域(即CD3ζ，提供T细胞活化的第一信号)，以及一个或多个胞内共刺激结构域组成(CD28/4-1BB，提供T细胞活化的第二信号)。CAR的胞外抗原结合域源于抗体的抗原结合基序，可以连接VH和VL序列构建的单链可变区，具有特异性识别某种特定肿瘤相关抗原的作用。CAR识别肿瘤相关抗原，随后通过胞内信号传导结构域活化T细胞，刺激T细胞进行增殖，并发挥免疫效应，释放细胞因子，溶解肿瘤细胞。

CAR-T经历了四代结构，每一代结构在各个细节上均有所突破，使CAR-T往更为精准、更为高效、更为持久的方向发展。T细胞的完全激活一方面依赖于胞外抗原结合域与抗原的结合所传递的第一信号，另一方面也需要共刺激分子受体与其配体结合所传递的第二信号，而肿瘤细胞表面通常不表达这类共刺激配体。第一代胞内结构域仅包含信号转导结构域CD3ζ，因此CAR-T细胞活性差，体内存活时间短，产生的治疗反应有限[6]。第二代中引入了共刺激结构域CD28或4-1BB(也称为CD137)，使得CAR-T细胞能够持续增殖，增强抗肿瘤活性。第三代CAR-T细胞则包含两个共刺激结构域(CD28^{+} 4-1BB)，提高T细胞增殖能力与杀伤毒性；第四代CAR-T细胞则加入了细胞因子IL-12、IL-15或共刺激配体以进一步增强T细胞应答，或加入自杀基因以在需要时使CAR-T细胞自我毁灭，从而增强了CAR-T细胞的抗肿瘤作用[7, 8]。

CAR-T在治疗B细胞白血病、淋巴瘤等血液系统恶性肿瘤领域取得了成功[9]，且有两款商业化的产品上市[10, 11]。目前，越来越多的针对肺癌、乳腺癌、前列腺癌、胰腺癌、肝癌、胃癌、神经胶质瘤及黑色素瘤等实体瘤抗原的CAR-T细胞基础研究及临床试验相继开展，涉及的相关靶点有HER2、CEA、EGFR、GEFRVⅢ、GPC3、mesothelin、MG7、MUC1、PSCA、PSMA、T4和CAIX等[12-15]。然而，CAR-T细胞疗法在实体肿瘤中疗效欠佳。其可能的原因是实体瘤微环境中存在大量的免疫抑制细胞、免疫抑制信号和负调控细胞因子等与肿瘤细胞一起形成免疫抑制网络降低CART的抗瘤效果[16-18]。

2.7.2 肿瘤微环境对CAR-T治疗的影响

2.7.2.1 血管障碍

实体瘤内的血管由内皮细胞层、内皮基底层以及内皮细胞组成，血管生成是肿瘤生长和转移的重要标志[19]。血管生成受血管内皮生长因子(VEGF)、转化生长因子(TGF)、血小板衍生生长因子(PDGF)等多种生长因子调控。VEGF在内皮细胞中表达，血管内皮生长因子(VEGF)能直接刺激血管内皮细胞移动、增殖及分裂,并增加微血管通透性[20]。肿瘤组织血管的改变,使得静脉输注的 CAR-T 细胞很难有效地随血液循环流至肿瘤组织周围的血管及微循环中。因此,能够浸润到肿瘤实质的 CAR-T 细胞仅为注射细胞总数的 2%,远远低于 T 细胞能发挥免疫毒性的有效细胞数量[21]。

2.7.2.2 基质障碍

癌症相关基质细胞(cancer-related stromal cell, CASC)诱导的纤维结构,形成肿瘤环境中细胞外基质屏障[22],使 CAR-T 细胞无法浸润到肿瘤组织的深部。肿瘤细胞与其周围基质之间动态的相互作用促进实体瘤的形成、进展、转移及耐药的产生。此外,细胞外基质中含有大量的硫酸类肝素蛋白多糖[23],而 CAR-T 细胞完全缺少分解此类多糖所需的肝素酶。因此,为了更好地实现 CAR-T 细胞在治疗肿瘤过程中的作用,未来需要增加其降解富含基质的 ECM 的能力。

2.7.3 CAR-T 治疗的现状、困境及对策

CAR-T 细胞治疗技术,除了靶向性强之外,还实现了 T 细胞在体内的增殖以及长时期存活,并能形成中枢记忆 T 细胞的功能。嵌合抗原受体中包含的肿瘤相关抗原单链抗体、细胞激活信号以及共刺激信号,为 T 细胞精准有效的杀伤作用提供了强有力的支持。目前对某些类型肿瘤的完全缓解率(complete response, CR)可超过 60%,部分类型的肿瘤 CR 甚至超过 90%。截至 2019 年 7 月,CAR-T 在中国进行的临床试验多达 318 项,主要靶点包括 CD19(治疗淋巴瘤、白血病),BCMA(治疗多发骨髓瘤)等,治疗领域全部为肿瘤治疗,且绝大多数为血液肿瘤。

2.7.3.1 CAR-T 实体瘤治疗的困境

CAR-T 在血液肿瘤领域一路高歌猛进,而在占比超 90%以上的实体瘤领域,CAR-T 疗法则进展缓慢,困难重重。目前针对实体瘤来说,以间皮素为靶点的 CAR-T 临床试验数量最多。2021 年中国临床肿瘤学会(Chinese Society of Clinical obcology, CSCO)会议上,来自上海第十人民医院的许青教授团队报告了自分泌 PD-1 纳米抗体的 MSLN-CAR-T 细胞(aPD-1-mesoCAR-T)治疗恶性间皮瘤的Ⅰ期临床安全性和疗效观察结果。aPD-1-mesoCAR-T 细胞疗法,既结合了免疫检查点抑制剂,又结合了 CAR-T 细胞,能够发挥双重抗肿瘤免疫机制协同作用。未来很可能在大家公认疗效比较差的恶性胸膜间质瘤或者对免疫治疗不敏感的难治型恶性肿瘤中实现突破。同时,基于间皮素这样一个新靶点,希望 PD-1 联合 CAR-T 抗体能够在包括晚期卵巢癌在内的难治性恶性肿瘤治疗中取得突破。

此外,CAR-T 细胞在机体内不能持续存活和增殖以及进入肿瘤部位的低效等问题,也是实体瘤治疗效果不佳的重要原因。肿瘤微环境(TME)中低 pH、低氧、高渗透和同时存

在的多种免疫抑制机制，极不利于T细胞的存活和发挥免疫效力。如TME中存在免疫抑制细胞，如调节性T细胞(Treg)、骨髓源异质性细胞(MDSC)和M2型巨噬细胞。这些免疫抑制细胞在实体瘤内会释放转化生长因子β(TGFβ)和白细胞介素-10(IL-10)等细胞因子，降低回输后CAR-T的抗肿瘤效果。

2.7.3.2 CAR-T实体瘤治疗的解决策略

(1) 应用新型基因敲除技术

目前CRISPR-Cas9介导的基因组编辑技术相对于其他技术而言，更具有灵活性，使用的途径也更加广泛。如CRISPR-Cas9可用于干扰PD-L1/PD-1信号轴，破坏CAR-T细胞中的PD-1，导致抗CAR-T19细胞在体外和小鼠皮下异种移植瘤模型中具有更好的肿瘤控制作用，提高了CAR-T细胞活性[24]。目前，通过利用PD-L1/PD-1信号通路抑制CAR-T细胞功能或信号转导机制也正在改进。此项技术在未来也可能为CAR-T治疗打开一扇新的大门。

(2) 中和肿瘤微环境中的免疫抑制介质

TME中免疫抑制细胞因子、免疫抑制细胞的存在和免疫激活因子的缺乏，是抑制CAR-T在实体瘤中发挥效力的关键因素之一。因此，改造CAR的结构，使其产生能够重塑TME的分子，增强对实体瘤的抗肿瘤作用，是目前CAR-T治疗研究的主要方向之一。如研究人员通过修饰CAR-T细胞，使其过度表达促进炎症的细胞因子(如IL-12、IL-15和IL-18)，这样的CAR-T细胞被称为“装甲”CAR-T细胞(armoured CAR-T cell)，可以调节局部微环境。研究证实，在卵巢癌中，IL-12可以提高T细胞的增殖和存活能力，抵抗凋亡和PD-1诱导的功能抑制。此外，通过研究分泌IL-18的CAR-T细胞，研究人员惊喜地发现这些细胞的增殖和浸润能力大大提高，并能募集内源性免疫细胞以调节TME。另一方面，Rafiq等[25]构建了能够分泌PD-1阻断单链可变片段(scFv)的CAR-T细胞，实现了CAR-T细胞和检查点抑制剂联合治疗所达到的效果。这种方法使得CAR-T细胞免受PD-1抑制，从而可以避免与系统检查点抑制相关的毒性。另外，病毒疫苗或溶瘤病毒可通过其TCR增强，来增加CAR转导的病毒特异性T细胞(virus-specific T cell, VST)的活性。Hu等构建了两种分泌IL-18的CAR，体外实验均证实IL-18可以增强靶向CD19和靶向MSLN的CAR-T细胞增殖，增强了靶向CD19的CAR-T细胞小鼠体内抗肿瘤活性[26]。

(3) 运用特异性

实体瘤中常见的TAA靶点包括CEA、HER2、GPC3、EpCAM等，TSA靶点较少，严重限制了CAR-T在实体瘤中的应用。我们可以除了继续寻找和开发针对TSA靶点的CAR-T疗法外，还可以对CAR-T细胞进行改造，提高CAR-T细胞对肿瘤抗原的识别能力[27]。

(4) 优化T细胞提升其抗实体瘤的能力

为了进一步增强CAR-T细胞抗实体瘤的能力，研究人员一方面可以通过改变膜受体表达如 IL-12、CD40L、CX-CR2、PD-1 和 CD28 嵌合受体等，可以增强 T 细胞的肿瘤杀伤能力以及在 TME 中的抵抗力[28]。另一方面，也可以通过改变 CAR 的结构，如抑制性 CAR 分子、双靶位激活 CAR 分子[29]以及提升 scFv 亲和力来改变 CAR-T 细胞的特异性[30]，从而优化 T 细胞的抗肿瘤活性和安全性。目前通过优化 T 细胞的创新技术十分丰富且足够新颖，但实际临床效果仍有待进一步观察。趋化因子是影响 T 细胞浸润的重要分子，近年来针对趋化因子的研究给 CAR-T 攻克实体瘤带来了新希望。2021 年 9 月 22 日，广州百暨基因研发团队首次将趋化因子受体 CXCR5 修饰到靶向 EGFR 的 CAR-T 细胞表面，用于治疗非小细胞肺癌（NSCLC）。体内 CAR-T 示踪实验结果显示，经过 CXCR5 修饰的 CAR-T 细胞可以定向迁移和渗透至肿瘤病灶处，并显著清除了肿瘤，同时极大减轻了潜在的肿瘤外毒性。

2.7.4 总结

尽管 CAR-T 治疗血液系统恶性肿瘤后的缓解率很高，但患者往往会出现疾病复发的现象，达到持续缓解仍是不小的挑战。CAR-T 对抗肿瘤的疗效受到 T 细胞在体内的激活和扩增、杀伤效果和持久性等多种因素的影响，也与肿瘤类型和患者个体差异息息相关。面对高度复杂的实体瘤，想要通过单一的 CAR-T 疗法来平衡这些因素显得举步维艰。

除了强化 CAR-T 本身对肿瘤细胞的杀伤作用，我们还应努力探索应对 CAR-T 扩增和持久性等难题的策略。CAR-T 联合传统的放化疗、免疫检查点抑制剂、疫苗和溶瘤病毒等手段显示出广阔的应用前景，未来有望通过直接增强 T 细胞功能，招募内源性免疫细胞和重塑 TME 等途径达到真正治疗实体瘤的优异效果。

尽管目前 CAR-T 细胞疗法在实体瘤治疗领域普及上困难重重，但 CAR-T 细胞疗法正在快速成为许多不同类型肿瘤的有效治疗方式，给患者带来希望。

（张和平）

参考文献

1. June C H, O'Connor R S, Kawalekar O U, et al. CAR T cell immunotherapy for human cancer[J]. Science, 2018, 359(6382): 1361-1365.
2. Depil S, Duchateau P, Grupp S A, et al. 'Off-the-shelf' allogeneic CAR T cells: development and challenges[J]. Nature reviews Drug discovery, 2020, 19(3): 185-199.
3. Malard F, Mohty M. Acute lymphoblastic leukaemia[J]. The Lancet, 2020, 395(10230): 1146-1162.
4. Larson R C, Maus M V. Recent advances and discoveries in the mechanisms and functions of CAR T

cells[J]. Nature Reviews Cancer, 2021, 21(3): 145-161.
5. Amor C, Feucht J, Leibold J, et al. Senolytic CAR T cells reverse senescence-associated pathologies [J]. Nature, 2020, 583(7814): 127-132.
6. Sadelain M, Brentjens R, Rivière I. The basic principles of chimeric antigen receptor design making better chimeric antigen receptors[J]. Cancer discovery, 2013, 3(4): 388-398.
7. Yeku O O, Brentjens R J. Armored CAR T-cells: utilizing cytokines and pro-inflammatory ligands to enhance CAR T-cell anti-tumour efficacy[J]. Biochemical Society Transactions, 2016, 44(2): 412-418.
8. Suarez E R, Chang D K, Sun J, et al. Chimeric antigen receptor T cells secreting anti-PD-L1 antibodies more effectively regress renal cell carcinoma in a humanized mouse model[J]. Oncotarget, 2016, 7(23): 34341-34355.
9. Rotolo A, Karadimitris A, Ruella M. Building upon the success of CART19: chimeric antigen receptor T cells for hematologic malignancies[J]. Leukemia & lymphoma, 2018, 59(9): 2040-2055.
10. Kochenderfer J N, Dudley M E, Kassim S H, et al. Chemotherapy-refractory diffuse large B-cell lymphoma and indolent B-cell malignancies can be effectively treated with autologous T cells expressing an anti-CD19 chimeric antigen receptor[J]. Journal of clinical oncology, 2015, 33(6): 540-549.
11. Yu T T L, Gupta P, Ronfard V, et al. Recent progress in European advanced therapy medicinal products and beyond[J]. Frontiers in bioengineering and biotechnology, 2018, 6: 130.
12. Yong C S M, Dardalhon V, Devaud C, et al. CAR T-cell therapy of solid tumors[J]. Immunology and cell biology, 2017, 95(4): 356-363.
13. Brown C E, Alizadeh D, Starr R, et al. Regression of glioblastoma after chimeric antigen receptor T-cell therapy[J]. New England Journal of Medicine, 2016, 375(26): 2561-2569.
14. Posey A D, Schwab R D, Boesteanu A C, et al. Engineered CAR T cells targeting the cancer-associated Tn-glycoform of the membrane mucin MUC1 control adenocarcinoma[J]. Immunity, 2016, 44(6): 1444-1454.
15. Jiang Z W, Jiang X F, Chen S M, et al. Anti-GPC3-CAR T cells suppress the growth of tumor cells in patient-derived xenografts of hepatocellular carcinoma[J]. Frontiers in immunology, 2017: 690.
16. Mohammed S, Sukumaran S, Bajgain P, et al. Improving chimeric antigen receptor-modified T cell function by reversing the immunosuppressive tumor microenvironment of pancreatic cancer[J]. Molecular therapy, 2017, 25(1): 249-258.
17. Tumeh P C, Harview C L, Yearley J H, et al. PD-1 blockade induces responses by inhibiting adaptive immune resistance[J]. Nature, 2014, 515(7528): 568-571.
18. Caruana I, Savoldo B, Hoyos V, et al. Heparanase promotes tumor infiltration and antitumor activity of CAR-redirected T lymphocytes[J]. Nature medicine, 2015, 21(5): 524-529.
19. Hyun Y M, Sumagin R, Sarangi P P, et al. Uropod elongation is a common final step in leukocyte extravasation through inflamed vessels[J]. Journal of Experimental Medicine, 2012, 209(7): 1349-1362.
20. De Palma M, Biziato D, Petrova T V. Microenvironmental regulation of tumour angiogenesis[J]. Nature Reviews Cancer, 2017, 17(8): 457-474.
21. 刘宝瑞. 实体肿瘤免疫治疗的关键问题与对策[J]. 中国肿瘤生物治疗杂志, 2017, 24(6):575-579.
22. Costa A, Kieffer Y, Scholer-Dahirel A, et al. Fibroblast heterogeneity and immunosuppressive environment in human breast cancer[J]. Cancer cell, 2018, 33(3): 463-479.
23. Theocharis A D, Skandalis S S, Gialeli C, et al. Extracellular matrix structure[J]. Advanced drug delivery reviews, 2016, 97: 4-27.
24. Morgan M A, Schambach A. Chimeric antigen receptor T cells: extending translation from liquid to

solid tumors[J]. Human Gene Therapy, 2018, 29(10): 1083-1097.

25. Rafiq S, Yeku O O, Jackson H J, et al. Targeted delivery of a PD-1-blocking scFv by CAR-T cells enhances anti-tumor efficacy in vivo[J]. Nature biotechnology, 2018, 36(9): 847-856.
26. Hu B, Ren J, Luo Y, et al. Augmentation of antitumor immunity by human and mouse CAR T cells secreting IL-18[J]. Cell reports, 2017, 20(13): 3025-3033.
27. Zhang R Y, Zhang Z, Liu Z K, et al. Adoptive cell transfer therapy for hepatocellular carcinoma [J]. Frontiers of Medicine, 2019, 13(1): 3-11.
28. Curran K J, Seinstra B A, Nikhamin Y, et al. Enhancing antitumor efficacy of chimeric antigen receptor T cells through constitutive CD40L expression[J]. Molecular Therapy, 2015, 23(4): 769-778.
29. Prosser M E, Brown C E, Shami A F, et al. Tumor PD-L1 co-stimulates primary human $CD8^+$ cytotoxic T cells modified to express a PD1: CD28 chimeric receptor[J]. Molecular immunology, 2012, 51(3-4): 263-272.
30. Liu X J, Jiang S G, Fang C Y, et al. Affinity-tuned ErbB2 or EGFR chimeric antigen receptor T cells exhibit an increased therapeutic index against tumors in mice[J]. Cancer research, 2015, 75(17): 3596-3607.

3

肿瘤微环境代谢调控

3.1 肿瘤微环境与氨基酸

肿瘤微环境是一个复杂的、动态变化的环境，对它的研究不单着眼于通过肿瘤细胞的遗传学，还通过肿瘤细胞生存、生长、增殖和转移所需要的周围环境来研究癌症的行为[1, 2]。肿瘤微环境是一个动态网络，包括肿瘤细胞、基质组织（免疫细胞、成纤维细胞、成肌纤维细胞、细胞因子和血管组织），以及周围的细胞外基质[1, 3]。

直到 20 世纪 80 年代，癌症研究一直以肿瘤细胞为中心，通过了解原癌基因和抑癌基因的突变研究肿瘤的发生与发展。20 世纪 90 年代，随着参与信号转导的分子和功能的鉴定以及部分信号通路的阐明，研究肿瘤微环境的重要性开始被越来越多的癌症研究人员所认识[4, 5]。

研究发现，肿瘤微环境能够参与塑造肿瘤细胞特有的代谢表型。1927 年，沃伯格（Warburg）观察到一种肿瘤细胞的代谢失调现象，即肿瘤细胞相比正常组织细胞消耗更多的葡萄糖并产生更多乳酸[6]。并于 1956 年提出：肿瘤细胞即使在有足够的氧气支持线粒体氧化磷酸化的情况下，也更倾向于通过糖酵解作用将葡萄糖“发酵”成乳酸盐[7]。Warburg 效应（有氧糖酵解）被认为是许多类型的肿瘤细胞中代谢失调的标志，即使线粒体氧化磷酸化作用可以为细胞产生更多的能量，但肿瘤细胞仍利用有氧糖酵解使得糖酵解的中间产物能最大限度地转移至生物合成途径，以提供细胞生长和分裂所必需的核苷酸、脂质和氨基酸等[8]。

肿瘤细胞为维持其合成代谢需求和能量产生率，对营养的需求异常增加。因此，细胞外营养决定了肿瘤细胞的增殖速率。与正常细胞不同，癌细胞具有更高的代谢可塑性，这使得它们能够以重塑肿瘤微环境的方式更好地适应不断变化的营养状况[9, 10]。此外，肿瘤微环境中的细胞也可以影响肿瘤细胞的代谢水平。例如，肿瘤基质中的成纤维细胞可转换为有氧糖酵解（“反向 Warburg 效应”）以生成乳酸和酮，当这些代谢产物被肿瘤细胞内化时，它们会促进线粒体的氧化代谢，从而促进有效的能量产生[11]。

20 世纪中叶，哈里·伊格尔（Harry Eagle）指出，在谷氨酰胺缺失的条件下多种癌细胞生存能力减弱，说明除了糖代谢，在肿瘤发生发展过程中，氨基酸代谢也具有不可替代的作用[12, 13]。事实上，氨基酸的摄取与代谢异常是肿瘤细胞代谢的一大特征[9]，为肿瘤的生长及发展创造了有利条件。因此氨基酸代谢在肿瘤微环境研究中占据重要地位，对氨基酸代谢在肿瘤临床治疗上的应用具有指导意义。

3.1.1 氨基酸转运体在肿瘤微环境中的作用

氨基酸主要在细胞内行使功能，由于氨基酸不易在脂质膜上扩散，需要跨膜的转运蛋白形成“孔”的结构来帮助它们跨细胞膜屏障转运。氨基酸转运载体（amino acid transporter，AAT）是一类膜结合的转运蛋白，介导氨基酸跨膜转运进出细胞或细胞器，同时也可充当营养物质感受器，作用于相关信号通路，调控细胞内能量代谢以及合成、分解代谢。氨基酸的转运过程主要包括：氨基酸结合到转运蛋白上特定的暴露位点上导致蛋白质的构象变化；随后氨基酸通过其中心孔暴露于膜的另一侧；最后释放氨基酸后转运蛋白回复至初始构象[14]。

AAT 主要由 *SLC* 基因超家族编码，SLC 超家族约占人类基因组编码所有膜蛋白的 20%，是最大的膜转运蛋白超家族，AAT 主要由 8 个 *SLC* 家族基因编码，分别是 *SLC1*、*SLC3*、*SLC6*、*SLC7*、*SLC16*、*SLC36*、*SLC38* 和 *SLC43*。SLC3 家族主要形成单一的具有跨膜结构域的糖蛋白，作为 SLC7 家族转运蛋白的调节亚基，共同参与氨基酸的跨膜转运[15]。AAT 在结构上一般会形成 10～12 个跨膜结构域，形成具有孔状结构的膜蛋白。关于 AAT 的转运机制，目前主要有两种理论：一种是反向协同作用转运氨基酸，即 AAT 在转运某种氨基酸进入细胞的同时，等比例将细胞内另一种氨基酸转运出细胞，实现细胞膜两侧的氨基酸的净转运量为零[16]。另一种是通过与 Na^+、K^+、H^+ 和 OH^- 等离子的偶联作用转运氨基酸[17]。以 LAT1 为例，作为目前研究最广泛的 AAT 之一，LAT1 是由 SLC7A5 编码的 LAT1 蛋白和 SLCA32 编码的 CD98 蛋白组成的复合体，主要参与中性 EAA 的转运，在转运氨基酸进入细胞时需要偶联膜表面的钠钾泵，转运出一个 Na^+，从而维持细胞质中低 Na^+ 的环境[18]。

AAT 在功能上通常表现出较广的底物特异性，即一个 AAT 能转运多种氨基酸，但同时也表现出立体专一性，即 AAT 对 L 型氨基酸的转运能力更强。同时，不同 AAT 对不同类型的氨基酸具有不同的亲和力，确保氨基酸的有效转运，除了亲和力的差异，AAT 的表达还具有组织特异性，满足不同组织细胞对于氨基酸的需求[19]。以小肠为例，作为体内营养物质最主要的消化吸收场所，肠上皮细胞表达多种 AAT 以协助寡肽和氨基酸进入体内，靠近肠腔面的细胞膜上主要通过偶联 Na^+ 或 H^+ 离子泵的 AAT 将氨基酸和寡肽转运至细胞内，寡肽在细胞内被水解为氨基酸，位于基底部位的细胞膜上主要通过反向转运氨基酸的 AAT 运出氨基酸入血[20]。此外，一些细胞器膜上也存在 AAT，如溶酶体和线粒体，介导氨基酸进出细胞器，溶酶体膜上存在多种 AAT，如 SLC38A9，介导溶酶体内部精氨酸和亮氨酸的运出[21]。

（1）SLC7A11

SLC7A11 为溶质载体家族 SLC7 成员之一，是一种多通道跨膜蛋白，介导 XC-系统中的胱氨酸/谷氨酸逆转运蛋白活性。SLC7A11 可以通过介导胱氨酸摄取与谷氨酸释放促进谷胱甘肽（glutathione，GSH）的合成，GSH 作为细胞内的还原力维持了细胞的氧化还原平衡，阻止由脂质过氧化而引起的细胞铁死亡[22, 23]。近来研究表明铁死亡可作为关键的肿瘤抑制机制，常见的癌症疗法如免疫疗法和放射疗法都可部分地通过调节 SLC7A11 的表达影响铁死亡来治疗肿瘤。SLC7A11 的表达受到转录水平与翻译后修饰的影响。转录因子 ATF4 结合启动子中的氨基酸反应元件（amino acid response element），并促进

SLC7A11 等氨基酸代谢和应激反应基因转录，使细胞能够应对氨基酸限制条件[24]。氧化应激可抑制 KEAP1 导致的 NRF2 降解从而稳定 NRF2 蛋白，而累积的突变型 P53 亦可通过结合 NRF2 抑制 SLC7A11 的表达，导致胱氨酸摄入不足，GSH 生成减少，因此，P53 突变的肿瘤细胞更易发生氧化还原损害[25, 26]。临床样本研究发现 SLC7A11 在多种恶性肿瘤中呈现高表达，并与肝癌、乳腺癌等恶性肿瘤的生长、转移与治疗息息相关。因此，使用抑制剂直接阻断 SLC7A11 活性，或通过抑制葡萄糖摄取与谷氨酰胺酶活性，靶向 SLC7A11 高表达的肿瘤细胞，进行肿瘤治疗已成为潜在治疗策略[27]。

(2) SLC38A9

细胞的生长增殖过程中往往伴随着氨基酸代谢水平的改变。SLC38A9 为溶质载体家族 SLC38 成员之一，包含 11 个跨膜螺旋和 120 个残基的胞质氨基末端区域，存在高度的糖基化修饰。SLC38A9 位于溶酶体膜上，可感应溶酶体内部氨基酸的水平变化，与精氨酸结合之后激活，作为 Ragulator-RAG GTPases 复合物的组成部分发挥溶酶体膜驻留蛋白的作用，并进一步高效地介导亮氨酸、酪氨酸和苯丙氨酸的转运。SLC38A9 功能的获得使细胞具有抵抗氨基酸饥饿的能力，而 SLC38A9 表达的丧失会破坏氨基酸诱导的 mTORC1 信号通路的激活[21, 28, 29]。

3.1.2 肿瘤细胞的氨基酸代谢重编程

氨基酸代谢网络中每一个节点的异常变化都可能导致细胞功能的严重失调。由于肿瘤细胞的快速增殖和发展，导致其对氨基酸的需求增加。氨基酸代谢失调因肿瘤而异，并且会随着来源组织、癌症亚型、微环境和致癌基因突变而显著变化。然而，肿瘤细胞的氨基酸代谢也存在许多共同的特征：①氮需求增加以提供生物合成反应；②氨基酸消耗增加和相应转运蛋白的上调；③对特定非必需氨基酸的需求上调，导致对外源的依赖；④改变催化氨基酸合成和/或分解代谢的酶的水平[13]。因此，对氨基酸代谢的了解，有助于推进靶向代谢的肿瘤治疗。

细胞内的氨基酸除了直接参与蛋白质的合成，也可以作为能量来源，为细胞提供 ATP；同时，氨基酸的代谢过程可以产生许多重要的中间代谢物，参与核苷酸、脂类的合成，并且是许多激素、神经递质以及一些特殊代谢物的前体。这些代谢物在各种代谢酶的作用下形成复杂的代谢网络，从而调控整个细胞的代谢过程。

以甲硫氨酸为例，其作为一种含硫的必需氨基酸，是一碳代谢网络的关键组成部分，参与包括多胺和核苷酸(嘌呤和嘧啶)的合成以及谷胱甘肽的产生，在细胞内的多种生理过程中发挥着至关重要的作用。甲硫氨酸经由代谢产生的代谢小分子甲基供体 S-腺苷甲硫氨酸(S-adenosyl methionine, SAM)的是细胞内甲基化反应中底物的唯一来源，而细胞内的甲基化调控了诸多细胞进程，例如调节基因表达(通过 DNA、RNA 和组蛋白的甲基化)，调节信号传导中的关键蛋白活性等。由于细胞内 SAM 的浓度会影响甲基化过程中的甲基转移酶的米氏常数(Km)值，因此 SAM 的浓度会直接影响甲基化过程，从而成为一碳营养状态与细胞生理过程之间的重要代谢纽带。此外，SAMTOR(S-adenosyl methionine sensor for mTORC1)为细胞质中 SAM 的特异性传感器，通过感应细胞内 SAM 水平的变化，调控 mTORC1 信号通路的活性，进一步说明了氨基酸的代谢产物在细胞进程中的重要作用。

3.1.2.1 谷氨酰胺的分解代谢

与其他氨基酸相比，谷氨酰胺长期以来一直被认为在增殖肿瘤细胞代谢中起着独特的作用。它是血浆中最丰富的氨基酸，也是继葡萄糖后消耗最迅速的营养素[30]。多数肿瘤消耗和利用谷氨酰胺的速率比其他氨基酸要高得多[31, 32]。谷氨酰胺代谢通过支持 ATP 的产生以及蛋白质、脂质的生物合成，有助于肿瘤细胞持续生长和增殖。谷氨酰胺还参与调节氧化还原稳态，并且可以影响信号转导途径的活性[33, 34]。

谷氨酰胺的代谢命运大致可分为：使用谷氨酰胺的 γ-氮的反应(核苷酸、己糖胺的合成)和使用谷氨酸的 α-氮或碳骨架的反应[34]。

3.1.2.2 BCAA 代谢

支链氨基酸(branched-chain amino acid, BCAA)是一类代谢与特定的癌症表型有关的氨基酸，包括亮氨酸、异亮氨酸和缬氨酸。支链氨基酸的代谢重编程不仅会影响细胞固有的癌症特性，还可以反映与某些癌症相关的代谢的系统性变化。因此，BCAA 代谢既可以影响多种癌症表型，又可以作为疾病病理的标志[35]。研究发现，并非所有癌症都对 BCAA 代谢物具有相同的需求，BCAT1(一种支链氨基酸的胞质氨基转移酶)紊乱在不同肿瘤中造成的后果是多样的，并且 BCAT1 的功能在不同类型的癌症中似乎有所不同[36]。

首先，BCAA 的分解可以为合成其他分子提供碳骨架，因此 BCAA 氧化可以促进三羧酸(tricarboxylic acid, TCA)循环代谢和氧化磷酸化，从而为细胞提供能量。第二，它们可以提供氮用于从头合成核苷酸和氨基酸。第三，BCAA 代谢可以改变与代谢有关的辅酶因子的水平从而影响表观遗传。最后，支链氨基酸可以直接充当合成蛋白的原氨基酸或作为信号传导的小分子物质来感知细胞的营养状况从而影响蛋白质的合成[36]。

在由 BCAT1 催化的可逆反应中，BCAA 的氨基被转移至 α-酮戊二酸以产生谷氨酸盐和支链 α-酮酸(branched-chain α-keto acid, BCKA)。BCKA 可以转化回 BCAA 或通过一系列其他酶促反应氧化并最终进入 TCA 循环[37]。另外，BCAA 可以通过调节胰岛素的分泌和周围组织对胰岛素的敏感性来影响全身性的葡萄糖代谢，从而帮助协调生物体内整个组织的氨基酸和碳水化合物代谢[38, 39]。BCAA 的分解可能是乙酰辅酶 A 的来源，乙酰辅酶 A 是组蛋白乙酰化的乙酰基来源，因此乙酰辅酶 A 水平可能会影响细胞的表观遗传环境[40]。另外，BCAT1 催化氮从 BCAA 转移到 α-KG 生成谷氨酶进而消耗 α-KG。由于 α-KG 是多种组蛋白和 DNA 是甲基酶活化的重要辅助因子，因此，低 α-KG 水平会导致超甲基化表型，从而影响基因转录和阻止癌细胞分化[41, 42]。

最近的一些研究发现，BCAT1 的过表达与肿瘤的生长有关[43]，稳定同位素示踪实验与基于磁共振的代谢组学分析相结合，证明 BCAT1 能够促进在细胞内产生 BCAA[42]。这些研究表明了针对 BCAT1 进行靶向癌症治疗的前景。

3.1.2.3 一碳代谢

一碳代谢(folate-mediated one-carbon metabolism, FOCM)包括通过叶酸相互联系的丝氨酸和甲硫氨酸代谢途径网络,负责丝氨酸和甘氨酸的相互转化,从头合成嘌呤、胸苷酸(dTMP)和高半胱氨酸再甲基化成半胱氨酸[44]。

丝氨酸是一种非必需氨基酸,肿瘤细胞外的丝氨酸支持多种肿瘤细胞的存活和增殖,一组在60种癌细胞系中进行的代谢产物分析数据表明,癌细胞大量消耗细胞外的丝氨酸,消耗量仅次于谷氨酰胺[45]。丝氨酸可以从饮食中获得,也可以通过丝氨酸合成途径(serine synthesis pathway, SSP)从头合成[46]。

SLC1A4 是在乳腺癌和肺癌细胞系中上调的丝氨酸转运体[47, 48]。有研究表明,丝氨酸饥饿期间 P53 的激活抑制核苷酸合成,使一些结直肠癌细胞能够利用有限的丝氨酸从而促进细胞存活[49]。细胞还可以通过溶酶体将蛋白质分解代谢(如巨胞饮作用和自噬作用)从而获得丝氨酸。

丝氨酸在分解代谢中产生甘氨酸的同时向叶酸循环提供一碳单位。叶酸循环对于从头合成腺苷、鸟苷和胸苷酸至关重要,并且可以促进线粒体 NADH、NADPH 和 ATP 再生。另外,甘氨酸也可以为叶酸循环提供一碳单元,并充当嘌呤和谷胱甘肽合成的前体。叶酸循环与甲硫氨酸循环通过甲基化的四氢叶酸(叶酸的中间体)耦合,甲硫氨酸循环产生用于细胞生物合成和翻译后修饰所需的甲基,还提供了合成谷胱甘肽的前体,例如半胱氨酸和三磷酸脱氧胸苷等[46]。

一碳代谢整合了氨基酸、葡萄糖和维生素,支持肿瘤细胞的多种生理过程,例如嘌呤和腺苷的生物合成,氨基酸稳态和氧化还原状态的维持以及对表观遗传现象的调节。遗传和功能证据表明,一碳代谢途径的过度活化是肿瘤发生的驱动力,与细胞表观遗传状态如 DNA 甲基化、组蛋白修饰、小型非编码 RNA 等息息相关[50]。这些发现可能为精准转化医学提供机会,相比现有的抗叶酸化疗,直接靶向参与一碳代谢的酶将提供更高的功效,除了靶向代谢酶的催化位点外,还可以设计靶向天然内源代谢产物的变构结合位点的小分子[46]。

3.1.3 氨基酸非代谢途径在肿瘤微环境中的作用

3.1.3.1 氨基酸感应介导的信号通路在肿瘤微环境中的作用

细胞进行正常生理活动时需要多种代谢物质参与,其中氨基酸不仅能作为蛋白质合成的原料,也可作为信号分子参与到细胞内的多条信号通路中,而 mTORC1 信号通路是其中最为重要的。目前的研究表明,精氨酸、亮氨酸、谷氨酰胺以及甲硫氨酸等能激活 mTORC1 信号通路,而其主要分为两种形式,一种是特定氨基酸直接结合其感应蛋白,通过不同机制调控下游 mTORC1 信号的激活,例如精氨酸、亮氨酸;另一种则是通过感应特定的氨基酸代谢产物来对 mTORC1 信号进行激活,例如甲硫氨酸、谷氨酰胺。

亮氨酸和精氨酸可以通过其特定的感应器来激活 mTORC1 信号。有研究表明，细胞内作为精氨酸特异性感应器的 CASTOR，可直接感应精氨酸水平并通过形成 CASTOR1/2 来促进 GATOR2 的活性，从而抑制 GATOR1 的活性，激活 RagA/B [52, 53]。此外，细胞内的亮氨酸感应器 Sestrin2 可通过感应亮氨酸水平来促进 GATOR2 的活性，抑制 GATOR1 的活性，并促进 mTORC1 定位在溶酶体上[54, 55]。细胞内除了 Sestrin2 之外，还存在另一亮氨酸感应器 LRS，其通过促进 RagC/D 的活性来调控 mTORC1 在溶酶体上的定位[56]。

甲硫氨酸主要通过其代谢产物 S-腺苷甲硫氨酸(S-adenosyl methionine, SAM)参与到 mTORC1 信号的激活，其感应器 SAMTOR 可通过与 GATOR1 的相互作用来抑制 mTORC1 信号通路。对细胞进行甲硫氨酸的饥饿处理会使细胞内 SAM 水平降低，促进 SAMTOR 与 GATOR1 的结合，从而抑制 mTORC1 信号传导[57]。

谷氨酰胺作为细胞内的多重信号分子，其激活 RagGTPase 主要存在两条途径：一方面谷氨酰胺能够生成代谢产物 α-酮戊二酸，后者会激活 RagB 进而促进 mTORC1 的活化，在此过程中亮氨酸还可直接结合 GDH 并以变构激活方式上调 GDH 的活性，促进 α-KG 的产生[58]；另一方面谷氨酰胺本身可作为一种信号分子来激活一种小 G 蛋白——ADP-核糖基化因子 1(ADP-ribosylation factor 1, ARF1)，ARF1 能够直接将 mTORC1 以一种不依赖 α-KG 以及 RagGTPase 的方式招募到溶酶体上，进而直接激活 mTORC1，但其具体的感应机制尚未研究清楚[59]。

除了上述的这几种氨基酸感应方式之外，研究还发现 FLCN、P62、TRAF6 和 SH3BP4 等蛋白可与氨基酸作用来调控 RagGTPase，影响 mTORC1 在溶酶体上的定位[60]。

另外，研究还发现 mTORC1 信号通路也能受到溶酶体内氨基酸的调控，而这一过程主要由溶酶体定位蛋白 SLC38A9 介导。在该研究中，SLC38A9 不仅能对溶酶体内的精氨酸水平进行感应，还能作为转运蛋白将溶酶体内的亮氨酸输出到细胞质中，二者共同促进了 mTORC1 的活化[29, 61, 62]。

丝氨酸的生物合成是细胞生长和增殖所必须的合成生物途径。除了上文提到的 mTORC1 信号通路相关的氨基酸感应器外，早在 2012 年研究人员就发现丝氨酸可通过直接结合丙酮酸激酶 PKM2，并激活 PKM2 的活性，进而促进细胞增殖[63]。这项工作为葡萄糖和氨基酸代谢之间的关系提供了新的认识。丝氨酸通过直接结合 PKM2 并有效地控制 PKM2 活性，为细胞代谢提供了一种类似变阻器的机制。当丝氨酸丰富时，PKM2 激活，细胞通过糖酵解途径最大限度地利用葡萄糖。然而，当丝氨酸的稳态水平下降到临界点以下时，PKM2 活性减弱，葡萄糖衍生的碳能够快速转移到丝氨酸生物合成中，弥补了丝氨酸的不足，并在缺乏这些氨基酸的情况下促进细胞生长与增殖。丝氨酸作为 PKM2 的变构激活剂，通过直接结合并激活 PKM2，促进糖酵解和乳酸的产生，这对癌细胞的生长和生存至关重要。

已有研究报道，当细胞内氨基酸缺乏时，GCN2 蛋白通过与不带电荷的 tRNA 分子结合，减弱真核翻译起始因子 2α(eIF2α)活性进而阻止翻译起始，从而间接感应细胞内氨基酸含量的变化[64]。然而氨基酸感应以及其传导的信号分子的具体机制还仍未被定义，所以在系统性理解氨基酸感应和调节机制方面仍需要进一步的研究。

作为氨基酸感应器，其必须直接和特异地结合到氨基酸上。氨酰 tRNA 合成酶(aminoacyl-tRNA synthetase, ARS)能够结合和区分氨基酸，催化氨酰化反应，将每个特定的氨基酸与其同源的 tRNA 结合。已有报道表明，一些 ARS 及其相应的氨基酸除了调节蛋白质合成外，还调节着相同的功能。例如，亮氨酸和亮氨酸 tRNA 合成酶(leucyl-tRNA synthetase, LARS)都能够激活 mTORC1 信号通路[56, 65]；谷氨酰胺和谷氨酰胺 tRNA 合成酶(glutaminyl-tRNA synthetase, QARS)都能通过抑制促凋亡酶——凋亡信号调节激酶 1(apoptosis signal regulating kinase-1, ASK1)抑制细胞凋亡[66, 67]。以上研究均表明氨基酸可通过 ARS 被感应。

3.1.3.2 通过氨酰 tRNA 合成酶直接修饰蛋白，调控肿瘤发生发展

近期研究发现，tRNA 合成酶除了识别氨基酸和激活 tRNA 在蛋白质合成中发挥功能外，还具有修饰蛋白质赖氨酸的功能。当细胞内某种氨基酸水平升高的时候，它会结合其对应的 tRNA 合成酶，生成的活性中间体氨酰 AMP，结合了氨基酸的 tRNA 合成酶，同时促进它与特定的胞内蛋白质相互结合，并通过生成的活性中间物修饰与其相互作用的蛋白，把这个氨基酸修饰到底物的赖氨酸上。被氨基酸修饰的蛋白质性质发生改变，将氨基酸丰富程度的信息传递给细胞信号网络。比如，亮氨酸可以通过 LARS 修饰 mTOR 复合体的 RagA 蛋白，在亮氨酸浓度升高的时候激活 mTOR；而谷氨酰胺可以通过 QARS 修饰调控细胞凋亡的蛋白 ASK1，在谷氨酰胺浓度升高的时候抑制细胞凋亡[68]。这一研究发现了 ARSs 的非典型功能，系统性地揭示了氨基酸传感器与其信号转导网络的功能。

3.1.4 总结

营养物质的正常代谢是机体进行正常生理活动的基础，代谢异常将导致疾病的发生。异常增殖是肿瘤细胞区别于正常细胞的显著特性，包含大量营养元素的供给和代谢方式的转变，其中不仅包含着由氧化磷酸化到有氧糖酵解的糖代谢转变，也包含着另一重要营养因子——氨基酸的摄取及代谢等方式的转变。一方面，肿瘤细胞往往通过调控氨基酸转运载体(amino acid transporter, AAT)以介导氨基酸跨膜转运来摄取更多氨基酸，并作为营养物质感受器以调控相关信号通路，促进细胞增殖。另一方面，为满足能量需求，肿瘤细胞发生氨基酸代谢重编程，通过改变谷氨酰胺、支链氨基酸(branched chain amino acid, BCAA)以及丝氨酸等一碳氨基酸的代谢方式，可产生碳骨架直接进入三羧酸循环，为细胞提供 ATP；同时，其代谢过程可产生许多其他重要的中间代谢物，参与核苷酸、脂类的合成。这些由于重编程而产生的代谢小分子在各种代谢酶的作用下形成复杂的代谢网络，调控整个细胞的代谢过程。

肿瘤微环境中存在着肿瘤细胞与机体组织细胞复杂的交互作用，它们竞争性地摄取微环境中的氨基酸，导致微环境中氨基酸水平的动态改变。因此，利用肿瘤细胞与宿主正常机体细胞代谢方式的差异，通过限制宿主对某些特定氨基酸的摄取可以改变肿瘤微环境中特定氨基酸的水平，抑制肿瘤生存和生长，这种限制性饮食方式已作为临床上预防和治疗肿瘤的有效策略。然而，不同类型的肿瘤细胞在其代谢活性，首选能量来源和营养依赖性方面都存在一定的差异，单一的限制某种氨基酸饮食的治疗方式并不能适用于所有肿瘤患者。因此，不同肿瘤类型所对应的特异性的氨基酸限制治疗方式还需进一步探究。此外，宿主饮食的变化并不会在所有组织和肿瘤微环境中均等地改变营养水平，因此有必要根据肿瘤所在位置选择特定氨基酸进行限制饮食。另一方面，肿瘤微环境中氨基酸代谢和感应中的关键代谢产物、代谢酶及关键信号通路分子能否作为治疗肿瘤的潜在靶点，通过单独或联合临床上已存在的肿瘤治疗手段，开发有效的治疗策略，还值得我们进一步探究。

（金佳丽、周宸聿、冉巧）

参考文献

1. Weber C E, Kuo P C. The tumor microenvironment[J]. Surg Oncol, 2012, 21(3): 172-177.
2. Mbeunkui F, Johann D J. Cancer and the tumor microenvironment: a review of an essential relationship[J]. Cancer chemotherapy and pharmacology, 2009, 63(4): 571-582.
3. Witz I P, Levy-Nissenbaum O. The tumor microenvironment in the post-PAGET era[J]. Cancer letters, 2006, 242(1): 1-10.
4. Witz I P. The tumor microenvironment: the making of a paradigm[J]. Cancer Microenvironment, 2009, 2(1): 9-17.
5. Maman S, Witz I P. A history of exploring cancer in context[J]. Nature Reviews Cancer, 2018, 18(6): 359-376.
6. Counihan J L, Grossman E A, Nomura D K. Cancer metabolism: current understanding and therapies[J]. Chemical reviews, 2018, 118(14): 6893-6923.
7. Warburg O. On the origin of cancer cells[J]. Science, 1956, 123(3191): 309-314.
8. Vander Heiden M G, Cantley L C, Thompson C B. Understanding the Warburg effect: the metabolic requirements of cell proliferation[J]. science, 2009, 324(5930): 1029-1033.
9. Pavlova N N, Thompson C B. The emerging hallmarks of cancer metabolism[J]. Cell metabolism, 2016, 23(1): 27-47.
10. Reina-Campos M, Moscat J, Diaz-Meco M. Metabolism shapes the tumor microenvironment[J]. Current opinion in cell biology, 2017, 48: 47-53.
11. Pavlides S, Whitaker-Menezes D, Castello-Cros R, et al. The reverse Warburg effect: aerobic glycolysis in cancer associated fibroblasts and the tumor stroma[J]. Cell cycle, 2009, 8(23): 3984-4001.
12. Eagle H. Nutrition needs of mammalian cells in tissue culture[J]. Science, 1955, 122(3168): 501-504.
13. Lukey M J, Katt W P, Cerione R A. Targeting amino acid metabolism for cancer therapy[J]. Drug

discovery today, 2017, 22(5): 796-804.
14. Taylor P M. Role of amino acid transporters in amino acid sensing[J]. The American journal of clinical nutrition, 2014, 99(1): 223S-230S.
15. Hediger M A, Clémençon B, Burrier R E, et al. The ABCs of membrane transporters in health and disease (SLC series): introduction[J]. Molecular aspects of medicine, 2013, 34(2-3): 95-107.
16. Bode B P. Recent molecular advances in mammalian glutamine transport[J]. The Journal of nutrition, 2001, 131(9): 2475S-2485S.
17. Bröer S. Adaptation of plasma membrane amino acid transport mechanisms to physiological demands [J]. Pflügers Archiv, 2002, 444(4): 457-466.
18. Scalise M, Galluccio M, Console L, et al. The human SLC7A5 (LAT1): the intriguing histidine/large neutral amino acid transporter and its relevance to human health[J]. Frontiers in chemistry, 2018, 6: 243.
19. Kandasamy P, Gyimesi G, Kanai Y, et al. Amino acid transporters revisited: new views in health and disease[J]. Trends in biochemical sciences, 2018, 43(10): 752-789.
20. Bröer S, Fairweather S J. Amino acid transport across the mammalian intestine[J]. Compr Physiol, 2018, 9(1): 343-373.
21. Rebsamen M, Superti-Furga G. SLC38A9: a lysosomal amino acid transporter at the core of the amino acid-sensing machinery that controls MTORC1[J]. Autophagy, 2016, 12(6): 1061-1062.
22. Conrad M, Sato H. The oxidative stress-inducible cystine/glutamate antiporter, system $x(c)(-)$: cystine supplier and beyond[J]. Amino acids, 2012, 42(1): 231-246.
23. Dixon S J, Lemberg K M, Lamprecht M R, et al. Ferroptosis: an iron-dependent form of nonapoptotic cell death[J]. Cell, 2012, 149(5): 1060-1072.
24. Kilberg M S, Shan J, Su N. ATF4-dependent transcription mediates signaling of amino acid limitation[J]. Trends in Endocrinology & Metabolism, 2009, 20(9): 436-443.
25. Galan-Cobo A, Sitthideatphaiboon P, Qu X, et al. LKB1 and KEAP1/NRF2 pathways cooperatively promote metabolic reprogramming with enhanced glutamine dependence in KRAS-mutant lung adenocarcinoma[J]. Cancer research, 2019, 79(13): 3251-3267.
26. Jiang L, Kon N, Li T, et al. Ferroptosis as a p53-mediated activity during tumour suppression[J]. Nature, 2015, 520(7545): 57-62.
27. Koppula P, Zhuang L, Gan B Y. Cystine transporter SLC7A11/xCT in cancer: ferroptosis, nutrient dependency, and cancer therapy[J]. Protein & cell, 2021, 12(8): 599-620.
28. Rebsamen M, Pochini L, Stasyk T, et al. SLC38A9 is a component of the lysosomal amino acid sensing machinery that controls mTORC1[J]. Nature, 2015, 519(7544): 477-481.
29. Wang S, Tsun Z Y, Wolfson R L, et al. Lysosomal amino acid transporter SLC38A9 signals arginine sufficiency to mTORC1[J]. Science, 2015, 347(6218): 188-194.
30. Hosios A M, Hecht V C, Danai L V, et al. Amino acids rather than glucose account for the majority of cell mass in proliferating mammalian cells[J]. Developmental cell, 2016, 36(5): 540-549.
31. Daye D, Wellen K E. Metabolic reprogramming in cancer: unraveling the role of glutamine in tumorigenesis[J]. Seminars in Cell & Developmental Biology, 2012, 23(4):362-369.
32. Eagle H. The specific amino acid requirements of a human carcinoma cell (strain HeLa) in tissue culture[J]. The Journal of experimental medicine, 1955, 102(1): 37-48.
33. Wise D R, Thompson C B. Glutamine addiction: a new therapeutic target in cancer[J]. Trends in biochemical sciences, 2010, 35(8): 427-433.
34. DeBerardinis R J, Cheng T. Q's next: the diverse functions of glutamine in metabolism, cell biology and cancer[J]. Oncogene, 2010, 29(3): 313-324.
35. Sivanand S, Vander Heiden M G. Emerging roles for branched-chain amino acid metabolism in

cancer[J]. Cancer cell, 2020, 37(2): 147-156.
36. Ananieva E A, Wilkinson A C. Branched-chain amino acid metabolism in cancer[J]. Current opinion in clinical nutrition and metabolic care, 2018, 21(1): 64-70.
37. Selwan E M, Edinger A L. Branched chain amino acid metabolism and cancer: the importance of keeping things in context[J]. Translational cancer research, 2017, 6(Suppl 3): S578-S584.
38. Muoio D M. Metabolic inflexibility: when mitochondrial indecision leads to metabolic gridlock[J]. Cell, 2014, 159(6): 1253-1262.
39. Newgard C B, An J, Bain J R, et al. A branched-chain amino acid-related metabolic signature that differentiates obese and lean humans and contributes to insulin resistance[J]. Cell metabolism, 2009, 9(4): 311-326.
40. Campbell S L, Wellen K E. Metabolic signaling to the nucleus in cancer[J]. Molecular cell, 2018, 71(3): 398-408.
41. Raffel S, Falcone M, Kneisel N, et al. BCAT1 restricts αKG levels in AML stem cells leading to IDHmut-like DNA hypermethylation[J]. Nature, 2017, 551(7680): 384-388.
42. Hattori A, Tsunoda M, Konuma T, et al. Cancer progression by reprogrammed BCAA metabolism in myeloid leukaemia[J]. Nature, 2017, 545(7655): 500-504.
43. Thewes V, Simon R, Hlevnjak M, et al. The branched-chain amino acid transaminase 1 sustains growth of antiestrogen-resistant and ERα-negative breast cancer[J]. Oncogene, 2017, 36(29): 4124-4134.
44. Lan X, Field M S, Stover P J. Cell cycle regulation of folate-mediated one-carbon metabolism[J]. Wiley Interdisciplinary Reviews: Systems Biology and Medicine, 2018, 10(6): 1-16.
45. Jain M, Nilsson R, Sharma S, et al. Metabolite profiling identifies a key role for glycine in rapid cancer cell proliferation[J]. Science, 2012, 336(6084): 1040-1044.
46. Yang M, Vousden K H. Serine and one-carbon metabolism in cancer[J]. Nature Reviews Cancer, 2016, 16(10): 650-662.
47. Pollari S, Käkönen S M, Edgren H, et al. Enhanced serine production by bone metastatic breast cancer cells stimulates osteoclastogenesis[J]. Breast cancer research and treatment, 2011, 125(2): 421-430.
48. Riscal R, Schrepfer E, Arena G, et al. Chromatin-bound MDM2 regulates serine metabolism and redox homeostasis independently of p53[J]. Molecular cell, 2016, 62(6): 890-902.
49. Maddocks O D K, Berkers C R, Mason S M, et al. Serine starvation induces stress and p53-dependent metabolic remodelling in cancer cells[J]. Nature, 2013, 493(7433): 542-546.
50. Friso S, Udali S, De Santis D, et al. One-carbon metabolism and epigenetics[J]. Molccular aspects of medicine, 2017, 54: 28-36.
51. Tavana O, Gu W. The Hunger Games: p53 regulates metabolism upon serine starvation[J]. Cell metabolism, 2013, 17(2): 159-161.
52. Saxton R A, Chantranupong L, Knockenhauer K E, et al. Mechanism of arginine sensing by CASTOR1 upstream of mTORC1[J]. Nature, 2016, 536(7615): 229-233.
53. Chantranupong L, Scaria S M, Saxton R A, et al. The CASTOR proteins are arginine sensors for the mTORC1 pathway[J]. Cell, 2016, 165(1): 153-164.
54. Chantranupong L, Wolfson R L, Orozco J M, et al. The Sestrins interact with GATOR2 to negatively regulate the amino-acid-sensing pathway upstream of mTORC1[J]. Cell reports, 2014, 9(1): 1-8.
55. Peng M, Yin N, Li M O. Sestrins function as guanine nucleotide dissociation inhibitors for Rag GTPases to control mTORC1 signaling[J]. Cell, 2014, 159(1): 122-133.
56. Han J M, Jeong S J, Park M C, et al. Leucyl-tRNA synthetase is an intracellular leucine sensor for

the mTORC1-signaling pathway[J]. Cell, 2012, 149(2): 410-424.
57. Gu X, Orozco J M, Saxton R A, et al. SAMTOR is an S-adenosylmethionine sensor for the mTORC1 pathway[J]. Science, 2017, 358(6364): 813-818.
58. Durán R V, Oppliger W, Robitaille A M, et al. Glutaminolysis activates Rag-mTORC1 signaling[J]. Molecular cell, 2012, 47(3): 349-358.
59. Jewell J L, Kim Y C, Russell R C, et al. Differential regulation of mTORC1 by leucine and glutamine[J]. Science, 2015, 347(6218): 194-198.
60. Mossmann D, Park S, Hall M N. mTOR signalling and cellular metabolism are mutual determinants in cancer[J]. Nature Reviews Cancer, 2018, 18(12): 744-757.
61. Abu-Remaileh M, Wyant G A, Kim C, et al. Lysosomal metabolomics reveals V-ATPase-and mTOR-dependent regulation of amino acid efflux from lysosomes[J]. Science, 2017, 358(6364): 807-813.
62. Wyant G A, Abu-Remaileh M, Wolfson R L, et al. mTORC1 activator SLC38A9 is required to efflux essential amino acids from lysosomes and use protein as a nutrient[J]. Cell, 2017, 171(3): 642-654.
63. Chaneton B, Hillmann P, Zheng L, et al. Serine is a natural ligand and allosteric activator of pyruvate kinase M2[J]. Nature, 2012, 491(7424): 458-462.
64. Dong J, Qiu H, Garcia-Barrio M, et al. Uncharged tRNA activates GCN2 by displacing the protein kinase moiety from a bipartite tRNA-binding domain[J]. Molecular cell, 2000, 6(2): 269-279.
65. Yoon M S, Son K, Arauz E, et al. Leucyl-tRNA synthetase activates Vps34 in amino acid-sensing mTORC1 signaling[J]. Cell reports, 2016, 16(6): 1510-1517.
66. Hattori K, Naguro I, Runchel C, et al. The roles of ASK family proteins in stress responses and diseases[J]. Cell Communication and Signaling, 2009, 7(1): 1-10.
67. Ko Y G, Kim E K, Kim T, et al. Glutamine-dependent antiapoptotic interaction of human glutaminyl-tRNA synthetase with apoptosis signal-regulating kinase 1[J]. Journal of Biological Chemistry, 2001, 276(8): 6030-6036.
68. He X D, Gong W, Zhang J N, et al. Sensing and transmitting intracellular amino acid signals through reversible lysine aminoacylations[J]. Cell metabolism, 2018, 27(1): 151-166.

3.2 肿瘤微环境与线粒体

所有的生物都需要进行能量转换，进而激活和驱动各种生命活动的顺利进行。线粒体是一个杆状或者球状的细胞器，它几乎存在于所有的真核细胞中。线粒体作为细胞的共生体，也是细胞的主要“发电站”，同时线粒体作为 ATP 的供源是真核细胞进化过程中的主要优势。线粒体内外膜上具有很多的通道，并且形成了复杂多样的通信机制以便和细胞其他部分进行交流，从而调控细胞内的代谢和增殖，因此，线粒体也是细胞命运的“掌控者”和“自杀武器仓库”。20 世纪 20 年代，Warburg 效应的发现，引起了人们对癌症代谢重编程的关注。因此，线粒体代谢被错误地认为对快速增殖的癌细胞的代谢需求无关紧要，而糖酵解是癌细胞的主要代谢途径。随后，作为细胞代谢枢纽的线粒体在癌症代谢的研究被“雪藏”了数十年。本节将综述文献并探讨线粒体在癌症发生发展中的重要作用。

3.2.1 线粒体概述

3.2.1.1 内共生学说

内共生学说是一种公认的进化理论，它解释了宿主细胞和摄入的细菌共生和共依赖的关系，并指出线粒体是通过共生过程从细菌中衍生出来的[1-3]。

从内共生菌演化到细胞器线粒体的转变需要一系列复杂的生物进化过程，其中包括：蛋白输入系统、膜内离子和代谢物转运体的发展；宿主和共生体之间的新陈代谢和复制周期的整合；大部分遗传信息转移到细胞核导致线粒体基因组大幅缩减[4, 5]。线粒体保留了它自己的 DNA 和转录物质，其中大部分基因编码的蛋白都与细胞呼吸密切相关[6, 7]。

3.2.1.2 线粒体结构

在 1890 年前后，Dr. Richard Altmann 发现细胞内广泛存在“丝状”的结构，并称之为“原生体”。8 年后，Dr. Carl Benda 进一步研究发现，这一类原生体的结构时而呈线状，时而呈颗粒状，遂将其命名为“线粒体”，源自希腊语的“mitos”(线)和“chondros”(粒)[8]。

线粒体的第一张高清电镜显微图片于 1952 年出现，并成为它的“官方肖像”[9]。线粒体是一个杆状或者球状的直径为 0.5～1 μm 的细胞器，存在于几乎所有真核细胞中，包括哺乳类、真菌和植物细胞。其所具有的双层膜(内膜外膜)结构在一定程度上使线粒体在细胞生命活动过程中行使重要角色；而外膜和内质网密切接触可将蛋白和磷脂成功运输到线粒体内[10]。外膜的通透性比较好，可以通过表面孔蛋白实现分子量高达 5 kDa 的小分子/蛋白自由通过，这些孔蛋白也称为电压依赖性阴离子通道(voltagedependent anion-selective channel, VDAC)，是线粒体代谢物的“看门人”，允许营养分子、能量相关分子如来自细胞质的腺嘌呤核苷酸和离子的进出，并防止膜间隙蛋白细胞色素 C 逸出[11-13]。研究统计，约超过 1 000 种蛋白可通过外膜上的移位酶(translocase, TOM)从细胞质基质运输到线粒体内。

细胞色素 C(cytochrome C)主要作为电子传输链(electron transport chain, ETC)的电子载体被发现，同时也是主导凋亡通路、激活 capase 级联反应的上游分子，进而使线粒体外膜通透性增加[16]。此外，外膜的完整性同时也受 BCL-2 蛋白家族所调控，如 BAX、BAK 和 BCL-2。外膜的通透性允许膜间隙的细胞色素 C 释放，并引发非固有的和固有的半胱天冬酶依赖性凋亡途径，最终可能导致细胞凋亡[17-19]。线粒体内膜包含了 TCA 循环和脂肪酸氧化产生的还原型辅因子氧化所需的所有酶。内膜对离子和代谢底物的通透性很差，而对氧气、二氧化碳和水具有较高的通透性，其高度褶皱和折叠形成内嵴，为跨越内膜的各种程序如电子传递、ATP 合成、蛋白输入、离子和代谢物的转运等提供了更大的表面积[20]。基质是被内膜限定的空间区域，包含线粒体 DNA、核糖体、溶解的氧气、水、二氧化碳以及用于能量储存的酶[如三羧酸循环和氧化磷酸化(oxidativephosphorylation,

OXPHOS)]等[13,20]。

3.2.2 线粒体代谢与肿瘤

3.2.2.1 三羧酸循环

三羧酸循环(tricarboxylic acid cycle, TCA循环)由Dr. Hans Krebs于1937年提出,它不仅是所有需氧过程基本的代谢途径,同时也是碳水化合物、脂质和氨基酸的最终共同氧化途径[21]。TCA循环异常引起的代谢改变与肿瘤进展密切相关[22]。研究表明,线粒体功能异常的癌细胞主要与TCA循环酶的基因突变有关,包括异柠檬酸脱氢酶(isocitrate dehydrogenase, IDH),琥珀酸脱氢酶(succinate dehydrogenase, SDH),富马酸水合酶(flimaratehydratase, FH)和苹果酸脱氢酶(malate dehydrogenase, MDH)[23]。

IDH主要负责将异柠檬酸氧化脱羧成α-酮戊二酸(α-KG)。IDH的三种亚型分布于不同的亚细胞位置:IDH1存在于细胞质和过氧化物酶体中,而IDH2和IDH3位于线粒体基质中[24-26]。IDH1和IDH2是$NADP^+$依赖性酶,主要参与还原性谷氨酰胺代谢,介导α-KG的反向还原羧化成异柠檬酸。IDH3将异柠檬酸转化为α-KG[24-26]。α-KG也是加氧酶的关键共同底物,可实现多种组蛋白修饰,包括次级代谢中的结构多样性[27]。因此,α-KG参与多种生物学功能,例如,α-KG通过DNA甲基化帮助维持干细胞的多能性,通过这种方式,α-KG还可以响应细胞内代谢的变化[28]。代谢重编程导致葡萄糖和谷氨酰胺的代谢紊乱,这进而导致α-KG的积累,因此,多功能胚胎干细胞能够响应细胞内代谢方式的变化[28]。IDH1和IDH2中的突变会导致合成代谢物2-羟基戊二酸(2HG)积累,从而通过抑制SDH促进蛋白超琥珀酰化,造成琥珀酰辅酶的积累,从而导致线粒体呼吸障碍和细胞凋亡抗性[29-31]。

SDH是在癌症中发现的第一个突变的线粒体酶,也是将琥珀酸转化为延胡索酸的关键酶。在遗传性副神经节瘤、嗜铬细胞瘤和肾癌中均发现有SDH突变。SDH缺乏可引起很大的代谢变化:缺乏SDH的细胞依赖胞外丙酮酸的摄入,以及丙酮酸羧化来进行天冬氨酸的生物合成,而SDH的缺乏会降低细胞的代谢可塑性,从而揭示了一个代谢脆弱性的治疗靶点[32, 33]。

FH可将延胡索酸转化为苹果酸,其缺乏会引起复杂的细胞代谢重编程。目前,在很多癌症中均发现了偶发性FH丢失或FH转录下调[34]。缺乏FH的细胞和组织在尿素循环和精氨酸代谢过程中发生障碍[35]。具有FH突变的肿瘤细胞转为谷氨酰胺依赖性还原性羧化反应以生成α-KG和柠檬酸盐,以维持线粒体NADH和$\Delta\Psi m$[36]。此外,有缺陷的HF促使延胡索酸的异常积累,从而导致脯氨酰羟化酶区域酶的抑制,从而稳定和激活了缺氧诱导因子1亚基α(HIF1α)[37]。这些发现揭示了线粒体功能障碍与肿瘤发生之间的分子联系。

MDH通过将NAD^+还原为NADH,可逆性地催化苹果酸氧化为草酰乙酸,这是细胞呼吸的关键步骤[38]。MDH在很多代谢途径中也起重要作用,包括乙醛酸循环、氨基酸合成、糖生成和氧化还原平衡[39]。在真核细胞中，MDH 分为线粒体（mMDH）和胞质（cMDH）两个亚型[38]。在生理条件下，它们具有对等的亚基组成并以二聚体的形式存在于大多数生物中[40]。MDH 仅在二聚体形式时具有活性，并在低 pH 值下（如 pH 6.5）分解为单体[38]。cMDH 参与苹果酸天冬氨酸穿梭，并催化草酰乙酸向苹果酸的转化；mMDH 催化苹果酸向草酰乙酸的转化反应。在多种癌症中发现具有 mMDH 的突变[38, 40]。

3.2.2.2 氧化磷酸化

氧化磷酸化（oxidative phosphorylation, OXPHOS）是细胞的主要能量提供者，发生在线粒体的内嵴。1961 年，Peter D. Mitchell 首次提出了化学渗透假说，他提出利用跨生物膜的质子梯度促进 ATP 的合成[46]。源自 NADH 和 FADH2 的电子被转移到氧气，伴随着呼吸链复合物Ⅰ、Ⅲ和Ⅳ的质子泵出，进而产生了质子电化学梯度，驱动复合物Ⅴ（F-ATP 合酶）由 ADP 和 Pi 合成 ATP，该过程称为 OXPHOS。

复合物Ⅰ（CⅠ），“L”形 NADH-泛醌氧化还原酶，是呼吸链复合物的第一个，也是最大的酶[41, 42]。NADH 通过与 CⅠ结合将自由能带给 ETC，并转化为 NAD^+ 以产生电子，然后电子通过一系列的铁硫簇传递到 CⅠ的亲水臂上，到达氧化还原载体辅酶 Q(CoQ)，与质子从线粒体基质中泵出相耦合。CⅠ是 ROS 产生的主要场所，并且是细胞氧化应激的重要因素[43, 44]。NDUFB9 亚基在高度转移的乳腺癌细胞中表达下调，而该亚基的敲低促进了 ROS 的生成，同时 NAD^+ /NADH 的比例略有降低[45, 46]。用药物小分子抑制 CⅠ活性也可以诱导 ROS 的产生，从而促进癌细胞的迁移和侵袭[45]。因此，CⅠ在癌细胞增殖、细胞死亡抗性、转移过程中的生物合成和氧化还原控制中起着至关重要的作用[46]。

复合物Ⅱ（CⅡ）、琥珀酸脱氢酶（SDH）或琥珀酸-泛醌氧化还原酶（SQR），作为 TCA 循环的一部分，从琥珀酸中接收电子[47]。CⅡ是 TCA 循环中唯一的膜结合成员，通常由四个核编码的亚基 SDHA-D 组成。近年来，越来越多的证据表明 CⅡ也是 ROS 的重要来源之一[47]。CⅡ会直接产生 ROS，抑或通过向 CI 的反向电子传递（reversed electron transfer, RET）间接地导致 ROS 的产生[48, 49]。CⅡ产生的 ROS 触发 SDHA 磷酸化并增加 CⅡ依赖的呼吸作用，表明 CⅡ的翻译后修饰可调节代谢适应性[50]。CⅡ已成为响应各种刺激和异常而重编程线粒体和细胞代谢的主要执行者之一[49]。

复合物Ⅲ（CⅢ），也称为 cyt *bc1*（Cytochrome *bc1*）复合物，催化电子从泛醇到细胞色素 C 的转移以及质子易位[51]。CⅢ是 ROS 的另外一个重要来源，这是低氧激活 HIF 所必需的[52]，并且对维持肿瘤细胞表型转换至关重要[53]。CⅢ的结构完整性对于最大催化速率和最小电子向氧气泄漏速率至关重要。然而，在生理条件下，与 CⅠ在 RET 期间相比，CⅢ产生的 ROS 可以忽略不计[54]。

复合物Ⅳ（CⅣ），也称为细胞色素 C 氧化酶（cytochrome oxidase, COX），是血红素-铜氧化酶家族的成员。CⅣ是 ETC 的最后一个复合物，它将电子从细胞色素 C 转移到氧气，伴随着质子的泵出[55]。因此，CⅣ是细胞耗氧的主要场所，对于 OXPHOS 产生 ATP 至关重要。一氧化氮是内源性的 CⅣ抑制剂，和其他呼吸抑制剂在缺氧时会破坏 HIF-1α 的稳定性[56]。CⅣ是 ETC 中决定速率的步骤，是细胞代谢和信号转导的调控中心之一[57]。COX6B2 通过强迫代谢重编程为 OXPHOS 来驱动癌细胞转移。OXPHOS 和肿瘤生长需要 COX6B2，特别是在低氧条件下[58]。和正常细胞相比，癌细胞显示出过度的 COX 活性，而邻近的正常细胞则显示出很少或没有 COX 活性，这表明 COX 的增多积累及其超活化是 OXPHOS 必不可少的特征[58]。

CⅠ、CⅢ和 CⅣ形成超级复合物，在 2008 年被定义为“呼吸体”。大多数 CⅡ、CⅣ及其相关联的 CⅢ都是单独存在的，大多数 CⅠ通过 CⅢ二聚体（有或没有 CⅣ）来稳定[59]。呼吸器的最新高分辨率结构揭示了人类线粒体呼吸链超级蛋白复合物 $Ⅰ_2Ⅲ_2Ⅳ_2$ 形成了一个圆形结构，二聚体 CⅢ位于中心，并被两个 CⅠ和 CⅣ复合物的拷贝所包围，其间的缺口被 CⅡ所填补，形成了一个闭合环，提出了一种全新的电子传递模型[60]。这种超级复合物结构可以解释为什么 CⅠ需要 CⅢ来维持其稳定性。呼吸体的功能可将 ETC 电子传输过程中产生的 ROS 降至最低。呼吸体的生物发生和组装与线粒体的正常功能高度相关，并且与多种病理发生发展相关。然而，呼吸体的准确组装过程仍待进一步揭示。

复合物Ⅴ（CⅤ），也称为 F-ATP 合成酶，它与 ETC 产生的内膜上的“质子驱动力”（pmf 或 Δp）耦合以产生 ATP。F-ATP 合成酶是一个多亚基组成的复合物，由可溶的催化核心 F_1 区段和膜嵌入的 F_0 区段组成，两个区段通过中央和周围茎相连[61, 62]。F-ATP 合成酶是 OXPHOS 的瓶颈，它是细胞稳态的核心枢纽，整合了线粒体的生物能、信号传导和执行细胞死亡的功能[63]。mtDNA 编码的亚基 α 中的突变抑制 OXPHOS 并增加线粒体 ROS 的产生，从而促进了前列腺癌的发生发展，这为 Warburg 效应提供了解释。酵母亚基 α 中的两个突变抑制线粒体膜通透性转换孔（mitochondrial permeability transition pore，mPTP）开放，这可能有利于癌细胞逃脱凋亡。催化亚基 β 的下调是大多数人类癌症的标志[64]。寡霉素抑制 F-ATP 合成酶能够促进许多癌细胞中的有氧糖酵解，提示 F-ATP 合成酶在癌细胞代谢转换和肿瘤发展中的作用。当 F-ATP 合成酶被抑制时，在代谢重编程和自噬中起关键作用的 AMP 活化蛋白激酶（AMP-activated protein kinase，AMPK）被激活[65]。

F-ATP 合成酶抑制因子 1（ATP synthase inhibitor 1，IF1）抑制 F-ATP 合酶的反转模式，以防止 ATP 的无用水解，这在体内尚待阐明[66]。在体外，IF1 与 F-ATP 合成酶的结合取决于 pH 值，即当 pH<6.7，IF1 以化学计量比 1∶1 聚合并结合到 F1 催化中心上，在 pH 为 8.0 时，二聚体 IF1 彼此结合并形成四聚体，该低聚体掩盖了其抑制区域导致其活性消失[66, 67]。在存在 Δp 的情况下，结合的 IF1 被释放，F-ATP 合成酶反向旋转，随后 ATP 合成恢复，这表明 IF1 在防止无效的 ATP 水解中发挥作用[80]。IF1 与 F-ATP 合成酶结合不仅可以抑制酶的 ATP 水解活性，还可以抑制酶的 ATP 合成活性[68]。二聚体形式的活性 IF1 通过它的两个 N 末端与 F1 相互作用，因此 IF1 被提议参与并支持了 F-ATP 合成酶的二聚化。两个 IF1 的二聚体连接两个 F-ATP 合成酶的二聚体，形成 F-ATP 合成酶的四聚体，这与四聚体的酶活性被抑制的发现相吻合。IF1 在很多癌症中表达上调，并且是代谢转变为 Warburg 表型的主要驱动力。通过转基因小鼠相关实验的研究表明，

IF1 的过表达足以使能量代谢重编程为增强的糖酵解并激活 ROS 依赖的信号传导途径，如促进细胞存活的 NF-κB 途径[69]。

3.2.3 线粒体通道与肿瘤

3.2.3.1 电压依赖性阴离子通道

电压依赖性阴离子通道(voltage-dependent anion channel，VDAC)控制代谢物从细胞质到线粒体的进出，因此，VDAC 调节参与很多细胞过程，如凋亡、代谢、钙稳态，从而影响癌症、神经退行性疾病和心血管疾病等病理过程。

VDAC1 是治疗癌症的主要靶点。在许多患者的癌细胞系中 VDAC1 的表达增加，己糖激酶(hexokinase，HK)的表达同样如此。VDAC1 和 HK 直接相互作用不仅能够促进能量的产生以供癌细胞所需，而且能够保护癌细胞逃逸死亡，导致其异常增殖。因此，破坏 VDAC1 和 HK 的联系是靶向 VDAC1 治疗癌症的主要策略[70]。

VDAC2 虽然不是最丰富的亚型，但它通过调控细胞凋亡在肿瘤发展中起着重要作用。*VDAC2* 基因敲除可以导致小鼠胚胎致死，VDAC2 通过特异性的相互作用来抑制 Bak 从而发挥抗凋亡功能[71]。此外，VDAC2 在黑色素瘤细胞、上皮甲状腺肿瘤细胞和间皮瘤中表达上调，从而导致 Bak 表达降低。小分子抑制剂 Erastin 结合 VDAC2 可以诱发一些癌症细胞发生脂质过氧化和铁死亡，VDAC2 被沉默的细胞对抗癌药物索拉非尼更敏感[72]。VDAC2 是一个非常有希望的抗癌靶点，需要进一步研究。

由于 VDAC3 的含量较低，它是最少被研究参与癌症的亚型。VDAC3 可能是癌症中线粒体氧化状态的潜在标志物。最近的研究发现 VDAC3 在睾丸和精子中高度表达，它与许多蛋白质相互作用，进而形成一个调控癌症的网络。Erastin 也可以通过 VDAC3 改变线粒体外膜的通透性[72]。因此，VDAC3 同样是一个值得研究的抗癌靶点。

3.2.3.2 线粒体转位蛋白

1977 年，研究者发现转位蛋白 18 kDa(translocator protein，TSPO)为镇静药苯二氮䓬类的另一个结合位点。TSPO 是在进化上具有高度保守性的线粒体外膜转运蛋白、富含色氨酸的具有 169 个氨基酸和 5 个 α 螺旋跨膜结构域的蛋白。TSPO 在各种组织中广泛表达，尤其在产生类固醇的组织中水平较高。在中枢神经系统中，它主要在神经胶质细胞和神经元中表达。TSPO 参与多种基础细胞过程包括类固醇生成、血红素生物合成、线粒体呼吸、线粒体膜电位、细胞增殖和分化。细胞生存和死亡平衡和氧化应激[73]。在某些病理条件下，TSPO 的表达改变，尤其是在癌症、神经炎症和脑损伤中 TSPO 的表达水平很高。

3.2.3.3 腺苷酸转运蛋白

腺苷酸转运蛋白(adenine nucleotide translocator，ANT)是参与细胞死亡途径的蛋白质家族，对细胞命运起着调控作用。一方面，ANT 催化三磷酸腺苷从线粒体基质向膜间隙的输出，同时伴随着 ADP 从膜间隙向基质的输入。另一方面，在细胞应激时，ANT 可能起致死作用，通过触发线粒体膜通透性改变，从而不可逆地导致细胞死亡[74]。在人的细胞中，ANT 有四个同源基因编码（*ANT1*—*ANT4*），它们的表达不仅是组织特异性的，还根据细胞的病理生理状态变化而变化[74, 75]。其中，ANT2 主要存在于未分化的增殖细胞中[75]。ANT2 的表达与糖酵解代谢速率相关联，是癌变的重要指标。当 OXPHOS 活性受损时，ANT2 将糖酵解产生的 ATP 输入线粒体。F-ATP 合成酶水解 ATP，将质子泵出到膜间隙，因此，在糖酵解的情况下，ANT2 和 F-ATP 合成酶的反向工作有助于维持线粒体膜电位，确保细胞存活和增殖。与 ANT1 和 ANT3 亚型不同，ANT2 不具有促凋亡作用，但可能促进癌变[75]。ANT2 的表达与肿瘤中的线粒体生物能学密切相关，可将其作为研究个体化癌症治疗和抗癌药物研发的新靶点。

3.2.3.4 SLC25 蛋白家族

溶质载体家族 25（SLC25 蛋白家族）是维持线粒体内代谢产物跨膜转运的关键蛋白[76]。与正常细胞相比，癌细胞的线粒体跨膜电位显著增加，其转运蛋白数量也发生了变化，因此，SLC25 成员被鉴定为很多癌症的潜在生物标志物。

SLC25A1 在大多数肺癌中过表达，并使得部分肿瘤细胞获得耐药性。SLC25A1 是研究肿瘤细胞代谢的关键组分，并为非小细胞肺癌治疗提供新的策略和分子机制。SLC25A10 主要负责完成苹果酸和琥珀酸盐从线粒体到细胞质的跨膜转运，用以交换磷酸盐、硫酸盐和硫代硫酸盐[77]。在多种肿瘤类型中，SLC25A10 的表达增加。SLC25A10 载体的底物与 NADPH 的合成和细胞代谢有关，并且它们参与氧化还原稳态的调节，以保护细胞抵抗氧化应激[77]。能量代谢重组和氧化还原失衡是肿瘤细胞标志性特征之一，使其能够调节其代谢表型以适应微环境的变化。SLC25 家族的成员可以直接或间接参与生理和病理过程。研究表明，磷酸盐转运蛋白（PiC）参与线粒体依赖的细胞死亡，PiC 的过表达激发细胞固有的凋亡通路[78]。因此，SLC25 相关疾病的治疗策略需要更多的关注和研究。

3.2.3.5 线粒体丙酮酸载体

MPC1 和 MPC2 是组成丙酮酸载体（mitochondrial pyruvate carrier，MPC）并维持其活性所必需的两个重要亚基，它们都是 MPC 复合体的组装和活性所必需的[79]。作为丙酮酸进入线粒体的看门人，MPC 对细胞代谢程序的建立至关重要，尤其是与 Warburg 效应相关。MPC1 在肿瘤细胞尤其是结肠癌中的表达水平降低，这导致相关癌症的不良预后。MPC1 的过表达能够稳定 MPC2，使得细胞代谢方式向氧化依赖的表型转变，这足以在体外低黏附条件下和小鼠移植瘤模型中抑制细胞增殖[80]。有意思的是，MPC 的表达也降低了干细胞标志物的表达，表明糖酵解表型有利于维持干细胞特性。然而，人们对导致 MPC 表达丧失的机制和在有些癌症中活性降低的分子机制仍然知之甚少，尚待进一步解析。

3.2.3.6 线粒体通透性转换孔

线粒体通透性转变(PT)使 Ca^{2+} 依赖的线粒体内膜通透性增加,进而导致线粒体去极化和 ATP 合成终止。PT 由线粒体通透性转换孔(permeability transition pore, PTP)的开放所调控,同时 PTP 受多种因素所调控,例如亲环蛋白 D(cyclophilin D, CyPD)、磷酸盐(inorganic phosphate, Pi)、膜电位、二价金属离子、基质 pH 和氧化还原等。PTP 的持续性开放会导致线粒体肿胀和线粒体外膜的破裂,伴随着细胞色素 C 的释放进而诱发细胞凋亡。在过去的半个多世纪,一系列的生物化学研究提议 PTP 可能是由多个蛋白组成的超分子复合物,这些蛋白包括 VDAC、TSPO、HK、CyPD、ANT、PiC、BCL-2 家族等。将这些蛋白提取后进行电生理实验,数据显示它们中的很多蛋白如 ANT 和 PiC 所呈现出的电导性远远达不到 PTP 的最大电导性。同时,通过基因失活手段使这些蛋白不表达或者降低表达活性后进行 PTP 活性测试,显示 PT 仍然可以在这些变异体中发生,尽管可能会影响到 PTP 的一些通路特性,表明它们并不是直接参与 PTP 的分子构成,也不是 PT 发生的必要成分,但可能参与了 PTP 开放的调控。最新的研究提出 PTP 由 F-ATP 合成酶的二聚体构成[81]。线粒体在肿瘤发生发展中起着重要的作用,PTP 或者线粒体外膜通透性的功能缺失是肿瘤细胞逃逸死亡和衰老的重要机制。基于此,PTP 在细胞死亡中扮演着重要的角色,诱导 PTP 开放从而杀死癌细胞也成为治疗癌症的一个策略。

3.2.4 线粒体信号通路与肿瘤

线粒体是其宿主即真核细胞的共生体,二者相互依赖。迄今为止,研究人员提出了多种线粒体通信的机制,包括 ROS 的产生、细胞色素 C 的释放、Ca^{2+} 的稳态、内质网—线粒体连接膜等[82]。

3.2.4.1 ROS 相关信号通路

肿瘤细胞产生的线粒体 ROS 可引起遗传物质的不稳定,并进一步促进肿瘤发生。

肿瘤细胞在低氧条件可以刺激线粒体释放 ROS,稳定低氧诱导因子[82]。低氧诱导因子 1(hypoxia inducible factor-1, HIF-1)是一种氧敏感的转录激活因子,具有异源二聚体结构,由 HIF-1β 亚基和 HIF-1α 亚基组成。HIF-1 可激活许多参与血管生成、葡萄糖代谢、细胞增殖和转移的基因的转录[83]。

研究表明,PI3K/Akt/mTOR 信号参与 HIF-1α 调控的葡萄糖代谢。激活 mTOR 诱导 HIF-1α 的翻译,导致有氧糖酵解。低氧激活 Akt-mTOR-HIF-1α 通路导致有氧糖酵解增加,使癌症产生多重耐药。MAPK 信号通路主要调控 HIF-1α 的表达和活性,是在缺氧条件下另一个关键且被广泛研究的信号通路。ROS 是多种信号通路的信使,可以诱导 MAPK 磷酸化并激活 MAPK 信号通路,从而调节复合体 I 的活性。

3.2.4.2 钙信号通路

线粒体与宿主细胞之间的数百万年的共生关系不仅达成了能量储存的合作方式，还达成了 Ca^{2+} 信号传导的合作方式。胞质中的 ATP 水解为线粒体提供 ADP，并通过线粒体呼吸来刺激 OXPHOS。Ca^{2+} 信号主要在细胞质和线粒体基质之间协调 ATP 合成的“刺激-反应-代谢耦合”[84]。

线粒体作为 Ca^{2+} 信号转导的靶标，可调节线粒体的氧化代谢并参与 OXPHOS 紊乱相关的疾病。Ca^{2+} 信号控制大多数需要增加能量供应的过程，如分泌、运动、收缩、电兴奋性，因此，细胞内 Ca^{2+} 稳态是细胞代谢、增殖和凋亡的根本。线粒体通过线粒体内膜上的 Ca^{2+} 单向转运体(MCU)摄入 Ca^{2+}[85, 86]。PTP 的短暂性开放(tPTP)可以提供 Ca^{2+} 从线粒体基质中释放出来的通路，从而避免线粒体基质内的钙超载，因此 PTP 参与了细胞内的钙稳态。

3.2.5 总结

最新研究表明，线粒体的正常功能和代谢在癌细胞代谢和细胞命运中起着关键的作用。线粒体除了具有生物能量枢纽的功能外，还是肿瘤合成代谢、氧化还原控制和钙稳态的控制中心，并参与转录调控和控制细胞死亡。因此，以线粒体为靶点开发新型抗癌药物，具有良好的发展前景。

(郭利淑)

参考文献

1. Margulis L. Symbiotic theory of the origin of eukaryotic organelles; criteria for proof[J]. Symposia of the Society for Experimental Biology, 1975, 29(29): 21-38.
2. Martin W, Roettger M, Kloesges T, et al. Modern endosymbiotic theory: getting lateral gene transfer into the equation[J]. Endocytobiosis & Cell Research, 2012, 23.
3. Poole A M, Penny D. Evaluating hypotheses for the origin of eukaryotes[J]. Bioessays, 2007, 29(1): 74-84.
4. Roger A J, Muñoz-Gómez S A, Kamikawa R. The origin and diversification of mitochondria[J]. Current Biology, 2017, 27(21): R1177-R1192.
5. Timmis J N, Ayliffe M A, Huang C Y, et al. Endosymbiotic gene transfer: organelle genomes forge eukaryotic chromosomes[J]. Nature reviews genetics, 2004, 5(2): 123-135.
6. Allen J F. Why chloroplasts and mitochondria retain their own genomes and genetic systems: colocation for redox regulation of gene expression[J]. Proceedings of the National Academy of Sciences, 2015, 112(33): 10231-10238.
7. Rak M, Tzagoloff A. F1-dependent translation of mitochondrially encoded Atp6p and Atp8p subunits of yeast ATP synthase[J]. Proceedings of the National Academy of Sciences, 2009, 106(44): 18509-

18514.

8. Ernster L, Schatz G. Mitochondria: a historical review[J]. The Journal of cell biology, 1981, 91(3): 227s-255s.
9. Palade G E. The fine structure of mitochondria[J]. The Anatomical Record, 1952, 114(3): 427-451.
10. Harner M, Körner C, Walther D, et al. The mitochondrial contact site complex, a determinant of mitochondrial architecture[J]. The EMBO journal, 2011, 30(21): 4356-4370.
11. Shoshan-Barmatz V, De Pinto V, Zweckstetter M, et al. VDAC, a multi-functional mitochondrial protein regulating cell life and death[J]. Molecular aspects of medicine, 2010, 31(3): 227-285.
12. Herrmann J M, Riemer J. The intermembrane space of mitochondria[J]. Antioxidants & redox signaling, 2010, 13(9): 1341-1358.
13. McStay G P. Complex formation and turnover of mitochondrial transporters and ion channels[J]. Journal of bioenergetics and biomembranes, 2017, 49(1): 101-111.
14. Horvath S E, Rampelt H, Oeljeklaus S, et al. Role of membrane contact sites in protein import into mitochondria[J]. Protein Science, 2015, 24(3): 277-297.
15. Matouschek A, Azem A, Ratliff K, et al. Active unfolding of precursor proteins during mitochondrial protein import[J]. The EMBO Journal, 1997, 16(22): 6727-6736.
16. Liu X, Kim C N, Yang J, et al. Induction of apoptotic program in cell-free extracts: requirement for dATP and cytochrome c[J]. Cell, 1996, 86(1): 147-157.
17. Tait S W G, Green D R. Mitochondria and cell death: outer membrane permeabilization and beyond [J]. Nature reviews Molecular cell biology, 2010, 11(9): 621-632.
18. Danial N N, Korsmeyer S J. Cell death: critical control points[J]. Cell, 2004, 116(2): 205-219.
19. Wang X. The expanding role of mitochondria in apoptosis[J]. Genes & development, 2001, 15(22): 2922-2933.
20. Fontanesi F. Mitochondria: structure and role in respiration[J]. eLS, 2015: 1-13.
21. Akram M. Citric acid cycle and role of its intermediates in metabolism[J]. Cell biochemistry and biophysics, 2014, 68(3): 475-478.
22. Porporato P E, Payen V L, Baselet B, et al. Metabolic changes associated with tumor metastasis, part 2: Mitochondria, lipid and amino acid metabolism[J]. Cellular and Molecular Life Sciences, 2016, 73(7): 1349-1363.
23. Weinberg F, Hamanaka R, Wheaton W W, et al. Mitochondrial metabolism and ROS generation are essential for Kras-mediated tumorigenicity[J]. Proceedings of the National Academy of Sciences, 2010, 107(19): 8788-8793.
24. Luo Y, Ma J, Lu W. The significance of mitochondrial dysfunction in cancer[J]. International Journal of Molecular Sciences, 2020, 21(16): 5598.
25. Sciacovelli M, Frezza C. Oncometabolites: Unconventional triggers of oncogenic signalling cascades [J]. Free Radical Biology and Medicine, 2016, 100: 175-181.
26. Marquez J, Flores J, Kim A H, et al. Rescue of TCA cycle dysfunction for cancer therapy[J]. Journal of Clinical Medicine, 2019, 8(12): 2161.
27. Loenarz C, Schofield C J. Expanding chemical biology of 2-oxoglutarate oxygenases[J]. Nature chemical biology, 2008, 4(3): 152-156.
28. Carey B W, Finley L W S, Cross J R, et al. Intracellular α-ketoglutarate maintains the pluripotency of embryonic stem cells[J]. Nature, 2015, 518(7539): 413-416.
29. Dang L, White D W, Gross S, et al. Cancer-associated IDH1 mutations produce 2-hydroxyglutarate [J]. Nature, 2009, 462(7274): 739-744.
30. Ward P S, Patel J, Wise D R, et al. The common feature of leukemia-associated IDH1 and

IDH2 mutations is a neomorphic enzyme activity converting α-ketoglutarate to 2-hydroxyglutarate [J]. Cancer cell, 2010, 17(3): 225-234.

31. Li F, He X, Ye D, et al. NADP(+)- IDH mutations promote hypersuccinylation that impairs mitochondria respiration and induces apoptosis resistance[J]. Molecular Cell, 2015, 60(4):661-675.
32. Cardaci S, Zheng L, MacKay G, et al. Pyruvate carboxylation enables growth of SDH-deficient cells by supporting aspartate biosynthesis[J]. Nature cell biology, 2015, 17(10): 1317-1326.
33. Lussey-Lepoutre C, Hollinshead K E R, Ludwig C, et al. Loss of succinate dehydrogenase activity results in dependency on pyruvate carboxylation for cellular anabolism[J]. Nature communications, 2015, 6(1): 1-9.
34. Castro-Vega L J, Buffet A, De Cubas A A, et al. Germline mutations in FH confer predisposition to malignant pheochromocytomas and paragangliomas[J]. Human molecular genetics, 2014, 23(9): 2440-2446.
35. Zheng L, MacKenzie E D, Karim S A, et al. Reversed argininosuccinate lyase activity in fumarate hydratase-deficient cancer cells[J]. Cancer & metabolism, 2013, 1(1): 1-11.
36. Frezza C, Zheng L, Folger O, et al. Haem oxygenase is synthetically lethal with the tumour suppressor fumarate hydratase[J]. Nature, 2011, 477(7363): 225-228.
37. Koivunen P, Hirsilä M, Remes A M, et al. Inhibition of hypoxia-inducible factor (HIF) hydroxylases by citric acid cycle intermediates: possible links between cell metabolism and stabilization of HIF[J]. Journal of Biological Chemistry, 2007, 282(7): 4524-4532.
38. Dasika S K, Vinnakota K C, Beard D A. Determination of the catalytic mechanism for mitochondrial malate dehydrogenase[J]. Biophysical journal, 2015, 108(2): 408-419.
39. Musrati R, Kollarova M, Mernik N, et al. Malate dehydrogenase: distribution, function and properties[J]. General physiology and biophysics, 1998, 17: 193-210.
40. Minarik P, Tomaskova N, Kollarova M, et al. Malate dehydrogenases-structure and function[J]. General physiology and biophysics, 2002, 21(3): 257-266.
41. Lim S C, Hroudová J, Van Bergen N J, et al. Loss of mitochondrial DNA-encoded protein ND1 results in disruption of complex I biogenesis during early stages of assembly[J]. The FASEB Journal, 2016, 30(6): 2236-2248.
42. Clason T, Ruiz T, Schägger H, et al. The structure of eukaryotic and prokaryotic complex Ⅰ[J]. Journal of structural biology, 2010, 169(1): 81-88.
43. Schieber M, Chandel N S. ROS function in redox signaling and oxidative stress[J]. Current biology, 2014, 24(10): R453-R462.
44. Di Meo S, Reed T T, Venditti P, et al. Role of ROS and RNS sources in physiological and pathological conditions[J]. Oxidative medicine and cellular longevity, 2016, 12(1): 1-44.
45. Lee J H, Lee Y K, Lim J J, et al. Mitochondrial respiratory dysfunction induces claudin-1 expression via reactive oxygen species-mediated heat shock factor 1 activation, leading to hepatoma cell invasiveness[J]. Journal of Biological Chemistry, 2015, 290(35): 21421-21431.
46. Urra F A, Muñoz F, Lovy A, et al. The mitochondrial complex (Ⅰ) ty of cancer[J]. Frontiers in oncology, 2017, 7: 118.
47. Kluckova K, Sticha M, Cerny J, et al. Ubiquinone-binding site mutagenesis reveals the role of mitochondrial complex Ⅱ in cell death initiation[J]. Cell death & disease, 2015, 6(5): e1749-e1749.
48. Hadrava Vanova K, Kraus M, Neuzil J, et al. Mitochondrial complex Ⅱ and reactive oxygen species in disease and therapy[J]. Redox Report, 2020, 25(1): 26-32.
49. Bezawork-Geleta A, Rohlena J, Dong L, et al. Mitochondrial complex Ⅱ: at the crossroads[J]. Trends in biochemical sciences, 2017, 42(4): 312-325.
50. Garaude J, Acin-Perez R, Martinez-Cano S, et al. Mitochondrial respiratory-chain adaptations in

macrophages contribute to antibacterial host defense[J]. Nature immunology, 2016, 17(9): 1037-1045.

51. Trumpower B L. Cytochrome bc1 complexes of microorganisms[J]. Microbiological reviews, 1990, 54(2): 101-129.

52. Klimova T, Chandel N S. Mitochondrial complex Ⅲ regulates hypoxic activation of HIF[J]. Cell Death & Differentiation, 2008, 15(4): 660-666.

53. Bell E L, Klimova T A, Eisenbart J, et al. The Qo site of the mitochondrial complex Ⅲ is required for the transduction of hypoxic signaling via reactive oxygen species production[J]. The Journal of cell biology, 2007, 177(6): 1029-1036.

54. Murphy M P. How mitochondria produce reactive oxygen species[J]. Biochemical journal, 2009, 417(1): 1-13.

55. Timón-Gómez A, Nývltová E, Abriata L A, et al. Mitochondrial cytochrome coxidase biogenesis: Recent developments[J]. Seminars in cell & developmental biology, 2018, 76: 163-178.

56. Hagen T, Taylor C T, Lam F, et al. Redistribution of intracellular oxygen in hypoxia by nitric oxide: effect on HIF1α[J]. Science, 2003, 302(5652): 1975-1978.

57. Arnold S. The power of life—cytochrome c oxidase takes center stage in metabolic control, cell signalling and survival[J]. Mitochondrion, 2012, 12(1): 46-56.

58. Cheng C C, Wooten J, Gibbs Z A, et al. Sperm-specific COX6B2 enhances oxidative phosphorylation, proliferation, and survival in human lung adenocarcinoma[J]. Elife, 2020, 9: e58108.

59. Guo R, Gu J, Zong S, et al. Structure and mechanism of mitochondrial electron transport chain[J]. Biomedical journal, 2018, 41(1): 9-20.

60. Guo R, Zong S, Wu M, et al. Architecture of human mitochondrial respiratory megacomplex I2III2IV2[J]. Cell, 2017, 170(6): 1247-1257.

61. Walker J E. The ATP synthase: the understood, the uncertain and the unknown[J]. Biochemical Society Transactions, 2013, 41(1): 1-16.

62. Bernardi P, Rasola A, Forte M, et al. The mitochondrial permeability transition pore: channel formation by F-ATP synthase, integration in signal transduction, and role in pathophysiology[J]. Physiological reviews, 2015, 95(4): 1111-1155.

63. Esparza-Moltó Pau B, Nuevo-Tapioles C, Cuezva José M. Regulation of the H+-ATP synthase by IF1: a role in mitohormesis[J]. Cellular and Molecular Life Sciences, 2017, 74(12):2151-2166.

64. López-Ríos F, Sánchez-Aragó M, García-García E, et al. Loss of the mitochondrial bioenergetic capacity underlies the glucose avidity of carcinomas[J]. Cancer research, 2007, 67(19): 9013-9017.

65. Mihaylova M M, Shaw R J. The AMPK signalling pathway coordinates cell growth, autophagy and metabolism[J]. Nature cell biology, 2011, 13(9): 1016-1023.

66. Walker J E. The regulation of catalysis in ATP synthase[J]. Current opinion in structural biology, 1994, 4(6): 912-918.

67. Cabezon E, Butler P J G, Runswick M J, et al. Modulation of the oligomerization state of the bovine F1-ATPase inhibitor protein, IF1, by pH[J]. Journal of Biological Chemistry, 2000, 275(33): 25460-25464.

68. Husain I, Harris D A. ATP synthesis and hydrolysis in submitochondrial particles subjected to an acid—base transition: Effects of the ATPase inhibitor protein[J]. FEBS letters, 1983, 160(1-2): 110-114.

69. Formentini L, Sánchez-Aragó M, Sánchez-Cenizo L, et al. The mitochondrial ATPase inhibitory factor 1 triggers a ROS-mediated retrograde prosurvival and proliferative response[J]. Molecular cell, 2012, 45(6): 731-742.

70. Prezma T, Shteinfer A, Admoni L, et al. VDAC1-based peptides: novel pro-apoptotic agents and potential therapeutics for B-cell chronic lymphocytic leukemia[J]. Cell death & disease, 2013, 4(9): e809-e809.
71. Cheng E H Y, Sheiko T V, Fisher J K, et al. VDAC2 inhibits BAK activation and mitochondrial apoptosis[J]. Science, 2003, 301(5632): 513-517.
72. Yagoda N, von Rechenberg M, Zaganjor E, et al. RAS-RAF-MEK-dependent oxidative cell death involving voltage-dependent anion channels[J]. Nature, 2007, 447(7146): 865-869.
73. Barresi E, Robello M, Costa B, et al. An update into the medicinal chemistry of translocator protein (TSPO) ligands[J]. European Journal of Medicinal Chemistry, 2021, 209: 112924.
74. Brenner C, Subramaniam K, Pertuiset C, et al. Adenine nucleotide translocase family: four isoforms for apoptosis modulation in cancer[J]. Oncogene, 2011, 30(8): 883-895.
75. Chevrollier A, Loiseau D, Reynier P, et al. Adenine nucleotide translocase 2 is a key mitochondrial protein in cancer metabolism[J]. Biochimica et Biophysica Acta (BBA)-Bioenergetics, 2011, 1807(6): 562-567.
76. Rochette L, Meloux A, Zeller M, et al. Mitochondrial SLC25 carriers: novel targets for cancer therapy[J]. Molecules, 2020, 25(10): 2417.
77. Zhou X, Paredes J A, Krishnan S, et al. The mitochondrial carrier SLC25A10 regulates cancer cell growth[J]. Oncotarget, 2015, 6(11): 9271.
78. Poncet D, Pauleau A L, Szabadkai G, et al. Cytopathic effects of the cytomegalovirus-encoded apoptosis inhibitory protein vMIA[J]. The Journal of cell biology, 2006, 174(7): 985-996.
79. Herzig S, Raemy E, Montessuit S, et al. Identification and functional expression of the mitochondrial pyruvate carrier[J]. Science, 2012, 337(6090): 93-96.
80. Schell J C, Olson K A, Jiang L, et al. A role for the mitochondrial pyruvate carrier as a repressor of the Warburg effect and colon cancer cell growth[J]. Molecular cell, 2014, 56(3): 400-413.
81. Giorgio V, Von Stockum S, Antoniel M, et al. Dimers of mitochondrial ATP synthase form the permeability transition pore[J]. Proceedings of the National Academy of Sciences, 2013, 110(15): 5887-5892.
82. Chandel N S. Evolution of mitochondria as signaling organelles[J]. Cell metabolism, 2015, 22(2): 204-206.
83. Xia X, Lemieux M E, Li W, et al. Integrative analysis of HIF binding and transactivation reveals its role in maintaining histone methylation homeostasis[J]. Proceedings of the National Academy of Sciences, 2009, 106(11): 4260-4265.
84. Hajnóczky G, Robb-Gaspers L D, Seitz M B, et al. Decoding of cytosolic calcium oscillations in the mitochondria[J]. Cell, 1995, 82(3): 415-424.
85. De Stefani D, Raffaello A, Teardo E, et al. A forty-kilodalton protein of the inner membrane is the mitochondrial calcium uniporter[J]. Nature, 2011, 476(7360): 336-340.
86. Baughman J M, Perocchi F, Girgis H S, et al. Integrative genomics identifies MCU as an essential component of the mitochondrial calcium uniporter[J]. Nature, 2011, 476(7360): 341-345.

3.3 肿瘤微环境与氧化还原微环境

氧化还原微环境是调控肿瘤发生发展的重要因素。由于肿瘤细胞代谢水平和信号通路的异常，导致其细胞内活性氧（ROS）的产生水平显著升高，适量的 ROS 可促进肿瘤细胞的生长和迁移，而过量的 ROS 则会对肿瘤细胞产生毒害作用并引起细胞死亡。为防止过量 ROS 的积累，肿瘤细胞的抗氧化能力也显著增强。肿瘤细胞可精确调控其细胞内的氧化还原平衡，如氧化应激压力可激活转录因子 NRF2 和 ATF4 等，增强多个抗氧化基因如谷胱甘肽（glutathione，GSH）合成相关基因的表达，促进还原型谷胱甘肽和 NADPH 等还原性物质的生成，从而下调 ROS 的水平，维持细胞内氧化还原平衡，以促进肿瘤细胞生长和存活[1]。虽然肿瘤细胞的抗氧化能力显著增强，其细胞内的 ROS 水平仍然显著高于正常组织细胞，通过放疗或化疗药物进一步诱导 ROS 产生就可以杀伤肿瘤细胞。此外，肿瘤微环境中的基质细胞和 T 细胞也可影响肿瘤细胞的谷胱甘肽代谢并调控细胞内的氧化还原状态，改变肿瘤细胞对化疗药物的敏感性和细胞存活。因此，靶向肿瘤细胞的氧化还原平衡可有效抑制肿瘤生长。

活性氧 ROS 通常指高反应性的含氧化合物，主要包括超氧（$\cdot O_2^-$）、羟基自由基（$\cdot OH$）和过氧化氢（H_2O_2）等。这些分子通常源于线粒体、过氧化物酶体和内质网中发生的各种代谢化学反应。线粒体是 ROS 产生的主要场所，线粒体所消耗的氧气中 2% 会产生超氧化合物[2]。研究表明，ROS 可通过酶依赖和非依赖的途径产生，酶依赖产生方式主要涉及 NADPH 氧化酶 4（reduced nicotinamide adenine dinucleotide phosphate oxidase，NOX4）、黄嘌呤氧化酶（xanthine oxidase，XOD）、一氧化氮合酶（nitric oxide synthase，NOS）、细胞色素 P450 酶、脂氧合酶和环氧合酶等。线粒体呼吸链则是非酶依赖产生 ROS 的主要来源。肿瘤细胞中代谢水平异常导致 ROS 的产生显著增加。ROS 可以通过诱导基因突变、参与信号转导过程、促进多不饱和脂肪酸氧化，对功能蛋白质的半胱氨酸残基进行氧化修饰等方式，调控肿瘤细胞的生长和存活。肿瘤细胞主要通过氨基酸代谢产生谷胱甘肽和磷酸戊糖途径产生 NADPH 以抵抗细胞内的氧化压力。此外，维生素 E（vitamin E，VE）、N-乙酰-L-半胱氨酸（N-acetyl-L-cysteine，NAC）、铁抑素-1（ferrostatin-1，Fer-1）和巯基乙醇等物质也可以用于清除细胞内的 ROS，保护肿瘤细胞免受氧化损伤。

氧化还原与肿瘤发生的联系最早于 1981 年被发现，该研究进一步证实胰岛素可增强肿瘤细胞中 H_2O_2 水平并促进细胞增殖[3]，后续临床试验发现摄入抗氧化剂维生素 E 可显著降低肝癌的发生风险，然而其他研究表明摄入抗氧化剂维生素 A/维生素 E 则会促进肺癌的发生[1]。虽然经过了四十多年的研究，氧化还原在肿瘤中的作用仍然存在争议。目前研究认为，由于肿瘤细胞快速增殖，需要更多 ATP 能量供应，而失控的能量产生方式则会导致 ROS 的积累，对细胞产生促进或毒害作用。适量 ROS 可诱导基因突变并导致原癌通路的激活，以促进肿瘤细胞的增殖、迁移和存活等过程。另外，肿瘤微环境中的菌群也可以诱导 ROS 产生，导致 DNA 损伤和基因突变等促进肿瘤的发生[4]。而过量的 ROS 则会促进 DNA、脂质和蛋白质的氧化损伤，诱导肿瘤细胞周期停滞，如细胞凋亡、细胞焦亡和铁死亡等。因此，ROS 是一把双刃剑，既可促进肿瘤生长和转移，也可诱导肿瘤细胞死亡，而这与肿瘤类型以及肿瘤所处的发展阶段密切相关[5]。因此，氧化还原平衡的维持对肿瘤细胞的生长和生存至关重要，靶向肿瘤氧化还原可成为肿瘤治疗的有效策略。

3.3.1 氧化还原调控肿瘤发生发展

氧化还原状态与肿瘤的发生发展密切相关，可调控肿瘤微环境中肿瘤细胞、免疫细胞和血管内皮细胞等的功能和活性。研究表明，ROS可调控肿瘤的生长、转移、存活和腺鳞癌转化等过程。肿瘤细胞可精确调控细胞内的氧化还原平衡，也可以通过对肿瘤关键调控蛋白的半胱氨酸残基进行亚硝基化和磺基化等氧化修饰，调控肿瘤细胞的生长和存活。研究发现，胱氨酸转运体SLC7A11、转录因子NRF2和ATF4等氧化还原相关分子与肿瘤进展密切相关，靶向这些氧化还原关键因子可有效杀伤肿瘤细胞，如利用小分子抑制剂抑制SLC7A11的活性可抑制肿瘤生长。氧化还原平衡机制的深入研究将对肿瘤治疗提供重要帮助。目前有多种氧化还原检测手段，如利用荧光探针法检测ROS含量，利用化学法检测GSH/GSSG水平和利用质谱或抗体检测蛋白质氧化产物等。此外，靶向氧化还原平衡可以在临床应用中有效治疗肿瘤，如化疗和放疗等可通过诱导大量ROS的产生直接杀伤肿瘤细胞。

3.3.1.1 氧化还原调控肿瘤生长和转移

肿瘤细胞的氧化还原与代谢重编程密切相关，而代谢重编程是肿瘤的重要特征之一，肿瘤细胞代谢的改变导致其细胞内ROS的产生增多。适量ROS可以诱导基因突变并促进肿瘤发生，在肿瘤细胞中也可发挥第二信使的作用，参与信号转导过程。早期研究发现，*KRAS*等基因突变可以增强肿瘤细胞中ROS的积累，从而促进细胞增殖和转移[6]。还有研究发现，氧化应激可促进MAPK通路激活ERK的磷酸化、上调G1/S-特异性周期蛋白-D1(cyclin D1)的表达和c-Jun氨基末端激酶(c-Jun N-terminal kinase, JNK)的激活，促进肿瘤细胞的生长[7, 8]。此外，ROS可以直接氧化修饰肿瘤代谢酶的半胱氨酸残基以调控代谢酶的活性和代谢通路。如ROS可以氧化修饰M2型丙酮酸激酶(pyruvate kinase M2, PKM2)的酶活中心的半胱氨酸残基，从而抑制其活性，导致葡萄糖代谢由糖酵解转向磷酸戊糖途径(pentose phosphate pathway, PPP)，产生更多的NADPH等还原型物质以抵抗氧化应激压力，从而促进肿瘤细胞的抗氧化能力[9]。另外，ROS还可以通过促进抑癌蛋白PTEN和蛋白酪氨酸磷酸酶(protein tyrosine phosphatase, PTP)的催化活性中心的半胱氨酸残基的氧化修饰，抑制其活性，调控PI3K-AKT通路的激活从而促进肿瘤细胞生长[10, 11]。脂肪酸氧化对代谢应激压力下肿瘤细胞的生长至关重要，脂肪酸氧化过程可产生辅酶β-烟酰胺单核苷(NADPH)和腺嘌呤核苷三磷酸(ATP)等，线粒体蛋白TPβ(TPβ)是脂肪酸氧化过程中的限速酶，其半胱氨酸残基发生氧化修饰可以抑制其活性，研究发现葡萄糖饥饿可促进ERK2磷酸化介导的核受体Nur77的线粒体定位，进入线粒体的核受体Nur77能够发生自身氧化修饰从而抑制TPβ发生氧化修饰，进而增强脂肪酸氧化过程，以保障辅酶β-烟酰胺单核苷(NADPH)和腺嘌呤核苷三磷酸(ATP)的生成水平，最终促进黑色素瘤细胞的生长和转移[12]。

3.3.1.2 氧化还原调控肿瘤干细胞活性

肿瘤细胞中游离铁含量显著上调，而游离铁会通过 Fenton 反应诱发大量 ROS 产生并导致铁死亡发生，这也是肿瘤细胞中 ROS 水平显著高于正常细胞的原因之一。肿瘤干细胞是肿瘤起始、转移、复发和产生耐药性的根本原因之一，氧化还原平衡对维持肿瘤干细胞的自我更新也发挥重要的调控作用，研究发现肿瘤干细胞中游离铁含量高于普通肿瘤细胞，肿瘤干细胞需要增强其抗氧化能力以应对过量游离铁造成的氧化压力[13]。研究发现，乳腺癌和肝癌肿瘤干细胞中 ROS 维持在较低的水平[14]。进一步研究发现，这些细胞中 ROS 清除系统基因的表达显著增强，从而维持肿瘤干细胞的活性和功能。肿瘤干细胞中 ROS 维持在较低水平会对肿瘤治疗造成困难，对氧化还原靶向疗法产生抵抗。如放疗和化疗可通过诱导大量 ROS 以清除大多数肿瘤细胞，但肿瘤干细胞通常会产生治疗抵抗。此外，肿瘤干细胞的氧化还原状态与肿瘤耐药的发生密切相关[15, 16]。

3.3.1.3 氧化还原调控肿瘤血管新生

肿瘤细胞快速增长需要摄入更多的营养成分和氧气，同时将代谢废物排出，因此血管新生与肿瘤的发生发展密切相关。研究发现，超氧和过氧化氢（H_2O_2）都可调控肿瘤血管新生过程。过氧化氢（H_2O_2）可以直接刺激血管生成因子的表达，从而促进血管新生，加速肿瘤进展。研究还发现，$\cdot O_2^-$ 可以通过抑制 PTP 增强受体酪氨酸激酶通路，促进血管新生。因此，靶向氧化还原平衡可以抑制肿瘤的血管新生和生长[17]。此外，研究发现氧化压力应激可以激活转录因子 ATF4 的表达，ATF4 通过转录上调胱氨酸转运蛋白 SLC7A11 的表达，促进肿瘤血管新生过程，从而促进神经胶质瘤的生长，SLC7A11 的抑制剂 Erastin 则可以显著抑制血管新生和肿瘤生长[18]。

3.3.1.4 氧化还原调控肿瘤腺鳞癌转化

肺鳞癌大约占非小细胞肺癌的 30%，对各种治疗手段耐受。氧化还原平衡可调控非小细胞肺癌的腺鳞癌转化。研究发现，肺腺癌和肺鳞癌中 ROS 水平存在明显差异，而肺腺癌中抗氧化基因 *NRF2* 的表达显著低于肺鳞癌，ROS 可以诱导肺腺癌向肺鳞癌转化。研究发现，抑癌基因 *LKB1* 失活会导致磷酸戊糖途径和 AMPK 通路下调，造成 NADPH 等还原性物质的生成减少，导致 ROS 的积累，促进肺腺鳞癌转化。进一步研究发现，抗氧化剂 NAC 处理可以显著降低肺鳞癌的发生而促进肺腺癌的产生[19]。此外，研究发现虽然 YAP 可激活细胞增殖和转移相关基因的表达，从而促进肺腺癌等多种肿瘤的发生，但是在肺鳞癌中，YAP 激活则会以 P63 依赖的方式下调抗氧化酶 GPX2 的表达，促进大量 ROS 积累，抑制肺腺鳞癌转化[20]。而此机制为肺鳞癌治疗提供了重要的理论依据。

3.3.1.5 氧化还原调控肿瘤细胞死亡

肿瘤细胞抗氧化能力虽然显著增强，但是其 ROS 水平仍然高于正常细胞。因此，靶向肿瘤抗氧化机制可成为特异杀伤肿瘤细胞的有效策略。ROS 水平过高时会促进 DNA、脂质和蛋白质等分子的氧化，导致严重的细胞损伤并促进肿瘤细胞死亡，如细胞凋亡和细胞焦亡等。研究发现脱离细胞基质会诱导 ROS 的产生，肿瘤细胞转移时需克服氧化压力以在远端器官转移时存活下来。铁死亡（ferroptosis）是近几年发现的一种细胞程序性死亡方式，是由铁介导的多不饱和脂肪酸氧化引起的细胞死亡，与癌症、神经退行性疾病和肾功能损伤等多种人类疾病密切相关。细胞内游离铁可诱导 ROS 的产生，对多不饱和脂肪酸进行氧化是铁死亡发生的根本原因[21]。用胱氨酸抑制剂 Erastin 抑制胱氨酸摄入和谷胱甘肽合成，可增强 ROS 对多不饱和脂肪酸的氧化，从而诱发铁死亡，研究发现铁过量也可以直接诱导 ROS 产生，从而导致铁死亡的发生。与之相应，肿瘤细胞通过上调 *SLC7A11* 等抗氧化基因的表达来抑制铁死亡的发生，最终促进肿瘤的发生、生长和转移。

3.3.1.6 氧化还原调控肿瘤免疫

肿瘤微环境中 T 细胞和基质细胞等其他类型细胞也会调控肿瘤的发生发展进程。研究发现基质细胞可分泌半胱氨酸和谷胱甘肽到肿瘤微环境中，肿瘤细胞可摄取这些还原性物质，导致肿瘤细胞内谷胱甘肽水平上调，促进卵巢癌铂类药物耐药性。而 $CD8^+$ T 细胞可分泌 IFN-γ，进而影响基质细胞内的转录因子 STAT1，抑制其胱氨酸转运体的表达，导致肿瘤微环境中半胱氨酸和谷胱甘肽水平下调，肿瘤细胞内谷胱甘肽水平下调会增强肿瘤细胞对化疗药物的敏感性[22]。细胞内谷胱甘肽水平除了可调控耐药性外，还可能调控肿瘤细胞的铁死亡。最新研究表明，效应 T 细胞还可以通过分泌 IFN-γ 抑制肿瘤细胞中 SLC7A11 和 SLC3A2 的表达，下调肿瘤细胞内的谷胱甘肽水平，进而促进肿瘤细胞发生铁死亡，从而起到杀伤肿瘤的作用[23]。

3.3.2 氧化还原调控的关键通路和核心分子

3.3.2.1 KEAP1-NRF2

氧化还原调控平衡在肿瘤的发生发展中发挥关键作用。NRF2 是细胞中最重要的调控抗氧化功能的蛋白之一。研究表明，NRF2 在乳腺癌、肺癌、前列腺癌和胰腺癌等多种类型肿瘤中表达上调，对肿瘤细胞的增殖、迁移和耐药性至关重要[24]。在正常状态下，E3 泛素连接酶 cullin3-KEAP1 可组成性降解 NRF2，而在氧化应激压力下，KEAP1 结合底物结构域的关键半胱氨酸残基会发生氧化修饰，导致其不能结合 NRF2，增强 NRF2 蛋白稳定性并入核，促进谷胱甘肽合成相关基因如 *GCLM*、*GCLC* 和 *SLC7A11* 等的转录激活。此外，NRF2 可调控谷胱甘肽还原相关的 GPX 和 GST 家族蛋白的表达。细胞内葡萄糖代谢中磷酸戊糖途径可产生还原性物质 NADPH，谷胱甘肽还原酶 GSR 则可利用 NADPH 还原剂将 GSSG 还原成 GSH。另外，NRF2 也可以转录激活 NADPH 生成相关酶的表达水平。研究还发现，原癌基因 *KRAS* 和 *c-MYC* 都可以稳定 NRF2 的蛋白水平从而增强其抗氧化反应。抑

癌基因 *PTEN* 突变则会导致 PI3K-AKT 信号通路的激活并促进 NRF2 的功能。此外，在多种肿瘤细胞中 KEAP1 底物结合位点的突变会导致 NRF2 的积累，促进肿瘤的发生[25]。

3.3.2.2 FOXO 和 P53

转录因子 FOXO 和 P53 可通过诱导或抑制抗氧化基因的表达调控氧化应激。研究发现，氧化应激压力可以激活 FOXO，FOXO 可以诱导 GPX1 和 GSTM1 的表达从而调控谷胱甘肽抗氧化反应。FOXO 的激活受到 AKT 和 SGK 的磷酸化调控，磷酸化修饰的 FOXO 会与 14-3-3 结合而被滞留在细胞质中。另外，转录因子 P53 可直接调控 *SOD2*、*GPX1* 和 *CAT* 等抗氧化基因的表达抑制 ROS 的积累。P53 还可以通过上调 TIGAR 增强磷酸戊糖途径产生的 NADPH，从而起到抗氧化应激的作用[1]。

3.3.2.3 SLC7A11

半胱氨酸是细胞内合成谷胱甘肽、抵抗氧化应激的关键因子，肿瘤细胞内 ROS 水平显著增强，对半胱氨酸的需求量显著提高。System XC^- 是细胞膜表面的胱氨酸转运载体蛋白，由轻链 SLC7A11 和重链 SLC3A2 构成，SLC7A11 可介导底物特异性，将胱氨酸运输到细胞内，用于合成谷胱甘肽，抵抗细胞氧化应激，胱氨酸转运体 SLC7A11 的表达和活性调控与胱氨酸转运和铁死亡密切相关。肿瘤基因组图谱（The Cancer Genome Atlas，TCGA）数据库分析显示 SLC7A11 在多种肿瘤细胞中高表达，表明其与肿瘤的发生发展密切相关。细胞中 SLC7A11 的表达和活性可在基因转录、表观遗传和蛋白翻译后修饰等水平被精确调控。研究发现，转录因子 NRF2 和 P53 可直接结合 SLC7A11 的启动子区调控其转录[26, 27]；在肾癌细胞中 BAP1 能够通过去泛素化 H2A 转录抑制 SLC7A11 的表达[28]；染色质重塑子 ARID1A 也可显著增强 SLC7A11 的表达水平[29]；此外，BECN1 可直接结合并抑制 SLC7A11 的活性[30]；OTUB1 和 CD44v 则可以结合并稳定 SLC7A11 的蛋白水平[31, 32]。肿瘤细胞通过以上机制调控 SLC7A11 的表达，促进半胱氨酸的摄取，增强谷胱甘肽的合成，促进肿瘤的发生发展。

3.3.2.4 GCN2-ATF4

半胱氨酸作为一种重要的氧化还原相关分子，既可以通过细胞表面的转运体从细胞外摄取，也可以利用甲硫氨酸和丝氨酸从头合成。在肿瘤发展过程中，半胱氨酸等营养成分供应不足，导致肿瘤细胞对胱氨酸从头合成途径依赖，因此其活性对肿瘤的生长和细胞存活至关重要。最新研究发现，半胱氨酸缺失诱导的氧化压力应激可以磷酸化激活 GCN2，进而调控 ATF4 的转录活性，从而激活半胱氨酸从头合成途径，提高细胞内谷胱甘肽水平，增强肿瘤细胞的抗氧化能力，促进细胞的存活[33]。

3.3.3 靶向氧化还原治疗肿瘤策略

氧化还原水平与肿瘤进展密切相关，因此靶向肿瘤的氧化还原水平可潜在调控肿瘤发生发展。早期研究认为，ROS 可以促进肿瘤发生，1993 年研究发现摄入抗氧化的维生素 E 可降低肝癌的发生风险，而其他研究表明，维生素 A/维生素 E 会促进肺癌发生[1]。表明应用抗氧化剂防治肿瘤是非常复杂的，与肿瘤类型和肿瘤发展阶段相关，需要慎重评估后应用。高水平的 ROS 会损伤细胞中的脂类、核酸和蛋白质，虽然肿瘤细胞比正常细胞的抗氧化能力强，但肿瘤细胞中 ROS 水平仍然高于正常细胞，导致肿瘤细胞对 ROS 的敏感性高于正常细胞，因此通过放疗或化疗诱导过量 ROS 产生可以杀伤肿瘤细胞。铂类药物（如顺铂、卡铂和奥沙利铂）和蒽环类药物（如阿霉素、表柔比星和柔红霉素）都可以诱导产生大量的 ROS，杀伤肿瘤细胞。三氧化二砷（As_2O_3，俗称砒霜）也可通过诱导 ROS 产生，促进肿瘤细胞凋亡，可用于治疗急性早幼粒细胞白血病。5-氟尿嘧啶（5-FU）可诱导产生大量线粒体 ROS 的产生，治疗结直肠癌和头颈癌等[34]。此外，肿瘤免疫疗法（如 PD-L1/PD-1 抗体与半胱氨酸酶/SLC7A11 抑制剂联用）可以更好地抑制肿瘤细胞的生长[23]。

3.3.4 氧化还原检测技术

氧化还原状态可以反映肿瘤细胞的代谢水平和发展阶段，并可为氧化还原靶向疗法提供重要指导。目前有多种检测 ROS 的技术方法，应用最广的是荧光探针法，DCF-DA 是一种细胞渗透性酯，在其水解后会在细胞内积累，该分子发生氧化后将从无色化合物转变为强荧光分子，从而可以用于检测 ROS 的水平。经过改进，新型基于硼酸酯的探针可提供更高的特异性，对这种分子进行化学修饰（例如添加三苯基磷酸基团）可实现线粒体 ROS 的检测。使用 C11-BIDIPY 探针则可特异性检测脂 ROS，通过检测脂质过氧化物如 MDA 可以间接反映肿瘤细胞的氧化还原水平。此外，可通过检测细胞内还原型谷胱甘肽 GSH 水平，反映细胞的氧化还原状态[5, 35]。

细胞中半胱氨酸仅占蛋白质组的 2%，由于含有一个高反应活性的巯基基团，可发生多种翻译后修饰。蛋白质的半胱氨酸残基可感应细胞中的氧化还原状态，从而发生多种氧化还原修饰，如谷胱甘肽化、磺酰化和亚硝基化等，从而调控其定位、活性和功能，调控肿瘤细胞的增殖、迁移等[36]。甲硫氨酸残基的硫原子也可被过氧化氢（H_2O_2）氧化形成甲硫氨酸亚砜。通过质谱技术和相关特异性抗体检测半胱氨酸等的氧化修饰水平也可反映细胞的氧化还原状态。

3.3.5 总结

氧化还原平衡在肿瘤的发生发展过程中发挥关键的调控作用。肿瘤细胞由于基因突变和代谢异常，其细胞内 ROS 水平显著提高。ROS 产生和清除能力的差异会造成氧化应激压力。适量 ROS 可以诱发基因突变和促进血管新生，激活原癌基因或抑制抑癌基因，促进肿瘤生长、转移和复发等肿瘤进展过程；过量 ROS 则可以抑制肿瘤细胞增殖，诱导肿瘤细胞死亡。因此，靶向肿瘤细胞的氧化还原平衡为肿瘤治疗提供了重要依据和线索。通过化疗和放疗等可诱导大量 ROS 的产生杀伤肿瘤细胞。然而，需要指出的是放疗和化疗也会杀伤正常组织细胞，引发严重的副作用[2, 37]。因此，开展特异性针对肿瘤细胞的靶向疗法以及研制肿瘤细胞特异性药物尤为迫切。靶向氧化还原疗法如半胱氨酸酶或胱氨酸转运蛋白抑制剂 Erastin 与 PD-L1/PD-1 抗体等肿瘤免疫疗法联用，可对肿瘤产生更大的杀伤作用。此外，进一步解析和鉴定肿瘤细胞特异的氧化还原机制，有助于提高治疗的特异性和有效性，肿瘤细胞特异的氧化还原靶向疗法将为肿瘤治疗提供新的方向。

（王彦全、王旭东、王欣波）

参考文献

1. Gorrini C, Harris I S, Mak T W. Modulation of oxidative stress as an anticancer strategy[J]. Nature reviews Drug discovery, 2013, 12(12): 931-947.
2. Sabharwal S S, Schumacker P T. Mitochondrial ROS in cancer: initiators, amplifiers or an Achilles' heel? [J]. Nature Reviews Cancer, 2014, 14(11): 709-721.
3. Oberley L W. Free radicals and diabetes[J]. Free radical biology and medicine, 1988, 5(2): 113-124.
4. Koi M, Okita Y, Carethers J M. Fusobacterium nucleatum infection in colorectal cancer: linking inflammation, DNA mismatch repair and genetic and epigenetic alterations[J]. Journal of the anus, rectum and colon, 2018, 2(2): 37-46.
5. Holmström K M, Finkel T. Cellular mechanisms and physiological consequences of redox-dependent signalling[J]. Nature reviews Molecular cell biology, 2014, 15(6): 411-421.
6. Ogrunc M, Di Micco R, Liontos M, et al. Oncogene-induced reactive oxygen species fuel hyperproliferation and DNA damage response activation[J]. Cell Death & Differentiation, 2014, 21(6): 998-1012.
7. Martindale J L, Holbrook N J. Cellular response to oxidative stress: signaling for suicide and survival [J]. Journal of cellular physiology, 2002, 192(1): 1-15.
8. Ranjan P, Anathy V, Burch P M, et al. Redox-dependent expression of cyclin D1 and cell proliferation by Nox1 in mouse lung epithelial cells[J]. Antioxidants & redox signaling, 2006, 8(9-10): 1447-1459.
9. Anastasiou D, Poulogiannis G, Asara J M, et al. Inhibition of pyruvate kinase M2 by reactive oxygen species contributes to cellular antioxidant responses[J]. Science, 2011, 334(6060): 1278-1283.
10. Leslie N R, Bennett D, Lindsay Y E, et al. Redox regulation of PI 3-kinase signalling via inactivation of PTEN[J]. The EMBO journal, 2003, 22(20): 5501-5510.
11. Xu D, Rovira I I, Finkel T. Oxidants painting the cysteine chapel: redox regulation of PTPs[J]. Developmental cell, 2002, 2(3): 251-252.
12. Li X, Wang Z, Zheng Y, et al. Nuclear receptor Nur77 facilitates melanoma cell survival under metabolic stress by protecting fatty acid oxidation[J]. Molecular cell, 2018, 69(3): 480-492.
13. Torti S V, Torti F M. Iron and cancer: more ore to be mined[J]. Nature Reviews Cancer, 2013, 13(5): 342-355.
14. Luo M, Shang L, Brooks M D, et al. Targeting breast cancer stem cell state equilibrium through modulation of redox signaling[J]. Cell metabolism, 2018, 28(1): 69-86.
15. Kim H M, Haraguchi N, Ishii H, et al. Increased CD13 expression reduces reactive oxygen species,

promoting survival of liver cancer stem cells via an epithelial-mesenchymal transition-like phenomenon[J]. Annals of surgical oncology, 2012, 19(3): 539-548.
16. Diehn M, Cho R W, Lobo N A, et al. Association of reactive oxygen species levels and radioresistance in cancer stem cells[J]. nature, 2009, 458(7239): 780-783.
17. Miller T W, Isenberg J S, Roberts D D. Molecular regulation of tumor angiogenesis and perfusion via redox signaling[J]. Chemical reviews, 2009, 109(7): 3099-3124.
18. Chen D, Fan Z, Rauh M, et al. ATF4 promotes angiogenesis and neuronal cell death and confers ferroptosis in a xCT-dependent manner[J]. Oncogene, 2017, 36(40): 5593-5608.
19. Li F, Han X, Li F, et al. LKB1 inactivation elicits a redox imbalance to modulate non-small cell lung cancer plasticity and therapeutic response[J]. Cancer cell, 2015, 27(5): 698-711.
20. Huang H, Zhang W, Pan Y, et al. YAP Suppresses Lung Squamous Cell Carcinoma Progression via Deregulation of the DNp63-GPX2 Axis and ROS Accumulation[J]. Cancer research, 2017, 77(21): 5769-5781.
21. Stockwell B R, Angeli J P F, Bayir H, et al. Ferroptosis: a regulated cell death nexus linking metabolism, redox biology, and disease[J]. Cell, 2017, 171(2): 273-285.
22. Wang W, Kryczek I, Dostál L, et al. Effector T cells abrogate stroma-mediated chemoresistance in ovarian cancer[J]. Cell, 2016, 165(5): 1092-1105.
23. Wang W, Green M, Choi J E, et al. $CD8^+$ T cells regulate tumour ferroptosis during cancer immunotherapy[J]. Nature, 2019, 569(7755): 270-274.
24. Chio I I C, Tuveson D A. ROS in cancer: the burning question[J]. Trends in molecular medicine, 2017, 23(5): 411-429.
25. Yamamoto M, Kensler T W, Motohashi H. The KEAP1-NRF2 system: a thiol-based sensor-effector apparatus for maintaining redox homeostasis[J]. Physiological reviews, 2018, 98(3): 1169-1203.
26. Jiang L, Kon N, Li T, et al. Ferroptosis as a p53-mediated activity during tumour suppression[J]. Nature, 2015, 520(7545): 57-62.
27. Ye P, Mimura J, Okada T, et al. Nrf2-and ATF4-dependent upregulation of xCT modulates the sensitivity of T24 bladder carcinoma cells to proteasome inhibition[J]. Molecular and cellular biology, 2014, 34(18): 3421-3434.
28. Zhang Y, Shi J, Liu X, et al. BAP1 links metabolic regulation of ferroptosis to tumour suppression [J]. Nature cell biology, 2018, 20(10): 1181-1192.
29. Ogiwara H, Takahashi K, Sasaki M, et al. Targeting the vulnerability of glutathione metabolism in ARID1A-deficient cancers[J]. Cancer cell, 2019, 35(2): 177-190.
30. Song X, Zhu S, Chen P, et al. AMPK-mediated BECN1 phosphorylation promotes ferroptosis by directly blocking system Xc-activity[J]. Current Biology, 2018, 28(15): 2388-2399.
31. Ishimoto T, Nagano O, Yae T, et al. CD44 variant regulates redox status in cancer cells by stabilizing the xCT subunit of system xc^- and thereby promotes tumor growth[J]. Cancer cell, 2011, 19(3): 387-400.
32. Liu T, Jiang L, Tavana O, et al. The deubiquitylase OTUB1 mediates ferroptosis via stabilization of SLC7A11[J]. Cancer research, 2019, 79(8): 1913-1924.
33. Zhu J, Berisa M, Schwörer S, et al. Transsulfuration activity can support cell growth upon extracellular cysteine limitation[J]. Cell metabolism, 2019, 30(5): 865-876.
34. Hwang P M, Bunz F, Yu J, et al. Ferredoxin reductase affects p53-dependent, 5-fluorouracil-induced apoptosis in colorectal cancer cells[J]. Nature medicine, 2001, 7(10): 1111-1117.
35. Trachootham D, Alexandre J, Huang P. Targeting cancer cells by ROS-mediated mechanisms: a radical therapeutic approach? [J]. Nature reviews Drug discovery, 2009, 8(7): 579-591.
36. Paul B D, Sbodio J I, Snyder S H. Cysteine metabolism in neuronal redox homeostasis[J]. Trends in

pharmacological sciences, 2018, 39(5): 513-524.
37. Ngo B, Van Riper J M, Cantley L C, et al. Targeting cancer vulnerabilities with high-dose vitamin C [J]. Nature Reviews Cancer, 2019, 19(5): 271-282.

3.4 肿瘤微环境与信号通路

3.4.1 肿瘤微环境与 mTOR

细胞代谢异常是肿瘤的重要特征之一[1],与肿瘤的发生发展互为因果。癌细胞通过重编程其新陈代谢过程,以适应复杂多变的肿瘤微环境。相关研究已经描绘了诸多癌症所特有的代谢变化,包括氨基酸、葡萄糖、核苷酸、脂肪酸和脂质等的代谢异常。与此同时,代谢重编程通常由肿瘤代谢信号通路所介导,尤其是雷帕霉素靶蛋白(mammalian target of rapamycin, mTOR)信号通路在肿瘤中常处于过度活化状态,促进了肿瘤的发生发展[2]。

mTOR 信号通路作为控制细胞生长和代谢的中枢,参与调控了细胞周期、生长、自噬以及癌变等生理过程。大量研究表明,mTOR 信号通路传导异常与肿瘤发生发展密切相关[3]。mTOR 信号传导通过调控关键代谢酶的表达量或活性来控制癌细胞的代谢[4],而代谢的变化(例如葡萄糖或氨基酸摄取增加)也会反过来影响 mTOR 信号传导,进而促进肿瘤的发生发展。

此外,肿瘤是由多种不同细胞及其微环境构成的复杂结构,这些细胞除了肿瘤细胞外还包括多种免疫细胞和基质组织等。这些细胞可以通过分泌多种信号分子(如细胞因子、趋化因子)以及基质重构酶、代谢分子等产生复杂的相互作用,对肿瘤微环境的形成和肿瘤的进展有重要作用。mTOR 信号通路不仅在肿瘤细胞当中起着至关重要的作用,调控肿瘤微环境中的各种代谢进程。也在肿瘤微环境中发挥着重要作用,尤其在肿瘤相关免疫细胞的调控中扮演重要角色。

因此,通过对 mTOR 信号传导与肿瘤微环境之间的全面理解,可以加强对肿瘤发生发展的认识,并借此开发新的治疗策略。

3.4.1.1 mTOR 信号通路简介

mTOR 是细胞内广泛存在的一类蛋白激酶,能够感应外界环境中的营养物质(例如氨基酸和葡萄糖等)和生长因子来调控细胞的代谢与增殖。自从 1994 年首次在哺乳动物中鉴定到 mTOR 以来,诸多研究已经明确了 mTOR 信号通路在调节氨基酸、蛋白质、脂质、核苷酸等代谢过程以及细胞的自噬等多种细胞的基本新陈代谢过程中的重要作用,而 mTOR 信号通路的异常也会影响癌症、糖尿病以及衰老等相关生理病理情况下的进程[5]。

mTOR 作为核心激酶，在细胞内主要以两种复合物形式行使功能，即 mTORC1 和 mTORC2。其中，mTORC1 是一个由 mTOR、Raptor[6]、PRAS40[7]、DEPTOR[8] 以及 MLST8[9] 等蛋白构成的复合物，其中，mTOR 是激酶活性的核心，该复合物对 Rapmycin 敏感。mTORC2 除含有 mTOR 和 mLST8 之外，其组分还包括 mSIN1[10] 和 Rictor[11]，已有研究表明 mTORC2 对 Rapmycin 治疗并不敏感，这也是其区别于 mTORC1 功能的重要部分[2]。鉴于 mTORC1 是 mTOR 信号通路的中枢，我们将主要围绕 mTORC1 展开讨论。

mTORC1 的激活取决于微环境中的营养物质和生长因子，其激活过程分为两部分：①当细胞感应到微环境中的氨基酸等营养物质信号后，溶酶体定位的 RagGTPase 变为活性形式，从而将胞质状态的 mTORC1 转移到溶酶体表面[12, 13]；②在生长因子信号的刺激下，溶酶体定位的 Rheb 变为活性形式进而通过变构激活的方式激活 mTORC1[14-16]。

具体而言，在氨基酸信号传导过程中，RagGTPase 的激活状态受到细胞内蛋白质合成及氨基酸水平等的严格调控[17]。研究发现，RagGTPase 本身能够通过与溶酶体上的 Ragulator 结合从而锚定在溶酶体膜上，而在氨基酸刺激的情况下，RagGTPase 变为活性形式从而与 mTORC1 复合体中的 Raptor 结合，进而将胞质定位的 mTORC1 转移到溶酶体上[18]。目前已经发现，精氨酸、亮氨酸、甲硫氨酸以及谷氨酰胺都能够促使胞质 mTORC1 转移至溶酶体定位。以亮氨酸和精氨酸为例，这两种氨基酸都可以通过 KICSTOR-GATOR2-GATOR1 信号轴来激活 RagGTPase 的活性形式从而使 mTORC1 定位至溶酶体，该信号轴中的 GATOR1 复合体是 RagA/RagB 的 GAP(GTP 酶活化蛋白)，GATOR2 复合体是 GATOR1 复合体的抑制蛋白复合物[19]，而本身就具有溶酶体定位功能的 KICSTOR 复合体则可使 GATOR1 复合体锚定在溶酶体上[20, 21]。

在生长因子信号传导过程中，其能够通过 PI3K-AKT-TSC 途径激活 Rheb 的活性进而直接激活 mTORC1。以胰岛素为例，其主要分为以下几个步骤激活 mTORC1：①胰岛素与受体酪氨酸激酶(receptor tyrosine kinase，RTK)结合以激活 PI3K；②活化的 PI3K 将磷脂酰肌醇-4,5-双磷酸酯(PIP 2)转化为磷脂酰肌醇-3,4,5-三磷酸酯(PIP 3)；③PIP 3 募集磷酸肌醇依赖性激酶 1(PIP 3 recruits phosphatidylinositol-dependent kinase 1，PDK1)和 mTORC2 以激活 AKT[22]；④AKT 能够磷酸化 TSC 复合物的多个位点，进而解除了 TSC 对小 G 蛋白 RHEB 的抑制[23]；⑤活化后的 RHEB 能够结合并直接激活 mTORC1[24, 25]。

在外界营养充足且信号传导正常的情况下，mTORC1 被激活以促进合成代谢过程，并将基础的营养物质(如氨基酸、葡萄糖、胆固醇、核苷酸等)转化为生物大分子(如蛋白质、脂质和核酸等)。mTORC1 主要通过直接激活核糖体蛋白 S6 激酶(S6K)，并抑制 eIF4E 结合蛋白(4EBP)以增加翻译(包括代谢酶和代谢相关转录因子的翻译)，而 mTORC2 也能够通过激活 AKT 来促进新陈代谢。同时，S6K 和 AKT 不仅能够调节相关代谢酶，还可以激活关键代谢转录因子，例如 MYC、缺氧诱导因子 HIF1α/HIF2α、FOXO 转录因子和 SREBP1 等。

由此可见，mTORC1 是整合微环境中各种信号，进而参与细胞生长和代谢等多种生理功能调控的关键信号通路。

3.4.1.2 肿瘤细胞中的 mTOR 信号通路

尽管 mTOR 激酶本身在癌症中发生突变概率较低，但在诸多癌症类型中，mTOR 的上游因子突变都会导致 mTOR 的过度活化，这些上游信号通路主要以 PI3K-AKT 通路为代表。研究显示，在多达 80%的癌症中 mTOR 处于激活状态[26]，而基于 mTORC1 在细胞代谢进程中的关键作用，其过度活化又介导了肿瘤细胞代谢重编程的进行。

由于肿瘤微环境中的血管形成不良，癌细胞常处于营养缺乏的环境。因此，肿瘤细胞中 mTORC1 营养物质感应机制方面的关键蛋白发生突变或失活，将有助于癌细胞适应代谢环境的变化，从而促进癌细胞增殖。例如，在胶质母细胞瘤中 GATOR1 复合物的三个亚基蛋白具有低频率的突变[19]；在滤泡性淋巴瘤中 RagC 具有较高频率的突变发生[27]；而在 Birt-Hogg-Dube 遗传性癌症综合征中 FLCN 的突变被认为是其发生发展的主要因素[28]。

肿瘤的生长离不开上游生长因子信号通路的激活，其相关的调控因子突变在癌症中也十分常见。例如，经典的肿瘤抑制蛋白 P53 和 LKB1 也是调控 mTORC1 信号通路的关键因子[4, 29]，PI3K/ AKT、AMPK 以及 MAPK 等通路也是 mTORC1 重要的上游调控因子，这些关键蛋白也在肿瘤中有着高频率突变[4]。以 PI3K/AKT 通路为例，PI3K 作为经典的生长因子途径的关键蛋白，可由多种生长因子激活。研究最为广泛的一类 PI3K 由催化亚基和调控亚基组成异源二聚体来行使功能，其催化亚基共有四种类型。其中 p110α 催化亚基的激活突变在多种肿瘤中被鉴定，而 p110β，p110δ 和 p110γ 催化亚基虽然很少突变，但其常在癌细胞中表达上调，进而通过 AKT-TSC 途径激活 mTORC1。与此同时，PTEN 作为 PIP3 的磷酸酶，行使与 PI3K 相反的功能，其在多种癌症中发生突变或缺失，进而促进 PI3K/AKT 途径激活 mTORC1。

这些 mTORC1 重要的上游调控因子在肿瘤中的突变常导致 mTORC1 的持续激活，促进相关代谢途径的异常，包括氨基酸、葡萄糖、核苷酸、脂肪酸和脂质代谢，而相关代谢途径的异常又可能进一步促进 mTORC1 的持续激活，使得肿瘤代谢信号传导异常，促进肿瘤发生发展。

3.4.1.3 mTOR 信号通路与肿瘤代谢微环境

在肿瘤细胞中，除了 mTOR 信号传导中关键蛋白的突变及表达量变化以外，mTORC1 的信号传导还与肿瘤代谢微环境中相关代谢途径息息相关，例如氨基酸代谢、葡萄糖代谢、脂质代谢等。基于谷氨酰胺代谢和葡萄糖代谢在肿瘤代谢微环境中的重要作用，接下来主要以谷氨酰胺、葡萄糖为代表，简述 mTOR 信号通路与肿瘤代谢微环境之间的关系。

(1) mTOR 信号通路与肿瘤中的谷氨酰胺代谢

谷氨酰胺是一种非必需氨基酸，但许多癌细胞的生存依赖于细胞外的谷氨酰胺[30]。此外，在许多癌细胞中，谷氨酰胺不仅能够维持线粒体膜电位和线粒体膜完整性，同时还能够促进 NADPH 的产生[31]。谷氨酰胺还可以作为氮、碳的供体用于氨基酸、脂质和核苷酸的合成，还可以通过代谢产生 α-酮戊二酸来补充三羧酸循环[32]。研究表明，谷氨酰胺在摄取必需氨基酸和维持 mTOR 激酶的活化中起着重要的作用。

氨基酸作为刺激 mTORC1 的经典通路，其胞内水平受到各方面严格调控，而胞外的氨基酸想要进入细胞内，则需要细胞膜上的转运蛋白的协助来进行，研究表明谷氨酰胺在摄取必需氨基酸时是必需的[30]。与此同时，谷氨酰胺的相关转运蛋白（如 SLC1A5、SLC38A1、SLC38A2 及 SLC38A5）在许多癌症中的表达都有上调[33]，而谷氨酰胺又可以激活 mTOR 信号通路，这提示抑制谷氨酰胺的转运可能会抑制肿瘤中的 mTOR 活性。研究表明，抑制 SLC1A5 能够降低多种癌症细胞中的 mTORC1 活性，进而抑制癌细胞生长。同时，单个转运蛋白的阻断有时不足以抑制癌细胞的生长，例如在某些肿瘤细胞中敲除 *SLC1A5* 后会导致 SLC38A1 的补偿性上调[34]。

谷氨酰胺通过转运进入细胞后可以激活 mTORC1，主要分为两条途径：①谷氨酰胺能够在谷氨酰胺酶（glutaminase，GLS）和谷氨酸脱氢酶（glutamate dehydrogenase，GDH）的作用下转化为 α-酮戊二酸（α-ketoglutaric acid，α-KG），进而激活 RagB 的活性，促进 mTORC1 的活化[35]；②谷氨酰胺本身可以通过 ARF1 将 mTORC1 易位到溶酶体上，进而激活 mTORC1[36]。而活性形式的 mTORC1 也能够调控 GLS 的表达[37]，此外，SIRT4 介导的 GDH 抑制作用也能够被 mTORC1 阻止从而促进谷氨酰胺分解[38]。

基于谷氨酰胺代谢在 mTORC1 激活中的重要作用，两种抑制剂的联用可能为肿瘤治疗带来新的思路。研究也表明，通过抑制剂对 mTORC1 和谷氨酰胺分解的双重抑制可以协同抑制癌细胞生长。而在肺鳞状细胞癌模型中，通过抑制 mTORC1 信号可抑制糖酵解，但对 mTORC1 的长期抑制也会导致谷氨酰胺分解的补偿性上调，不仅促进了肿瘤细胞中的糖酵解，也导致对 mTOR 抑制的抗性。因此，两种抑制剂联合可有效延缓耐药性的发生[39]。

在临床应用方面，基于肿瘤细胞对谷氨酰胺代谢的独特依赖性，目前，谷氨酰胺摄取或分解代谢的几种抑制剂逐渐被人们应用于癌症治疗研究中。例如，SLC1A5 的抑制剂有效地降低了 mTOR 活性，并在体外模型及体内模型中抑制了肺癌、乳腺癌和结直肠癌细胞的生长。GLS 的抑制剂 CB-839 也被应用于几种实体瘤和血液恶性肿瘤的临床试验中。同时，在肾细胞癌的临床治疗方面，GLS 的抑制剂 CB-839 联合 mTORC1 抑制剂依维莫司也正在临床上进行验证。

（2）mTOR 信号通路与肿瘤中的葡萄糖代谢

葡萄糖是细胞内新陈代谢所需能量的主要来源。肿瘤细胞倾向于使用有氧糖酵解来获取能量，并通过加强葡萄糖摄取、增加糖酵解过程来促进肿瘤细胞的代谢与增殖。有氧糖酵解的应用，不仅为癌细胞提供细胞能量所需的 ATP，还可以生成必需的代谢中间体，为大分子的生物合成起关键作用，也为氨基酸、核苷酸和脂质的合成贡献了部分碳源[40]。

葡萄糖相关转运蛋白以及糖酵解相关酶的表达水平能够被 mTORC1 信号通路所调控，进而调控葡萄糖的代谢过程[41]。研究发现，肿瘤细胞可以通过增加 mTORC1 信号通路的下游转录因子 HIF1α 和 MYC,促使 GLUT1 的表达上调,增加对葡萄糖的摄入量[42]。

当葡萄糖缺乏时,细胞通过诱导 AMPK 与 v-ATPase-Ragulator 复合物结合,抑制 Ragulator 的活性,进而负调控 mTORC1 的溶酶体定位。除此之外,多个 mTORC1 相关的关键蛋白,如 TSC2、Raptor 和 mTOR,均能被 AMPK 磷酸化,抑制 mTORC1 信号通路[3]。

肿瘤细胞摄入葡萄糖后,需要先在己糖激酶 2(hexokinase 2, HK2)介导下,在葡萄糖分子第 6 位的 C 原子上发生磷酸化修饰,促使 6-磷酸葡萄糖生成。因此,一般需要增加该酶的表达量和活性,来增强肿瘤细胞中的糖酵解作用。例如在前列腺癌细胞中,mTORC1 能够增加 HK2 的翻译,增强糖酵解作用[43]。此外,HIF1α 及 MYC 作为 mTORC1 信号通路的下游转录因子,还能够在转录水平上控制 HK2 表达,mTORC2 也能够通过 AKT 磷酸化 HK2,以增强 HK2 与线粒体的结合[44]。基于肿瘤细胞对糖酵解的独特依赖性,临床上开展了针对 HK2 抑制剂的相关试验,例如 HK2 制剂 2-DG 在晚期实体瘤Ⅰ期临床试验中提高了患者的生存率[45]。另外,有报道显示在淋巴瘤细胞系中,2-DG 与 mTORC1 抑制剂联用,具有协同效果[46]。

在糖酵解的最后一步中,丙酮酸激酶负责催化丙酮酸的形成。丙酮酸激酶的一类亚型,即 M2 型丙酮酸激酶(pyruvate kinase M2, PKM2),在许多癌症中的表达量均上调,包括肺癌、肾癌、神经母细胞瘤和胃癌。研究表明,在体外和体内癌症模型中敲低 PKM2,能够抑制癌细胞增殖[47]。此外,PKM2 本身也受 mTORC1 信号通路调节,但 PKM2 也可以正反馈调控 mTORC1 的激活,进而对肿瘤细胞中的 mTORC1 信号传导作用具有促进作用。在临床方面,晚期膀胱癌患者在使用 PKM2 抑制剂紫草素治疗后显示出良好的效果[48],但 PKM2 抑制剂尚未在相关临床治疗中与 mTORC1 抑制剂进行联合试验。

糖酵解过程会产生很多丙酮酸,而在肿瘤细胞中这些丙酮酸大都被乳酸脱氢酶(lactate dehydrogenase, LDH)转变成为乳酸,该过程中所产生的 NAD^+ 又可以维持糖酵解的进行[41]。针对有氧糖酵解所产生的大量乳酸,许多癌细胞会将其分泌至胞外,但部分癌细胞则偏向于将乳酸作为自身的代谢底物,这可能与癌细胞所处微环境中营养物质的水平有关[49]。有研究显示,肿瘤细胞如果处于远离血管的缺氧环境中,则会通过 GLUT1 导入葡萄糖来进行糖酵解,然后通过单羧酸转运体 4(monocarboxylate transporter 4, MCT4)分泌胞内过量的乳酸;而靠近血管且氧气丰富环境下的癌细胞则通过 MCT1 来摄取乳酸,为线粒体中的 TCA 循环提供原料,还可以促进氨基酸合成,进而导致 mTORC1 激活[50]。

3.4.1.4 mTOR 信号通路与肿瘤免疫微环境

(1) mTOR 与 T 淋巴细胞

1) T 淋巴细胞与肿瘤微环境

适应性免疫主要由 T 淋巴细胞参与,通过整合来自 B 淋巴细胞等免疫细胞提呈的抗原以及多种生长因子的信号,分化成具有不同功能的 T 细胞类型,行使免疫功能。根据其表面标志物不同,T 淋巴细胞可分为 $CD4^+$ T 细胞,$CD8^+$ T 细胞与调节 T(T regulator, Treg)细胞。

CD4$^+$ T 细胞又被称为辅助性 T 细胞（helper T cell，Th cell），通过 TCR 识别由抗原提呈细胞（antigen presenting cell，APC）表面 MHC Ⅱ 提呈的抗原，在受到不同抗原刺激后，促使初始 T 细胞分化为不同的亚型，主要包括 Th1、Th2、Th17 等。CD8$^+$ T 细胞是适应性免疫应答的重要组成部分，初次遇到抗原被激活后，初始 CD8$^+$ T 细胞迅速增殖，形成两类子代细胞：一类是存活时间较短的效应 T 细胞，表现为 CD127 的低表达和 KLRG1 的高表达，这类细胞具有强大的细胞毒性，通过分泌穿孔素和颗粒酶使靶细胞死亡；另一类是记忆 T 细胞，这类细胞可存在于外周血循环以及次级淋巴器官中，可长期存活，并拥有引发二次免疫反应的能力。Treg 是一个具有独特免疫调节功能的 T 细胞亚群，它不仅能够抑制自身免疫性疾病的发生，而且能参与诱导移植耐受以及肿瘤免疫的调节，在维持机体内环境的稳定中起重要作用[51]。

适应性免疫在肿瘤微环境中有着至关重要的作用，可直接影响肿瘤的发生、发展和转移。为了逃避宿主的免疫攻击，肿瘤细胞进化出多种免疫逃逸机制，如通过表达 PD-L1、CTLA-4 等表面配体以逃逸 T 细胞的杀伤作用。因此，T 细胞的形成、分化和功能与肿瘤的进程息息相关。mTOR 作为体内最重要的信号通路之一，通过整合环境中氨基酸和营养因子等信号，调节细胞的生长和增殖。近年来，越来越多的研究揭示了 mTOR 在调控免疫进程中的作用。由于淋巴细胞的增殖分化等过程中，涉及大量蛋白质、核酸以及脂质的生物合成，作为代谢过程中的重要组分，mTOR 可以通过调控 T 细胞的形成和分化，或影响 T 细胞代谢，影响机体的免疫功能[52]。

2）mTOR 对 T 淋巴细胞的调控作用

鉴于 mTOR 抑制剂 Rapamycin 具有显著的免疫抑制作用，可抑制 T 细胞增殖以及 IL-2 的产生，在临床上常用作器官移植患者的免疫抑制剂，mTOR 在免疫细胞发育和功能中的作用受到了广泛的关注。

mTOR 信号通路对 CD4$^+$ T 细胞的分化有着重要作用。Delgoffe 等人首先在 CD4$^+$ T 细胞中特异性敲除 mTOR 蛋白，发现在受到抗原刺激后，该细胞无法正常分化成 Th1、Th2、Th17 效应细胞，却促进了 Treg 细胞的分化成熟，这一结果提示 mTOR 信号通路在 CD4$^+$ T 细胞分化过程中有着不同的功能[53]。后续研究通过分别敲除 *Rheb* 以及 *Rictor* 实现 mTORC1 和 mTORC2 信号通路的抑制，结果表明，抑制 mTORC1 会影响 Th1、Th17 细胞的分化，抑制 mTORC2 则会影响 Th2 细胞的分化[54]。

除了通过调控相关转录因子的表达影响 T 细胞的分化过程，mTOR 还可以通过调控细胞代谢，满足 T 细胞不同状态下的能量和生物合成的需求。在静息状态下，T 细胞主要依赖氧化磷酸化产生能量；而在激活状态下，T 细胞合成代谢增强，代谢方式向糖酵解方向转变。为了满足能量需求，T 细胞可通过改变代谢方式并提高氨基酸和葡萄糖的转运以维持代谢所需[55]。研究表明，Rapamycin 处理会促进 CD8$^+$ 记忆 T 细胞的产生，后续研究表明，敲除 *TSC2* 可持续激活 mTORC1，导致 CD8$^+$ 效应 T 细胞的增加以及糖酵解能力的增强，导致细胞保持效应子特性，无法转变为记忆细胞[55]；而 mTORC2 的抑制会促进 CD8$^+$ 记忆细胞的形成，减少 CD8$^+$ 效应 T 细胞[56]。这一现象可能与 T 细胞代谢重编程有关，记忆 T

细胞倾向于通过脂肪酸氧化获得能量，mTORC2 的抑制可促进脂肪酸代谢相关基因的表达，促进记忆 T 细胞的形成。

此外，mTOR 水平还与 Treg 细胞的形成息息相关。通过敲除 *Raptor* 降低 mTORC1 的活性会降低 Treg 的功能。反之，mTORC1 的过度激活会降低 FOXO3 的表达并促使 Treg 转化为类似效应 T 细胞的类群[57]。mTORC2 同样影响 Treg 的命运，在 PTEN 缺失导致的 mTORC2 异常激活条件下，会导致 Treg 细胞数量的降低以及分化能力的降低[58, 59]。此外，Treg 发挥抑制性功能似乎也取决于 mTORC1，研究证明，mTORC1 可通过整合来自 T 细胞受体（TCR）和 IL-2 的免疫信号与脂质代谢途径，调节 Treg 的功能[60]。

（2）mTOR 与肿瘤相关巨噬细胞

1）TAM 与肿瘤微环境

肿瘤是由肿瘤细胞、免疫细胞、肿瘤相关成纤维细胞、血管以及淋巴管内皮细胞等多种细胞及其微环境构成的复杂结构[61-63]。肿瘤相关巨噬细胞（TAM）是一类免疫细胞，在肿瘤微环境中大量存在，可在可溶性因子（如细胞因子或趋化因子等）的招募下从组织驻留巨噬细胞中转移而来，是肿瘤微环境的重要组成部分[64, 65]。根据分化的不同，TAM 一般分为 M1 和 M2 两种类型，M1 型 TAM 可以参与吞噬细胞依赖性炎症反应和抗肿瘤反应，而 M2 型 TAM 抑制吞噬细胞功能，促进肿瘤增殖。但是，也有研究认为目前这种分类方法还不够精确，因为 TAM 的类型及功能十分复杂，以现在的分类方法还不能透彻地理解 TAM 在肿瘤中的作用和功能，因此在 TAM 领域还有很多值得研究的内容。

2）TAM 在肿瘤发生发展中的作用

LPS、IFN-γ 以及巨噬细胞集落刺激因子（granulocyte-macrophage colony-stimulating factor, GM-CSF）可诱导 M1 巨噬细胞产生炎症细胞因子，包括 IL-1β、TNF-α、IL-12、IL-18 和 IL-23，促进吞噬依赖的炎症反应，从而产生抗肿瘤反应，因此 M1 型巨噬细胞有促炎和促进肿瘤免疫等作用。M2 型巨噬细胞则抑制肿瘤免疫，起到促进肿瘤生长的作用，M2 型巨噬细胞可以通过分泌多种细胞因子直接或间接促进肿瘤细胞生长。TAM 主要表现 M2 表型，因此被认为是肿瘤促进因子。肿瘤进展过程中，可通过分泌 IL-4、IL-10、TGF-β 和 M-CSF 等促进 TAM 向 M2 极化，并诱导 M2 型巨噬细胞产生抗炎因子，如 IL-10 和 TGF-β。

此外，TAM 还可以通过调节淋巴和血管生成促进肿瘤发生。TAM 可通过产生 VEGF-α 调节肿瘤血管生成，研究表明巨噬细胞中 VEGF 过表达可以促进肿瘤血管生成。相反，巨噬细胞中 *VEGF-α* 基因的缺失会减弱肿瘤血管生成，形成形态学更加正常的血管系统，这与 VEGF 信号通路的药物抑制剂处理效果非常相似。在一些小鼠癌症模型中，TAM 可产生 MMP-9，增加了 VEGF-α 的生物利用度，从而提供了一种替代的、但仍然依赖于 VEGF 的促进血管生成的途径。类似地，在某些肿瘤中 TAM 也可以促进 VEGF 家族成员 PIGF 的生成从而促进肿瘤的血管生成。然而，TAM 参与肿瘤血管生成并不局限于血管生成因子的自我生成；TAM 还能够释放细胞因子，通过诱导肿瘤细胞的促血管生成程序间接促进肿瘤血管生成。研究表明，M2 型巨噬细胞可在体外通过诱导环氧合酶-2(cyclooxygenase，COX-2)的表达，导致肿瘤细胞释放 VEGF 和 bFGF 的升高，从而增强人基底细胞癌细胞的血管生成潜能。因此，肿瘤细胞和招募的 TAM 在肿瘤微环境中合作，可增加促血管生成因子的产生，促进血管生成。除此之外，最近研究还表明 TAM 可以表达 PD-1，并随着癌症的发展逐渐增加，导致癌细胞吞噬能力的整体降低，促进肿瘤生长。此外，M1 型巨噬细胞在代谢上有着更为活跃的糖酵解和脂肪生成过程，M2 型巨噬细胞在代谢上则表现为β-氧化加强。

3) mTOR 对 TAM 的调控作用

TAM 是肿瘤微环境的重要组成部分。在生物学上，可以观察到两种形式的活化巨噬细胞：经典活化巨噬细胞(M1)和选择性活化巨噬细胞(M2)。尽管巨噬细胞极化这一过程是由特定的通路控制的，但是越来越多的证据表明，mTOR 信号通路也是决定 M1 和 M2 蛋白的代谢和功能分化过程的因素之一。目前认为，与肿瘤微环境相关的巨噬细胞具有 M2 样的特征，可促进免疫抑制微环境，促进肿瘤血管生成、生长和转移。在接下来的内容中，我们将讨论巨噬细胞在肿瘤微环境中的作用以及 mTOR 通路在 M1 和 M2 分化中的作用[66]。

TAM 是最多的肿瘤浸润免疫细胞之一。早期巨噬细胞的发育严重依赖于 mTORC1 介导的合成代谢，包括甾醇生物合成、葡萄糖代谢和单碳代谢。早期研究也证明了 mTORC1 信号在巨噬细胞活化和分化中的作用。实际上，Byles 等人的研究表明，巨噬细胞中 TSC1 活性的丧失导致组成型 mTORC1 的激活，减少 IL-4，极化 M2 [67]。早期雷帕霉素治疗与遗传模型相关研究显示，mTORC1 抑制使人和小鼠巨噬细胞向 M1 表型倾斜，表明 mTORC1 负向控制巨噬细胞的炎症反应[66]。Tetsuya Kimura 等人的研究也发现溶酶体适配器蛋白质 LAMTOR1，可以与溶酶体腺苷三磷酸酶(v-ATPase)和氨基酸激活的 mTORC1 形成一个复合体发挥功能，促进 M2 极化。LAMTOR1 缺失、氨基酸饥饿或 v-ATPase 和 mTOR 抑制均可导致 M2 极化缺陷和 M1 极化增强。此外，mTOR 通路不仅参与巨噬细胞中 M1/M2 极化，还参与自噬等过程，间接影响肿瘤进展的结果。Shan 等人证明雷帕霉素通过下调 Tyr705 表达的 pSTAT3 来降低 M2 巨噬细胞极化，增加自噬，并通过下调 IL-10 和 VEGF 的分泌来减少血管生成[68]。

在代谢过程中，M1 型巨噬细胞上调糖酵解和脂肪生成，M2 型巨噬细胞上调β-氧化，这种代谢方式上的不同对 M1/M2 型巨噬细胞的功能也具有重要调控作用。PI3K-AKT 可能通过单核细胞趋化蛋白-1(monocyte chemotactic protein-1，MCP-1)的表达将免疫抑制单核细胞招募到肿瘤中。MCP-1 在其他肿瘤中发挥类似的作用，但 PI3K-AKT 诱导 MCP-1 表达是否可以推广到其他肿瘤仍有待研究。

mTORC2 可能对 M2 型巨噬细胞的分化特别重要。研究发现，在巨噬细胞中对 mTORC2 信号通路进行抑制，例如通过 RICTOR 的缺失，可以减少 M2 型巨噬细胞的分化。近期，Shrivastava 等发现 mTORC2 通过 AKT 轴上调 M2 表面标志物 CD206 和 CD163，导致乳腺肿瘤模型的侵袭和转移增加[69]。Smrati Bhadauria 等人研究发现抑瘤素

M(oncostatin-M, OSM)可以在 AKT 依赖的方式下，通过 mTORC2 促进巨噬细胞向 M2 型极化表型倾斜。Edward J. Pearce 等人发现 mTORC2 与 IL-4Rα-Stat6 通路共同作用，通过转录因子 IRF4 的诱导，促进 M2 激活过程中糖酵解的增加，这为葡萄糖利用率增加以支持 M2 激活的潜在机制提供了一种解释[70]。

(3) mTOR 信号通路与骨髓衍生抑制细胞

1) MDSC 与肿瘤微环境

骨髓衍生抑制细胞(myeloid-derived suppressor cells, MDSC)是一种异质性的未成熟的骨髓细胞，是肿瘤微环境中重要的组成部分，主要由分化早期的巨噬细胞、树突状细胞和粒细胞构成[71, 72]。在健康机体中，造血干细胞首先在骨髓中形成未成熟的髓样细胞(immature myeloid cell, IMC)，迁移到周围的淋巴器官，并分化为成熟的粒细胞、巨噬细胞或树突状细胞(dendritic cell, DC)。然而，在各种病理情况下(如感染、癌症、创伤等)，细胞因子激活并招募 IMC 到炎症或肿瘤部位，从而导致免疫抑制的发生，这群细胞称为髓样来源的抑制细胞，即骨髓衍生抑制细胞(MDSC)。

MDSC 根据其表型和功能可以分为两类[73]，单核细胞(monocytic MDSC, M-MDSC)和粒细胞(granulocytic MDSC, G-MDSC)[又称多核细胞(ploymorphonuclear MDSC, PMN-MDSC)][74]，这两类细胞表面均高表达 CD11b、CD33 和 MHC Ⅱ 类分子，低表达 MHC 类分子[75]。

在病理状态下(例如癌症)，一些肿瘤衍生因子通过非正常产生和募集至肿瘤处建立微环境，例如 TGF、表面分子 PDL1、PDL2 等，通过免疫机制抑制宿主的自身免疫性；也可通过非免疫的机制，例如影响血管生成，来促进肿瘤的发生发展[76]。

MDSC 通过同时抑制先天免疫和适应性免疫促进肿瘤发生发展，在先天免疫方面主要抑制自然杀伤细胞(natural killer cell, NK cell)的细胞毒性，并抑制 NK 细胞的产生[77-80]。此外，在抑制适应性免疫功能中，其机制主要有：①MDSC 可以消耗环境中的 L-精氨酸，导致 T 淋巴细胞的激活被抑制[81, 82]；②MDSC 也可使环境中的半胱氨酸水平降低，使 T 淋巴细胞和 NK 细胞激活被抑制[83]；③PMN-MDSC 和 M-MDSC 可以分别利用内皮型一氧化氮合酶(endothelial nitric oxide synthase, eNOS)和诱导型一氧化氮合酶(inducible nitric oxide synthase, iNOS)产生活性氧(reactive oxygen species, ROS)和活性氮(reactive nitrogen species, RNS)，使 CD3 与 TCR 解离并抑制 T 细胞激活[84, 85]；④过氧亚硝酸根阻止了淋巴细胞从环境中的外渗，进而减少了肿瘤部位的免疫细胞[86, 87]；⑤可以招募天然调节 T 细胞(natural T regulatory, nTreg)和诱导调节 T 细胞(induced T regulatory, iTreg)[88]，促进免疫抑制和肿瘤逃逸[89]。MDSC 也可使 Th17 T 细胞转分化为 Treg[90]。同时，Treg 与 MDSC 之间存在负反馈调节，Treg 反过来增强 MDSC 的增殖和免疫抑制功能[91]。此外，MDSC 可以使巨噬细胞产生的 IL-12 降低，使巨噬细胞向促进肿瘤生长的 M2 型转变[92]。

与其他免疫抑制靶标和免疫抑制人群相反，针对 MDSC 的靶向方法的发展相对较新。考虑到它们在肿瘤介导的免疫抑制中的作用以及与肿瘤进展的关系，针对免疫抑制人群

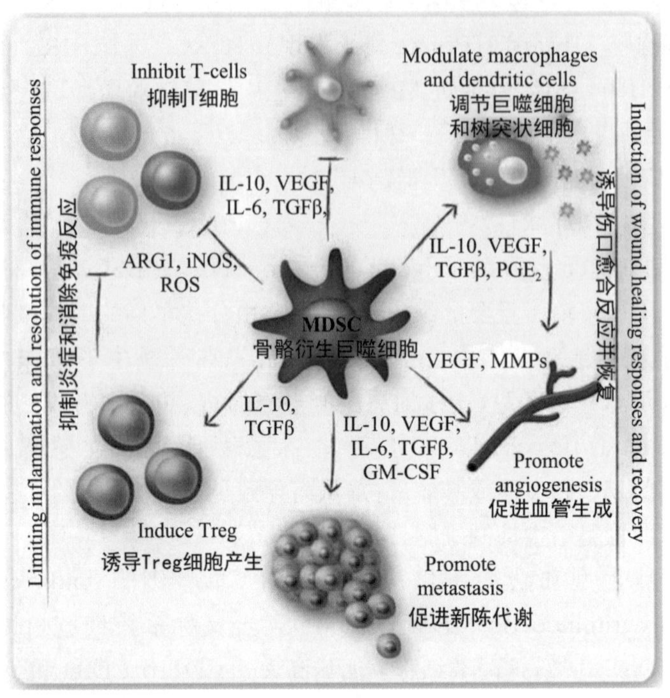

图 3-1　MDSC 的功能[93]

(MDSC 具有很强的免疫抑制特性,使其能够抑制炎症反应,加速伤口愈合和恢复。MDSC 的典型标志之一是它们具有抑制 T 细胞的功能。MDSC 也可以诱导调节性 T 细胞 (Treg)产生,调节巨噬细胞的细胞因子产生,除此之外也可以促进其他非免疫性功能,如肿瘤血管的生成和转移)

(例如 MDSC)有一个基本原理。靶向 MDSC 可以通过耗尽它们或抑制它们的分化或功能来实现。存在多种可能耗尽 MDSC 的方法,包括使用单克隆抗体和化学疗法,并且存在各种可以阻止极化的新颖策略,这些策略开始进入临床应用。尽管目前正努力在抗癌免疫疗法的范围内抑制 MDSC,但免疫监视和抗菌活性始终可能产生意想不到的后果。

2) mTOR 对 MDSC 的调控

肿瘤微环境中,mTOR 信号通路与 MDSC 有十分密切的关联。mTOR 信号通路参与了 MDSC 在肿瘤微环境中的招募,以及调节一些可溶因子的释放。与此同时,mTOR 信号通路也调控了 MDSC 细胞表面特殊抗原的表达。Li 等人发现,肿瘤细胞释放的 TGF 引发 mTOR 的磷酸化,随后激活缺氧诱导因子-1α(HIF-1α)致使 CD39/CD73 在 MDSC 细胞膜表面的表达,进而抑制了 T 细胞与 NK 细胞的活性,促进了非小细胞肺癌发生发展[94]。Welte 等人揭示了乳腺癌中 mTOR 信号通路通过上调粒细胞集落刺激因子(granulocyte-colonystimulating factor, G-CSF),促进 MDSC 的累积,证明了使用雷帕霉素或敲除 *Raptor*(mTORC1 的组分之一)可以降低 G-CSF 的水平[95]。

糖酵解是 MDSCs 分化过程中十分关键的环节[96],Wu 等人证实在异体移植或荷瘤小鼠模型中使用雷帕霉素或者敲除 *mTOR* 可以通过阻断糖酵解这一代谢过程来阻断 M-

MDSC 的分化，进而降低 M-MDSC 的免疫抑制性，但在 PMN-MDSC 中未发现此效应[97]。

3.4.1.5 总结

mTOR 信号通路作为控制细胞生长和代谢的中枢，能够通过调控关键代谢酶的表达量或活性，控制癌细胞的代谢进程。同时，mTOR 信号通路作为肿瘤细胞感应微环境中营养物质的枢纽，调节了肿瘤微环境中的营养物质的感应过程，进而影响肿瘤的发生发展。此外，mTOR 信号通路还参与调控了肿瘤微环境中的各种细胞组分（尤其是免疫细胞）的细胞进程，进而对肿瘤细胞与肿瘤免疫微环境的相互作用产生深远影响。

对 mTOR 信号通路相关调控机制的深入研究，可以使我们更好地了解肿瘤细胞与肿瘤微环境中的各种营养分子信号的相互作用，也进一步推动了我们对肿瘤免疫微环境中 mTOR 信号通路的理解，最终为我们更加深入探究包括肿瘤在内的代谢疾病提供必不可少的理论武器。

基于 mTOR 信号通路在肿瘤及肿瘤微环境中的重要作用，针对 mTOR 信号通路的靶向药物开发一直以来也备受关注，但早期的 mTOR 抑制剂常伴随着临床用药的耐药性等副作用。随着对 mTOR 信号通路的进一步研究，许多以前未知的调控机制也在不断被发现，为解决临床上的耐药性等问题提供了新的靶点与思路，针对 mTOR 与免疫疗法开发的联合治疗手段也将成为治疗肿瘤的一个新方向。

（赵琳琳、高妮、段秋慧、李亚旭）

参考文献

1. Hanahan D, Weinberg R A. Hallmarks of cancer: the next generation[J]. cell, 2011, 144(5): 646-674.
2. Vander Heiden M G, DeBerardinis R J. Understanding the intersections between metabolism and cancer biology[J]. Cell, 2017, 168(4): 657-669.
3. Saxton R A,D M Sabatini, mTOR Signaling in Growth, Metabolism, and Disease[J]. Cell, 2017. 169(2): 361-371.
4. Zhang Y, Ng P K S, Kucherlapati M, et al. A pan-cancer proteogenomic atlas of PI3K/AKT/mTOR pathway alterations[J]. Cancer cell, 2017, 31(6): 820-832.
5. Laplante M, Sabatini D M. mTOR signaling in growth control and disease[J]. cell, 2012, 149(2): 274-293.
6. Kim D H, Sarbassov D D, Ali S M, et al. mTOR interacts with raptor to form a nutrient-sensitive complex that signals to the cell growth machinery[J]. Cell, 2002, 110(2): 163-175.
7. Haar E V, Lee S, Bandhakavi S, et al. Insulin signalling to mTOR mediated by the Akt/PKB substrate PRAS40[J]. Nature cell biology, 2007, 9(3): 316-323.
8. Peterson T R, Laplante M, Thoreen C C, et al. DEPTOR is an mTOR inhibitor frequently overexpressed in multiple myeloma cells and required for their survival[J]. Cell, 2009, 137(5): 873-

886.

9. Kim D H, Sarbassov D D, Ali S M, et al. GβL, a positive regulator of the rapamycin-sensitive pathway required for the nutrient-sensitive interaction between raptor and mTOR[J]. Molecular cell, 2003, 11(4): 895-904.
10. Frias M A, Thoreen C C, Jaffe J D, et al. mSin1 is necessary for Akt/PKB phosphorylation, and its isoforms define three distinct mTORC2s[J]. Current Biology, 2006, 16(18): 1865-1870.
11. Sarbassov D D, Ali S M, Kim D H, et al. Rictor, a novel binding partner of mTOR, defines a rapamycin-insensitive and raptor-independent pathway that regulates the cytoskeleton[J]. Current biology, 2004, 14(14): 1296-1302.
12. Sancak Y, Peterson T R, Shaul Y D, et al. The Rag GTPases bind raptor and mediate amino acid signaling to mTORC1[J]. Science, 2008, 320(5882): 1496-1501.
13. Sancak Y, Bar-Peled L, Zoncu R, et al. Ragulator-Rag complex targets mTORC1 to the lysosomal surface and is necessary for its activation by amino acids[J]. Cell, 2010, 141(2): 290-303.
14. Menon S, Dibble C C, Talbott G, et al. Spatial control of the TSC complex integrates insulin and nutrient regulation of mTORC1 at the lysosome[J]. Cell, 2014, 156(4): 771-785.
15. Tabancay A P, Gau C L, Machado I M P, et al. Identification of dominant negative mutants of Rheb GTPase and their use to implicate the involvement of human Rheb in the activation of p70S6K [J]. Journal of Biological Chemistry, 2003, 278(41): 39921-39930.
16. Stocker H, Radimerski T, Schindelholz B, et al. Rheb is an essential regulator of S6K in controlling cell growth in Drosophila[J]. Nature cell biology, 2003, 5(6): 559-566.
17. González A, Hall M N. Nutrient sensing and TOR signaling in yeast and mammals[J]. The EMBO journal, 2017, 36(4): 397-408.
18. Bar-Peled L, Schweitzer L D, Zoncu R, et al. Ragulator is a GEF for the rag GTPases that signal amino acid levels to mTORC1[J]. Cell, 2012, 150(6): 1196-1208.
19. Bar-Peled L, Chantranupong L, Cherniack A D, et al. A tumor suppressor complex with GAP activity for the Rag GTPases that signal amino acid sufficiency to mTORC1[J]. Science, 2013, 340(6136): 1100-1106.
20. Wolfson R L, Chantranupong L, Wyant G A, et al. KICSTOR recruits GATOR1 to the lysosome and is necessary for nutrients to regulate mTORC1[J]. Nature, 2017, 543(7645): 438-442.
21. Shen K, Huang R K, Brignole E J, et al. Architecture of the human GATOR1 and GATOR1-Rag GTPases complexes[J]. Nature, 2018, 556(7699): 64-69.
22. Alessi D R, James S R, Downes C P, et al. Characterization of a 3-phosphoinositide-dependent protein kinase which phosphorylates and activates protein kinase Bα[J]. Current biology, 1997, 7(4): 261-269.
23. Inoki K, Li Y, Zhu T, et al. TSC2 is phosphorylated and inhibited by Akt and suppresses mTOR signalling[J]. Nature cell biology, 2002, 4(9): 648-657.
24. Inoki K, Li Y, Xu T, et al. Rheb GTPase is a direct target of TSC2 GAP activity and regulates mTOR signaling[J]. Genes & development, 2003, 17(15): 1829-1834.
25. Long X, Lin Y, Ortiz-Vega S, et al. Rheb binds and regulates the mTOR kinase[J]. Current biology, 2005, 15(8): 702-713.
26. Menon S, Manning B D. Common corruption of the mTOR signaling network in human tumors[J]. Oncogene, 2008, 27(2): S43-S51.
27. Okosun J, Wolfson R L, Wang J, et al. Recurrent mTORC1-activating RRAGC mutations in follicular lymphoma[J]. Nature genetics, 2016, 48(2): 183-188.
28. Nickerson M L, Warren M B, Toro J R, et al. Mutations in a novel gene lead to kidney tumors, lung wall defects, and benign tumors of the hair follicle in patients with the Birt-Hogg-Dube syndrome

[J]. Cancer cell, 2002, 2(2): 157-164.
29. Zoncu R, Efeyan A, Sabatini D M. mTOR: from growth signal integration to cancer, diabetes and ageing[J]. Nature reviews Molecular cell biology, 2011, 12(1): 21-35.
30. Wise D R, Thompson C B. Glutamine addiction: a new therapeutic target in cancer[J]. Trends in biochemical sciences, 2010, 35(8): 427-433.
31. Nicklin P, Bergman P, Zhang B, et al. Bidirectional transport of amino acids regulates mTOR and autophagy[J]. Cell, 2009, 136(3): 521-534.
32. Yang L, Venneti S, Nagrath D. Glutaminolysis: a hallmark of cancer metabolism[J]. Annual review of biomedical engineering, 2017, 19: 163-194.
33. Bhutia Y D, Babu E, Ramachandran S, et al. Amino acid transporters in cancer and their relevance to "glutamine addiction": novel targets for the design of a new class of anticancer drugs[J]. Cancer research, 2015, 75(9): 1782-1788.
34. Bröer A, Rahimi F, Bröer S. Deletion of amino acid transporter ASCT2 (SLC1A5) reveals an essential role for transporters SNAT1 (SLC38A1) and SNAT2 (SLC38A2) to sustain glutaminolysis in cancer cells[J]. Journal of biological chemistry, 2016, 291(25): 13194-13205.
35. Durán R V, Oppliger W, Robitaille A M, et al. Glutaminolysis activates Rag-mTORC1 signaling[J]. Molecular cell, 2012, 47(3): 349-358.
36. Jewell J L, Kim Y C, Russell R C, et al. Differential regulation of mTORC1 by leucine and glutamine[J]. Science, 2015, 347(6218): 194-198.
37. Gao P, Tchernyshyov I, Chang T C, et al. c-Myc suppression of miR-23a/b enhances mitochondrial glutaminase expression and glutamine metabolism[J]. Nature, 2009, 458(7239): 762-765.
38. Csibi A, Fendt S M, Li C, et al. The mTORC1 pathway stimulates glutamine metabolism and cell proliferation by repressing SIRT4[J]. Cell, 2013, 153(4): 840-854.
39. Momcilovic M, Bailey S T, Lee J T, et al. The GSK3 signaling axis regulates adaptive glutamine metabolism in lung squamous cell carcinoma[J]. Cancer cell, 2018, 33(5): 905-921.
40. Vander Heiden M G, Cantley L C, Thompson C B. Understanding the Warburg effect: the metabolic requirements of cell proliferation[J]. science, 2009, 324(5930): 1029-1033.
41. Tran Q, Lee H, Park J, et al. Targeting cancer metabolism-revisiting the Warburg effects[J]. Toxicological research, 2016, 32(3): 177-193.
42. Carvalho K C, Cunha I W, Rocha R M, et al. GLUT1 expression in malignant tumors and its use as an immunodiagnostic marker[J]. Clinics, 2011, 66(6): 965-972.
43. Wang L, Xiong H, Wu F, et al. Hexokinase 2-mediated Warburg effect is required for PTEn-and p53-deficiency-driven prostate cancer growth[J]. Cell reports, 2014, 8(5): 1461-1474.
44. Betz C, Stracka D, Prescianotto-Baschong C, et al. mTOR complex 2-Akt signaling at mitochondria-associated endoplasmic reticulum membranes (MAM) regulates mitochondrial physiology [J]. Proceedings of the National Academy of Sciences, 2013, 110(31): 12526-12534.
45. Raez L E, Papadopoulos K, Ricart A D, et al. A phase I dose-escalation trial of 2-deoxy-D-glucose alone or combined with docetaxel in patients with advanced solid tumors[J]. Cancer chemotherapy and pharmacology, 2013, 71(2): 523-530.
46. Broecker-Preuss M, Becher-Boveleth N, Bockisch A, et al. Regulation of glucose uptake in lymphoma cell lines by c-MYC-and PI3K-dependent signaling pathways and impact of glycolytic pathways on cell viability[J]. Journal of translational medicine, 2017, 15(1): 1-15.
47. Wang C, Jiang J, Ji J, et al. PKM2 promotes cell migration and inhibits autophagy by mediating PI3K/AKT activation and contributes to the malignant development of gastric cancer[J]. Scientific reports, 2017, 7(1): 1-14.
48. Wang X, Zhang F, Wu X R. Inhibition of pyruvate kinase M2 markedly reduces chemoresistance of

advanced bladder cancer to cisplatin[J]. Scientific reports, 2017, 7(1): 1-13.
49. Faubert B, Li K Y, Cai L, et al. Lactate metabolism in human lung tumors[J]. Cell, 2017, 171(2): 358-371.
50. Allen E, Miéville P, Warren C M, et al. Metabolic symbiosis enables adaptive resistance to anti-angiogenic therapy that is dependent on mTOR signaling[J]. Cell Reports, 2016, 15(6): 1144-1160.
51. Kumar B V, Connors T J, Farber D L. Human T cell development, localization, and function throughout life[J]. Immunity, 2018, 48(2): 202-213.
52. Sharma P, Allison J P. The future of immune checkpoint therapy[J]. Science, 2015, 348(6230): 56-61.
53. Delgoffe G M, Kole T P, Zheng Y, et al. The mTOR kinase differentially regulates effector and regulatory T cell lineage commitment[J]. Immunity, 2009, 30(6): 832-844.
54. Delgoffe G M, Pollizzi K N, Waickman A T, et al. The kinase mTOR regulates the differentiation of helper T cells through the selective activation of signaling by mTORC1 and mTORC2[J]. Nature immunology, 2011, 12(4): 295-303.
55. Araki K, Turner A P, Shaffer V O, et al. mTOR regulates memory CD8 T-cell differentiation[J]. Nature, 2009, 460(7251): 108-112.
56. Kidani Y, Elsaesser H, Hock M B, et al. Sterol regulatory element-binding proteins are essential for the metabolic programming of effector T cells and adaptive immunity[J]. Nature immunology, 2013, 14(5): 489-499.
57. Park Y, Jin H S, Lopez J, et al. TSC1 regulates the balance between effector and regulatory T cells [J]. The Journal of clinical investigation, 2013, 123(12): 5165-5178.
58. Huynh A, DuPage M, Priyadharshini B, et al. Control of PI (3) kinase in Treg cells maintains homeostasis and lineage stability[J]. Nature immunology, 2015, 16(2): 188-196.
59. Shrestha S, Yang K, Guy C, et al. Treg cells require the phosphatase PTEN to restrain TH1 and TFH cell responses[J]. Nature immunology, 2015, 16(2): 178-187.
60. Zeng H, Yang K, Cloer C, et al. mTORC1 couples immune signals and metabolic programming to establish Treg-cell function[J]. Nature, 2013, 499(7459): 485-490.
61. Hanahan D, Coussens L M. Accessories to the crime: functions of cells recruited to the tumor microenvironment[J]. Cancer cell, 2012, 21(3): 309-322.
62. Gajewski T F, Schreiber H, Fu Y X. Innate and adaptive immune cells in the tumor microenvironment[J]. Nature immunology, 2013, 14(10): 1014-1022.
63. Wendler F, Favicchio R, Simon T, et al. Extracellular vesicles swarm the cancer microenvironment: from tumor-stroma communication to drug intervention[J]. Oncogene, 2017, 36(7): 877-884.
64. Manier S, Kawano Y, Bianchi G, et al. Cell autonomous and microenvironmental regulation of tumor progression in precursor states of multiple myeloma[J]. Current Opinion in Hematology, 2016, 23(4): 426-433.
65. Schulz M, Salamero-Boix A, Niesel K, et al. Microenvironmental regulation of tumor progression and therapeutic response in brain metastasis[J]. Frontiers in immunology, 2019, 10: 1713.
66. Gangoiti P, Arana L, Ouro A, et al. Activation of mTOR and RhoA is a major mechanism by which Ceramide 1-phosphate stimulates macrophage proliferation[J]. Cellular signalling, 2011, 23(1): 27-34.
67. Byles V, Covarrubias A J, Ben-Sahra I, et al. The TSC-mTOR pathway regulates macrophage polarization[J]. Nature communications, 2013, 4(1): 1-11.
68. Shan M, Qin J, Jin F, et al. Autophagy suppresses isoprenaline-induced M2 macrophage polarization via the ROS/ERK and mTOR signaling pathway[J]. Free Radical Biology and Medicine, 2017, 110: 432-443.

69. Shrivastava R, Asif M, Singh V, et al. M2 polarization of macrophages by Oncostatin M in hypoxic tumor microenvironment is mediated by mTORC2 and promotes tumor growth and metastasis[J]. Cytokine, 2019, 118: 130-143.
70. Huang S C C, Smith A M, Everts B, et al. Metabolic reprogramming mediated by the mTORC2-IRF4 signaling axis is essential for macrophage alternative activation[J]. Immunity, 2016, 45(4): 817-830.
71. Almand B, Clark J I, Nikitina E, et al. Increased production of immature myeloid cells in cancer patients: a mechanism of immunosuppression in cancer[J]. The Journal of Immunology, 2001, 166(1): 678-689.
72. Sica A, Bronte V. Altered macrophage differentiation and immune dysfunction in tumor development[J]. The Journal of clinical investigation, 2007, 117(5): 1155-1166.
73. Movahedi K, Guilliams M, Van den Bossche J, et al. Identification of discrete tumor-induced myeloid-derived suppressor cell subpopulations with distinct T cell-suppressive activity[J]. Blood, 2008, 111(8): 4233-4244.
74. Bronte V, Brandau S, Chen S H, et al. Recommendations for myeloid-derived suppressor cell nomenclature and characterization standards[J]. Nature communications, 2016, 7(1): 1-10.
75. Lees J R, Azimzadeh A M, Bromberg J S. Myeloid derived suppressor cells in transplantation[J]. Current opinion in immunology, 2011, 23(5): 692-697.
76. Yang L, DeBusk L M, Fukuda K, et al. Expansion of myeloid immune suppressor Gr+ CD11b+ cells in tumor-bearing host directly promotes tumor angiogenesis[J]. Cancer cell, 2004, 6(4): 409-421.
77. Li H, Han Y, Guo Q, et al. Cancer-expanded myeloid-derived suppressor cells induce anergy of NK cells through membrane-bound TGF-β1[J]. The Journal of Immunology, 2009, 182(1): 240-249.
78. Liu C, Yu S, Kappes J, et al. Expansion of spleen myeloid suppressor cells represses NK cell cytotoxicity in tumor-bearing host[J]. Blood, 2007, 109(10): 4336-4342.
79. Suzuki E, Kapoor V, Jassar A S, et al. Gemcitabine selectively eliminates splenic Gr-1+/CD11b+ myeloid suppressor cells in tumor-bearing animals and enhances antitumor immune activity[J]. Clinical Cancer Research, 2005, 11(18): 6713-6721.
80. Elkabets M, Ribeiro V S G, Dinarello C A, et al. IL-1β regulates a novel myeloid-derived suppressor cell subset that impairs NK cell development and function[J]. European journal of immunology, 2010, 40(12): 3347-3357.
81. Zea A H, Rodriguez P C, Culotta K S, et al. l-Arginine modulates CD3ζ expression and T cell function in activated human T lymphocytes[J]. Cellular immunology, 2004, 232(1-2): 21-31.
82. Munder M, Schneider H, Luckner C, et al. Suppression of T-cell functions by human granulocyte arginase[J]. Blood, 2006, 108(5): 1627-1634.
83. Srivastava M K, Sinha P, Clements V K, et al. Myeloid-derived suppressor cells inhibit T-cell activation by depleting cystine and cysteine[J]. Cancer research, 2010, 70(1): 68-77.
84. Otsuji M, Kimura Y, Aoe T, et al. Oxidative stress by tumor-derived macrophages suppresses the expression of CD3 ζ chain of T-cell receptor complex and antigen-specific T-cell responses[J]. Proceedings of the National Academy of Sciences, 1996, 93(23): 13119-13124.
85. Feng S, Cheng X, Zhang L, et al. Myeloid-derived suppressor cells inhibit T cell activation through nitrating LCK in mouse cancers[J]. Proceedings of the National Academy of Sciences, 2018, 115(40): 10094-10099.
86. Molon B, Ugel S, Del Pozzo F, et al. Chemokine nitration prevents intratumoral infiltration of antigen-specific T cells[J]. Journal of Experimental Medicine, 2011, 208(10): 1949-1962.
87. Janssens R, Boff D, Ruytinx P, et al. Peroxynitrite exposure of CXCL12 impairs monocyte,

lymphocyte and endothelial cell chemotaxis, lymphocyte extravasation in vivo and anti-HIV-1 activity[J]. Frontiers in Immunology, 2018, 9: 1933.

88. Huang B, Pan P Y, Li Q, et al. Gr-1 + CD115 + immature myeloid suppressor cells mediate the development of tumor-induced T regulatory cells and T-cell anergy in tumor-bearing host[J]. Cancer research, 2006, 66(2): 1123-1131.
89. Chaudhary B, Elkord E. Regulatory T cells in the tumor microenvironment and cancer progression: role and therapeutic targeting[J]. Vaccines, 2016, 4(3): 1-25.
90. Hoechst B, Gamrekelashvili J, Manns M P, et al. Plasticity of human Th17 cells and iTregs is orchestrated by different subsets of myeloid cells[J]. Blood, 2011, 117(24): 6532-6541.
91. Lee C R, Kwak Y, Yang T, et al. Myeloid-derived suppressor cells are controlled by regulatory T cells via TGF-β during murine colitis[J]. Cell reports, 2016, 17(12): 3219-3232.
92. Sinha P, Clements V K, Bunt S K, et al. Cross-talk between myeloid-derived suppressor cells and macrophages subverts tumor immunity toward a type 2 response[J]. The Journal of Immunology, 2007, 179(2): 977-983.
93. Millrud C R, Bergenfelz C, Leandersson K. On the origin of myeloid-derived suppressor cells[J]. Oncotarget, 2017, 8(2): 3649-3665.
94. Li J, Wang L, Chen X, et al. CD39/CD73 upregulation on myeloid-derived suppressor cells via TGF-β-mTOR-HIF-1 signaling in patients with non-small cell lung cancer[J]. Oncoimmunology, 2017, 6(6): e1320011.
95. Welte T, Kim I S, Tian L, et al. Oncogenic mTOR signalling recruits myeloid-derived suppressor cells to promote tumour initiation[J]. Nature cell biology, 2016, 18(6): 632-644.
96. Deng Y, Yang J, Luo F, et al. mTOR-mediated glycolysis contributes to the enhanced suppressive function of murine tumor-infiltrating monocytic myeloid-derived suppressor cells[J]. Cancer Immunology, Immunotherapy, 2018, 67(9): 1355-1364.
97. Wu T, Zhao Y, Wang H, et al. mTOR masters monocytic myeloid-derived suppressor cells in mice with allografts or tumors[J]. Scientific reports, 2016, 6(1): 1-15.

3.4.2 肿瘤微环境与 Hippo 通路

Hippo 信号通路调控器官大小和组织稳态。该通路失调及下游共激活因子 YAP/TAZ 的过度激活，与肿瘤（包括肺癌、结直肠癌、卵巢癌和肝癌等）的发生发展密切相关[1]。本节介绍了肿瘤细胞 YAP/TAZ 信号通路的激活对微环境的基质细胞、免疫细胞和成纤维细胞的影响，从而促进肿瘤的发生；同时，肿瘤微环境中的免疫细胞、成纤维细胞中 YAP/TAZ 也会影响肿瘤的形成。从肿瘤微环境的角度分析 YAP/TAZ 的异常激活可能会为肿瘤发生机制提供新的见解，提示新的治疗靶标。

3.4.2.1 Hippo 信号通路及其调控

Hippo 信号通路也被称为 Salvador-Warts-Hippo pathway（SWH），是一个进化上非常保守的，可调控器官大小、干细胞自我更新、组织再生和抑制肿瘤生长的重要信号通路。Hippo 最初在黑腹果蝇中通过遗传筛选发现，该筛选旨在鉴定引起组织过度生长表型的基因突变。1995 年，许田和 Peter J. Bryant 等首先筛选出 Warts（也称为 Wts）作为 Hippo

信号通路的第一组分，直到2002年，该信号通路的第二组分Salvador(也称为Sav)才被确定。2003年确定Hippo(也称为Hpo)组分，发现它位于Wts上游，并证实Sav可增强Hpo的活性。2005年，Mats被确定为第四种组分，可与Wts相互作用并增强其活性。研究人员发现，在发育果蝇中的眼睛、翅膀或腿上无性克隆删除这些基因时，果蝇的幼虫组织出现过度生长并出现肿瘤。后续使用Wts的蛋白相互作用筛选，发现转录共激活因子Yorkie(也称为Yki)为Wts-Mats复合物的主要下游靶标，可积极调节细胞生长、存活与增殖[2]。

从果蝇到哺乳动物中Hippo信号通路是高度保守的，Hippo途径的核心即为：哺乳动物STE20样蛋白激酶1(Mammalian STE20 like20 protein kinase 1, MST1)(也称为STK4)及MST2(也称为STK3)(果蝇中Hippo激酶的同系物)、辅助因子SAV1(也称为WW45)(果蝇中Sav的同系物)、大型肿瘤抑制因子1(large tumor suppressor, LATS1)和LATS2(果蝇中Warts的同系物)、MOB1A及MOB1B(果蝇中Mats的同系物)、同源转录共激活因子YAP(也称为YAP1)及TAZ(也称为WWTR1)(果蝇中Yorkie的同系物)、转录因子TEAD1—TEAD4(果蝇中Scalloped的同系物，也称为Sd)。

当Hippo信号通路激活时，MST1/2激酶磷酸化SAV1并形成异二聚体，直接磷酸化LATS1/2及MOB1并形成异二聚体，磷酸化YAP/TAZ；磷酸化的YAP/TAZ被14-3-3扣留在胞质中，抑制其转录活性，β-TrCP可促进磷酸化的YAP/TAZ发生泛素化介导的蛋白酶体降解。当Hippo通路处于抑制状态时，LATS1/2激酶无法磷酸化YAP/TAZ，使其易位至细胞核内并与TEAD1—TEAD4或其他转录因子(SMAD、RUNX、TP73、PAX等)结合，进而促使靶基因的转录。最新的研究发现，VGLL4在核内与YAP/TAZ竞争性结合TEAD1—TEAD4，抑制其靶基因的转录。此外，MAP4K1—MAP4K7或TAOK1/2/3也可磷酸化LATS1/2促进其激活[3]，TAOK1/2/3还可磷酸化MST1/2促进其激活[4]。

3.4.2.2 YAP/TAZ细胞自主功能

(1) 增殖

YAP/TAZ作为转录共激活因子，通过与TEAD1—TEAD4、Smad1、P73、Runx2等转录因子结合，促进细胞增殖(*Myc*)[5]、DNA复制(*Mcm5/6/10*)、细胞周期(*skp2*、*Cdc2*、*Cdc20*、*CDC25C*)和有丝分裂激酶(*Aurora A/B*)等基因的表达。同时，YAP/TAZ也促进谷氨酰胺代谢[6]、糖酵解[7]、脱氧核苷酸代谢[8]，为细胞增殖提供能量及增殖底物[9]。此外，*YAP/TAZ*还能通过致癌基因(*NUAK2*)的反馈回路加强YAP/TAZ持续稳定的激活[10]。YAP/TAZ在多种肿瘤中均处于异常激活状态，促进肿瘤的生长。

(2) 表型可塑性

细胞表型可塑性是指细胞因环境变化而发生表现型差异的特性，对于组织再生至关重要，YAP/TAZ的激活在此过程中发挥着重要的作用。TAZ是维持乳腺肿瘤干细胞(CSC)所必需的，TAZ的过表达使非CSC拥有自我更新的能力，诱导细胞发生EMT[11]。此外，Hippo对于维持分化的肝细胞状态至关重要，YAP/TAZ的异常激活使成年肝细胞去分化为具有祖细胞特征的细胞，并具有自我更新的能力，导致肝脏的过度生长和“卵形细胞”（被认为参与肝脏修复）的出现[12]。分化的乳腺、神经元和胰腺外分泌细胞可在过表达YAP/TAZ后重编程为其相应的组织特异性干细胞[13]。Snail/Slug-YAP/TAZ信号轴控制骨髓来源的骨髓干/基质细胞的稳态和成骨作用[14]。此外，在小鼠结肠炎模型中，结肠上皮细胞通过重塑细胞外基质，增加FAK/Src信号传导使YAP/TAZ激活而重编程为具有胎儿样特性的原始状态，促进组织再生[15]。最近研究表明，在肠受损时复兴干细胞（revSC）依赖YAP的过表达实现扩增，可重建$LGR5^+$隐窝基柱状细胞隔室并再生功能性肠[16]。

此外，研究人员发现在永生化的人乳腺上皮细胞中诱导EMT导致细胞获得间充质特性，表达干细胞标志物，可增强乳球的形成能力，说明EMT与上皮干细胞特性之间的直接联系[17]。YAP过表达可以诱导人乳腺上皮细胞EMT[18]，促进乳腺细胞增殖、非锚定生长，并抑制凋亡。

（3）治疗抵抗性

YAP/TAZ的激活可导致常规疗法（紫杉醇、阿霉素）治疗的乳腺癌干细胞及乳腺肿瘤细胞的存活[19, 20]；研究人员在5-FU耐药性结直肠癌中也观察到了YAP的上调[21]。YAP同样与尿路上皮细胞癌[22]、口腔鳞状细胞癌[23]及卵巢癌[24]等癌症的顺铂耐药相关。此外，YAP还介导放射疗法抗性，高水平的YAP表达预示着放射疗法的效果不佳[25]。

研究表明，在小鼠胰腺癌及肺癌KP模型中，KRAS表达可诱导肿瘤发生发展，而消除KRAS后可治疗肿瘤。但当肿瘤中的KRAS持续受到抑制时，后续肿瘤复发与YAP激活相关[26, 27]。YAP激活可增强对RAF和MEK抑制剂治疗的抵抗力[28]。因此，联合抑制YAP和RAF或MEK的致死性，是增强治疗反应和提高患者生存率的有效策略。另外，当耐药性细胞出现肌动蛋白应力纤维增加时，可激活YAP/TAZ，促进E2F细胞周期进程及EGFR、AKT、c-MYC的上调，促进肿瘤耐药[29]。抑制黑色素瘤细胞的细胞骨架重塑可抑制YAP/TAZ的活性及BRAF抑制剂的耐药性。

HER2激酶抑制剂拉帕替尼可用于治疗人表皮生长因子受体2（human epidermal growth factor receptor 2, HER 2）阳性的乳腺癌患者，然而细胞基质刚性的增强可激活YAP/TAZ，从而减弱拉帕替尼的抗肿瘤增殖作用。基于此，敲低YAP/TAZ或使用YAP/TEAD抑制剂维替泊芬可消除拉帕替尼的耐药性[30]。CDK4/6抑制剂常常用于治疗雌激素受体阳性的乳腺癌，但研究表明，此方法治疗的患者中FAT1功能突变丧失，导致Hippo信号通路失活，YAP/TAZ激活，促进CDK6的表达，从而增强肿瘤耐药[31]。

（4）转移

转移是癌细胞从原发肿瘤扩散到继发器官的过程，为了形成转移性肿瘤，癌细胞需要完成一系列转移性级联的步骤。癌细胞必须从原发肿瘤中分离出来，侵入周围组织，进入血液或淋巴管，逃避免疫系统，并通过血管外渗，最后在新的组织微环境中生存和生长。转移细胞通过直接进入血流或进入与原发肿瘤相邻的淋巴结两种途径从原发肿瘤迁移至远端器官。研究表明，异常的YAP/TAZ激活，可促进肿瘤转移[32]。具体而言，在转移的过程中,细胞需脱离对 ECM 的黏附,重组细胞骨架,从而导致 LATS1/2 激活,进而磷酸化 YAP,使细胞发生失巢凋亡。此外,恶性肿瘤患者中有 30%以上存在血小板增多症[33],血小板可通过激活 RhoA-MYPT1-PP1 介导的 YAP1 去磷酸化,促进 YAP 核易位,诱导肿瘤细胞表达生存基因抑制细胞失巢凋亡,从而促进肿瘤转移[34]。

乳腺癌中白血病抑制因子受体(leukemia inhibitory factor receptor, LIFR)蛋白的下调可抑制 Hippo 信号通路,激活 YAP,诱导细胞的迁移及侵袭[35]。YAP 可促进 ARHGAP29 蛋白的表达,抑制 RhoA-LIMK-cofilin 通路,使 F-actin 不稳定导致细胞骨架重排,促进细胞迁移[36]。此外,YAP/TAZ 还可以通过限制细胞骨架和黏着斑成熟,调节细胞力学,实现细胞持久的运动性[37]。研究人员通过小鼠模型研究发现,转移性肿瘤淋巴结中胆汁酸水平升高,可激活 YAP 进而使转移至淋巴结的肿瘤细胞的新陈代谢转变为脂肪酸氧化[38]。因此,通过抑制胆汁酸、脂肪酸氧化或 YAP 信号转导可抑制小鼠的淋巴结转移。在人类淋巴结转移的肿瘤中,50%的患者都有 YAP 的核定位。虽然大多数研究表明 YAP/TAZ 的过表达与转移相关,但是仍有研究显示 YAP 或 TAZ 激活可抑制肿瘤转移。即过表达 miR-200a 通过抑制 YAP,降低促凋亡蛋白的表达,保护乳腺癌细胞免于失巢凋亡,进而促进转移。另外,细胞外基质的腱生蛋白 C(tenascin C)可通过整合素 α9β1,消除肌动蛋白应力纤维的形成,抑制 *YAP* 及其靶基因的表达,促进肿瘤细胞侵袭及转移[39]。

3.4.2.3 YAP/TAZ 非细胞自主功能

(1) 细胞竞争

细胞竞争是果蝇与哺乳动物之间一种保守的细胞间相互作用。通过将细胞与其相邻细胞的适应性进行比较,感知这种相对适应性,清除比相邻细胞适应性差的细胞(即"失败者"),使"优胜者"经历代偿性增殖,最终维持组织稳态。健康的组织与肿瘤细胞之间存在细胞竞争的关系:当周围健康细胞适应性强于异常细胞时,即可杀死异常细胞,维持正常的组织稳态,预防癌症等疾病;反之,当肿瘤细胞适应性强时,可诱导周围健康细胞的死亡,促进肿瘤细胞的生长。研究发现,YAP 在细胞竞争中发挥一定的作用。

Scribble(也称为 *Scrib*)是一种保守的肿瘤抑癌基因,对于建立根尖-基底细胞的极性至关重要。*Scrib* 在人类结直肠癌及乳腺癌中表达降低[40],其缺失可激活 YAP 或 Yorkie。前期研究表明,突变果蝇成虫器细胞中的 *Scrib*,可高度激活 Yorkie(Yki),使果蝇成虫器成为大的肿瘤团;然而,当成虫器中包含大量正常细胞时,缺失 *Scrib* 的细胞无法过度增殖,最终通过 JNK 依赖的机制发生凋亡[41]。因此,正常细胞与缺失 *Scrib* 的细胞之间存在细胞竞争,通过抑制 Yki 的活性可防止缺失 *Scrib* 细胞的过度增殖。在哺乳动物中,当 *Scrib* 敲低的上皮细胞周围有较多正常细胞时,其可通过激活 P38 丝裂原活化蛋白激酶(MAPK),发生凋亡;而单独培养 *Scrib* 敲低的细胞时,细胞不会发生凋亡[42]。因此,周围大量的健康细胞可通过细胞竞争,诱导 *Scrib* 敲低细胞的死亡。

此外,研究人员发现,在异种移植小鼠模型中发现,神经胶质瘤细胞中 YAP 高表达的细胞有克隆优势[43]。二维增殖实验和多细胞肿瘤球体模型也发现单独培养不同 YAP 表达的细胞时，细胞增殖无明显差异，而将不同 YAP 表达的细胞混合培养时，高表达 YAP 的细胞增殖明显增强。因此，竞争性细胞间相互作用取决于 YAP 的相对表达水平，肿瘤的发生得益于异质肿瘤细胞之间的细胞竞争。

APC 基因突变可导致 Wnt 通路激活，诱导肿瘤细胞增生及肿瘤的形成，在结直肠癌及结直肠癌进展中起着重要作用[44]。研究人员发现，在成年果蝇肠干细胞中，突变 *APC* 可激活 Wnt 通路，诱导产生肠腺瘤细胞，并通过竞争关系，竞争并杀死周围健康细胞，导致宿主组织磨损[45]。

近期研究发现，当小鼠肝脏肿瘤周围的健康细胞中 YAP/TAZ 被激活时，可抑制肿瘤生长；反之，若肿瘤周围健康肝细胞中 YAP/TAZ 缺失，则可促进肿瘤的生长[46]。因此，肿瘤细胞的存活取决于肿瘤细胞及周围健康肝细胞中 YAP/TAZ 的相对活性。前期许多研究表明，YAP/TAZ 在多种肿瘤中均处于过度活化状态，因此研究人员专注于开发抑制 YAP/TAZ 活性的药物作为潜在的治疗方式，而这项研究结果则表明，系统性抑制 YAP/TAZ 可能产生不良的促肿瘤作用。

（2）细胞外基质

肿瘤相关成纤维细胞（cancer associated fibroblast，CAF）存在于多种实体瘤中，包括乳腺癌及鳞状细胞癌，它们可通过分泌可溶性因子和基质重构[47]促进肿瘤的侵袭及转移。

研究人员通过比较不同阶段小鼠乳腺癌分离出的成纤维细胞表明，YAP 激活是 CAF 的普遍特征。CAF 需要 YAP 激活以促进 ANLN 和 DIAPH3 等几种细胞骨架蛋白的表达，并调控 MYL9 蛋白的表达，进而促进基质硬化、癌细胞侵袭及血管生成[48]。此外，人们在人类乳腺癌 CAF 及宫颈鳞状细胞癌 CAF 中也检测到了同样的现象。因此，由 CAF 驱动的基质硬化也可能导致邻近刚性基质中癌细胞的 YAP 激活，同时也可能导致附近正常成纤维细胞 YAP 的激活，促进肿瘤进展。

（3）转移中的机械串扰

扩散的癌细胞可以保持休眠状态（潜伏期从几个月至数十年），当它们被“唤醒”后恢复生长，在临床上形成明显的转移病灶[49]。研究显示，细胞黏附分子 L1（L1-cell adhesion molecule，L1CAM）介导的周细胞样扩散是多种癌症在多个器官中发生转移的起始条件。扩散的肿瘤细胞利用 L1CAM 在毛细血管上扩散，通过接合 β_1 整联蛋白和整联蛋白连接激酶（integrin linked kinase，ILK）激活 YAP 及心肌素相关转录因子（myocardin-related transcription factor，MRTF）以促进肿瘤细胞的生长及转移[50]。肿瘤细胞中 L1CAM-ILK-YAP 信号转导既可以在目标器官浸润后转移，也可以在潜伏期退出后再转移，此项工作可能为未来治疗转移性癌症提供思路。

（4）炎症

炎症通常与嗜中性粒细胞相关[51]，吸烟可以引起肺部炎症，增加乳腺癌的复发与死亡风险[52]。研究表明，持续的肺部炎症可导致 NET 形成，唤醒休眠的癌细胞。NET 可分泌的嗜中性粒细胞弹性蛋白酶（neutrophil elastase，NE）和基质金属蛋白酶 9（MMP9）切割层粘连蛋白，激活整联蛋白-FAK-ERK-MLCK-YAP，诱导休眠癌细胞的唤醒及增殖。

炎症是由组织损伤或微生物入侵触发的复杂的生物反应[53]。研究发现，肠道 IL-6-gp130 可独立于 Stat3 信号通路，通过 Src 激活 YAP 及 Notch 信号通路，磷酸化 YAP-Y357 位点，增强 YAP 的稳定性和核易位[54]。

3.4.2.4 YAP/TAZ 的免疫调节功能

（1）YAP/TAZ 与 T 淋巴细胞

PD-L1 在肿瘤细胞表面的异常表达是许多肿瘤逃逸抗肿瘤免疫反应的重要机制[55]。近期研究表明，YAP 及 TEAD 可与 PD-L1 增强子结合，增强其转录并增加 PD-L1 的表达[56-58]。抗 BRAFi 的黑色素瘤细胞可通过激活 YAP，增加 PD-L1 的表达，进而促进 $CD8^+$ T 细胞细胞毒性及细胞因子产生[56]。因此，靶向 YAP 介导的免疫逃逸可能会改善肿瘤患者的预后。然而，也有一部分 YAP 高表达的肿瘤不表达 PD-L1，这提示了 YAP 与 PD-L1 之间的联系可能仅存在于特定肿瘤类型中。

人类 MST1 缺乏会导致原发性的免疫缺陷综合征，T 细胞和 B 淋巴细胞减少，间歇性中性粒细胞减少，临床病史包括反复细菌感染、病毒感染、皮肤黏膜念珠菌病、皮肤疣和皮肤脓肿。研究发现，MST1 通过调节 Foxo1/3 蛋白的稳定性来抑制自身免疫，调节 Foxp3 的表达和 Treg 的发育和功能[59]。MST1 可以通过磷酸化 Foxo1/3 直接增强 Foxo1/3 蛋白的稳定性，并通过抑制 TCR 诱导的 Akt 活化，间接增强 Foxo1/3 的稳定性，而不影响 Foxo1/3 在 T 细胞中的定位。此外，MST 缺乏的小鼠更容易发生自身免疫性疾病，而将 Treg 细胞移植到 MST 缺乏的小鼠时，可抑制小鼠自身免疫性疾病，基于此，研究人员普遍认为，MST1 及 MST2 在 Treg 的发育及自身免疫中起部分冗余作用。因此，MST1/2 对于控制 Treg 的发育与预防小鼠自身免疫性疾病起着重要作用。

Treg 细胞及辅助性 T 细胞的炎性 Th17 亚群细胞的不平衡会导致自身免疫或炎性疾病的发展。TAZ 是 Th17 细胞的转录因子 RORγt 的共激活因子，是 Th17 细胞分化和 Th17 细胞介导的炎性疾病所必需的一种因子[60]。TAZ 可通过与 Foxp3 竞争性结合 Tip60，抑制 Foxp3 的乙酰化，进而促进 Foxp3 的降解。同时，TAZ 还通过与 Foxp3 及 RORγt 形成三聚体，消除 Foxp3 对 RORγt 的抑制作用，进而促进 Th17 细胞的分化，抑制 Treg 细胞的形成。

研究发现 YAP 在 Tregs 中高表达，并在体内外增强 Foxp3 的表达和 Treg 功能。YAP 通过激活素受体复合物的表达，增强 TGFβ/SMAD 信号进而促进 Treg 的分化和功能。研究人员在 B16 黑色素瘤肿瘤模型实验中进一步发现，缺乏 YAP 的 Treg 抑制肿瘤生长；靶向 YAP 活性的化合物和 YAP 调节的激活素受体的敲除或阻断，同样可改善抗肿瘤免疫力[61]。因此，靶向 YAP/激活素/SMAD 轴可用于改善抗肿瘤免疫能力，为后续临床研究提供潜在的治疗方式。

（2）YAP/TAZ 与肿瘤相关巨噬细胞（TAM）

巨噬细胞来源于循环的单核细胞前体细胞，是一种参与肿瘤微环境相互作用的主要免疫细胞类型。研究人员发现，在肝脏中特异性双敲 MST1/2，可促进肝中巨噬细胞分泌，促进肿瘤的发展[62]。后续研究表明肝中的单个肿瘤起始细胞过表达 YAP 或抑制 Hippo 信号，通过分泌 Ccl2(Mcp1)、Csf1 细胞因子，招募含有 Ccr2 受体的 M2 型巨噬细胞，可以逃避免疫监视，进而促进肝癌的发生[63]。在胰腺癌小鼠模型中，敲除 *YAP* 可提高胰腺中浸润的 M1 型 MHCⅡ$^{+}$ 巨噬细胞(有更多的一氧化氮合酶 iNOS、低的精氨酸酶-1 的表达)，抑制胰腺癌的形成[64]。

(3) YAP/TAZ 与 MDSC

MDSC 代表了未成熟髓样细胞的表型异质群体，可通过维持免疫无能状态和耐受状态，促进肿瘤的发生。活化的 MDSC 可分泌许多趋化因子、细胞因子和酶来抑制局部 T 细胞的活化及活性。此外，MDSC 还可以通过剥夺营养(精氨酸、半胱氨酸)抑制 T 细胞活性，或通过活性氧和活性氮干扰 T 细胞受体的功能[65]。

研究报道，在 PTEN 和 SMAD4 缺失的前列腺小鼠模型中，肿瘤细胞中的 YAP 激活增加 CXCL5 的转录，进而通过 CXCL5-CXCR2 信号招募多形核 MDSC，促进肿瘤的进展[66]。后续研究表明，在 Kras^{G12D} 及 Trp53R^{172H} 突变诱导的胰腺炎小鼠模型中，YAP 可驱动多种细胞因子/趋化因子(IL-6、CSF1、CSF2、CSF3)的表达和分泌，进而促进 MDSC 在体内外的分化与积累，最终导致胰腺导管腺癌的进展[64]。同时，临床研究显示前列腺癌及胰腺癌患者肿瘤细胞中 YAP 为激活状态，且具有更强的 MDSC 相关基因表达。因此，靶向 YAP 或 MDSC 募集及浸润，可为前列腺癌及胰腺癌患者的治疗提供潜在新方法。

3.4.2.5 研究模型

(1) Cre-LoxP 系统小鼠

Cre-LoxP 系统主要由 Cre 和 LoxP 两部分组成，可被广泛应用于特异位点的敲除、基因插入、基因反转和基因易位，达到在基因水平上对生物体进行定向遗传改造的目的。

Cre-LoxP 系统可通过两种转基因动物的杂交，或利用病毒注射小鼠引入 LoxP 或 Cre 酶获得。AAV8-TBG-Cre 腺相关病毒被认为是最特异的肝实质细胞示踪工具，可高效快速感染小鼠肝脏(TBG 启动子为肝细胞特异性启动子)。

此外，利用肝癌即肝特异性突变 Hippo 的小鼠(*Alb*Cre；*MST1*$^{-/-}$；*MST2*$^{f/f}$ 及 *Alb*Cre；*MST1*$^{-/-}$；*MST2*$^{f/f}$；*YAP*$^{f/+}$ 模型)可研究肝脏中浸润的巨噬细胞[67]。

(2) 他莫昔芬诱导的 CreERT2 系统小鼠

研究人员将 SB-Cre^{ERT2}、N^{ICD} 及 HA-AKT 质粒通过 HDI 注射到 *YAP*$^{fl/fl}$；*TAZ*$^{fl/fl}$ 小鼠中，并于 4 周时，腹腔注射他莫昔芬，可实现肝脏中肿瘤细胞特异地敲除 *YAP*/*TAZ*。此外，将 SB-Cre^{ERT2}、N^{ICD} 及 HA-AKT 质粒通过 HDI 注射到 YAP$^{fl/fl}$；TAZ$^{fl/fl}$ 小鼠中[46]，四周时，腹腔注射他莫昔芬及尾静脉注射 AAV8-TBG-Cre，可实现肝脏中肿瘤细胞及肝细胞中共同特异性敲除 *YAP*/*TAZ*[46]。

(3) 四环素诱导的 TetON 系统小鼠

四环素 TetON 系统包括四环素操纵子的 DNA 序列(TetO DNA)、突变的四环素阻遏蛋白(rTetR)、rTetR 和 VP16 融合组成的反式作用蛋白(rtTA)。在四环素不存在时，rtTA

不识别 TetO，下游基因不能表达；在四环素存在时，四环素与 rtTA 结合并发生构象变化，结合 TetO，启动下游基因的转录。

研究人员可利用肝细胞特异的 ApoE 启动子，将 SB-N^{ICD} 及 HA-AKT 质粒通过 HDI 注射到 ApoE-rtTA；TetO-$hYAP^{1SA}$ 小鼠中($hYAP^{1SA}$，含有一个磷酸化位点突变，激活形式的人类 YAP)[46]，四周时喂养含四环素的水，诱导 $hYAP^{1SA}$ 在肝脏肿瘤周围健康细胞中的表达，研究其对肿瘤的影响。

(4) HDI 流体动力学基因传递

肝脏是人体中主要的摄取 DNA 器官，流体动力学尾静脉注射(hydrodynamic tail vein injection，HDI)可转染 10%～40%的肝细胞[68]，虽然此方法会导致肝损伤，但一周即可自愈。具体方法为：通过将大量 DNA 溶液加压注射到血管中产生水动力，DNA 溶液直接进入下腔静脉，可将心肌纤维拉伸至最佳收缩长度，诱发心脏充血，并逆行进入肝脏，从而在肝脏的实质细胞质膜中产生孔，使 DNA 进入细胞内室。随后，质膜孔关闭，将 DNA 捕获在肝脏实质细胞内部。

SB 转座子是从鱼类基因组的休眠元件重建而来的，经过优化后可在多种细胞类型中转座。将流体动力学基因传递和 SB 介导的体细胞整合，可实现小鼠肝细胞中长期基因表达，具体优点如下：首先，流体动力转染可在相对低百分比的肝细胞中(约占肝细胞的 2%～10%)进行，靶基因的零星表达更好地模拟了人肝癌的发生；其次，使用 6～8 周龄的小鼠注射，不会对小鼠胚胎发育产生任何影响；最后，避免使用昂贵的转基因或基因敲除小鼠并节省了之后的繁殖费用及时间，并显著减少了实验所需的小鼠数量。

研究人员将 SB-N^{ICD} 及 HA-AKT 质粒通过 HDI 注射到 $YAP^{fl/fl}$；$TAZ^{fl/fl}$ 小鼠中(小鼠胆管细胞性肝癌)，四周时尾静脉注射 AAV8-TBG-Cre；特异性敲除肿瘤周围健康肝细胞中 *YAP*/*TAZ*；将 SB-N^{ICD} 及 HA-AKT 质粒通过 HDI 注射到 $LATS1^{fl/fl}$；$LATS2^{fl/fl}$ 小鼠中，特异性敲除肿瘤周围健康肝细胞中 LATS1/2(过表达 YAP/TAZ)；或将 SB-N^{ICD} 及 HA-AKT 质粒通过 HDI 注射到 $LATS1/2^{fl/fl}$；$YAP/TAZ^{fl/fl}$ 小鼠中，特异性敲除肿瘤周围健康肝细胞中 *LATS1*/*2* 及 *YAP*/*TAZ*，研究其对肿瘤的影响[46]。

PiggyBac(PB)转座酶来源于甘蓝尺蠖蛾，经过改造后可在哺乳动物细胞中转座。PB 发生转座反应也需要转座子序列和转座酶同时存在，相较于 SB 转座子，PB 原件可以携带多个标记基因，并允许这些基因在各插入位点表达，且转座效率较高[69]。HDI 与 PB 结合可将 WT-YAP、YAP-5SA(激活的 YAP)、YAP-5SA-S94A(激活的 YAP 但不能与 TEAD 结合)质粒转入肝细胞中；或通过 HDI 将 cas9 介导的 sg-LATS1/2、sg-MST1/2 对小鼠肝细胞进行基因编辑，来研究肝脏中浸润的巨噬细胞[63]。

3.4.2.6 总结

Hippo 信号通路在感知内在和外在信号及调节细胞和器官稳态中起着至关重要的作用，鉴于上游信号激活 Hippo 信号通路的途径方式较多，且 YAP/TAZ 调控的基因广泛，许多重要的问题仍未得到解答。尽管现在已经确定了对 Hippo-YAP/TAZ 的多种激活途径，但是这些途径如何影响核心 Hippo 信号通路，尤其是 MST1/2 和 MAP4K 的调节仍然是一个难题。F-肌动蛋白重塑和细胞张力对 Hippo 信号通路也有重要作用，并且还充当着传递不同上游信号以调节 YAP/TAZ 活性的整合点，但细胞骨架与 Hippo 途径之间的具体传递机制仍然缺失。此外，LATS 和 YAP/TAZ 的磷酸化和去磷酸化是一个动态过程，因此，磷酸酶可能在 Hippo 信号通路中发挥着积极的作用，值得引起重视。最后，YAP/TAZ 可能还受独立于 Hippo 途径激酶级联反应机制的调控，亟待深入研究。

（郝运、方兰）

参考文献

1. Zanconato F, Cordenonsi M, Piccolo S. YAP/TAZ at the roots of cancer[J]. Cancer cell, 2016, 29(6): 783-803.
2. Zeng Q, Hong W. The emerging role of the hippo pathway in cell contact inhibition, organ size control, and cancer development in mammals[J]. Cancer cell, 2008, 13(3): 188-192.
3. Meng Z, Moroishi T, Mottier-Pavie V, et al. MAP4K family kinases act in parallel to MST1/2 to activate LATS1/2 in the Hippo pathway[J]. Nature communications, 2015, 6(1): 1-13.
4. Meng Z, Moroishi T, Guan K L. Mechanisms of Hippo pathway regulation[J]. Genes & development, 2016, 30(1): 1-17.
5. Choi W, Kim J, Park J, et al. YAP/TAZ initiates gastric tumorigenesis via upregulation of MYC [J]. Cancer research, 2018, 78(12): 3306-3320.
6. Cox A G, Hwang K L, Brown K K, et al. Yap reprograms glutamine metabolism to increase nucleotide biosynthesis and enable liver growth[J]. Nature cell biology, 2016, 18(8): 886-896.
7. Cosset É, Ilmjärv S, Dutoit V, et al. Glut3 addiction is a druggable vulnerability for a molecularly defined subpopulation of glioblastoma[J]. Cancer cell, 2017, 32(6): 856-868.
8. Santinon G, Brian I, Pocaterra A, et al. d NTP metabolism links mechanical cues and YAP/TAZ to cell growth and oncogene-induced senescence[J]. The EMBO journal, 2018, 37(11): 1-16.
9. Koo J H, Guan K L. Interplay between YAP/TAZ and Metabolism[J]. Cell metabolism, 2018, 28(2): 196-206.
10. Yuan W C, Pepe-Mooney B, Galli G G, et al. NUAK2 is a critical YAP target in liver cancer[J]. Nature communications, 2018, 9(1): 1-12.
11. Cordenonsi M, Zanconato F, Azzolin L, et al. The Hippo transducer TAZ confers cancer stem cell-related traits on breast cancer cells[J]. Cell, 2011, 147(4): 759-772.
12. Yimlamai D, Christodoulou C, Galli G G, et al. Hippo pathway activity influences liver cell fate[J]. Cell, 2014, 157(6): 1324-1338.
13. Panciera T, Azzolin L, Fujimura A, et al. Induction of expandable tissue-specific stem/progenitor cells through transient expression of YAP/TAZ[J]. Cell stem cell, 2016, 19(6): 725-737.
14. Tang Y, Feinberg T, Keller E T, et al. Snail/Slug binding interactions with YAP/TAZ control skeletal stem cell self-renewal and differentiation[J]. Nature cell biology, 2016, 18(9): 917-929.
15. Yui S, Azzolin L, Maimets M, et al. YAP/TAY-dependent reprogramming of colonic epithelium links ECM remodeling to tissue regeneration[J]. Cell stem cell, 2018, 22(1): 35-49.

16. Ayyaz A, Kumar S, Sangiorgi B, et al. Single-cell transcriptomes of the regenerating intestine reveal a revival stem cell[J]. Nature, 2019, 569(7754): 121-125.
17. Mani S A, Guo W, Liao M J, et al. The epithelial-mesenchymal transition generates cells with properties of stem cells[J]. Cell, 2008, 133(4): 704-715.
18. Overholtzer M, Zhang J, Smolen G A, et al. Transforming properties of YAP, a candidate oncogene on the chromosome 11q22 amplicon[J]. Proceedings of the National Academy of Sciences, 2006, 103(33): 12405-12410.
19. Bartucci M, Dattilo R, Moriconi C, et al. TAZ is required for metastatic activity and chemoresistance of breast cancer stem cells[J]. Oncogene, 2015, 34(6): 681-690.
20. Lai D, Ho K C, Hao Y W, et al. Taxol resistance in breast cancer cells is mediated by the Hippo pathway component TAZ and its downstream transcriptional targets Cyr61 and CTGF[J]. Cancer research, 2011, 71(7): 2728-2738.
21. Touil Y, Igoudjil W, Corvaisier M, et al. Colon cancer cells escape 5FU chemotherapy-induced cell death by entering stemness and quiescence associated with the c-Yes/YAP axis[J]. Clinical cancer research, 2014, 20(4): 837-846.
22. Ciamporcero E, Shen H, Ramakrishnan S, et al. YAP activation protects urothelial cell carcinoma from treatment-induced DNA damage[J]. Oncogene, 2016, 35(12): 1541-1553.
23. Yoshikawa K, Noguchi K, Nakano Y, et al. The Hippo pathway transcriptional co-activator, YAP, confers resistance to cisplatin in human oral squamous cell carcinoma[J]. International journal of oncology, 2015, 46(6): 2364-2370.
24. Zhang X, George J, Deb S, et al. The Hippo pathway transcriptional co-activator, YAP, is an ovarian cancer oncogene[J]. Oncogene, 2011, 30(25): 2810-2822.
25. Kim M H, Kim J. Role of YAP/TAZ transcriptional regulators in resistance to anti-cancer therapies [J]. Cellular and Molecular Life Sciences, 2017, 74(8): 1457-1474.
26. Kapoor A, Yao W, Ying H, et al. Yap1 activation enables bypass of oncogenic Kras addiction in pancreatic cancer[J]. Cell, 2014, 158(1): 185-197.
27. Shao D D, Xue W, Krall E B, et al. KRAS and YAP1 converge to regulate EMT and tumor survival [J]. Cell, 2014, 158(1): 171-184.
28. Lin L, Sabnis A J, Chan E, et al. The Hippo effector YAP promotes resistance to RAF-and MEK-targeted cancer therapies[J]. Nature genetics, 2015, 47(3): 250-256.
29. Kim M H, Kim J, Hong H, et al. Actin remodeling confers BRAF inhibitor resistance to melanoma cells through YAP/TAZ activation[J]. The EMBO journal, 2016, 35(5): 462-478.
30. Lin C H, Pelissier F A, Zhang H, et al. Microenvironment rigidity modulates responses to the HER2 receptor tyrosine kinase inhibitor lapatinib via YAP and TAZ transcription factors[J]. Molecular biology of the cell, 2015, 26(22): 3946-3953.
31. Li Z, Razavi P, Li Q, et al. Loss of the FAT1 tumor suppressor promotes resistance to CDK4/6 inhibitors via the hippo pathway[J]. Cancer cell, 2018, 34(6): 893-905.
32. Warren J S A, Xiao Y, Lamar J M. YAP/TAZ activation as a target for treating metastatic cancer [J]. Cancers, 2018, 10(4): 115.
33. Aoe K, Hiraki A, Ueoka H, et al. Thrombocytosis as a useful prognostic indicator in patients with lung cancer[J]. Respiration, 2004, 71(2): 170-173.
34. Haemmerle M, Taylor M L, Gutschner T, et al. Platelets reduce anoikis and promote metastasis by activating YAP1 signaling[J]. Nature communications, 2017, 8(1): 1-15.
35. Chen D, Sun Y, Wei Y, et al. LIFR is a breast cancer metastasis suppressor upstream of the Hippo-YAP pathway and a prognostic marker[J]. Nature medicine, 2012, 18(10): 1511-1517.
36. Qiao Y, Chen J, Lim Y B, et al. YAP regulates actin dynamics through ARHGAP29 and promotes

metastasis[J]. Cell reports, 2017, 19(8): 1495-1502.
37. Mason D E, Collins J M, Dawahare J H, et al. YAP and TAZ limit cytoskeletal and focal adhesion maturation to enable persistent cell motility[J]. Journal of Cell Biology, 2019, 218(4): 1369-1389.
38. Lee C, Jeong S, Jang C, et al. Tumor metastasis to lymph nodes requires YAP-dependent metabolic adaptation[J]. Science, 2019, 363(6427): 644-649.
39. Sun Z, Schwenzer A, Rupp T, et al. Tenascin-C promotes tumor cell migration and metastasis through integrin α9β1-mediated YAP inhibition[J]. Cancer research, 2018, 78(4): 950-961.
40. Gardiol D, Zacchi A, Petrera F, et al. Human discs large and scrib are localized at the same regions in colon mucosa and changes in their expression patterns are correlated with loss of tissue architecture during malignant progression[J]. International journal of cancer, 2006, 119(6): 1285-1290.
41. Chen C L, Schroeder M C, Kango-Singh M, et al. Tumor suppression by cell competition through regulation of the Hippo pathway[J]. Proceedings of the National Academy of Sciences, 2012, 109(2): 484-489.
42. Norman M, Wisniewska K A, Lawrenson K, et al. Loss of Scribble causes cell competition in mammalian cells[J]. Journal of cell science, 2012, 125(1): 59-66.
43. Liu Z, Yee P P, Wei Y, et al. Differential YAP expression in glioma cells induces cell competition and promotes tumorigenesis[J]. Journal of cell science, 2019, 132(5): jcs225714.
44. Gregorieff A, Liu Y, Inanlou M R, et al. Yap-dependent reprogramming of Lgr5+ stem cells drives intestinal regeneration and cancer[J]. Nature, 2015, 526(7575): 715-718.
45. Suijkerbuijk S J E, Kolahgar G, Kucinski I, et al. Cell competition drives the growth of intestinal adenomas in Drosophila[J]. Current Biology, 2016, 26(4): 428-438.
46. Moya I M, Castaldo S A, Van den Mooter L, et al. Peritumoral activation of the Hippo pathway effectors YAP and TAZ suppresses liver cancer in mice[J]. Science, 2019, 366(6468): 1029-1034.
47. Kalluri R, Zeisberg M. Fibroblasts in cancer[J]. Nature reviews cancer, 2006, 6(5): 392-401.
48. Calvo F, Ege N, Grande-Garcia A, et al. Mechanotransduction and YAP-dependent matrix remodelling is required for the generation and maintenance of cancer-associated fibroblasts[J]. Nature cell biology, 2013, 15(6): 637-646.
49. Massagué J, Obenauf A C. Metastatic colonization by circulating tumour cells[J]. Nature, 2016, 529(7586): 298-306.
50. Er E E, Valiente M, Ganesh K, et al. Pericyte-like spreading by disseminated cancer cells activates YAP and MRTF for metastatic colonization[J]. Nature cell biology, 2018, 20(8): 966-978.
51. De Cock J M, Shibue T, Dongre A, et al. Inflammation triggers Zeb1-dependent escape from tumor latency[J]. Cancer research, 2016, 76(23): 6778-6784.
52. Pierce J P, Patterson R E, Senger C M, et al. Lifetime cigarette smoking and breast cancer prognosis in the After Breast Cancer Pooling Project[J]. Journal of the National Cancer Institute, 2014, 106(1): djt359.
53. Medzhitov R. Origin and physiological roles of inflammation[J]. Nature, 2008, 454(7203): 428-435.
54. Taniguchi K, Wu L W, Grivennikov S I, et al. A gp130-Src-YAP module links inflammation to epithelial regeneration[J]. Nature, 2015, 519(7541): 57-62.
55. Pardoll D M. The blockade of immune checkpoints in cancer immunotherapy[J]. Nature Reviews Cancer, 2012, 12(4): 252-264.
56. Kim M H, Kim C G, Kim S K, et al. YAP-induced PD-L1 expression drives immune evasion in BRAFi-resistant melanomaYAP promotes immune evasion by PD-L1 upregulation[J]. Cancer immunology research, 2018, 6(3): 255-266.
57. Hsu P C, Miao J, Wang Y C, et al. Inhibition of yes-associated protein down-regulates PD-L1

(CD274) expression in human malignant pleural mesothelioma[J]. Journal of cellular and molecular medicine, 2018, 22(6): 3139-3148.
58. Miao J, Hsu P C, Yang Y L, et al. YAP regulates PD-L1 expression in human NSCLC cells[J]. Oncotarget, 2017, 8(70): 114576 - 114587.
59. Du X, Shi H, Li J, et al. Mst1/Mst2 regulate development and function of regulatory T cells through modulation of Foxo1/Foxo3 stability in autoimmune disease[J]. The Journal of Immunology, 2014, 192(4): 1525-1535.
60. Geng J, Yu S, Zhao H, et al. The transcriptional coactivator TAZ regulates reciprocal differentiation of TH17 cells and Treg cells[J]. Nature immunology, 2017, 18(7): 800-812.
61. Ni X, Tao J, Barbi J, et al. YAP is essential for Treg-Mediated suppression of antitumor immunity [J]. Cancer discovery, 2018, 8(8): 1026-1043.
62. Lu L, Li Y, Kim S M, et al. Hippo signaling is a potent in vivo growth and tumor suppressor pathway in the mammalian liver[J]. Proceedings of the National Academy of Sciences, 2010, 107(4): 1437-1442.
63. Guo X, Zhao Y, Yan H, et al. Single tumor-initiating cells evade immune clearance by recruiting type II macrophages[J]. Genes & development, 2017, 31(3): 247-259.
64. Murakami S, Shahbazian D, Surana R, et al. Yes-associated protein mediates immune reprogramming in pancreatic ductal adenocarcinoma[J]. Oncogene, 2017, 36(9): 1232-1244.
65. Talmadge J E, Gabrilovich D I. History of myeloid-derived suppressor cells[J]. Nature Reviews Cancer, 2013, 13(10): 739-752.
66. Wang G, Lu X, Dey P, et al. Targeting YAP-dependent MDSC infiltration impairs tumor progression[J]. Cancer discovery, 2016, 6(1): 80-95.
67. Kim W, Khan S K, Liu Y, et al. Hepatic Hippo signaling inhibits protumoural microenvironment to suppress hepatocellular carcinoma[J]. Gut, 2018, 67(9): 1692-1703.
68. Liu F, Song Y K, Liu D. Hydrodynamics-based transfection in animals by systemic administration of plasmid DNA[J]. Gene therapy, 1999, 6(7): 1258-1266.
69. Ding S, Wu X, Li G, et al. Efficient transposition of the piggyBac (PB) transposon in mammalian cells and mice[J]. Cell, 2005, 122(3): 473-483.

3.4.3 肿瘤微环境与干扰素通路

3.4.3.1 细胞因子

热肿瘤主要是指那些已经有大量免疫细胞浸润的肿瘤。这些肿瘤往往对免疫检查点抑制疗法反应良好。而冷肿瘤则是那些免疫细胞无法进入的肿瘤。冷肿瘤又可细分为免疫排外型,即免疫细胞虽然被召集在微环境但是无法进入肿瘤;以及免疫忽视型,即肿瘤被免疫细胞完全忽略,既不被召集也不被激活。与之相应,冷肿瘤对免疫检查点抑制疗法反应较差。肿瘤的冷热转换,关键是激活被抑制的人体免疫系统,提高肿瘤的免疫浸润效率。而激活人体免疫系统的关键,就是产生可调控的细胞因子。

细胞因子是免疫系统重要的调节因素,控制着免疫细胞的增殖、分化和功效。细胞因子是由活化免疫细胞和非免疫细胞(如某些基质细胞)合成分泌的,可以调节细胞生理功能、参与免疫应答和介导炎症反应等多种生物学效应的小分子多肽或糖蛋白,是不同于免疫球蛋白和补体的一类免疫分子。细胞因子可以作用于自身细胞、相邻细胞或远端细胞。

细胞因子可根据来源分为淋巴因子(lymphokine, LK,由活化淋巴细胞产生)与单核因子(monekine, MK,由单核-吞噬细胞产生)。根据功能大致分为以下六类:白细胞介素(interleukin, IL)、干扰素(interferon, IFN)、肿瘤坏死因子(tumor necrosis factor, TNF)、集落刺激因子(colony stimulating factor, CSF)、生长因子和趋化因子。其中白细胞介素是由淋巴细胞、单核细胞或其他非单个核细胞产生的细胞因子,在细胞间相互作用、免疫调节、造血以及炎症过程中起重要调节作用。干扰素是一类糖蛋白,具有抗病毒、抑制细胞增殖、调节免疫及抗肿瘤作用。肿瘤坏死因子是由巨噬细胞分泌的一种小分子蛋白,具有杀伤肿瘤细胞的作用,可参与免疫调节、发热和炎症的发生。集落刺激因子能够刺激不同发育阶段的造血干细胞和祖细胞增殖的分化,还可促进成熟细胞的功能。转化生长因子-β家族(transforming growth factor-β family,TGF-β family)由多种细胞产生,主要包括 TGF-β1、TGF-β2、TGF-β3、TGF β1 β2 以及骨形成蛋白(bone morphogenetic protein, BMP)等。趋化因子家族(chemokine family)能够趋化细胞的迁移,吸引白细胞移行到感染部位,在炎症反应中具有重要作用。以及其他细胞因子如表皮生长因子(epidermal growth factor, EGF)、血小板衍生的生长因子(platelet derived growth factor, PDGF)、成纤维细胞生长因子(fibroblast growth factor, FGF)、肝细胞生长因子(hepatocyte growth factor, HGF)、白血病抑制因子(leukemia inhibitory factor, LIF)、神经生长因子(nerve growth factor, NGF)等。其中部分细胞因子可激发宿主对肿瘤的免疫反应,而另一些细胞因子对机体免疫有着比较明显的抑制效果,可以通过激活性细胞因子联合化疗、放疗或免疫治疗,提高肿瘤治疗效果。

随着现代技术的发展,通过调动宿主的天然免疫机制或给予机体某些物质来取得抗肿瘤效应的生物治疗,已经成为治疗肿瘤的有效手段。在研究细胞因子调节肿瘤微环境的同时,人类也发现了多个细胞因子可能通过多个靶点调节肿瘤微环境,细胞因子不仅与免疫细胞的分化增殖、功能发挥密切相关,也能够参与体内多种细胞生长、繁殖和代谢的调节。某些长期炎症释放的细胞因子,不但不能促进宿主的抗肿瘤免疫系统,反而会促进肿瘤的生长和转移。与此同时,肿瘤细胞在生长、繁殖、浸润过程中也能分泌细胞因子,这些细胞因子能够抑制宿主的免疫系统。

在肿瘤微环境中,这些细胞因子发挥关键性作用。本节着重介绍干扰素类细胞因子的功能。

3.4.3.2 干扰素简介

20 世纪 50 年代,英国科学家和瑞士科学家在研究流感病毒的过程中发现流感病毒感染的鸡的胚胎能产生一种小分子蛋白,这种蛋白有阻碍病毒感染和复制的能力,这种小分子蛋白被命名为干扰素(interferon, IFN)[1]。

干扰素是细胞因子家族成员之一,是一类高活性多功能的糖蛋白。近年来研究发现,

IFN 在肿瘤的发生发展以及肿瘤微环境中发挥重要的功能[2]，其能够通过调控肿瘤细胞增殖、抑制肿瘤转移及血管新生、激活抗肿瘤免疫反应等发挥关键性的抗肿瘤作用。

肿瘤微环境中的细胞因子是传递信号的关键分子，干扰素在其中发挥重要作用，调控着细胞杀伤、抗原提呈、细胞信号转导等一系列生理功能。

本节从以下几个方面介绍干扰素与肿瘤微环境的关系，探究肿瘤微环境中干扰素的关键作用，并为后续的科学研究及临床治疗提供参考。

3.4.3.3 干扰素的分类

干扰素是一类高活性且具有多种功能（诱导细胞凋亡、抵御病毒、调节免疫和抗肿瘤等）的分泌型糖蛋白。根据其基因序列、染色体上定位和膜受体特异性等特点，干扰素可以分为Ⅰ型、Ⅱ型和Ⅲ型。Ⅰ型干扰素基因位于人类 9 号染色体短臂，编码多种蛋白质，包括 IFN-α、IFN-β、IFN-ε、IFN-κ 和 IFN-ω 等 13 种。Ⅰ型 IFN 拥有共同的细胞膜表面受体 IFNAR（interferon alpha receptor），由 IFNAR1 和 IFNAR2 两个亚基组成。Ⅱ型 IFN 只有 IFN-γ 一种类型。IFN-γ 的细胞表面受体为 IFNGR（interferon gamma receptor），由 IFNGR1 和 IFNGR2 两个亚基组成。Ⅲ型 IFN 包括 IFN-λ1、IFN-λ2、IFN-λ3 和 IFN-λ4。IFN-α 主要来源于 B 淋巴细胞、巨噬细胞、NK 细胞；IFN-β 主要由上皮细胞和成纤维细胞产生，少部分来源于巨噬细胞；IFN-γ 主要由浆细胞样树突状细胞（plasmacytoid dendritic cell，pDC）生成；而淋巴来源细胞、髓样细胞、上皮细胞能够产生 IFN-λ。其中，Ⅰ型和Ⅱ型 IFN 在抗肿瘤方面发挥重要作用，而Ⅱ型 IFN 相比于Ⅰ型 IFN 毒副作用较小，在抵抗病毒和抗肿瘤方面具有应用前景。Ⅲ型 IFN 通过基础研究已被证明有一定的抗肿瘤作用。

3.4.3.4 干扰素的发现及制备技术的发展

20 世纪 50 年代，瑞士科学家 Jean Lindenmann 和英国生物学家 Alick Isaacs 发现了干扰素。之后十几年中，以 Friedman 为代表的一批科学家对干扰素进行了深入的研究，干扰素的作用机制被逐渐发现以及研究，引起了人们对干扰素的其他生物学功能的关注。随后，干扰素调节免疫功能、抗病毒作用及抗肿瘤作用逐渐被人们认识。1976 年，Greenberg 等科学家报道用人类白细胞来源的干扰素治疗 4 例慢性活动性乙肝，经过治疗后有 2 例乙肝抗原消失。但是由于人白细胞干扰素原材料来源有限，价格昂贵，因此未能大量应用于临床。

20 世纪 80 年代罗氏公司研究人员通过技术改良分离出高纯 α 干扰素的蛋白质形式，之后基因泰克公司和罗氏公司通过项目合作，在细菌中获取 α 干扰素的成品蛋白。1986 年罗氏公司生产的第一个基因工程产品干扰素 α－2a 上市。但是由于纯的干扰素生物学活性不够稳定，科学家又通过将聚乙二醇修饰在干扰素上进行共价结合，改善了其生物活性。聚乙二醇修饰减少了干扰素引起的不良反应，最终提高了药物的治疗指数和临床安全性。目前市场上有多种干扰素药物，广泛应用于肝炎及 HBV 感染治疗等一系列疾病，比如派格宾（聚乙二醇干扰素 α－2b 注射液）和重组人干扰素 α－2a 栓剂等。这些干扰素制剂在临床上有着广泛的应用。

3.4.3.5 干扰素信号通路的转导

干扰素产生后，会分泌到细胞外，被细胞表面的 IFNAR（由 IFNARl 和 IFNAR2 两个亚单位组成，该受体在大多数细胞中组成型表达）识别，向下传导信号，激活 JAK-STAT 信号通路，进而上调干扰素刺激基因（*ISG*），JAK-STAT 是调控Ⅰ型 IFN 产生信号转导和表达 ISG 的关键信号通路。

干扰素与细胞膜上的特异性受体 IFNAR 结合，引发信号向下传递，将信号放大并传递到细胞核内，转录活化干扰素刺激基因，发挥其抗病毒、抗肿瘤效应。具体过程是：IFN-α 和 IFN-β 与细胞表面的受体结合，启动 JAK-STAT 信号通路，受体结合激活 Janus 激酶（Janus kinase，JAK）和 TYK2，使信号转导和转录激活因子 1（signal transducers and activators of transcription 1，STAT1）与 STAT2 磷酸化。IFN 与 IFNAR 相互作用后导致受体相关的激酶 JAKl 和 Tyk2 相互活化，激活的 JAKl 和 Tyk2 两个蛋白质激酶磷酸化 IFNARl 和 IFNAR2 胞内区的酪氨酸残基。磷酸化的 IFNARl 和 IFNAR2 的酪氨酸可作为接头点募集 STATl 和 STAT2。磷酸化状态的 STAT1 和 STAT2 与 IRF9 形成异源二聚体，形成干扰素刺激基因因子 3（interferon stimulatated gene factor 3，ISGF3）复合物，ISGF3 复合物入核，与干扰素刺激反应元件（IFN-stimulated response element，ISRE）结合，诱导由 ISRE 启动抗病毒基因的表达。促使干扰素信号通路发挥其生物学功能[3]。

3.4.3.6 干扰素的主要功能

研究发现，干扰素的主要功能仍然在抗病毒领域。临床上主要用于治疗慢性乙型肝炎、慢性丙型肝炎和毛细胞白血病等。患有外阴疱疹、外阴湿疣、假性湿疣等病毒感染也可以使用干扰素治疗。

而目前随着科学研究的进展，科学家发现内源干扰素的激活对于抗肿瘤免疫至关重要。内源肿瘤细胞中干扰素的持续激活，会增强肿瘤的免疫源性，增强免疫细胞的浸润以及肿瘤的杀伤效果，使冷肿瘤变成热肿瘤，从而增强肿瘤免疫效果[4-6]。

3.4.3.7 干扰素与传染类疾病的关系

传染类疾病是人类社会健康的重大威胁，病毒感染，比如新冠病毒、脊髓灰质炎病毒、天花病毒、埃博拉病毒、狂犬病病毒、SARS 病毒、HIV 病毒、马尔堡病毒、甲型 H1N1 流感病毒、汉坦病毒、肝炎病毒、登革热病毒等，对人类的生产生活造成了巨大的影响，而干扰素在对抗这些病毒中发挥着关键的作用。一方面，病毒侵染人体，人体抵抗病毒产生了大量的抗病毒炎症因子，这些炎症因子在初期有抵御病毒的作用；另一方面，炎症因子风暴会对人体的健康造成巨大的影响。因此，产生适合的干扰素信号，对人体抵御传染类疾病至关重要。

3.4.3.8 干扰素信号通路的细胞信号转导

(1) TLR 通路

1) Toll 样受体(Toll-like receptor, TLR)信号通路

TLRs 是一类保守的模式识别受体,首先在果蝇中被发现[7],其在果蝇的固有免疫应答过程中发挥着重要的作用[8]。随后在人和小鼠体内先后鉴定出了至少 13 种 TLR,其中 TLR1—TLR9 为人鼠共有且高度保守,TLR10 因为在小鼠体内无法转录成有功能序列的 RNA,所以 TLR10 只在人体内有功能,而 TLR11—TLR13 在人基因组内被终止或者丢失,因此仅为小鼠所特有[9]。

TLR 在各种免疫细胞中均有表达,包括单核细胞、巨噬细胞、树突状细胞、B 细胞、特定类型的 T 细胞以及一些非免疫细胞,如成纤维细胞、上皮细胞和角质细胞等。

TLR 结构上属于Ⅰ型跨膜糖蛋白,分别由胞外区、跨膜区以及胞质区组。其中,胞外区由串联的亮氨酸重复序列(leucine-rich repeat, LRR)组成,主要负责识别一些病原相关分子模式;跨膜区是富含半胱氨酸的结构域,主要负责 TLR 的细胞器亚定位;胞质区与白介素-1 受体具有很高的同源性,通过与下游含有 TIR 结构域的接头蛋白(TRIF, Myd88)相互作用,起始下游级联信号反应[10]。TLR 通过不同的胞外区 LRR 识别不同的配体,而通过相似的胞内结构域介导相似的信号通路,进而激活固有免疫。

TLR 通过其定位的不同可以分为两个亚家族,分别是定位于细胞膜表面的 TLR1、TLR2、TLR4、TLR5、TLR6 和 TLR11,以及定位在内膜系统 TLR3、TLR7/TLR8、TLR9[11]。由于其不同的定位与具有差异的自身胞外识别区,决定了不同的 TLRs 识别不同的病原相关分子模式:细胞膜表面的 TLRs 主要识别病原物的膜组成成分,例如 TLR2 分别与 TLR1/TLR6 形成异源二聚体识别细菌或者支原体的二酰基酯肽或者三酰基脂肽[12],TLR4 识别革兰氏阴性菌的脂多糖(lipopolysaccharide, LPS)和酯多肽(lipopipetides)[13],TLR5 识别细菌鞭毛成分(flagellin)[14]。

TLR11 识别一些特异细菌[15],而定位于内膜系统的 TLR3、TLR7/TLR8、TLR9 分别通过识别内吞作用形成的囊泡内病毒核酸成分,参与抗病毒的免疫反应过程[11]。病毒感染时,这些 TLR 从内质网膜转移到胞内体(endosome)激活下游信号参与机体抗病毒过程[16]。

TLR3 是一个依赖于 TRIF 蛋白而不依赖于 Myd88 向下传递信号的 Toll 样受体,TLR3 能同时激活 NF-κB、IRF3、AP-1,进而诱导Ⅰ型干扰素和促炎症因子的产生,其在树突状细胞和巨噬细胞中均有表达,并被认为定位在初级内体(early endosome)上[17]。TLR3 能识别 RNA 病毒的遗传物质 RNA 如呼吸合胞体病毒(respiratory syncytial virus, RSV)和 RNA 病毒的模拟物 polyI:C[18],也能够识别单链 RNA 病毒复制中的中间产物 dsRNA,如西尼罗河病毒(west nile virus, WNV)、脑心肌炎病毒(encephalomy-ocarditis virus, EMCV)[19]。也有研究表明,短干扰 RNA(short interfering RNA, siRNA)能够以非序列依赖的方式结合 TLR3,并激活 IFN-γ 和 IL-12 的产生[20]。

虽然已有文献报道 TLR3 在人和小鼠内可抗病毒，但其抗病毒功能仍然存在争议。在 TLR3 缺失的小鼠中，小鼠巨细胞病毒（mouse cytomegalovirus, MCMV）、水泡性口炎病毒（vesicular stomatitis virus, VSV）、呼吸合胞体病毒（reovirus）感染过程中并未发现 TLR3 是一个必需的组分[21]，甚至在对于甲型流感病毒和西尼罗河病毒识别的过程中，TLR3 对病毒的病理过程起到加速作用[22, 23]。

在静息状态下，TLR3 与 CD14 形成异源二聚体，识别 polyI：C[24]，同时招募 c-Src 酪氨酸激酶促进信号转导[25]，其后通过 TIR 结构域招募接头蛋白 TRIF，TRIF 通过 N 末端结构域与肿瘤坏死因子受体相关因子 6（tumor necrosis factor receptor associated factor 6, TRAF6）相互作用。TRAF6 作为一个具有指环结构域（ring finger domain）的 E3 泛素连接酶，通过和特异性的 E2 泛素结合酶（UBC13/Uev1A）作用，催化 NF-κB 重要调节因子（NF-κB essential modulator, NEMO）形成 K63 泛素化链和促进 TRAF6 自身泛素化。TRAF6 通过 K63 泛素化链招募 TGF-β 激活酶（TGF-β activated kinase1, TAK1）和 TAK1 结合蛋白 1/2/3（TAK1 binding protein 1/2/3, TAB1/2/3）组成复合物[26]，这个复合物活化能激活 IKK 激酶复合物，激活 NF-κB 信号通路[27]，也通过 MAPK 信号通路磷酸化 AP-1 转录因子[28]。TRIF 也可以通过 N 末端结构域结合 TRAF3 和 NAK 相关蛋白 1（NF-κB activating kinase-associated protein1, NAP1）招募 TBK1 和 IKKε 从而促进干扰素调节因子 3（IRF3）磷酸化入核，促进Ⅰ型干扰素 β 的产生[29, 30]。

TLR7/8、TLR9 在浆样树突状细胞（plasmacytoid DC）细胞中大量表达，被认为是在 pDCs 中重要的模式识别受体。TLR7/8、TLR9 在 pDC 细胞中分别识别 ssRNA 和 CpG DNA，通过接头蛋白 Myd88 进一步招募 IL-1 受体相关激酶 4（IL-1R associated kinase4, IRAK4），IRAK4 和 TRAF6 通过泛素化激活 NF-κB 和 AP-1 信号通路，同时 IRAK4 下游 TRF3 和 IRAK1 等形成激活复合体，磷酸化干扰素调节因子 1/7（IRF1/7），影响 IFN 的产生[31, 32]。

TLR7/8 在静息状态下，主要定位于内质网，在病原体的刺激下，能够与内质网跨膜蛋白 UNC93B1 相互作用，转移到胞内体膜上识别相应的病原分子相关模式[33]。早前的研究认为 TLR7/8 可识别一系列咪唑喹啉衍生物[34]，随后的研究中发现，人的 TLR8 和小鼠的 TLR7 可以识别 RNA 病毒的 ssRNA，包括人类免疫缺陷病毒（human immunodeficiency virus, HIV）等，产生 IFN-α[35]。

TLR9 主要识别细菌中常见的 DNA 成分 CpG-DNA [10]，CpG-DNA 分为两类，A/D 型和 B/K 型。A/D 型 CpG-DNA 能在 pDC 细胞中刺激产生大量的Ⅰ型干扰素，而 B/K 型 CpG-DNA 在 pDC 细胞几乎不能刺激Ⅰ型干扰素的产生，但是可以诱导 NF-κB 信号通路的激活，B/K 型 CpG-DNA 能在普通树突状细胞（cDC）中激活产生少量的Ⅰ型干扰素[10]。同时，一些含有 CpG-DNA 的病毒也能被 TLR9 识别，例如Ⅰ型单纯疱疹病毒（herpes simplex virus, HSV）[36]。

2）RIG-Ⅰ样受体（RIG-1 like receptor, RLR）信号通路

RLRs 属于 DExD/H 框 RNA 解旋酶家族，主要定位于细胞质基质，包括视黄酸诱导

基因蛋白Ⅰ(retinoicacid-inducible gene－Ⅰ, RIG－Ⅰ)、黑色素瘤分化相关基因5(melanoma differentiation－associated gene 5,MDA5)和遗传学和生理实验室蛋白2(laboratory of genetics and physiology 2,LGP2)三个成员[37]。

RIG-Ⅰ首先被发现能作为一种模式识别受体,结合dsRNA并激活下游的信号级联反应,诱导Ⅰ型干扰素的表达[38]。研究证明,RIG-Ⅰ能识别5′或者3′突出的磷酸化dsRNA,CARD结合域(caspase activation and recruitment domain),ATP解旋酶结构域(helicase domain),C末端结构域(C-teminal domain, CTD)分别负责下游信号传递,ATP和解旋酶活性以及RNA信号识别和抑制[39,40]。

研究表明,RIG-Ⅰ在静息状态下以单体的形式存在,其N末端的CARD和RNA解旋酶结构域均被C末端结构域掩盖,而当RNA病毒侵染时,病毒产生了PAMPS,能够被RIG-Ⅰ的CTD识别,暴露出ATP解旋酶结构域,ATP解旋酶结构域结合并水解ATP,加强RIG-Ⅰ与病毒RNA的亲和,同时招募TRIM25和RNF135在CARD上的赖氨酸172形成K63泛素化,使CARD活化,向下传递信号[40-42]。

MDA5由1 025个氨基酸组成,也有两个CARD结构域,其激活机制与RIG-Ⅰ类似,不过有观点认为MDA5 C末端结构域并没有抑制作用[39]。目前有报道RIG-Ⅰ和MDA5缺失的小鼠对于不同种类的RNA病毒起着不同的作用,暗示了RIG-Ⅰ和MDA5可能有不同的病毒识别范围[43]。

LGP2蛋白由692个氨基酸构成,结构上包括N末端的RNA解旋酶结构域和C末端的RNA结合结构域。目前对于LGP2的研究存在较大争议,早期研究认为LGP2能竞争性结合病毒双链RNA,从而阻止RIG-Ⅰ和MDA5对于RNA的识别,进而负调控RLR信号通路[44]。LGP2也能够抑制RIG-Ⅰ的自身多聚化,与IKK-i竞争性地结合MAVS,阻止下游信号激活[45,46]。然而,之后的研究表明,LGP2缺失的小鼠对于脑心肌炎病毒(encephalomyocarditis virus, ECMV)更加敏感,而对于VSV抵抗力增强[47],LGP2通过解旋酶结构域来帮助RIG-Ⅰ和MDA5识别病毒RNA[48]。RIG-Ⅰ缺失的小鼠胚胎成纤维细胞(mouse embryonic fibroblast, MEF)对于VSV病毒易感,而MDA5缺失的小鼠胚胎成纤维细胞对于EMCV更加敏感[43]。所以LGP2可能通过不同的方式分别调控RIG-Ⅰ和MDA5[49,50]。

RLR因其结构的不同可识别不同的PAMP,激活或者抑制不同的信号通路。RIG-Ⅰ能识别5′三磷酸化的RNA,去除5′三磷酸化并能够有效阻遏RIG-Ⅰ依赖的信号通路的激活,5′端至少有一个磷酸基团才能诱发RIG-Ⅰ的活性,完全激活则需要三磷酸化[51]。化学合成的含有5′三磷酸化的单链RNA并不能激活RIG-Ⅰ 信号通路,而含有5′三磷酸化的有一定长度的双链RNA则能激活RIG-Ⅰ[52]。2009年,两个实验小组报道RIG-Ⅰ可以识别经RNA聚合酶Ⅲ(polⅢ)以dA:dT DNA为模板转录成的5′ppp-dsRNA[53,54]。RIG-Ⅰ能识别5′三磷酸化,带有多聚核苷酸序列,有一定长度的RNA作为PAMP。同时RNA病毒模拟物polyⅠ:C也能被RIG-Ⅰ和MDA5所识别,其中RIG-Ⅰ能够识别相对较短的polyⅠ:C(大约1 kb),而MDA5能够识别相对较长的polyⅠ:C(大约2 kb)[55]。与之一致的是，RIG-Ⅰ能够识别RNA长度相对较短的RNA病毒（1.2～1.4 kb），MDA5能够识别相对较长的RNA病毒（3.4 kb）[43]。对于能够同时被RIG-Ⅰ和MDA5识别的病毒来说，其复制过程中的dsRNA病毒的长度决定了被哪种受体所识别[43]。RIG-Ⅰ能负责识别大多数负单链RNA病毒，而MDA5能识别微核糖核酸病毒家族的成员。病毒感染复制过程中激活RNASEL，从而剪切病毒或者宿主自身的RNA，诱导Ⅰ型干扰素的表达[56]，但是RNASEL消化产生的RNA较小，并且不含三磷酸修饰。LGP2识别的病毒无特别的要求，有实验证明LGP2与病毒RNA的结合不依赖5′三磷酸[57]。

RIG-Ⅰ和MDA5识别相应的病毒核酸之后，其CARD发生K63泛素化[41, 42]，并与下游的接头蛋白线粒体抗病毒信号（mitochondrial antiviral signaling，MAVS，也称为VISA、IPS-1、Cardif）相互作用[58-61]。MAVS蛋白N末端有一个CARD，能接受上游的信号与上游RIG-Ⅰ和MDA5的CARD相互作用；中间为富含脯氨酸（proline-rich region，PRR）结构域，能够与TRAFS相互作用；C末端跨膜结构域（transmebrane domain，TM）将MAVS定位于线粒体上。过去研究认为C末端跨膜结构域在线粒体上的定位对于MAVS的激活至关重要，有文献证明C末端跨膜结构域的寡聚化而非定位于线粒体对于向下传递信号非常重要[61, 62]。MAVS通过与TRAF3相互作用，招募TBK1和IKKε进而磷酸化IRF3，促进IRF3入核引起下游基因的转录[63]，通过与TRAF2/6相互作用，泛素化并激活IKK复合物，磷酸化IkBα并促进其降解，激活NF-κB信号通路，促进炎症因子的分泌[58]。MAVS缺失的细胞在RNA病毒的刺激下几乎不能激活IFN和NF-κB信号通路。

（2）细胞感应RNA/DNA信号通路

环鸟嘌呤腺嘌呤合成酶（cyclic GMP-AMP synthase，cGAS）能够结合细胞质中转染入的外源dsDNA或入侵病毒DNA，利用ATP和GTP合成环鸟嘌呤腺嘌呤（cyclic GMP-AMP，cGAMP）。cGAMP是DNA转染或DNA病毒入侵后产生的第二信使，结合接头蛋白STING，并激活IRF3产生Ⅰ型干扰素[64-67]。cGAS的发现很好地解释了STING作为胞质DNA激活Ⅰ型干扰素重要的接头蛋白，却能够识别细菌分泌的环二核苷酸信号分子。

有文献报道，细菌第二信使c-di-GMP能激活STING[68]，STING和环二核苷酸cGAMP结合导致了STING二聚体的构象变化，可能对于下游信号的激活至关重要[69]。

在稳转STING的293T细胞中过表达cGAS能强烈激活IFN-β的产生，而在293T细胞中cGAS没有激活IFN-β的能力。L929小鼠成纤维细胞中利用siRNA干扰掉STING的表达，阻断了cGAS对于IFN-β的激活，而RNA干扰掉cGAS的表达并不能阻断IFN-β的激活[65]，说明cGAS可能处于STING的上游。

1）STING的发现及结构

近年来，几个研究小组在利用IFN-β信号通路报告基因筛选的过程中，发现了一个IRF3激活因子，分别命名为干扰素刺激基因（stimulator of IFN gene，STING）[70]和IRF3激活中间体（mediator of IRF3 activition，MITA）[71]，随后又有两个课题组鉴定出来并将这个基因分别命名为*MPYS*（基于N端氨基酸序列）[72]和内质网干扰素刺激器（endoplasmicreticulum interferon stimulator，ERIS）[73]。

人源STING编码379个氨基酸，序列上与鼠源的STING有大约80%的相似性和69%的同源性，STING在心、脾、外周血白细胞、胎盘和肺中表达相对较高，胸腺、小肠、肝脏和肾脏中中等表达，脑组织、肌肉组织、结肠组织中几乎不表达[74]。THP-1、U937、L929、RAW264.7细胞中较高表达，而在293T细胞中很少表达[64, 73]。

STING在结构上由N末端的跨膜结构域和C末端的效应结构域组成。其中N末端有4～5个跨膜序列，能够将STING定位在内质网和线粒体以及内质网与线粒体相邻的区域线粒体相关内质网膜（mitochondria-associated endoplasmic reticulum membranes）上[70, 71, 75]，而C末端结构域又分为二聚化结构域(dimerization domain, DD)和剩下的面向胞质的效应结构域，二聚化结构域高度保守，STING被激活可能是通过其二聚化出现胞质离散灶(discrete foci)的重新定位进而实现其活化功能的。研究认为，当STING被激活后会在核外周形成点状结构，而没有活化的则定位在内质网或者线粒体上[73]。而C末端胞质结构域能游离在胞质中，招募TBK1发生自身磷酸化，进而招募IRF3，使TBK1磷酸化激活IRF3，进而激活Ⅰ型干扰素信号通路[76]。

目前已知STING能感受外来的环二核苷酸c-di-GMP/AMP或者cGAS产生的cGAMP作为激活Ⅰ型干扰素信号通路的信号，通过对c-di-GMP-二聚化STING的晶体结构解析发现，第152—343位氨基酸结构域对于c-di-GMP与STING二聚体的结合则是必须的，而Tyr167和Glu260被认为是其与c-di-GMP结合的两个重要位点[77-79]。

研究发现，STING能直接结合胞质中的dsDNA，虽然STING与dsDNA的亲和力远不如与环二核苷酸强，但是dsDNA仍然能有效地直接激活STING[80]。

hSTING上3个非同义单核苷酸多态性：R71H、G230A和R293Q。HAQ突变体与野生型STING对IRF3具有相似的结合程度，但是HAQ突变体对Ⅰ型干扰素的激活下降超过90%[81]。

2）STING介导DNA病毒信号通路

STING缺失细胞阻断了无序列特征DNA转染或DNA病毒引起的Ⅰ型干扰素的产生，几乎不抑制RNA病毒介导的Ⅰ型干扰素的产生[82]。目前被鉴定的多个DNA受体IFI16、DDX41、cGAS和DNA-PK，都通过STING依赖方式参与Ⅰ型干扰素通路活化，而在STING缺失的MEF细胞中，用RNA病毒VSV或者SeV(仙台病毒)感染，相对于野生型MEF，STING缺失的MEF产生了更多的病毒，表现为抗病毒能力下降[70]。STING还被报道参与凋亡信号的调控[72]。目前有文献报道，被激活的STING离开MAVS后招募STAT 6和TBK1到内质网上，使STAT 6第407位丝氨酸被TBK1磷酸化，而后酪氨酸激酶又将STAT 6第641位酪氨酸磷酸化，磷酸化的STAT 6发生同源二聚化并入核，启动靶基因转录，诱导产生CCL2、CCL20和CCL26等趋化因子，这些趋化因子招募免疫细胞抵御病毒感染[83]。

STING在DNA病毒介导的信号通路中以以下方式发挥作用：在dsDNA刺激下，STING会发生K63泛素化，促进其发生二聚化[73]，进而招募TBK1/IKKε磷酸化STING Ser358、Ser353、Ser379三个丝氨酸[76]，从而增强STING和IRF3的结合能力，STING作为一个支架蛋白招募IRF3结合在其C末端结构域，增强TBK1对IRF3的磷酸化，激活Ⅰ型干扰素信号通路[76]。

此外，STING也能参与到RIG-Ⅰ识别的RNA病毒介导的信号通路中[84]。STING在静息状态下能够与RIG-Ⅰ信号通路中重要的接头蛋白MAVS相互作用，定位于内质网和线粒体以及内质网与线粒体相邻的区域MAM，而RNA病毒的刺激增强了两者的相互作用，STING通过招募TBK1磷酸化IRF3，激活Ⅰ型干扰素信号通路[71, 82]。目前有证据表明，STING作为MAVS下游接头蛋白在RIG-Ⅰ信号通路中发挥功能[71]。

（3）调控干扰素信号通路的翻译后修饰

1）磷酸化调控cGAS

蛋白激酶Akt是高等真核生物中非常重要的蛋白激酶之一，许多与代谢、免疫、增殖和肿瘤有关的Akt底物已经被报道[85]。Akt能够磷酸化人源cGAS在S305位点，也能够磷酸化鼠源cGAS在S291的位点[86]，这些磷酸化位点位于cGAS的活性催化位点附近。因此，cGAS磷酸化抑制了其本身活性，导致cGAMP合成减少，抑制感染后Ⅰ型干扰素的产生。

2）谷氨酰化调控cGAS

蛋白质谷氨酰化修饰是由谷氨酰化酶催化，并由胞质羧肽酶（cytosolic carboxypeptidase，CCP）家族的酶逆转翻译后修饰[87]。目前研究发现TTLL4和TTLL6谷氨酰胺化在抗DNA病毒先天免疫反应的调节中起关键作用，TTLL6介导的cGAS在Glu272的多聚谷氨酰化阻碍了cGAS的DNA结合能力，而TTLL4介导的cGAS在Glu302处的单谷氨酰化抑制了合成酶活性，胞质羧肽酶CCP5水解了cGAS的单谷氨酰化修饰，CCP6水解了cGAS上的多聚谷氨酰化修饰，且CCP5或CCP6基因缺失的小鼠对HSV-1感染的致死率明显上升。因此，CCP5、CCP6、TTLL4、TTLL6在病毒感染的过程中通过动态调节cGAS的谷氨酰化状态，来调节cGAS介导的抗DNA病毒免疫应答[88]。

3）相素化调控cGAS

相素化（sumoylation，SUMO）同样是一种可逆的翻译后修饰，在天然免疫反应中发挥重要作用。据文献报道，Trim38在天然免疫反应中发挥重要作用。在静息状态下，Trim38催化cGAS在K217位点的SUMO化，拮抗其在K271位点的K48多泛素化降解，从而使cGAS维持在适当的蛋白质水平以启动先天免疫信号。病毒感染早期，病毒的DNA与cGAS结合，诱导其发生相分离和活化。Trim38催化了cGAS在K464位点的SUMO化，从而阻止cGAS多聚泛素化和降解。在感染的晚期，cGAS被SENP2去SUMO化，随后通过蛋白酶体降解。同时，在这一过程中，STING在K337的SUMO化修饰促进了其介导的寡聚化以促进自身的活化和对IRF3的募集[89]。

另有研究表明，cGAS有SUMO动态修饰。该修饰通过抑制cGAS与DNA结合、相分离和核苷酸转移酶活性来抑制cGAS活化。相反，SENP7通过催化cGAS的去SUMO化来解除这种抑制作用。临床样本研究显示，系统性红斑狼疮患者中高表达SENP。同时，在*SENP7*基因敲低的小鼠中，小鼠对HSV-1病毒的感染表现出严重的干扰素产生缺陷，肝组织中IFN-β、IFNA4和CXCL10 mRNA的表达显著较低[90]。以上研究说明了cGAS的SUMO化修饰在调节抗DNA病毒天然免疫反应中的重要作用。

4）泛素化调控 cGAS

蛋白质的泛素化修饰调节多种生理过程。泛素化修饰是进化上保守的蛋白质翻译后修饰，泛素是由 76 个氨基酸构成的蛋白质分子，可与底物蛋白上的赖氨酸残基或者其他氨基酸共价偶联，单个泛素分子与底物上氨基酸缀合，称为单泛素化，与底物氨基酸残基共轭的泛素链称为多聚泛素化[1]。泛素与靶蛋白的结合由一系列酶催化，包括泛素活化酶、泛素结合酶和泛素连接酶。首先，泛素以 ATP 能量依赖性方式被泛素活化酶活化，然后转移到泛素结合酶上并与泛素连接酶结合，泛素连接酶识别底物蛋白并介导泛素 C 末端与底物赖氨酸之间的异肽键形成，泛素连接酶在决定泛素化的底物特异性中是最重要的[91]。

泛素化是最为广泛和普遍的翻译后修饰，调控许多细胞过程，包括蛋白质降解、激酶信号转导 DNA 损伤、表观遗传学、囊泡转运等生理过程，并且在天然免疫信号传导中起着重要作用[92]。例如，E3 泛素连接酶 RNF185 通过促进 cGAS 的 K27 位泛素化来促进 cGAS 的酶活性，在系统性红斑狼疮患者中表现出 RNF185 mRNA 的高表达，并且在 RNF185 敲低的细胞中，HSV-1 的感染和复制的能力更强[93]。

研究显示，cGAS-STING 通路不仅在天然免疫中起作用，还能够被肿瘤来源的 DNA 激活从而调控肿瘤微环境[94]。

3.4.3.9 干扰素发挥抗肿瘤效应的分子机制

（1）干扰素（IFN）对细胞周期的调控

肿瘤细胞分裂生长异常通常伴随细胞周期调控基因突变（比如 CDK4/6），导致细胞内的合成能力变强，促进细胞有丝分裂，目前有研究显示，干扰素的产生可以延长肿瘤细胞周期，抑制肿瘤细胞增殖并且发挥抗肿瘤作用。IFN-α 及 IFN-β 可上调 P21 受体的表达并促进 Rb 去磷酸化，诱导 G1 期阻滞抑制肿瘤细胞增殖。

（2）干扰素调控肿瘤血管生成发挥抗肿瘤效应

肿瘤血管新生与肿瘤的生长和（特别是）转移密切相关，目前的研究发现，IFN 这一类细胞因子有抑制肿瘤血管生成的作用。IFN 能抑制血管内皮生长因子（VEGF）、碱性成纤维细胞生长因子（bFGF）及基质金属蛋白酶（MMP）等血管生成因子的表达，抑制血管内皮细胞的存活并促进其凋亡，从而抑制肿瘤血管新生和转移。

（3）干扰素调控肿瘤转移发挥抗肿瘤效应

肿瘤转移是恶性肿瘤的主要特征，是癌症治疗失败和癌症患者死亡的首要原因。研究人员证明，Ⅰ型 IFN 通过激活 $CD8^+$ T 细胞，能够抑制乳腺癌细胞转移，明显延长荷瘤小鼠生存期[95]。利用 IFNAR1 KO 小鼠证明阻碍内源性Ⅰ型 IFN 信号通路后，NK 细胞抗肿瘤作用受到抑制，乳腺癌骨转移变强，说明Ⅰ型 IFN 能通过激活肿瘤免疫，抑制肿瘤转移[96]。

（4）干扰素调控免疫系统发挥抗肿瘤作用

肿瘤是一种系统性的人类疾病，激发肿瘤患者本身受到抑制的免疫杀伤功能是肿瘤靶向治疗的全新策略，IFN 可以调动机体免疫系统通过多种方式杀伤肿瘤细胞。IFN 能够上调巨噬细胞、DC、B 细胞、T 细胞等多种免疫细胞活性发挥抗肿瘤作用。

在肿瘤微环境中，pDC免疫应答发挥重要作用。在黑色素瘤小鼠荷瘤模型中，放疗活化的pDC能够分泌大量Ⅰ型IFN杀伤肿瘤细胞，抑制肿瘤生长。而IFNAR KO的小鼠，相对于野生型(wild type, WT)来说，小鼠黑色素瘤移植瘤模型肿瘤生长速度明显增快[97]。

3.4.3.10 干扰素与肿瘤免疫治疗的发展前景

(1) 干扰素临床治疗的发展进程

干扰素是一类细胞自然分泌的具有多种生物学活性的糖蛋白，也是参与人体免疫防御一线作战的细胞因子。目前世界上批准用于抗病毒的主要是干扰素α2b、α2a、α1b。其中干扰素α2b曾被我国列为预防严重急性呼吸综合征(severe acute respiratory syndrome, SARS)的储备药物。对于病毒感染类疾病，如HBV感染，HCV感染以及HPV感染，干扰素都有广泛的治疗应用。由于几乎能抵抗所有因病毒引起的感染，如狂犬病，水痘、肝炎等病毒引起的感染，因此它是一种抗病毒的特效药。此外，干扰素对治疗淋巴癌等癌症和某些类型的白血病也有一定疗效。

(2) 干扰素临床不良反应

干扰素广泛应用于慢性乙型肝炎和慢性丙型肝炎的抗病毒治疗，但存在较多不良反应，常见的不良反应有外周血细胞和血小板计数下降、内分泌和代谢性疾病流感样症状、消化道症状和神经精神异常等。少数患者有更加严重的不良反应，如间质性肺炎、自身免疫性溶血或严重精神疾病等。正确处理干扰素治疗中的不良反应可提高患者依从性，从而有效提高干扰素疗效。干扰素可以引起包括白细胞介素IL-1、IL-6和肿瘤坏死因子TNF-α在内的系列细胞因子的释放，从而引起炎症因子风暴。同时，干扰素也会引起中枢肾上腺素、5-羟色胺、阿片类物质和神经内分泌因子分泌，诱导患者发生或加重抑郁和其他精神神经系统的疾病等。干扰素可能诱导对胰岛β细胞的自身免疫性损伤而诱发糖尿病。干扰素同样可以诱发自身免疫性疾病，如风湿性关节炎、血管炎综合征、红斑狼疮样综合征。干扰素的这些临床特征(半衰期短和严重的副作用)，限制了其在治疗中的广泛使用。

(3) 干扰素与免疫检查点抗体联用以及未来肿瘤治疗策略

癌症是威胁人类健康的重大疾病。在过去的十几年里，癌症治疗已经从侧重于靶向肿瘤细胞的策略发展到包括靶向激活免疫细胞以帮助对抗肿瘤细胞的更广泛的治疗策略。随着免疫检查点抑制剂(immune checkpoint inhibitor, ICI)被批准用于治疗各种类型的肿瘤，肿瘤免疫治疗取得了显著进展。免疫检查点治疗可消除使肿瘤细胞伪装成健康细胞的防御机制，从而促使机体的免疫系统攻击肿瘤细胞。目前上市的免疫检查点抑制剂主要有CTLA-4抑制剂和PD-1/PD-L1抑制剂。这些药物被FDA批准用于治疗多种癌症，比如黑色素瘤、小细胞肺癌、肾细胞癌等。尽管靶向免疫检查点的抗体治疗取得了重大突破，但是仍然有很大一部分患者对于抗体治疗反应不敏感或者响应率低下，并且不同的癌种对免疫检查点的响应率也有很大差异。因此，在临床治疗中，对高敏感性和高特异性的生物标志物进行评估，用以预测肿瘤免疫检查点阻断剂疗效和选择潜在临床获益人群，即伴随诊断对肿瘤免疫治疗具有重要意义。

目前 PD-1/PD-L1 抑制剂在部分肿瘤的治疗效果在 10%～30%(经典型霍奇金淋巴瘤及黑色素瘤有效率可达 80%以上)，那么为何有如此多的肿瘤类型对免疫治疗响应效率不高？随着对于肿瘤研究的深入，人们逐渐认识到，在肿瘤发生发展的过程中，除了肿瘤细胞之外，肿瘤相关的免疫细胞以及肿瘤相关成纤维细胞等其他细胞也共同发挥重要作用，这些肿瘤细胞和肿瘤相关细胞共同构成了肿瘤微环境。

研究人员把对免疫检查点抑制剂治疗无应答和有应答的肿瘤分别称为"冷"肿瘤或者"热"肿瘤，冷热肿瘤的关键区别在于肿瘤微环境中肿瘤浸润淋巴细胞(tumor infiltrating lymphocyte，TIL)浸润能力的强弱。"热"和"冷"实际反映的是肿瘤是否具有免疫原性，免疫原性的强弱决定了免疫检查点抗体的治疗效果。免疫表型主要分为三类：免疫炎症型、免疫排斥型和免疫荒漠型。免疫炎症型也称为热肿瘤，其特征是 $CD4^+$ T 细胞和 $CD8^+$ T 细胞向肿瘤间质、肿瘤旁区和肿瘤不断浸润。这些被高度浸润的肿瘤被认为具有免疫原性和免疫反应性，临床中对 PD-1/PD-L1 抗体的免疫检查点抑制剂治疗响应效果较好。免疫排斥表型和免疫荒漠表型在临床中均可视为低免疫原性肿瘤。在免疫排斥表型的肿瘤中，TIL 仅限于肿瘤细胞周围的间质，但不能穿透进入肿瘤巢内。免疫荒漠表型的肿瘤在肿瘤巢和周围间质中表现出稀少或缺失 T 细胞浸润，提示可能缺乏或很少产生有效的肿瘤特异性 T 细胞，从而导致抗肿瘤免疫力的不足。从临床数据来分析，冷肿瘤很少对 PD-1/PD-L1 抗体的免疫检查点治疗有响应。在冷热肿瘤状态转换的过程中，干扰素信号的激活对肿瘤免疫微环境的改善至关重要。

干扰素是机体天然免疫反应的产物。在肿瘤免疫的过程中，固有免疫细胞，如树突状细胞可以将肿瘤抗原交叉提呈给 $CD8^+$ T 细胞，从而激活肿瘤特异性 $CD8^+$ T 细胞，使其发挥效应功能从而杀伤肿瘤细胞。同时固有免疫系统 NK 细胞也可发挥效应作用从而杀伤肿瘤细胞。这些抗肿瘤作用，依赖于干扰素的产生和向下传递信号。科学家在小鼠模型中发现，增强肿瘤细胞中干扰素的表达，能够有效地增强肿瘤对免疫治疗药物的敏感性，克服了肿瘤对免疫治疗的耐药性。IFN 信号通路在肿瘤免疫中也发挥着重要作用。IFN 能激活 NK 细胞的毒活性，激活肿瘤特异性 T 细胞，诱导 T 细胞释放穿孔素、颗粒酶等杀伤肿瘤细胞，增强抗原提呈作用等。若 IFN 信号通路被阻断，肿瘤就可能抵抗免疫系统的攻击，使得免疫治疗失效。

针对冷肿瘤的免疫调节方法是在肿瘤微环境中，特别是在肿瘤巢内增加炎症反应(尤其是干扰素通路的激活)，从而增加肿瘤特异性 T 细胞向瘤内转移。目前的研究发现，冷肿瘤中缺乏导致局部干扰素信号激活的天然免疫激活剂，通过干预肿瘤局部炎症反应有助于使冷肿瘤向热肿瘤转换。因此，深入研究干扰素通路的干扰素信号调控方式，解析其对肿瘤组织中免疫细胞特异性浸润及浸润程度的影响，并通过靶向干扰素通路激活使得"冷"肿瘤变成"热"肿瘤，对于肿瘤免疫治疗具有重要指导意义。

3.4.3.11 总结

干扰素是一种机体被病毒或其他致病因子攻击时，体内细胞群产生的糖蛋白。干扰素在抗病毒与调节免疫方面有着极为重要的作用。在抗病毒治疗以及抗肿瘤免疫治疗中，干扰素因为其独特的优点，得到了广泛的运用。

病毒入侵信号主要由模式识别受体识别，包括 Toll 样受体、RIG-Ⅰ样受体、NOD 样受体、细胞质内 DNA 受体，并受到多种机制的严格调控。Ⅰ型干扰素具有多种功能，主要有抗病毒、抗寄生虫、抗菌、抗肿瘤等，其中抗病毒是Ⅰ型干扰素最重要的功能之一。IFN-Ⅰ在调控固有免疫反应和激活适应性免疫反应中也扮演着重要的角色。干扰素抑制病毒的作用机制主要通过诱导下游的干扰素诱导基因表达来完成，这些干扰素诱导基因是病毒复制抑制蛋白。而在抗肿瘤免疫反应中，Ⅰ型干扰素以 IFN-α 与 IFN-β 为主，由先天性免疫细胞主要是树突状细胞（DC）或者肿瘤细胞本身分泌。在肿瘤微环境中，坏死肿瘤细胞释放的病原分子相关模式被 DC 结合后可促进其产生Ⅰ型干扰素。肿瘤微环境中Ⅰ型 IFN 的产生能够活化肿瘤微环境内的免疫细胞，启动抗肿瘤免疫应答，因此通过激动剂诱导Ⅰ型 IFN 的产生有望成为非常有应用前景的肿瘤免疫治疗药物。在小鼠模型中，Ⅰ型 IFN 和肿瘤免疫检查点联合治疗已被证实对多种类型的小鼠肿瘤有明显的抑制作用，初步的临床试验结果同样证实了Ⅰ型 IFN 治疗肿瘤的巨大潜力。Ⅰ型干扰素还能增强 NK 细胞的增殖及活化，是促进 NK 细胞发挥抗肿瘤效应的主要分子。

对Ⅰ型 IFN 生成及调控机制的阐明，可以使我们更好地了解病原体是如何通过不同的信号途径使宿主细胞发生应答，以及对包括细胞生存、增殖、凋亡和免疫应答等在内的多种细胞功能的调节。这将为我们更加深入探究病毒感染类、自身免疫类以及肿瘤类疾病提供必不可少的理论武器。

（陈贤飞、陈云飞）

参考文献

1. Stanton G J, Weigent D A, Fleischmann Jr W R, et al. Interferon review[J]. Investigative Radiology, 1987, 22(3): 259-273.
2. Yang X, Zhang X, Fu M L, et al. Targeting the tumor microenvironment with interferon-β bridges innate and adaptive immune responses[J]. Cancer cell, 2014, 25(1): 37-48.
3. Platanias L C. Mechanisms of type-Ⅰ-and type-Ⅱ-interferon-mediated signalling[J]. Nature Reviews Immunology, 2005, 5(5): 375-386.
4. Sheng W, LaFleur M W, Nguyen T H, et al. LSD1 ablation stimulates anti-tumor immunity and enables checkpoint blockade[J]. Cell, 2018, 174(3): 549-563. e19.
5. Ishizuka J J, Manguso R T, Cheruiyot C K, et al. Loss of ADAR1 in tumours overcomes resistance to immune checkpoint blockade[J]. Nature, 2019, 565(7737): 43-48.
6. Wu C S, Peng L, You M, et al. Engineering molecular beacons for intracellular imaging[J]. International journal of molecular imaging, 2012: 501579.
7. Hashimoto C, Hudson K L, Anderson K V. The Toll gene of Drosophila, required for dorsal-ventral embryonic polarity, appears to encode a transmembrane protein[J]. Cell, 1988, 52(2): 269-279.

8. Lemaitre B, Nicolas E, Michaut L, et al. The dorsoventral regulatory gene cassette spätzle/Toll/cactus controls the potent antifungal response in Drosophila adults[J]. Cell, 1996, 86(6): 973-983.
9. Thompson A J V, Locarnini S A. Toll-like receptors, RIG-I-like RNA helicases and the antiviral innate immune response[J]. Immunology and cell biology, 2007, 85(6): 435-445.
10. Takeuchi O, Akira S. Pattern recognition receptors and inflammation[J]. Cell, 2010, 140(6): 805-820.
11. Kawai T, Akira S. Toll-like receptor and RIG-1-like receptor signaling[J]. Annals of the New York Academy of Sciences, 2008, 1143(1): 1-20.
12. Shimizu T, Kida Y, Kuwano K. A dipalmitoylated lipoprotein from Mycoplasma pneumoniae activates NF-κB through TLR1, TLR2, and TLR6[J]. The Journal of Immunology, 2005, 175(7): 4641-4646.
13. Kurt-Jones E A, Popova L, Kwinn L, et al. Pattern recognition receptors TLR4 and CD14 mediate response to respiratory syncytial virus[J]. Nature immunology, 2000, 1(5): 398-401.
14. Reichhart J M. TLR5 takes aim at bacterial propeller[J]. Nature immunology, 2003, 4(12): 1159-1160.
15. Yarovinsky F, Hieny S, Sher A. Recognition of Toxoplasma gondii by TLR11 prevents parasite-induced immunopathology[J]. The Journal of Immunology, 2008, 181(12): 8478-8484.
16. Tabeta K, Hoebe K, Janssen E M, et al. The Unc93b1 mutation 3d disrupts exogenous antigen presentation and signaling via Toll-like receptors 3, 7 and 9[J]. Nature immunology, 2006, 7(2): 156-164.
17. Matsumoto M, Funami K, Tanabe M, et al. Subcellular localization of Toll-like receptor 3 in human dendritic cells[J]. The Journal of Immunology, 2003, 171(6): 3154-3162.
18. Alexopoulou L, Holt A C, Medzhitov R, et al. Recognition of double-stranded RNA and activation of NF-κB by Toll-like receptor 3[J]. Nature, 2001, 413(6857): 732-738.
19. Wang T, Town T, Alexopoulou L, et al. Toll-like receptor 3 mediates West Nile virus entry into the brain causing lethal encephalitis[J]. Nature medicine, 2004, 10(12): 1366-1373.
20. Kleinman M E, Yamada K, Takeda A, et al. Sequence- and target-independent angiogenesis suppression by siRNA via TLR3[J]. Nature, 2008, 452(7187):591-597.
21. Edelmann K H, Richardson-Burns S, Alexopoulou L, et al. Does Toll-like receptor 3 play a biological role in virus infections? [J]. Virology, 2004, 322(2): 231-238.
22. Wang T, Town T, Alexopoulou L, et al. Toll-like receptor 3 mediates West Nile virus entry into the brain causing lethal encephalitis[J]. Nature medicine, 2004, 10(12): 1366-1373.
23. Goffic R L, Balloy V, Lagranderie M, et al. Detrimental contribution of the Toll-like receptor (TLR) 3 to influenza A virus-induced acute pneumonia[J]. PLoS pathogens, 2006, 2(6): e53.
24. Lee H K, Dunzendorfer S, Soldau K, et al. Double-stranded RNA-mediated TLR3 activation is enhanced by CD14[J]. Immunity, 2006, 24(2): 153-163.
25. Johnsen I B, Nguyen T T, Ringdal M, et al. Toll-like receptor 3 associates with c-Src tyrosine kinase on endosomes to initiate antiviral signaling[J]. The EMBO journal, 2006, 25(14): 3335-3346.
26. Adhikari A, Xu M, Chen Z J. Ubiquitin-mediated activation of TAK1 and IKK[J]. Oncogene, 2007, 26(22): 3214-3226.
27. Cusson-Hermance N, Khurana S, Lee T H, et al. Rip1 mediates the Trif-dependent toll-like receptor 3-and 4-induced NF-κB activation but does not contribute to interferon regulatory factor 3 activation [J]. Journal of Biological Chemistry, 2005, 280(44): 36560-36566.
28. Sato S, Sanjo H, Takeda K, et al. Essential function for the kinase TAK1 in innate and adaptive immune responses[J]. Nature immunology, 2005, 6(11): 1087-1095.
29. Oganesyan G, Saha S K, Guo B, et al. Critical role of TRAF3 in the Toll-like receptor-dependent

and-independent antiviral response[J]. Nature, 2006, 439(7073): 208-211.

30. Sasai M, Oshiumi H, Matsumoto M, et al. Cutting edge: NF-κB-activating kinase-associated protein 1 participates in TLR3/Toll-IL-1 homology domain-containing adapter molecule-1-mediated IFN regulatory factor 3 activation[J]. The Journal of Immunology, 2005, 174(1): 27-30.
31. Tamura T, Yanai H, Savitsky D, et al. The IRF family transcription factors in immunity and oncogenesis[J]. Annu Rev Immunol, 2008, 26: 535-584.
32. Negishi H, Fujita Y, Yanai H, et al. Evidence for licensing of IFN-γ-induced IFN regulatory factor 1 transcription factor by MyD88 in Toll-like receptor-dependent gene induction program[J]. Proceedings of the National Academy of Sciences, 2006, 103(41): 15136-15141.
33. Brinkmann M M, Spooner E, Hoebe K, et al. The interaction between the ER membrane protein UNC93B and TLR3, 7, and 9 is crucial for TLR signaling[J]. The Journal of cell biology, 2007, 177(2): 265-275.
34. Hemmi H, Kaisho T, Takeuchi O, et al. Small anti-viral compounds activate immune cells via the TLR7 MyD8 8-dependent signaling pathway[J]. Nature immunology, 2002, 3(2): 196-200.
35. Bowie A G, Unterholzner L. Viral evasion and subversion of pattern-recognition receptor signalling [J]. Nature Reviews Immunology, 2008, 8(12): 911-922.
36. Bauer S, Pigisch S, Hangel D, et al. Recognition of nucleic acid and nucleic acid analogs by Toll-like receptors 7, 8 and 9[J]. Immunobiology, 2008, 213(3-4): 315-328.
37. Yoneyama M, Kikuchi M, Matsumoto K, et al. Shared and unique functions of the DExD/H-box helicases RIG-I, MDA5, and LGP2 in antiviral innate immunity[J]. The Journal of Immunology, 2005, 175(5): 2851-2858.
38. Yoneyama M, Kikuchi M, Natsukawa T, et al. The RNA helicase RIG-I has an essential function in double-stranded RNa-induced innate antiviral responses[J]. Nature immunology, 2004, 5(7): 730-737.
39. Yoneyama M, Fujita T. RNA recognition and signal transduction by RIG-I-like receptors[J]. Immunological reviews, 2009, 227(1): 54-65.
40. Yoneyama M, Fujita T. Structural mechanism of RNA recognition by the RIG-I-like receptors[J]. Immunity, 2008, 29(2): 178-181.
41. Gack M U, Shin Y C, Joo C H, et al. TRIM25 RING-finger E3 ubiquitin ligase is essential for RIG-I-mediated antiviral activity[J]. Nature, 2007, 446(7138): 916-920.
42. Oshiumi H, Matsumoto M, Hatakeyama S, et al. Riplet/RNF135, a RING finger protein, ubiquitinates RIG-I to promote interferon-β induction during the early phase of viral infection[J]. Journal of Biological Chemistry, 2009, 284(2): 807-817.
43. Kato H, Takeuchi O, Sato S, et al. Differential roles of MDA5 and RIG-I helicases in the recognition of RNA viruses[J]. Nature, 2006, 441(7089): 101-105.
44. Rothenfusser S, Goutagny N, DiPerna G, et al. The RNA helicase Lgp2 inhibits TLR-independent sensing of viral replication by retinoic acid-inducible gene-I[J]. The Journal of Immunology, 2005, 175(8): 5260-5268.
45. Saito T, Hirai R, Loo Y M, et al. Regulation of innate antiviral defenses through a shared repressor domain in RIG-I and LGP2[J]. Proceedings of the National Academy of Sciences, 2007, 104(2): 582-587.
46. Komuro A, Horvath C M. RNA and virus-independent inhibition of antiviral signaling by RNA helicase LGP2[J]. Journal of virology, 2006, 80(24): 12332-12342.
47. Venkataraman T, Valdes M, Elsby R, et al. Loss of DExD/H box RNA helicase LGP2 manifests disparate antiviral responses[J]. The Journal of Immunology, 2007, 178(10): 6444-6455.
48. Satoh T, Kato H, Kumagai Y, et al. LGP2 is a positive regulator of RIG-I-and MDA5-mediated

antiviral responses[J]. Proceedings of the National Academy of Sciences, 2010, 107(4): 1512-1517.
49. Pippig D A, Hellmuth J C, Cui S, et al. The regulatory domain of the RIG-I family ATPase LGP2 senses double-stranded RNA[J]. Nucleic acids research, 2009, 37(6): 2014-2025.
50. Takahasi K, Kumeta H, Tsuduki N, et al. Solution structures of cytosolic RNA sensor MDA5 and LGP2 C-terminal domains: identification of the RNA recognition loop in RIG-I-like receptors[J]. Journal of Biological Chemistry, 2009, 284(26): 17465-17474.
51. Pichlmair A, Schulz O, Tan C P, et al. RIG-I-mediated antiviral responses to single-stranded RNA bearing 5′-phosphates[J]. Science, 2006, 314(5801): 997-1001.
52. Schlee M, Roth A, Hornung V, et al. Recognition of 5′ triphosphate by RIG-I helicase requires short blunt double-stranded RNA as contained in panhandle of negative-strand virus[J]. Immunity, 2009, 31(1): 25-34.
53. Ablasser A, Bauernfeind F, Hartmann G, et al. RIG-I-dependent sensing of poly (dA: dT) through the induction of an RNA polymerase III-transcribed RNA intermediate[J]. Nature immunology, 2009, 10(10): 1065-1072.
54. Chiu Y H, MacMillan J B, Chen Z J. RNA polymerase III detects cytosolic DNA and induces type I interferons through the RIG-I pathway[J]. Cell, 2009, 138(3): 576-591.
55. Kato H, Takeuchi O, Mikamo-Satoh E, et al. Length-dependent recognition of double-stranded ribonucleic acids by retinoic acid-inducible gene-I and melanoma differentiation-associated gene 5[J]. The Journal of experimental medicine, 2008, 205(7): 1601-1610.
56. Malathi K, Dong B, Gale M, et al. Small self-RNA generated by RNase L amplifies antiviral innate immunity[J]. Nature, 2007, 448(7155): 816-819.
57. Pippig D A, Hellmuth J C, Cui S, et al. The regulatory domain of the RIG-I family ATPase LGP2 senses double-stranded RNA[J]. Nucleic acids research, 2009, 37(6): 2014-2025.
58. Xu L G, Wang Y Y, Han K J, et al. VISA is an adapter protein required for virus-triggered IFN-β signaling[J]. Molecular cell, 2005, 19(6): 727-740.
59. Kawai T, Takahashi K, Sato S, et al. IPS-1, an adaptor triggering RIG-I-and Mda5-mediated type I interferon induction[J]. Nature immunology, 2005, 6(10): 981-988.
60. Meylan E, Curran J, Hofmann K, et al. Cardif is an adaptor protein in the RIG-I antiviral pathway and is targeted by hepatitis C virus[J]. Nature, 2005, 437(7062): 1167-1172.
61. Seth R B, Sun L, Ea C K, et al. Identification and characterization of MAVS, a mitochondrial antiviral signaling protein that activates NF-κB and IRF3[J]. Cell, 2005, 122(5): 669-682.
62. Baril M, Racine M E, Penin F, et al. MAVS dimer is a crucial signaling component of innate immunity and the target of hepatitis C virus NS3/4A protease[J]. Journal of virology, 2009, 83(3): 1299-1311.
63. Saha S K, Pietras E M, He J Q, et al. Regulation of antiviral responses by a direct and specific interaction between TRAF3 and Cardif[J]. The EMBO journal, 2006, 25(14): 3257-3263.
64. Wu J, Sun L, Chen X, et al. Cyclic GMP-AMP is an endogenous second messenger in innate immune signaling by cytosolic DNA[J]. Science, 2013, 339(6121): 826-830.
65. Jee M J, Yoon S M, Kim E J, et al. A novel germline mutation in exon 10 of the SMAD4 gene in a familial juvenile polyposis[J]. Gut and Liver, 2013, 7(6): 747.
66. Ablasser A, Goldeck M, Cavlar T, et al. cGAS produces a 2′-5′-linked cyclic dinucleotide second messenger that activates STING[J]. Nature, 2013, 498(7454): 380-384.
67. Diner E J, Burdette D L, Wilson S C, et al. The innate immune DNA sensor cGAS produces a noncanonical cyclic dinucleotide that activates human STING[J]. Cell reports, 2013, 3(5): 1355-1361.
68. Burdette D L, Monroe K M, Sotelo-Troha K, et al. STING is a direct innate immune sensor of cyclic

di-GMP[J]. Nature, 2011, 478(7370): 515-518.

69. Jiang W, Zheng Y, Huang Z, et al. Role of SMAD4 in the mechanism of valproic acid's inhibitory effect on prostate cancer cell invasiveness[J]. International urology and nephrology, 2014, 46(5): 941-946.

70. Ishikawa H, Barber G N. STING is an endoplasmic reticulum adaptor that facilitates innate immune signalling[J]. Nature, 2008, 455(7213): 674-678.

71. Zhong B, Yang Y, Li S, et al. The adaptor protein MITA links virus-sensing receptors to IRF3 transcription factor activation[J]. Immunity, 2008, 29(4): 538-550.

72. Jin L, Waterman P M, Jonscher K R, et al. MPYS, a novel membrane tetraspanner, is associated with major histocompatibility complex class II and mediates transduction of apoptotic signals[J]. Molecular and cellular biology, 2008, 28(16): 5014-5026.

73. Sun W, Li Y, Chen L, et al. ERIS, an endoplasmic reticulum IFN stimulator, activates innate immune signaling through dimerization[J]. Proceedings of the National Academy of Sciences, 2009, 106(21): 8653-8658.

74. Ran Y, Shu H B, Wang Y Y. MITA/STING: a central and multifaceted mediator in innate immune response[J]. Cytokine & growth factor reviews, 2014, 25(6): 631-639.

75. Zhong B, Zhang L, Lei C, et al. The ubiquitin ligase RNF5 regulates antiviral responses by mediating degradation of the adaptor protein MITA[J]. Immunity, 2009, 30(3): 397-407.

76. Tanaka Y, Chen Z J. STING specifies IRF3 phosphorylation by TBK1 in the cytosolic DNA signaling pathway[J]. Science signaling, 2012, 5(214): 1-20.

77. Ouyang S, Song X, Wang Y, et al. Structural analysis of the STING adaptor protein reveals a hydrophobic dimer interface and mode of cyclic di-GMP binding[J]. Immunity, 2012, 36(6): 1073-1086.

78. Shang G, Zhu D, Li N, et al. Crystal structures of STING protein reveal basis for recognition of cyclic di-GMP[J]. Nature structural & molecular biology, 2012, 19(7): 725-727.

79. Yin Q, Tian Y, Kabaleeswaran V, et al. Cyclic di-GMP sensing via the innate immune signaling protein STING[J]. Molecular cell, 2012, 46(6): 735-745.

80. Abe T, Harashima A, Xia T, et al. STING recognition of cytoplasmic DNA instigates cellular defense[J]. Molecular cell, 2013, 50(1): 5-15.

81. Jin L, Xu L G, Yang I V, et al. Identification and characterization of a loss-of-function human MPYS variant[J]. Genes & Immunity, 2011, 12(4): 263-269.

82. Ishikawa H, Ma Z, Barber G N. STING regulates intracellular DNA-mediated, type I interferon-dependent innate immunity[J]. Nature, 2009, 461(7265): 788-792.

83. Chen H, Sun H, You F, et al. Activation of STAT6 by STING is critical for antiviral innate immunity[J]. Cell, 2011, 147(2): 436-446.

84. Nazmi A, Mukhopadhyay R, Dutta K, et al. STING mediates neuronal innate immune response following Japanese encephalitis virus infection[J]. Scientific reports, 2012, 2(1): 1-10.

85. Manning B D, Cantley L C. AKT/PKB signaling: navigating downstream[J]. Cell, 2007, 129(7): 1261-1274.

86. Seo G J, Yang A, Tan B, et al. Akt kinase-mediated checkpoint of cGAS DNA sensing pathway[J]. Cell reports, 2015, 13(2): 440-449.

87. Rogowski K, Van Dijk J, Magiera M M, et al. A family of protein-deglutamylating enzymes associated with neurodegeneration[J]. Cell, 2010, 143(4): 564-578.

88. Xia P, Ye B, Wang S, et al. Glutamylation of the DNA sensor cGAS regulates its binding and synthase activity in antiviral immunity[J]. Nature immunology, 2016, 17(4): 369-378.

89. Hu M M, Yang Q, Xie X Q, et al. Sumoylation promotes the stability of the DNA sensor cGAS and

the adaptor STING to regulate the kinetics of response to DNA virus[J]. Immunity, 2016, 45(3): 555-569.

90. Cui Y, Yu H, Zheng X, et al. SENP7 potentiates cGAS activation by relieving SUMO-mediated inhibition of cytosolic DNA sensing[J]. PLoS pathogens, 2017, 13(1): e1006156.
91. Le J, Perez E, Nemzow L, et al. Role of deubiquitinases in DNA damage response[J]. DNA repair, 2019, 76: 89-98.
92. Bhoj V G, Chen Z J. Ubiquitylation in innate and adaptive immunity[J]. Nature, 2009, 458(7237): 430-437.
93. Wang Q, Huang L, Hong Z, et al. The E3 ubiquitin ligase RNF185 facilitates the cGAS-mediated innate immune response[J]. PLoS pathogens, 2017, 13(3): e1006264.
94. Khoo L T, Chen L Y. Role of the cGAS-STING pathway in cancer development and oncotherapeutic approaches[J]. EMBO reports, 2018, 19(12): e46935.
95. Bidwell B N, Slaney C Y, Withana N P, et al. Silencing of Irf7 pathways in breast cancer cells promotes bone metastasis through immune escape[J]. Nature medicine, 2012, 18(8): 1224-1231.
96. Rautela J, Baschuk N, Slaney C Y, et al. Loss of host Type-I IFN signaling accelerates metastasis and impairs NK-cell antitumor function in multiple models of breast cancer loss of interferon signaling promotes metastasis[J]. Cancer immunology research, 2015, 3(11): 1207-1217.
97. Monticone F, Argyropoulos C, Alù A. Layered plasmonic cloaks to tailor the optical scattering at the nanoscale[J]. Scientific reports, 2012, 2(1): 1-7.

4

肿瘤微环境与神经递质

通常意义上，我们认为神经递质是通过与它们相应的受体结合，介导刺激性或抑制性神经元功能的神经分泌物质。在过去的十年中，越来越多的研究表明：除了在中枢神经系统中的功能，神经递质在外周组织和器官中同样也发挥重要的生理和病理调节功能。有意思的是，肿瘤细胞也可以利用神经递质介导的信号级联来激活恶性增殖和转移潜能。另外，神经递质还可作用于肿瘤微环境中的免疫细胞和内皮细胞，通过调控免疫系统和血管新生，影响肿瘤的进展。因此，阐明神经递质系统在肿瘤微环境中的功能，可以帮助我们更好地了解肿瘤发生的基本机制和开发潜在的抗肿瘤药物。本章总结了近年来关于肿瘤中不同的神经递质，它们各自的受体、靶细胞以及特定神经递质/受体轴在肿瘤中的重要研究，并就在肿瘤中靶向神经递质系统的可能性和策略进行探讨。

4.1 神经递质的分类

周围神经和自主神经释放的神经递质通过与它们的受体结合，在其对应的细胞信号传导中发挥着非常广泛的作用。根据其特定的化学结构，神经递质可分为三类：①氨基酸类，包括乙酰胆碱（acetylcholine，Ach）、谷氨酸、甘氨酸和γ-氨基丁酸（γ-aminobutyric acid，GABA）；②生物胺，包括多巴胺、去甲肾上腺素、肾上腺素和5-羟色胺（5-hydroxytryptamine，5-HT）；③神经肽，包括但不限于P物质、神经肽Y、阿片类、降钙素基因相关肽（calcitonin gene related peptide，CGRP）、血管活性肠多肽（vasoactive intestinal peptide，VIP）、蛙皮素和神经降压素等。近年来的研究发现，神经递质是调节组织稳态和影响人类肿瘤的多种恶性表型的必不可少的微环境成分[1,2]。神经递质不仅可以通过自主神经系统从大脑、周围神经丛、神经节和肾上腺髓质中释放，还可以由肿瘤细胞和免疫细胞产生。因此，神经递质可通过自分泌/旁分泌的方式影响肿瘤细胞和免疫细胞。与血管新生和淋巴血管生成的过程相似，越来越多的证据表明在肿瘤微环境中存在新的神经末梢，这种现象称为神经新生[1,3]。在肿瘤微环境中，神经纤维释放的神经递质通过结合特定的神经递质受体激活肿瘤细胞[4]。这一现象进一步扩展了我们对肿瘤微环境复杂网络的认识。此外，肿瘤微环境中浸润的免疫细胞和内皮细胞同样表达多种神经递质受体并响应神经递质的作用，对肿瘤的发生发展起到重要的影响[5]。值得注意的是，许多神经递质和/或其受体的类似物或拮抗剂/激动剂具有药用特性，在临床上已被用于治疗包括肿瘤在内的各种疾病。在以下各节中，我们将描述几种经典的神经递质和神经肽对肿瘤细胞及其赖以生存的肿瘤微环境的影响，同时还将讨论将其作为潜在抗癌疗法的可能性。

4.2 神经递质与肿瘤微环境

4.2.1 肾上腺素/去甲肾上腺素与肿瘤微环境

大量临床和流行病学研究广泛认为:压力和慢性抑郁是肿瘤发生的重要危险因素。越来越多的证据表明,慢性应激会促进肿瘤的发生和发展[6,7]。儿茶酚胺,包括多巴胺、肾上腺素(epinephrine, E)和去甲肾上腺素(norepinephrine, NE),也被称为应激神经激素,在心理应激期间其循环水平显著增加。E 和 NE 源自酪氨酸,主要从肾上腺髓质和交感神经释放,是研究最为广泛的神经递质。E 和 NE 的作用是通过与 α-肾上腺素受体和 β-肾上腺素受体结合发挥的,后者是 7 次跨膜 G 蛋白偶联受体,并在大多数哺乳动物组织中广泛表达。E 和 NE 与肿瘤的多种生物学行为密切相关,包括细胞生存、增殖、抗凋亡、侵袭、转移和血管生成等[8,9]。β-肾上腺素能的激动剂异丙肾上腺素可模拟慢性应激诱导的肿瘤生长和血管生成,而其拮抗剂普萘洛尔可阻止肿瘤生长[10]。NE 还可以刺激内皮细胞代谢,抑制氧化磷酸化并诱导血管生成,从而促进肿瘤进展[11,12]。E 和 NE 的促癌作用表现为:激活 β2-肾上腺素受体(β2-adrenergic receptor, β2-AR),增加血管内皮生长因子(VEGF)、金属蛋白酶 2(MMP2)和 MMP9 的表达来促进肿瘤生长和血管生成,从而进一步增强淋巴瘤、肺癌和肝癌和乳腺癌的生长和转移过程[10]。这些作用主要由 β-AR 介导的 cAMP 水平上调和随后 PKA 的激活介导,PKA 的激活通过磷酸化下游靶标,例如 cAMP 反应元件结合蛋白(cAMP response element bound protein, CREB),核因子 κB(NF-κB)来执行相关的功能[13]。通过反式激活细胞外调节蛋白激酶(extracellular regulated protein kinase, ERK)/环氧合酶 2(cyclooxygenase 2, COX2)信号通路,β-AR 促进了食管鳞状细胞癌的恶性增殖[14]。在肝细胞癌中,NE 通过 β-AR 介导的 EGFR 激活诱导肿瘤细胞癌的侵袭潜能[15]。总之,这些研究提供了可靠的数据,说明了 E 和/或 NE 与多种类型的肿瘤生长和进展密切相关。近期的研究成果揭示了神经纤维来源的自主神经递质对肿瘤细胞的影响。然而,循环中 E 和 NE 在肿瘤中的作用和临床相关性尚不清楚。因此,进一步的动物实验层面和临床层面的研究,将有助于在系统和微环境水平上全面揭示自主神经递质与肿瘤微环境之间交互的分子机制。

除了在肿瘤微环境中直接影响肿瘤细胞的功能外,E 和 NE 还可作用于免疫细胞,从而影响免疫微环境。β-AR 存在于辅助和抑制性 T 淋巴细胞、B 淋巴细胞、NK 细胞、巨噬细胞和树突状细胞中。NE 可以增加促炎细胞因子 IL-8 的产生,从而刺激卵巢癌的生长[16]。内源性 E 与前列腺素共同作用可降低 NK 细胞的活性并降低抗肿瘤活性,从而促进白血病的进展[17]。β-AR 介导的信号降低了巨噬细胞的可塑性[18],并调节了人抗原特异性 T 细胞的活化[19]。β-AR 信号的活化增加了 $CD11b^+$ $F4/80^+$ 巨噬细胞向原发性肿瘤实质的浸润，并诱导转移相关基因的表达[20]。通过构建"enriched environment"(EE)，增强了小鼠体内 NK 细胞的活性，并促进了 NK 细胞在肿瘤微环境中的浸润；阻断 β-AR 信号传导或利用化学交感神经切除术可以有效地消除 EE 对 NK 细胞的作用，并削弱 EE 的抗肿瘤作用[21]。同时，靶向免疫细胞中的 β-AR 信号可能改善癌症的 T 细胞或 NK 细胞功能，从而为肿瘤的根除提供新的治疗策略。

大量流行病学研究表明：接受 β-AR 拮抗剂(β 受体阻滞剂)治疗的心血管疾病患者的肿瘤发病率显著降低[22]。在不同类型的抗高血压药中，只有 β 受体阻滞剂与罹患前列腺癌的风险有显著的相关性。此外，β-受体阻滞剂的使用可以缓解某些类型肿瘤的进展。在乳腺癌中，接受 β-受体阻滞剂的心血管患者的肿瘤转移发展、肿瘤复发和肿瘤相关死亡率都显著降低[23]。β-受体阻滞剂还可以提高糖尿病和黑色素瘤患者的无复发生存率[24]。然而，也有相互矛盾的报道存在。比如多项临床研究指出，β-受体阻滞剂的治疗对肺癌、乳腺癌和结直肠癌患者没有益处，甚至对前列腺癌和胰腺癌患者的总生存率产生不利影响[25]。美托洛尔、比索洛尔和阿替洛尔等心脏选择性 β1 受体阻滞剂与癌症的发生率和死亡率无显著相关性[26]。综上，从预防和治疗的角度来看，考虑将 β-受体阻滞剂用于癌症的治疗是很有前景的，因为 β-受体阻滞剂在临床上已被很好地表征，并且已被安全用于心血管疾病的治疗。尽管关于 β-受体阻滞剂在癌症中的治疗潜力存在争议性结论，但未来的研究应解决一些重要问题以更好地去佐证，这些问题包括但并不限于 β-AR 表达、肿瘤类型和分期、受体阻滞剂敏感性和微环境等因素。此外，应该开展经过精心设计的多中心临床试验，以确认 β-受体阻滞剂在特定肿瘤患者中的作用，同时也需要测试 β-受体阻滞剂在相关肿瘤辅助治疗中的作用。

4.2.2 多巴胺与肿瘤微环境

多巴胺是合成 E 和 NE 的前体，它也是调节行为、运动控制、内分泌调节和心血管功能等关键功能的重要神经递质。多巴胺通过与五个不同的七次跨膜 G 蛋白偶联受体结合从而发挥功能，这些受体分为两类：D1 类多巴胺受体(dopamine receptor，DR)和 D2 类 DR。

D1 样家族(D1 和 D5 受体)与 Gs 受体偶联，而 D2 样家族(D2，D3 和 D4 受体)由 Gi/o 受体组成。多巴胺或多巴胺受体激动剂在部分肿瘤中发挥抑制肿瘤生长的作用，包括乳腺癌、胃癌和肉瘤等[27]。但也有研究报道，多巴胺并不能抑制乳腺癌和结肠癌细胞的增殖和侵袭能力[28]，这些结果的差异可能是由于不同肿瘤类型、DR 的表达和所用剂量的不同导致的。多巴胺发挥抑制肿瘤作用的主要机制与减少血管生成有关[29]。在一项研究中，多巴胺通过抑制 VEGFA 介导的 ERK1/2 磷酸化，从而减弱内皮祖细胞从骨髓中的动员[30]。最近，几项研究报道了 DR 在肿瘤细胞迁移或侵袭等方面的作用。在非小细胞肺癌中，多巴胺受体 DRD2 的激活抑制了肿瘤细胞的增殖、集落形成能力和侵袭性[31]。在胶质母细胞瘤中，对 DRD4 的抑制会阻碍肿瘤自噬的通量、增殖和肿瘤干细胞的存活[32]。但是，抑制 DRD2 会降低胰腺癌细胞的增殖和迁移，并减慢小鼠异种移植肿瘤的生长[33]。DRD1/cGMP/PKG 途径的激活可诱导体外细胞生长停滞，降低乳腺癌的肿瘤负荷和骨转移的频率[34]。因此，DR 活化对癌症的影响，相互矛盾的结果，表明 DR 在不同肿瘤中的作用可能是肿瘤特异性的。值得注意的是，多巴胺参与拮抗肾上腺素能系统的致癌作用，β-AR 信号传导在肿瘤细胞中的作用是否受到多巴胺影响及其详细的分子机制值得进一步研究。综上所述，多巴胺及其受体可能成为肿瘤诊断和治疗的潜在靶标。

多巴胺可以通过自分泌/旁分泌的方式作用在免疫细胞上的受体，从而在神经—免疫信号通路中发挥至关重要的作用[35]。多巴胺的抗肿瘤作用可以通过调节肿瘤微环境中各种免疫细胞来体现。比如，多巴胺能够通过 D1 类受体抑制 Gr-1$^+$ CD115$^+$ 髓样抑制细胞的功能，并增强抗肿瘤免疫力[36]。此外，多巴胺还可以调节腹膜巨噬细胞和 CD4$^+$ CD25$^+$ 调节性 T 淋巴细胞（Treg）以促进肿瘤进展[37]。因此，多巴胺对 Treg 功能的抑制作用，提示我们可以将多巴胺作为肿瘤治疗的可能靶点[38]。

肿瘤细胞和免疫效应细胞中存在多巴胺受体不同亚型的表达，表明多巴胺在调节肿瘤发生发展中的重要作用。DR 的激动剂/拮抗剂在癌症治疗中作为治疗药物也具有广阔的应用前景。比如 DRD2 受体激动剂可在临床上用于治疗高血压。因此，这些安全有效且副作用可控的药物可考虑用于肿瘤的治疗，但未来需要更多临床试验去验证。

4.2.3 γ-氨基丁酸与肿瘤微环境

γ-氨基丁酸（GABA）是成年哺乳动物中枢神经系统（central nervous system，CNS）细胞的主要抑制性神经递质。已经鉴定出三种不同类型的 GABA 受体（A、B 和 C）：离子型 $GABA_A$ 和 $GABA_C$ 受体以及代谢型 $GABA_B$ 受体。寡聚氯离子通道 $GABA_A$ 和 $GABA_C$ 是由五个亚基组成的异聚复合物，而 $GABA_B$ 受体是与腺苷酸环化酶偶联的成员。

GABA 受体在许多肿瘤组织中均有表达，并在肿瘤细胞的增殖和迁移过程中发挥调节作用[39, 40]。GABA 主要来源于肿瘤细胞，GABA 的含量在多种类型的肿瘤细胞中上调，比如神经胶质瘤、胃癌、卵巢癌和乳腺癌等[39, 41]。$GABA_A$ 受体在前列腺癌、乳腺癌和胰腺癌中上调[42, 43]，而 $GABA_B$ 受体在肝癌和胰腺癌中下调[44]。在大多数情况下，GABA 通过 $GABA_A$ 受体途径刺激肿瘤细胞增殖，并通过 $GABA_B$ 受体抑制肿瘤细胞生长[40]。$GABA_A$ 受体激动剂麝香酚通过激活有丝分裂原激活的蛋白激酶（mitogen-activated protein kinase，MAPK）来增强胃癌细胞的增殖能力。同样，GABA 通过 $GABA_A$ 的一个亚基 GABRP，增加细胞内 Ca^{2+} 水平和 MAPK/ERK 级联，并刺激胰腺癌的生长[45]。相反，$GABA_B$ 受体的激活强烈抑制了异丙肾上腺素诱导的 cAMP、p-CREB、cAMP 反应元件荧光素酶活性和 ERK1/2 磷酸化，并有效阻止了 DNA 的合成和细胞迁移[46]。然而，GABA 或 $GABA_B$ 受体激动剂巴氯芬通过增加 EGFR 激活从而促进前列腺癌细胞的侵袭能力[47]。这些发现表明，GABA 活化对癌症生长/迁移的不同影响可能是肿瘤特异性或 GABA 受体类型依赖性的。与上述机制不同，最近的研究表明，$GABA_A$ 受体的 π 亚基通过以 GABA 独立的方式调节 KCNN4 介导的 Ca^{2+} 信号来促进胰腺癌的进展[43]。同时，肿瘤微环境中存在 GABA，这也增加了 GABA 可能通过靶向微环境中浸润的免疫细胞来调节炎症反应的可能性[43]。

GABA 能信号系统对多种炎症疾病的应答均与免疫系统密切相关，并影响免疫细胞的各种功能，例如抗原诱导的 T 细胞增殖、LPS 诱导的细胞因子释放和效应 T 细胞的细胞毒性等[48]。GABA 主要通过 $GABA_A$ 受体调节免疫活性细胞的细胞毒性作用[49]。最近也有研究表明，GABRP 通过上调 CXCL5 和 CCL20 的表达来调节胰腺癌肿瘤微环境中巨噬细胞的募集[43]。然而，关于 GABA 和 GABA 信号系统对肿瘤微环境的免疫细胞中的基本作用及其机制我们仍知之甚少，需要更多的研究去阐明。

以上这些发现表明，GABA 能系统可以通过调节肿瘤细胞和炎症反应来反映对肿瘤的作用，因此可将 GABA 能系统作为潜在的抗肿瘤治疗靶点。实际上，GABA 在医学上被广泛用作低血压诱导剂、镇静剂和抗糖尿病药[50]。另外，一些 GABA 受体药物可用于成瘾治疗和镇静[51]。但是，观察性流行病学研究表明，使用苯二氮䓬类药物增加了患乳腺癌、脑癌、食管癌、肾癌、前列腺癌、肝癌、胃癌、胰腺癌和肺癌的风险，并以剂量依赖的方式呈现，但是在卵巢癌、恶性黑色素瘤和结肠癌中并没有显现存在显著相关性[52]。因此，在癌症治疗中，是否将 GABA 激动剂作为抗肿瘤药物需要进一步研究。

4.2.4 5-HT 与肿瘤微环境

5-羟色胺(5-HT)是在大脑 5-HT 能神经元和肠嗜铬细胞中合成的神经递质。肠嗜铬细胞合成的 5-HT 占人体 5-HT 的 90%以上，是外周 5-HT 的主要来源，其合成后释放入血，随后被摄取并存储在血小板中。5-HT 在人类中起着至关重要的认知和行为功能，包括记忆、情绪、睡眠、食欲和体温调控等。5-HT 同时也具有许多重要的外周功能，例如血小板聚集、免疫反应、骨骼发育、胰岛素分泌和全身能量稳态[53]。5-HT 通过与各种信号传导途径偶联的多种受体相互作用而发挥多种功能。迄今为止，已经鉴定出七种不同的受体亚型(5-HT1—5-HT7)。除 5-HT3 是配体门控离子通道外，其他所有 5-HT 受体均属于 G 蛋白偶联受体家族。5-HT1 和 5-HT5 受体 Gi/o 偶联至腺苷酸环化酶并下调 cAMP。5-HT2 受体与磷脂酶 C 偶联的 Gq/11 并上调二酰基甘油和三磷酸肌醇，导致细胞内 Ca^{2+} 释放。5-HT5 受体是假基因。5-HT4、5-HT6 和 5-HT7 受体是与腺苷酸环化酶偶联的 Gs，并上调 cAMP。除了其已知的神经递质功能外，5-HT 还是许多类型的肿瘤细胞和非肿瘤细胞(如成纤维细胞、平滑肌细胞、成骨细胞、肾小球系膜细胞和内皮细胞)的有效促有丝分裂因子[54]。

上皮稳态系统的失调是肿瘤发生和发展的重要原因。已知 5-HT 调节乳腺、肺、胰腺、肝和前列腺的上皮稳态。在上皮肿瘤中经常观察到 5-HT 信号的失调[55, 56]。越来越多的证据表明：5-HT 通过不同的 5-HT 受体促进前列腺癌、乳腺癌和黑色素瘤中的细胞增殖[57]。在肝癌中,5-HT 通过 5-HT2B 受体抑制自噬促进肿瘤生长,拮抗 5-HT2B 受体可以显著减弱 5-HT 信号传导,从而抑制肿瘤的生长[58]。在胰腺癌组织中,5-HT 的水平增加,并且胰腺癌上皮细胞存在 5-HT2B 受体的过表达。5-HT/5-HT2B 受体信号轴提高了肿瘤细胞在代谢应激条件下的糖酵解能力,最终促进了胰腺癌细胞的生长[59]。此外,血小板来源的 5-HT 还可以促进肿瘤血管生成、肿瘤生长和癌细胞的转移潜能[60]。值得注意的是,5-HT 的耗竭和选择性抑制 5-HT2B 受体的功能通过抑制内皮一氧化氮合酶和 p-ERK1/2 抑制了肿瘤血管生成[61]。综上,5-HT 信号的传导与癌症的发生和发展密切相关。除此之外,值得注意的是,5-HT 是蛋白质翻译后修饰的底物,称为 serotonylation (5-HT 化),是一种新兴的蛋白翻译后修饰[62]。但是,5-HT 化过程是否参与 5-HT 介导的致癌功能并不清楚,值得进一步深入探索。

5-HT 是一个重要的免疫调节分子[63]。5-HT 可以调节多种免疫过程,例如趋化性、白细胞活化和细胞因子分泌等。这些功能的调控大都是细胞特异性的,并取决于 5-HT 系统的三个主要组成部分:①调节对 5-HT 响应的膜受体,例如 SERT 和 5-HTR;②下游转导信号;③负责 5-HT 代谢的酶,如吲哚胺 2,3-二加氧酶 1(IDO)和单胺氧化酶(MAO),它们可以产生具有生物活性的分解代谢产物,包括犬尿氨酸和犬尿胺。然而,5-HT 能系统在肿瘤微环境中的作用并不十分清楚。在黑色素瘤的小鼠模型中,抗抑郁药 5-HT 再摄取抑制剂(selective serotonin reuptake inhibitor, SSRI)通过影响细胞因子的分泌表现出抗癌作用[64]。但是,SSRI 氟西汀治疗增加了乳腺癌脑转移的数量,这种作用同时伴随着脑内的炎性变化[65]。另外,5-HT 通过影响肿瘤浸润巨噬细胞中的 MMP-12 表达来促进血管生成,从而影响循环中血管抑制素的产生[66]。这些发现表明:5-HT 系统可以通过其免疫调节功能直接或间接影响肿瘤的转归。

越来越多的证据表明 5-HT 信号在肿瘤中的作用,靶向 5-HT 信号的抗肿瘤方法具有重要的意义[55]。不同的激动剂和拮抗剂可用于 5-HT 信号转导。用于神经系统疾病的药物,例如帕潘立酮、匹莫齐德和利培酮,它们是 5-HT7 的强效并具有良好耐受性的抑制剂,用于胶质母细胞瘤治疗[67]。此外,最近有报道称 5-HT 拮抗剂赛庚啶通过靶向 GSK3β 抑制 mTOR 和 β-catenin 信号通路,在尿路上皮癌细胞中表现出良好的抗肿瘤活性[68]。同时在胰腺癌中,HTR2B 的特异性拮抗剂 SB204741 通过抑制 Warburg 效应,削弱了肿瘤细胞的能量供应,从而对肿瘤的生长表现出明显的抑制作用[59]。因此,通过靶向 5-HT 系统可能成为一种有效抗肿瘤途径,并为这些致命疾病提供治疗选择。

4.2.5 乙酰胆碱与肿瘤微环境

乙酰胆碱(Ach)由胆碱乙酰转移酶(choline acetyltransferase, ChAT)催化胆碱和乙酰辅酶 A 反应而成,是一种众所周知的胆碱能神经递质。除神经元外,Ach 合成还存在于多种非神经细胞中,包括上皮(呼吸道、消化道、泌尿生殖道和表皮)、间皮(胸膜和心包膜)、内皮细胞、脂肪细胞、成纤维细胞、免疫细胞和肿瘤细胞等[69]。其中,非神经元 Ach 已被报道参与细胞增殖、迁移、分化、凋亡、血管生成、细胞骨架和免疫等多种功能[70]。源自肿瘤细胞的 Ach 可以作为自分泌生长因子，通过与其受体结合来促进肿瘤进展。目前，已鉴定出两类 Ach 受体：烟碱乙酰胆碱受体（nAchR）和毒蕈碱受体（mAchR）。nAchR 由不同的 α（α2-10）和 β（β2-4）亚基组成，是一个 Ca^{2+} 或 Na^{+} 离子通道，由五个阳离子选择性孔对称排列的同系物跨膜蛋白组成。mAchR 属于 GPCR 的超家族，可激活第二信使途径。已鉴定出 mAchR 的五个亚型，即 M1—M5。mAchR 的 M1、M3 和 M5 亚型属于 Gq/11 家族，而 M2 和 M4 亚型属于 Gi/o 家族。

大量研究表明，4-（甲基亚硝基氨基）-1-（3-吡啶基）-1-丁酮（NNK，一种烟草特有的亚硝胺）可作为致癌物，通过 nAchR 促进各种癌症的发生和发展，例如肺癌、胃癌、胰腺癌和乳腺癌[71]。nAchR 的激活导致 Ca^{2+} 在细胞内的动员，从而促进细胞增殖、分化、EMT、血管生成、迁移和侵袭等等[72]。nAchR 的激活还能够与其他神经递质受体发生协同作用，进而诱导多个级联的激活，包括 PKC、ERK1/2、COX2、PGE2、CREB、SRC、AKT、Ras-RAF1 和 MAPK 级联，最终促进了肿瘤的各种恶性表型[73]。在胸膜间皮瘤和乳腺癌中，nAchR 可通过上调 survivin，X 连锁凋亡蛋白抑制因子（X-linked inhibitor of apoptosis protein, XIAP）、BCL-2 和 NF-κB 抑制药物诱导的细胞凋亡。此外，mAchR 的失调与不同肿瘤的进展密切相关。Ach 可通过 M3R 介导的 Akt 和 MAPK 激活来刺激 NSCLC 细胞增殖[74]。使用毒蕈碱激动剂可通过抑制 MAPK 和 PI3K/AKT 信号，从而抑制胰腺癌的发生发展[75]。在胃癌中，$Dclk1^{+}$ 簇状细胞和神经纤维释放的 Ach 通过激活 M3R 刺激 EGFR 信号传导，Wnt 和 YAP 通路[76]，最终促进肿瘤进展。M3R 的激活通过上调结肠癌中 MMP 的表达来促进肿瘤的侵袭和转移[74]。这些研究表明：在肿瘤中靶向 M3R 有一定的治疗潜力。比如，在胃癌中用小分子药物抑制 M3R 或敲除基因，可以阻断 Wnt 信号传导，进而抑制干细胞的扩增[77]。

Ach 与炎症反应的调节密切相关[78]。实际上，很多研究已经定义了“胆碱能抗炎途径”，即迷走神经抑制促炎因子的产生。肥大细胞、巨噬细胞、树突状细胞、单核淋巴细胞、嗜中性粒细胞和嗜酸性粒细胞都有 mAChR 和 nAChR 的表达，可以通过自分泌和旁分泌机制激活[78]。尽管很多研究表明了胆碱能系统在免疫细胞中的意义，但是，关于 Ach 在肿瘤微环境水平层面上对免疫反应的作用，相关证据却十分有限。在胰腺癌小鼠模型中，用苯乙二酚治疗可抑制脾脏和循环中的 TNF-α 水平，并减少胰腺中 $CD11b^{+}$ 髓样细胞的数量，这表明胆碱能信号的增强有助于胰腺癌的抗肿瘤免疫微环境的形成[75]。

对于癌症药物治疗，烟碱和毒蕈碱受体拮抗剂都在研究中[79]。特定的肿瘤细胞类型中已鉴定出不同的 AChR。其中，α7-nAChR 和 M3-mAChR 是肿瘤中最常见的 Ach 受体。目前，已有多种抑制或调节 α7-nAChR 活性的方法，包括基因沉默、拮抗剂（D-微管尿素和 α-真菌毒素）和变构药物（SLURP1）[80]，均可有效地阻断 nAChR 下游信号。尽管存在开发 α7-nAChR 拮抗剂用于癌症治疗的理论基础，但在实现临床应用之前，尤其是在临床前模型中，关于其药理学的有效性还需要进行更多的研究。M3-mAChR 拮抗剂，如

Darifenacin 和 Tiotropium 等，对 M3-mAChR 的抑制作用可以降低结肠癌的细胞增殖[81]。但是，几种靶向 M3-mAChR 的拮抗剂也可以与其他 mAChR 表现出相似的平衡结合亲和力。因此，针对 M3-mAChR 的新药需要更好的选择性，以避免各种不良反应的出现[81]。

4.2.6 谷氨酸与肿瘤微环境

谷氨酸是哺乳动物中枢神经系统中最重要的兴奋性神经递质，参与情感、感觉和运动功能，以及学习、记忆和突触可塑性。谷氨酸还积极参与生物合成、生物能、代谢和致癌信号通路[82, 83]。谷氨酸受体分为两大类：代谢型谷氨酸受体（mGluR）（属于 GPCR 的超家族）和离子型谷氨酸受体（iGluR），它们形成配体门控离子通道。基于序列同源性，药理学和细胞内信号转导机制，mGluR 进一步分为三类。第Ⅰ组 mGluR：mGluR1 和 mGluR5 与 Gq 蛋白偶联，它们的激活刺激了 PLC。相反，第Ⅱ组（mGluR2 和 mGluR3）和第Ⅲ组（mGluR4、mGluR6、mGluR7 和 mGluR8）的 mGluR 均与腺苷酸环化酶负偶联。同样，基于结构的相似性，iGluR 包含三个亚组，主要根据激活它们的合成激动剂的类型来命名：N-甲基-D-天冬氨酸（NMDA）受体（NMDAR），氨基-3-羟基-5-甲基-4-异恶唑丙酸酯（AMPA）受体（AMPAR）和 2-羧基-3-羧甲基-4-异丙烯基吡咯烷（海藻酸酯，KA）受体（KAR）。

除了突触传递外，谷氨酸信号异常还被报道参与多种癌症的发生和发展，包括神经胶质瘤、黑素瘤、乳腺癌和前列腺癌，这提示谷氨酸信号在肿瘤中的致癌作用[82-85]。例如，三阴性乳腺癌细胞分泌谷氨酸，通过旁分泌诱导 HIF1α 的表达，从而导致肿瘤的发生[84]。谷氨酸-mGluR 轴可以通过 p110β 的磷酸化激活磷酸肌醇 3-激酶，从而促进前列腺癌的进展[85]。已有大量研究论证了 GluR 在肿瘤生物学中的作用，包括 mGluR 和 iGluR 在肿瘤组织中的表达模式、信号传导途径和治疗策略[82, 83]。GluR 在各种免疫细胞中均有表达，因此谷氨酸可以影响多种免疫细胞的活性。在许多疾病，例如多发性硬化症和肌萎缩性侧索硬化症中，存在免疫细胞 GluR 的异常表达和功能，但是肿瘤中却鲜有类似研究报道[86]。开发针对谷氨酸信号的靶向治疗可能为肿瘤的治疗提供巨大的机会，但是需要进一步研究，以确认谷氨酸信号在肿瘤免疫微环境中的作用，这对癌症患者的预后至关重要。

4.2.7 神经肽与肿瘤微环境

神经肽是神经元细胞用来相互交流的小的蛋白质样分子。不同的神经肽参与广泛的脑功能，包括止痛、奖励、食物摄入、新陈代谢、生殖、社交行为、学习和记忆等。神经肽还可以作为旁分泌和内分泌因子在外周发挥作用，以调节多种生理过程，例如外分泌和内分泌、平滑肌收缩、疼痛传递、体液稳态、血压和炎症等。除了这些功能外，神经肽在肿瘤中的促癌作用也有广泛的报道[1, 87]。在肿瘤中已经对几种神经肽进行了较多的研究，尤其是物质P(substance P，SP)和神经肽Y(neuropeptide，NPY)[88, 89]。在大多数情况下，神经肽受体是GPCR超家族的成员。例如，SP的生物学作用主要由神经激肽-1(neurokinin-1，NK-1)受体介导，该受体与G蛋白的Gq家族偶联，其激活导致两秒信使的形成：肌醇1,4,5-三磷酸(IP3)和二酰基甘油(diacyl glycerol，DAG)[90]。

SP/NK-1系统在肿瘤中存在广泛失调，并广泛参与肿瘤的发病过程。SP与许多肿瘤细胞的增殖、凋亡、血管生成、迁移和侵袭有关，包括神经胶质瘤、黑色素瘤、骨肉瘤、结直肠癌、胰腺癌、胃癌、喉癌和肺癌等[88, 90]。体外和体内研究均表明，用特异性拮抗剂阻断NK-1受体，如阿瑞匹坦、福沙普瑞特、L-732,138和L-733,060，可产生明显的抗肿瘤作用[91]。另一种神经肽NPY，也是多种肿瘤的生长促进因子，包括神经母细胞瘤、尤因肉瘤、乳腺癌和前列腺癌[89]。除了NPY在肿瘤生长和血管形成中的作用外，也有研究表明NPY在肿瘤细胞转移和化学耐药等表型中的潜在作用[92]。肿瘤微环境中，NPY系统在细胞间相互作用中也发挥重要功能。从肿瘤细胞释放的NPY作用于在内皮细胞或免疫细胞上表达的受体，从而改变与肿瘤相关的血管生成和炎症，最终促进肿瘤的进展。除SP和NPY外，神经肽包括但不限于阿片类药物、降钙素基因相关肽(calcitonin gene related peptide，CGRP)、血管活性肠多肽(vasoactive intestinal peptide，VIP)、bombasin和神经降压素都参与了肿瘤的发生发展[46, 73, 93]。以上神经肽调节肿瘤进展的致癌过程，有力地支持了神经肽及其受体作为抗肿瘤治疗靶标的可能性。

4.3 靶向神经递质系统治疗肿瘤策略

肿瘤微环境对肿瘤的进展至关重要。除肿瘤细胞和免疫细胞外，神经递质对内皮细胞和基质细胞的调节也是其促进肿瘤进展的重要机制。众所周知，血管生成对于恶性肿瘤的生长和转移至关重要。有大量证据表明内皮细胞表达多种神经递质受体，并可以被外源性神经递质刺激形成新的血管[30]。例如，多巴胺可以从骨髓动员内皮祖细胞，它们随后参与新血管形成，促进肿瘤生长。交感神经性肾上腺素能刺激内皮细胞中的β-AR信号传导，从而驱动肿瘤血管生成[11]。基质细胞是肿瘤微环境的最常见组成部分，并以多种方式参与致癌过程。神经递质在基质细胞上也起作用。Magnon等人发现在基质细胞上表达的β2-肾上腺素受体和β3-肾上腺素受体的激活促进了前列腺癌细胞的存活和肿瘤的发生[8]。因此，神经递质对肿瘤发展和进展的影响不仅可以直接通过肿瘤细胞和基质细胞，还可以通过内皮细胞和免疫细胞直接促进肿瘤的生长和转移，从而促进血管生成、淋巴管生成和炎症反应等(图4-1)。

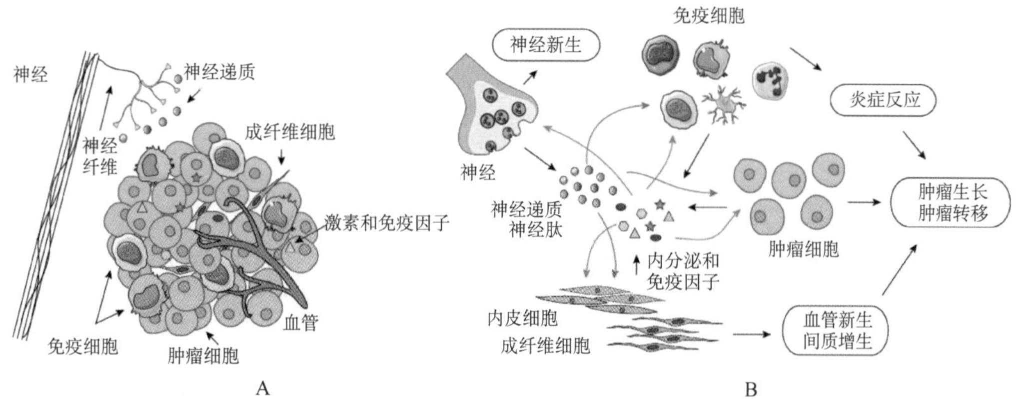

图 4-1　神经递质是肿瘤微环境的活性成分

（A. 神经末梢释放的神经递质对肿瘤微环境的作用；B. 神经—内分泌—免疫系统和其他组织或细胞释放的神经递质可以通过刺激特定的膜受体促进癌细胞增殖、迁移和侵袭。此外，神经递质可以通过靶向浸润在肿瘤微环境中的免疫细胞、内皮细胞和基质细胞来影响肿瘤血管生成和炎症反应，最后促进肿瘤进展）

4.4 总结

关于神经递质系统在肿瘤发生和发展中的调节作用的知识还在不断更新[94]。在许多类型的肿瘤中，不同神经递质调控了肿瘤细胞、内皮细胞和免疫细胞的很多功能。对神经递质系统在肿瘤生物学和肿瘤微环境中这种作用的理解，将为开发针对癌症的靶向治疗提供新的机会。从临床转化的角度来看，许多与神经递质相关的经典药物，例如β-AR拮抗剂、5-HT受体拮抗剂、AChR拮抗剂和多巴胺受体激动剂，可能在癌症治疗中具有重要的临床意义，并有望成为联合药物治疗或二线治疗的策略之一。值得一提的是，几种神经递质（5-HT、多巴胺、NE和组胺）可以不依赖于受体介导的信号，通过充当参与蛋白质翻译后修饰的底物，参与功能调控，例如组蛋白5-HT化参与神经细胞的分化[95]。因此，选择性5-羟色胺再摄取抑制剂（selective serotonin reuptake inhibitor, SSRI）或作用于生物胺或谷氨酰胺转氨酶（glutamine transaminase, TGM）的其他小分子抑制剂，也可能成为基于靶向神经递质系统的一种创新疗法。但是，仍需要进行进一步的研究，以加强这些药物在癌症治疗中的疗效，并减轻和减少副作用。

（蒋书恒、张志刚）

参考文献

1. Boilly B, Faulkner S, Jobling P, et al. Nerve dependence: from regeneration to cancer[J]. Cancer Cell, 2017, 31(3): 342-354.
2. Hanoun M, Maryanovich M, Arnal-Estapé A, et al. Neural regulation of hematopoiesis, inflammation, and cancer[J]. Neuron, 2015, 86(2): 360-373.
3. Entschladen F, Palm D, Niggemann B, et al. The cancer's nervous tooth: considering the neuronal crosstalk within tumors[J]. Seminars in cancer biology, 2008, 18(3): 171-175.
4. Entschladen F, Drell Iv T L, Lang K, et al. Tumour-cell migration, invasion, and metastasis: navigation by neurotransmitters[J]. The lancet oncology, 2004, 5(4): 254-258.
5. Sarkar C, Chakroborty D, Basu S. Neurotransmitters as regulators of tumor angiogenesis and immunity: the role of catecholamines[J]. Journal of Neuroimmune Pharmacology, 2013, 8(1): 7-14.
6. Krizanova O, Babula P, Pacak K. Stress, catecholaminergic system and cancer[J]. Stress, 2016, 19(4): 419-428.
7. Nilsson M B, Sun H, Diao L, et al. Stress hormones promote EGFR inhibitor resistance in NSCLC: Implications for combinations with β-blockers[J]. Science translational medicine, 2017, 9(415): eaao4307.
8. Magnon C, Hall S J, Lin J, et al. Autonomic nerve development contributes to prostate cancer progression[J]. Science, 2013, 341(6142): 1236361.
9. Renz B W, Takahashi R, Tanaka T, et al. β2 adrenergic-neurotrophin feedforward loop promotes pancreatic cancer[J]. Cancer cell, 2018, 33(1): 75-90.
10. Thaker P H, Han L Y, Kamat A A, et al. Chronic stress promotes tumor growth and angiogenesis in a mouse model of ovarian carcinoma[J]. Nature medicine, 2006, 12(8): 939-944.
11. Zahalka A H, Arnal-Estapé A, Maryanovich M, et al. Adrenergic nerves activate an angio-metabolic switch in prostate cancer[J]. Science, 2017, 358(6361): 321-326.
12. Hondermarck H, Jobling P. The sympathetic nervous system drives tumor angiogenesis[J]. Trends in cancer, 2018, 4(2): 93-94.
13. Coelho M, Soares-Silva C, Brandão D, et al. β-Adrenergic modulation of cancer cell proliferation: available evidence and clinical perspectives[J]. Journal of cancer research and clinical oncology, 2017, 143(2): 275-291.
14. Liu X, Wu W K K, Yu L, et al. Epinephrine stimulates esophageal squamous-cell carcinoma cell proliferation via β-adrenoceptor-dependent transactivation of extracellular signal-regulated kinase/cyclooxygenase-2 pathway[J]. Journal of cellular biochemistry, 2008, 105(1): 53-60.
15. Li J, Yang X M, Wang Y H, et al. Monoamine oxidase A suppresses hepatocellular carcinoma metastasis by inhibiting the adrenergic system and its transactivation of EGFR signaling[J]. Journal of hepatology, 2014, 60(6): 1225-1234.
16. Shahzad M M K, Arevalo J M, Armaiz-Pena G N, et al. Stress effects on FosB-and interleukin-8 (IL8)-driven ovarian cancer growth and metastasis[J]. Journal of Biological Chemistry, 2010, 285(46): 35462-35470.
17. Inbar S, Neeman E, Avraham R, et al. Do stress responses promote leukemia progression? An animal study suggesting a role for epinephrine and prostaglandin-E2 through reduced NK activity[J]. PloS one, 2011, 6(4): e19246.
18. Kim T H, Ly C, Christodoulides A, et al. Stress hormone signaling through β-adrenergic receptors regulates macrophage mechanotype and function[J]. The FASEB Journal, 2019, 33(3): 3997-4006.

19. Dimitrov S, Lange T, Gouttefangeas C, et al. Gαs-coupled receptor signaling and sleep regulate integrin activation of human antigen-specific T cells[J]. Journal of Experimental Medicine, 2019, 216(3): 517-526.
20. Sloan E K, Priceman S J, Cox B F, et al. The sympathetic nervous system induces a metastatic switch in primary breast cancer[J]. Cancer research, 2010, 70(18): 7042-7052.
21. Song Y, Gan Y, Wang Q, et al. Enriching the housing environment for mice enhances their NK cell antitumor immunity via sympathetic nerve-dependent regulation of NKG2D and CCR5[J]. Cancer Research, 2017, 77(7): 1611-1622.
22. Santala E E E, Rannikko A, Murtola T J. Antihypertensive drugs and prostate cancer survival after radical prostatectomy in Finland—A nationwide cohort study[J]. International journal of cancer, 2019, 144(3): 440-447.
23. Spera G, Fresco R, Fung H, et al. Beta blockers and improved progression-free survival in patients with advanced HER2 negative breast cancer: a retrospective analysis of the ROSE/TRIO-012 study [J]. Annals of oncology, 2017, 28(8): 1836-1841.
24. De Giorgi V, Grazzini M, Benemei S, et al. Propranolol for off-label treatment of patients with melanoma: results from a cohort study[J]. JAMA oncology, 2018, 4(2): e172908-e172908.
25. Na Z, Qiao X, Hao X, et al. The effects of beta-blocker use on cancer prognosis: a meta-analysis based on 319,006 patients[J]. OncoTargets and therapy, 2018, 11: 4913-4944.
26. Jansen L, Below J, Chang-Claude J, et al. Beta blocker use and colorectal cancer risk: population-based case-control study[J]. Cancer, 2012, 118(16): 3911-3919.
27. Roney M, Islam S, Park S K. Antipsychotic dopamine receptor antagonists, cancer, and cancer stem cells[J]. Archives of pharmacal research, 2018, 41(4): 384-408.
28. Sarkar C, Chakroborty D, Chowdhury U R, et al. Dopamine increases the efficacy of anticancer drugs in breast and colon cancer preclinical models[J]. Clinical Cancer Research, 2008, 14(8): 2502-2510.
29. Chakroborty D, Sarkar C, Mitra R B, et al. Depleted dopamine in gastric cancer tissues: dopamine treatment retards growth of gastric cancer by inhibiting angiogenesis[J]. Clinical cancer research, 2004, 10(13): 4349-4356.
30. Chakroborty D, Chowdhury U R, Sarkar C, et al. Dopamine regulates endothelial progenitor cell mobilization from mouse bone marrow in tumor vascularization [J]. The Journal of clinical investigation, 2008, 118(4): 1380-1389.
31. Wu X Y, Zhang C X, Deng L C, et al. Overexpressed D2 dopamine receptor inhibits non-small cell lung cancer progression through inhibiting NF-κB signaling pathway[J]. Cellular Physiology and Biochemistry, 2018, 48(6): 2258-2272.
32. Dolma S, Selvadurai H J, Lan X, et al. Inhibition of dopamine receptor D4 impedes autophagic flux, proliferation, and survival of glioblastoma stem cells[J]. Cancer cell, 2016, 29(6): 859-873.
33. Jandaghi P, Najafabadi H S, Bauer A S, et al. Expression of DRD2 is increased in human pancreatic ductal adenocarcinoma and inhibitors slow tumor growth in mice[J]. Gastroenterology, 2016, 151(6): 1218-1231.
34. Minami K, Liu S, Liu Y, et al. Inhibitory effects of dopamine receptor D1 agonist on mammary tumor and bone metastasis[J]. Scientific reports, 2017, 7(1): 1-12.
35. Pinoli M, Marino F, Cosentino M. Dopaminergic regulation of innate immunity: a review[J]. Journal of Neuroimmune Pharmacology, 2017, 12(4): 602-623.
36. Wu J, Zhang R, Tang N, et al. Dopamine inhibits the function of Gr-1+ CD115+ myeloid-derived suppressor cells through D1-like receptors and enhances anti-tumor immunity [J]. Journal of leukocyte biology, 2015, 97(1): 191-200.

37. Cosentino M, Fietta A M, Ferrari M, et al. Human CD4^{+} CD25^{+} regulatory T cells selectively express tyrosine hydroxylase and contain endogenous catecholamines subserving an autocrine/paracrine inhibitory functional loop[J]. Blood, 2007, 109(2): 632-642.
38. Nasi G, Ahmed T, Rasini E, et al. Dopamine inhibits human CD8^{+} Treg function through D1-like dopaminergic receptors[J]. Journal of Neuroimmunology, 2019, 332: 233-241.
39. Sung H Y, Yang S D, Ju W, et al. Aberrant epigenetic regulation of GABRP associates with aggressive phenotype of ovarian cancer[J]. Experimental & molecular medicine, 2017, 49(5): e335-e335.
40. Zhang X, Du Z, Liu J, et al. *Gamma*-aminobutyric acid receptors affect the progression and migration of tumor cells[J]. Journal of Receptors and Signal Transduction, 2014, 34(6): 431-439.
41. Hujber Z, Horváth G, Petővári G, et al. GABA, glutamine, glutamate oxidation and succinic semialdehyde dehydrogenase expression in human gliomas[J]. Journal of Experimental & Clinical Cancer Research, 2018, 37(1): 1-12.
42. Gumireddy K, Li A, Kossenkov A V, et al. The mRNA-edited form of GABRA3 suppresses GABRA3-mediated Akt activation and breast cancer metastasis[J]. Nature communications, 2016, 7(1): 1-9.
43. Jiang S H, Zhu L L, Zhang M, et al. GABRP regulates chemokine signalling, macrophage recruitment and tumour progression in pancreatic cancer through tuning KCNN4-mediated Ca^{2+} signalling in a GABa-independent manner[J]. Gut, 2019, 68(11): 1994-2006.
44. Schuller H M. Regulatory role of G protein-coupled receptors in pancreatic cancer development and progression[J]. Current Medicinal Chemistry, 2018, 25(22): 2566-2575.
45. Takehara A, Hosokawa M, Eguchi H, et al. Gamma-aminobutyric acid (GABA) stimulates pancreatic cancer growth through overexpressing GABAA receptor *pi* subunit[J]. Cancer research, 2007, 67(20): 9704-9712.
46. Schuller H M. Neurotransmission and cancer: implications for prevention and therapy[J]. Anti-cancer drugs, 2008, 19(7): 655-671.
47. Xia S, He C, Zhu Y, et al. GABABR-induced EGFR transactivation promotes migration of human prostate cancer cells[J]. Molecular Pharmacology, 2017, 92(3): 265-277.
48. Lang K, Bastian P. Neurotransmitter effects on tumor cells and leukocytes[J]. Neuronal Activity in Tumor Tissue, 2007, 39: 99-121.
49. Bergeret M, Khrestchatisky M, Tremblay E, et al. GABA modulates cytotoxicity of immunocompetent cells expressing GABAA receptor subunits[J]. Biomedicine & pharmacotherapy, 1998, 52(5): 214-219.
50. Wang Q, Ren L, Wan Y, et al. GABAergic regulation of pancreatic islet cells: physiology and antidiabetic effects[J]. Journal of cellular physiology, 2019, 234(9): 14432-14444.
51. Rolland B, Labreuche J, Duhamel A, et al. Baclofen for alcohol dependence: relationships between baclofen and alcohol dosing and the occurrence of major sedation [J]. European Neuropsychopharmacology, 2015, 25(10): 1631-1636.
52. Kim H B, Myung S K, Park Y C, et al. Use of benzodiazepine and risk of cancer: a meta-analysis of observational studies[J]. International Journal of Cancer, 2017, 140(3): 513-525.
53. Berger M, Gray J A, Roth B L. The expanded biology of serotonin[J]. Annual review of medicine, 2009, 60: 355-366.
54. Chabbi-Achengli Y, Coudert A E, Callebert J, et al. Decreased osteoclastogenesis in serotonin-deficient mice[J]. Proceedings of the National Academy of Sciences, 2012, 109(7): 2567-2572.
55. Sarrouilhe D, Mesnil M. Serotonin and human cancer: a critical view[J]. Biochimie, 2019, 161: 46-50.

56. Sarrouilhe D, Clarhaut J, Defamie N, et al. Serotonin and cancer: what is the link? [J]. Current molecular medicine, 2015, 15(1): 62-77.
57. Liu Y, Zhang H, Wang Z Y, et al. 5-Hydroxytryptamine1a receptors on tumour cells induce immune evasion in lung adenocarcinoma patients with depression via autophagy/pSTAT3 [J]. European Journal of Cancer, 2019, 114: 8-24.
58. Soll C, Jang J H, Riener M O, et al. Serotonin promotes tumor growth in human hepatocellular cancer[J]. Hepatology, 2010, 51(4): 1244-1254.
59. Jiang S H, Li J, Dong F Y, et al. Increased serotonin signaling contributes to the Warburg effect in pancreatic tumor cells under metabolic stress and promotes growth of pancreatic tumors in mice[J]. Gastroenterology, 2017, 153(1): 277-291.
60. Mammadova-Bach E, Mauler M, Braun A, et al. Autocrine and paracrine regulatory functions of platelet serotonin[J]. Platelets, 2018, 29(6): 541-548.
61. Asada M, Ebihara S, Yamanda S, et al. Depletion of serotonin and selective inhibition of 2B receptor suppressed tumor angiogenesis by inhibiting endothelial nitric oxide synthase and extracellular signal-regulated kinase 1/2 phosphorylation[J]. Neoplasia, 2009, 11(4): 408-417.
62. Muma N A, Mi Z. Serotonylation and transamidation of other monoamines[J]. ACS Chemical Neuroscience, 2015, 6(7): 961-969.
63. Arreola R, Becerril-Villanueva E, Cruz-Fuentes C, et al. Immunomodulatory effects mediated by serotonin[J]. Journal of immunology research, 2015, 2015.
64. Grygier B, Arteta B, Kubera M, et al. Inhibitory effect of antidepressants on B16F10 melanoma tumor growth[J]. Pharmacological Reports, 2013, 65(3): 672-681.
65. Shapovalov Y, Zettel M, Spielman S C, et al. Fluoxetine modulates breast cancer metastasis to the brain in a murine model[J]. BMC cancer, 2014, 14(1): 1-15.
66. Nocito A, Dahm F, Jochum W, et al. Serotonin regulates macrophage-mediated angiogenesis in a mouse model of colon cancer allografts[J]. Cancer research, 2008, 68(13): 5152-5158.
67. Kast R E. Glioblastoma chemotherapy adjunct via potent serotonin receptor-7 inhibition using currently marketed high-affinity antipsychotic medicines[J]. British journal of pharmacology, 2010, 161(3): 481-487.
68. Hsieh H Y, Shen C H, Lin R I, et al. Cyproheptadine exhibits antitumor activity in urothelial carcinoma cells by targeting GSK3β to suppress mTOR and β-catenin signaling pathways[J]. Cancer letters, 2016, 370(1): 56-65.
69. Reijmen E, Vannucci L, De Couck M, et al. Therapeutic potential of the vagus nerve in cancer[J]. Immunology Letters, 2018, 202: 38-43.
70. Wessler I K, Kirkpatrick C J. Non-neuronal acetylcholine involved in reproduction in mammals and honeybees[J]. Journal of Neurochemistry, 2017, 142: 144-150.
71. Nimmakayala R K, Seshacharyulu P, Lakshmanan I, et al. Cigarette smoke induces stem cell features of pancreatic cancer cells via PAF1[J]. Gastroenterology, 2018, 155(3): 892-908.
72. Shimizu R, Ibaragi S, Eguchi T, et al. Nicotine promotes lymph node metastasis and cetuximab resistance in head and neck squamous cell carcinoma[J]. International journal of oncology, 2019, 54(1): 283-294.
73. Li Z J, Cho C H. Neurotransmitters, more than meets the eye—neurotransmitters and their perspectives in cancer development and therapy[J]. European journal of pharmacology, 2011, 667(1-3): 17-22.
74. Patanè S. M3 muscarinic acetylcholine receptor in cardiology and oncology[J]. International journal of cardiology, 2014, 177(2): 646-649.
75. Renz B W, Tanaka T, Sunagawa M, et al. Cholinergic signaling via muscarinic receptors directly and

indirectly suppresses pancreatic tumorigenesis and cancer stemness[J]. Cancer discovery, 2018, 8(11): 1458-1473.

76. Hayakawa Y, Sakitani K, Konishi M, et al. Nerve growth factor promotes gastric tumorigenesis through aberrant cholinergic signaling[J]. Cancer cell, 2017, 31(1): 21-34.
77. Zhao C M, Hayakawa Y, Kodama Y, et al. Denervation suppresses gastric tumorigenesis[J]. Science translational medicine, 2014, 6(250): 22-31.
78. Fujii T, Mashimo M, Moriwaki Y, et al. Physiological functions of the cholinergic system in immune cells[J]. Journal of pharmacological sciences, 2017, 134(1): 1-21.
79. Grando S A. Connections of nicotine to cancer[J]. Nature Reviews Cancer, 2014, 14(6): 419-429.
80. Fujii T, Horiguchi K, Sunaga H, et al. SLURP-1, an endogenous α7 nicotinic acetylcholine receptor allosteric ligand, is expressed in CD205+ dendritic cells in human tonsils and potentiates lymphocytic cholinergic activity[J]. Journal of neuroimmunology, 2014, 267(1-2): 43-49.
81. Russo P, Del Bufalo A, Milic M, et al. Cholinergic receptors as target for cancer therapy in a systems medicine perspective[J]. Current molecular medicine, 2014, 14(9): 1126-1138.
82. Ribeiro M P C, Custódio J, Santos A E. Ionotropic glutamate receptor antagonists and cancer therapy: time to think out of the box? [J]. Cancer chemotherapy and pharmacology, 2017, 79(2): 219-225.
83. Lumeng J Y, Wall B A, Wangari-Talbot J, et al. Metabotropic glutamate receptors in cancer[J]. Neuropharmacology, 2017, 115: 193-202.
84. Briggs K J, Koivunen P, Cao S, et al. Paracrine induction of HIF by glutamate in breast cancer: EglN1 senses cysteine[J]. Cell, 2016, 166(1): 126-139.
85. Palamiuc L, Emerling B M. PSMA brings new flavors to PI3K signaling: a role for glutamate in prostate cancer[J]. Journal of Experimental Medicine, 2018, 215(1): 17-19.
86. Levite M. Glutamate, T cells and multiple sclerosis[J]. Journal of Neural Transmission, 2017, 124(7): 775-798.
87. Moody T W, Moreno P, Jensen R T. Neuropeptides as lung cancer growth factors[J]. Peptides, 2015, 72: 106-111.
88. Rodríguez R C, Muñoz M. Cancer progression and substance P[J]. Histology and histopathology: cellular and molecular biology, 2014, 29(7): 881-890.
89. Tilan J, Kitlinska J. Neuropeptide Y (NPY) in tumor growth and progression: lessons learned from pediatric oncology[J]. Neuropeptides, 2016, 55: 55-66.
90. Munoz M, Rosso M, Covenas R. The NK-1 receptor: a new target in cancer therapy[J]. Current drug targets, 2011, 12(6): 909-921.
91. Muñoz M, Rosso M, Coveñas R. The NK-1 receptor antagonist L-732,138 induces apoptosis in human gastrointestinal cancer cell lines[J]. Pharmacological Reports, 2017, 69(4): 696-701.
92. Galli S, Naranjo A, Van Ryn C, et al. Neuropeptide Y as a biomarker and therapeutic target for neuroblastoma[J]. The American Journal of Pathology, 2016, 186(11): 3040-3053.
93. Ondrovics M, Hoelbl-Kovacic A, Fux D A. Opioids: modulators of angiogenesis in wound healing and cancer[J]. Oncotarget, 2017, 8(15): 25783-25796.
94. Zahalka A H, Frenette P S. Nerves in cancer[J]. Nature Reviews Cancer, 2020, 20(3): 143-157.
95. Anastas J N, Shi Y. Histone serotonylation: can the brain have “happy” chromatin? [J]. Molecular cell, 2019, 74(3): 418-420.

5

肿瘤微环境与微生物

人们此前普遍认为肿瘤进展与有无微生物相关性不大。然而，随着研究的深入，特别是针对肿瘤内部微生物的首次全面调查发现，不同类型肿瘤中均存在微生物的身影[1]。肿瘤微环境如同一个微生物聚居的社区，细菌、真菌和其他微生物均生活其中。因此，理解肿瘤微环境中微生物和肿瘤之间的相互作用，能够为精准治疗提供新思路。

5.1 肿瘤微环境与细菌

5.1.1 口腔癌与细菌

口腔鳞状细胞癌（oral squamous cell carcinoma，OSCC）是口腔癌的主要类型(90%)[2]。OSCC与烟草和槟榔的使用、年龄、口腔卫生以及饮酒等密切相关[3, 4]。研究表明，口腔微生物组在OSCC发展中起到至关重要的作用[5, 6]。口腔感染可引发慢性炎症，从而加速细胞增殖、诱变和癌基因激活[7]。

口腔微生物组是人体中第二复杂的微生物群，仅口腔中就有近1 000种微生物[8]。健康的口腔中含有丰富的微生物，包括硬毛菌、拟杆菌属、变形杆菌、放线菌、螺旋体和梭菌等六大类[9]。此外，由于口腔的复杂结构，不同部位(舌、口咽、牙齿表面、扁桃体、牙龈缝隙和牙菌斑等)中微生物群落的组成也不相同。

近年来，关于健康人和OSCC患者之间口腔微生物区系的变化，如富梭菌[5, 10]等，已被广泛报道。此外，耿风学等人研究发现镰刀菌(*Fusarium*)可通过Ku70/p53途径破坏DNA促进舌鳞状癌细胞TCA8113的增殖[11]。张树伟等发现具核梭杆菌(*F. nucleatum*，Fn)可诱导两种OSCC细胞系(SCC-9、HSC-4)中EMT的能力，并可能通过LncRNA miR4435-2HG/miR-296-5p/Akt2触发EMT/SNAI1信号通路[12]。Maryta N Sztukowska等报道了牙龈卟啉单胞菌，牙周炎的另一种病原体[13]，可以和Fn的双物种群落通过增加ZEB1的表达促进EMT [14]。

慢性炎症一直被认为是诱发癌症的重要原因之一[7]。M. Perera等人通过抽取斯里兰卡的25例OSCC病例的深层组织样本，进行病例对照研究，证实了炎性细菌组与OSCC的关系[15]。其可能的机制为：口腔中革兰氏阳性细菌细胞壁上的脂多糖(lipopolysaccharide，LPS)，可以刺激Toll样受体4(TLR4)，并通过MyD88依赖性途径促进炎症因子的释放[16]。除LPS外，口腔病原体牙龈卟啉单胞菌分泌的半胱氨酸蛋白酶也可上调促炎细胞因子的产生[17]。此外，镰刀菌的FadA黏附素与E-钙黏蛋白之间的相互作用也可以促进肿瘤恶性转化[18]。

另外，微生物代谢的副产物乙醛(acetaldehyde，ACH)和N-亚硝胺也可能引发恶性转化。ACH是乙醇的主要代谢产物[19]，饮酒和吸烟均可显著提高ACH的水平[20，21]。ACH主要由口腔中的白色念珠菌产生[22]，而N-亚硝胺由亚硝酸盐和仲胺反应形成[23]。Yuria Sato-Suzuki等收集了22名志愿者的牙菌斑和舌苔样品，用含Griess试剂的改良琼脂覆盖法测量亚硝酸盐的产生活性，鉴定出可产生亚硝酸盐(NO_2^-)的细菌，包括放线菌、沙卡利亚、韦永氏菌、奈瑟氏菌[24]和念珠菌[25，26]。

5.1.2 食管癌与细菌

食管癌(esophageal cancer，EC)是一种高死亡率的常见疾病，中国食管癌的死亡率在所有癌症中排名第四[27，28]，其中最常见的病理类型(90%)为食管鳞状细胞癌。

1980年代初期，科学家指出食管中存在长期定植的微生物[29]。随着技术的不断进步，人们发现正常的食管菌群类似于口腔菌群，包括六个门：硬毛菌(70%)、拟杆菌(20%)、放线菌(4%)、变形杆菌(2%)、梭菌(2%)和糖细菌TM7(1%)[30]。

Daffolyn R Fels Elliott与吕静等人研究发现，相较于正常食管组织，癌组织中的微生物多样性降低，群落组成改变。总体而言，食管腺癌中革兰氏阴性菌(韦荣氏球菌、巨球藻和弯曲杆菌)和革兰氏阳性菌(肉芽肿菌、放线菌、奇异菌和梭菌)的比例降低，而乳酸杆菌(链球菌属和乳杆菌属)显著增加[31，32]。乳酸杆菌可将碳水化合物发酵成乳酸，降低pH值，进一步恶化肿瘤微环境[33]。另一方面，研究人员研究发现幽门螺杆菌也与食管腺癌息息相关[34-36]。与乳酸杆菌相反，幽门螺杆菌可通过减少生长素释放肽的分泌和胃酸分泌，降低食管腺癌风险，缓解胃食管反流率[37，38]。此外，幽门螺杆菌亦可通过干扰铁离子的状态降低食管腺癌发病率[35]。但有趣的是，Doorakkers E等人的研究指出，幽门螺杆菌根除治疗后，并不会增加食管癌的发病风险[39]。Ali H. Zaidi等人通过大鼠模型和患者组织样本研究发现，大肠杆菌可能通过TLR信号通路调控食管腺癌的早期分子变化[40]。Kensuke Yamamura等人通过qPCR定量分析551例食管鳞癌患者肿瘤组织中的Fn水平，发现瘤内Fn高表达与食管鳞癌不良预后密切相关[41]。然而，Fn和食管鳞癌的深入机制仍有待探索。

5.1.3 肠癌与细菌

肠癌的发生发展与其肿瘤细胞中常驻细菌息息相关。具核梭杆菌(*Fusobacterium nucleatum*，Fn)可通过TLR/MyD88/NF-κB信号通路促进肠癌的增殖和转移[42]。Fn表达的FadA，常见于腺瘤性息肉或结直肠癌患者中，可与E-cadherin在内皮上相互作用，调节E-cadherin/β-catenin通路，导致转录因子、致癌基因和炎症基因的表达增加。脆弱拟杆菌分泌的毒素可通过刺激E-cadherin、β-catenin、NF-κB、STAT3等途径诱导肠癌的发生[43，44]。脆弱拟杆菌分泌的肠毒素，可刺激IL-8、TGF-β、过敏毒素(C5a)、白三烯4和生长相关的致癌基因的表达，导致炎性微环境[44]。

5.1.4 肝癌与细菌

虽然肝脏通常被认为是无菌的，但其很大程度上受到胃肠道微生物病原体或代谢物的影响（通过门静脉系统产生）[45]。研究发现，肝细胞癌（hepatocellular carcinoma, HCC）患者粪便中大肠杆菌的丰度远高于健康对照组[80]，而肝胆管癌（cholangiocarcinoma, CCA）患者胆管标本中迪茨氏菌科（*Dietziaceae*）、假单胞菌科（*Pseudomonadaceae*）和草酸杆菌科（*Oxalobacteraceae*）的丰度高于非肝胆管癌个体[46]。此外，幽门螺杆菌也可以经门静脉进入肝脏，并通过 VacA、CagA、LPS 激活 NF-κB、Wnt 信号通路促进肝癌的生长和转移[47]。梭菌属（*Clostridium*）可产生脱氧胆酸（deoxycholic acid, DCA）经肝肠循环进入肝脏，通过增加 ROS 直接损伤 DNA，促进癌症的发展[48]。

5.2 肿瘤微环境与病毒

5.2.1 病毒研究的发展史

病毒（biological virus）[49, 50]是一种由长链核酸（DNA，如天花病毒和腺病毒；RNA，如 HIV，脊髓灰质炎病毒）和蛋白质衣壳构成的非细胞型生物，体积小，结构简单。由于其自身没有代谢系统和酶系统，病毒必须寄生在宿主细胞里，通过细胞中的物质和能量，实现复制、转录、转移和增殖，最后裂解宿主细胞使其释放，从而感染新的宿主细胞。

公元前 2、3 世纪，印度和中国已存在天花，我国古籍《痘疹定论》和《医宗金鉴》中记载，公元 10 世纪宋真宗时期，中国已有通过接种人痘预防天花[51]。1796 年，英国 Edward Jenner[52]通过接种牛痘预防天花。1884 年，Pasteur[53]成功发明狂犬疫苗，为病毒的防治做出巨大贡献。1892 年，俄国科学家 Ivanovski[54]使用烛式过滤器过滤感受花叶病的叶汁，发现存在一种比以往更小的病原可引起感染。1898 年，荷兰科学家 Beijerinck[55]使用琼脂凝胶培养汁液，发现这种比细菌更小的病原体，并命名为“病毒（virus）”。同年德国细菌学家 Loeffler and Frosch[56]证实了口蹄疫病毒（foot-and-mouth disease virus, FMDV）的存在。1911 年，Rous[57]发现劳斯肉瘤病毒（Rous sarcoma virus, RSV）可引起鸡的恶性肿瘤。1915—1917 年，Twort 和 d'Herelle[58]发现了噬菌体（phage）。随后科学家们陆续通过过滤，发现近百种病毒，包括：流感、狂犬病、黄瓜花叶病、条斑病、骨髓灰质炎、卷叶病、兔的黏液瘤、马铃薯花叶病和小麦花叶病等。由于病毒体积较小，此阶段无法在显微镜下见到，主要通过细菌滤器（bacterial filter）获得。因此，科学家也将病毒称为“超显微滤过性病毒（ultramicrofilter virus）”。1935 年，美国生化学家 Stanley[59]发现胃蛋白酶可破坏烟草花叶病毒(Tobacco mosaic virus, TMV)的侵染性能,并基于此,使用提酶方法得到提纯的针状结晶物质为烟草花叶病毒。

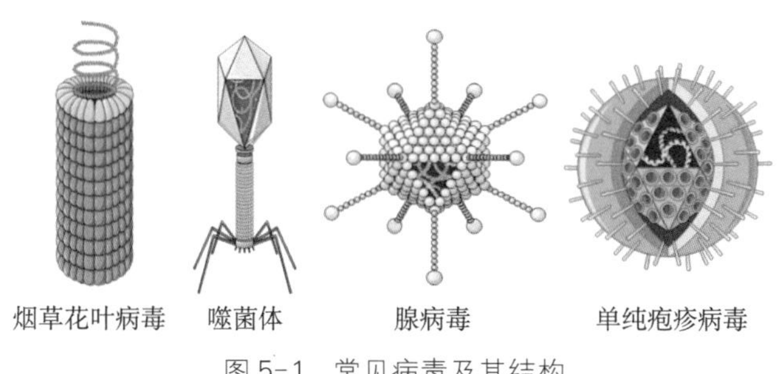

图 5-1 常见病毒及其结构

5.2.2 病毒与肿瘤研究的发展史

基于人类的发展,病毒具有两面性。部分病毒可以经过修饰改造为人类所用,造福人类。例如:部分病毒可以作为基因和药物的载体,也可以作为特效杀虫剂和烧伤患者的特效药。但大部分病毒对动物和人类的危害较大,甚至引起肿瘤。1908 年丹麦生物学家 Vilnelm Ellermann 与 Oluf Bang[60]将白血病鸡的血液和器官浸出液接种健康鸡,使其出现肿瘤,首次证明动物病毒可引起肿瘤。1909 年美国纽约洛克菲勒研究所 Peyton Rous[61]通过肿瘤滤液移植使健康鸡患肿瘤,并发现几种鸟类肿瘤病毒,从而开辟了肿瘤病毒新领域,于 1966 年获得诺贝尔医学和生理学奖。1933 年 Richard Shope[62]发现第一个 DNA 肿瘤病毒(兔乳头瘤病毒)。1953 年 Ludwik Gross[63]等研究者分离出一种多瘤病毒,可引起鼠、兔、黄鼠狼等动物的多处组织发生肿瘤(腮腺、肾、骨、乳腺)。1960 年又在使用猴肾细胞培养制备脊髓灰质炎疫苗时发现一种猴空泡病毒 40(simian vacuolating virus 40, SV40)[64]。1980 年 Gallo[65]发现人类 T 细胞病毒(human T-cell lymphotropic virus, HTLV)与某些淋巴细胞性白血病有关。1989 年,世界著名病毒学家和肿瘤学家在“DNA 病毒在人类肿瘤中的作用”会上首次确定了肝炎病毒(hepatitis B virus, HBV、hepatitis C virus, HCV)与肝细胞癌(hepatocellular carcinoma,HCC),EB 病毒(Epstein-Barr virus, EBV)与鼻咽癌、胃癌和淋巴瘤,人乳头瘤状病毒(human papillomavirus,HPV)与宫颈癌密切相关[66]。与动物肿瘤病毒致病机制不同,人类肿瘤病毒具有长期潜伏性和隐蔽性等特点,通常与宿主处于“和平共处”状态,只在特定微环境(激素、代谢产物或辐射等)的刺激下,或集体免疫力降低时,才可能引起宿主肿瘤。

5.2.3 肿瘤病毒的分类

(1) DNA 肿瘤病毒

目前,DNA 肿瘤病毒[67]主要包括五大类:多瘤病毒(猴病毒 40、小鼠多瘤病毒、人类

BKV 和 JCV 等)、乳头瘤病毒(人类乳头瘤状病毒 HPV、兔 Shope 乳头状瘤病毒、牛马羊麋鹿等)、腺病毒(人类腺病毒、动物腺病毒)、孢疹病毒(α、β 亚科)和肝病毒(人类乙型肝炎病毒、土拨鼠乙肝病毒、地松鼠肝炎病毒、鸭乙型肝炎病毒等)。其感染方式主要分为两类:①病毒 DNA 未被整合到宿主细胞中,大量病毒复制导致细胞死亡;②DNA 病毒整合到宿主细胞中,其带有的转化基因使正常细胞转化为肿瘤细胞。

(2) RNA 肿瘤病毒

RNA 肿瘤病毒[68]在分类上属于逆转录科病毒,其结构和形态基本相似,主要由电子密度较深的核心和包围核心的核衣壳组成。RNA 病毒的致瘤作用非常广泛,可诱发白血病、肉瘤、淋巴瘤和乳腺瘤等,包括在爬行类、禽类、哺乳类和灵长类等动物中。RNA 病毒亦按病毒的传播方式和致癌作用的相对速度,分为内源性病毒和外源性病毒。前者病毒基因主要整合于细胞 DNA 中,受细胞调节系统的控制,一般不表达或引起细胞转化,但受辐射、化学诱变后会部分表达、复制和增殖。后者病毒基因组存在于被感染细胞内,在体细胞和机体之间传播。根据其转化细胞的能力和滞留时间的快慢又可分为急性和慢性两类,如大部分的肉瘤病毒和部分白血病都属于急性 RNA 肿瘤病毒。

5.2.4 肿瘤微环境与病毒

TME 是一种包括细胞和非细胞成分,肿瘤细胞赖以生存的复杂系统。在与病毒密切相关的肿瘤中,病毒通过对微环境的改变,如免疫细胞、成纤维细胞和细胞因子等,对细胞的癌变、肿瘤的增殖和转移过程产生影响。本节主要概括 DNA 病毒在人类 TME 的作用。

(1) 病毒通过 TME 抗肿瘤

恶性胶质瘤是侵袭性最强的原发性脑肿瘤,预后极差。溶瘤病毒是一种可以通过 TME 不同的调控机制在肿瘤内复制进而裂解肿瘤细胞,释放特异性抗原激活机体特异性免疫反应的病毒。溶瘤病毒主要通过以下几种方式招募淋巴细胞富集在 TME:①直接通过分解病毒病原体相关分子(pathogen-associated molecular pattern, PAMP)或细胞来源性损伤相关分子(damage associated molecular pattern, DAMP)造成免疫原性细胞死亡;②PAMP 和 DAMP 招募激活抗原提呈细胞(APC)如先天淋巴样细胞和未成熟的碱性亮氨酸拉链转录因子 3^+(basic leucine zipper transcription factor 3^+, BATF3^+)树突状细胞(DC)并送至病毒感染处,BATF3^+ DC 吞噬可溶性肿瘤抗原并迁移至淋巴结区域,启动肿瘤适应性 T 细胞反应;③介导 Ⅰ 型干扰素和趋化因子的释放导致抗原处理和提呈因子水平升高,包括 MHC Ⅰ(major histocompatibility complex Ⅰ)类分子的表达,以及肿瘤特异性 CD8^+ T 细胞的募集;④细胞毒性 T 淋巴细胞(cytotoxic T lymphocyte, CTL)识别并杀死肿瘤细胞;⑤CTL 可以攻击远处转移性肿瘤细胞;⑥干扰素的反调节效应也可以增加肿瘤细胞免疫检查点分子的表达,包括 PD-L1、细胞毒性 T 淋巴细胞相关抗原 4(cytotoxic T lymphocyte-associated antigen 4, CTLA4)和半乳凝素 9(galectin-9),使肿瘤更易应对免疫检查点封锁后的溶瘤病毒治疗。

目前,溶瘤病毒主要分为以下两大类,即非基因编辑病毒(主要包括 M1 病毒、呼肠孤病毒、新城疫病毒等)和基因编辑型病毒(如腺病毒、单纯疱疹病毒和痘病毒等)。

1) 非基因编辑病毒抗肿瘤机制

以呼肠孤病毒为例,呼肠孤病毒最早是从人和动物的呼吸道、肠道分离而得,却与任何疾病都不相关(一般不引起明显疾病,特别是对成年动物),因此将其命名为呼吸道、肠道、孤儿病毒。呼肠孤病毒具有独特的双链 RNA 基因组,可以激活蛋白激酶 R,抑制蛋白质的合成,促进细胞凋亡。目前,以呼肠孤病毒为主体开发的抗肿瘤药剂,如 talimogene laherparepvec(T-VEC,又名 IMLYGIC)已被批准用于治疗恶性黑素瘤[69]。

2) 基因编辑型病毒抗肿瘤机制

以腺病毒为例,腺病毒可通过在感染的肿瘤细胞内复制和表达 E1A 蛋白,增强肿瘤坏死因子所介导的肿瘤杀伤。腺病毒可通过敲除 *E1A* 或 *E1B* 基因构建条件复制型溶瘤腺病毒,例如 *DNX-2401* 是敲除 *E1A* 基因上的 24 个碱基对,并将 RGD-motif 插入 Fiber 的 H-loop 区,通过富集在肿瘤细胞中的整合素 $\alpha_v\beta_3/\alpha_v\beta_5$ 进入肿瘤细胞,从而增强病毒的选择性复制。ONYX-015 是 E1B 缺失病毒,可通过失调的 P53 信号转导通路在肿瘤细胞中复制。

(2) 病毒通过 TME 促肿瘤

人类乙肝病毒(HBV)通过感染肝脏细胞可引起肝脏急性或慢性炎性疾病,甚至会发展为肝硬化或肝细胞癌(HCC);EB 病毒(EBV)可感染免疫系统的上皮细胞和 B 细胞,并通过与 TME 作用,诱发鼻咽癌、胃癌和淋巴瘤;少部分人乳头瘤病毒(HPV)的感染可诱发宫颈上皮内瘤变和子宫颈癌。目前,研究者发现,HBV、EBV 与 HPV 感染主要通过调控 TME 中 T 细胞、抗原提呈细胞和微环境细胞因子刺激细胞癌变,促进肿瘤的生长。

1) 人类乙肝病毒

HBV 可上调细胞表面的免疫检查点 PD-L1,并结合 T 细胞表面的 PD-1,通过传递共抑制信号导致 PD-1 的细胞质结构域酪氨酸磷酸化(tyrosine phosphorylation)并招募磷酸酶 SHP2,使 TCR 近端信号分子去磷酸化,抑制 T 细胞活性[70];或通过 Treg 细胞干扰 $CD8^+$ T 细胞的增殖、活化、脱颗粒,促进肿瘤免疫逃逸[71]。

2) EB 病毒

EBV 肿瘤细胞可通过刺激趋化因子 9(C-X-C motif chemokine ligand 9, CXCL9)、C-C 趋化因子配体 22(C-C motif chemokine ligand 22, CCL22)的表达,并与 T 细胞表面 CXC 趋化因子受体 3(C-X-C motif chemokine receptor 3, CXCR3)、Treg 细胞表面 C-C 趋化因子受体 4(C-C motif chemokine receptor 4, CCR4)结合产生趋化作用,使 T 细胞、Treg 细胞浸润肿瘤组织[72, 73]。

EBV 可靶向人类白细胞抗原(human leukocyte antigen, HLA),阻断 T 细胞识别感染的细胞。EBV 在裂解复制期主要通过以下几种蛋白调控 HLA 表达:①病毒蛋白 BGLF1、BGLF5 可以通过降解 HLA Ⅰ的 mRNA,降低细胞表面 HLA Ⅰ水平[74];②BNLF2a 通过内质网,破坏肽链和 ATP(adenosine triphosphate)与 TAP(transporter associated with antigen processing)复合物抑制 TAP 转运,干扰 HLA 与肽链结合,导致细胞膜表面 HLA

Ⅰ降低[75]；③BILF1 可通过调控反式高尔基网（trans Golgi network）向细胞膜转运 HLA Ⅰ，促进 HLA Ⅰ的降解速率[76]；④EBV 可通过 BZLF1（bamHI Z leftward reading frame 1）抑制 IFN-γ 信号转导[77]和Ⅱ类主要组织相容性复合体反式激活因子（class Ⅱ major histocompatibility complex transactivator，CⅡTA）启动子的活性，导致 HLA Ⅱ表达的降低，或可通过 BZLF1 干扰恒定链的功能影响 HLA Ⅱ的表达；⑤EBV 亦可通过 gp42（EBV 糖蛋白）受体蛋白与 HLA Ⅱ结合，阻断 HLA Ⅱ与细胞受体结合，抑制 $CD4^+$ T 细胞活化，或通过核融合复合体（gp42、gH 和 gL）协同作用干扰 HLA Ⅱ抗原提呈[78, 79]。

3）人乳头瘤病毒

HPV 可以通过 hrHPV 感染上皮细胞灭活 $CD4^+$ T/$CD8^+$ T 细胞，促进子宫颈上皮内瘤变进展[80]；也可通过病毒蛋白 E5（HPV16）干扰 MHC/HLA Ⅰ的表达抑制 T 细胞活化；或通过病毒蛋白 E7 下调抗原转运子 TAP-1，降低 MHC-I 与抗原结合的能力，实现免疫逃逸[81]。另外，病毒蛋白 E5 也可与内质网周边磷酸化结合蛋白发生作用，调控第二组 CD1 分子（group 2 CD1 molecule，CD1d）折叠，并使用蛋白酶途径促进折叠失败后的 CD1d 降解，从而下调 CD1d，限制 NKT 细胞的抗原提呈[82]。HPV 还可以通过高危型人乳头瘤病毒（high-risk types of HPV，hrHPV）感染上皮细胞，产生免疫抑制的微环境，促进 HPV 特异性的 Treg 扩增，促进 TGF-β 和 IL-10 分泌，降低 $CD8^+$ T 细胞的浸润[83]，或通过 E2 蛋白结合上调 IL-10，并招募 $Foxp3^+$ Treg，降低 $CD8^+$ T 细胞的浸润。最后，hrHPV 亦可以通过抑制 NKp30、45、46、80 和 NKG2D 受体的激活，抑制 NK 细胞活化[84]。

（3）病毒与抗原提呈细胞作用

1）人类乙肝病毒

HBV 可通过乙肝病毒表面抗原（hepatitis B surface antigen，HBsAg）与巨噬细胞表面 CD14 结合，抑制信号转导（JNK、ERK、NF-κB 等）[85]，降低 IL-12、IL-18、IL-1β 和 IL-6 等炎症因子，增加 IL-10 和 TGF-β 的表达[86, 87]，最终促进巨噬细胞的极化。极化巨噬细胞的积累，又正向导致巨噬细胞向 M2 型分化，进一步促进肿瘤的发展，使 HCC 患者总体生存率降低[88-91]。

2）人乳头瘤病毒

感染 hrHPV 后，hrHPV E6 和 $hrHPV^+$ 癌细胞可以抑制外周血中单核细胞分化为成熟 DC 细胞，HPV E6/E7 可激活 DC 细胞中 PD-1/PD-L1 通路，介导 T 细胞失活，产生免疫耐受，从而使子宫内产生上皮瘤变[92]。另外，感染后的肿瘤又可通过分泌 GM-CSF 和 IL-2，促进巨噬细胞向 M2 型转变。M2 型巨噬细胞进一步分泌多种细胞因子和基质金属蛋白酶招募 Treg 细胞，抑制肿瘤免疫[93]。

（4）病毒与细胞因子作用

1）人类乙肝病毒

HBV 感染后，①乙肝病毒 X 蛋白（hepatitis B virus X protein，HBX）可促进 TGF-β 的转录和翻译，激活 JNK，使信号分子从 pSmad3C 途径转化为 pSmad3L 途径，促进肿瘤形成[94]；也可通过 Ras 与 Wnt 等信号通路激活下游 EMT 信号等，促进 HCC 的迁移[95]；②此外，HBx 可通过 Toll 样受体结合蛋白髓样分化因子 88（myeloid differentiation factor 88，MyD88）激活 NF-κB 与 MAPK，上调促炎细胞因子 IL-6，并通过 IL-6/JAK 途径激活转录因子 STAT3 促进肿瘤细胞的侵袭和转移[96]；也可选择性地促进 IL-8、IL-18 和 IL-23 的合成与分泌，导致恶性肿瘤的生长和转化[97]；③HBx 亦可通过上调肿瘤坏死因子 TNF-α 的表达，激活肿瘤微环境中 MMP、血管内皮生长因子与细胞存活等信号通路，介导 HCC 的发展[98]。

2）EB 病毒

研究表明，部分 EBV 蛋白产物可中和细胞因子作用：①EBV 感染细胞可分泌 BARF1 与 CSF-1 结合，从而降低 IFN-α 的表达[99]；②通过 BZLF1 诱导 SOCS3 的表达，影响 JAK/STAT 信号转导，降低单核细胞生成 IFN-α[100]；或通过 BZLF1 抑制 IRF7 转录，来降低 IFN-α 和 IFN-β 的表达，并通过抑制 NF-κB，减少 TGF-β 的生成，导致 PML 小体的形成被破坏，最终影响细胞抗 EBV 能力[101]。

3）人乳头瘤病毒

HPV 中的 E6 蛋白可以激活 STAT3，上调 IL-6，诱导肿瘤相关成纤维细胞的衰老，促进肿瘤的生长。HPV 感染的肿瘤可以分泌细胞因子（TGF-β、VEGF、IL-2、IL-6、IL-10 等）抑制辅助 T 细胞 Th1、Th2 的生成，从而抑制免疫应答[102, 103]。

5.2.5 病毒的检测

病毒的标本采集主要分为以下几种方法：从病原体入侵部位取材、从病原体感染的靶器官取材、根据病原体的排泄途径取材和从环境中采集标本等。如流感病毒从鼻咽拭子取样，乙型脑炎病毒从脑脊髓液取样、轮状病毒从粪便取样、乙型肝炎病毒从血液中取样等。取样后，应冷冻冷藏运输，并尽快送检。主要检测方法大致可分为以下几类。

（1）培养细胞的显微学观察

接种宿主细胞，制备不同稀释度的病毒液，感染细胞，观察细胞病变效应（cytopathic effect，CPE）后，使用 Giemsa 染色，随后使用 Giemsa 缓冲溶液、丙酮、丙酮-二甲苯等溶液处理后，利用显微镜观察 CPE[104, 105]。

（2）荧光定量 PCR

荧光定量 PCR 是近年来在医学检验中普遍采用的一种 DNA 类生物标志物的定量检测方法。主要在 5’端标记荧光基团，3’标记荧光淬灭基团。未扩增时，探针以游离形式存在，淬灭剂和荧光基团接近，由于封闭作用，体系中荧光较弱。PCR 扩增后，探针与模板特异性结合，淬灭基团和荧光基团距离变远，封闭作用减弱，荧光基团的强弱随病毒原始浓度的增加而增加[106]。

（3）免疫荧光

使用免疫荧光检测病毒时，需要先接种宿主细胞，随后感染病毒，使用预冷甲醇固定细胞，triton X-100 破膜后孵育一抗、二抗，在相差和荧光显微镜下观察结果[107]。

（4）测序

使用测序方法检测病毒时，需要利用 Primer 设计扩增引物，分离提取病毒，裂解病毒获取 DNA/RNA，随后使用试剂盒配置 PCR 反应体系，使用电泳确定 PCR 扩增目的条带，回收目的条带，纯化后测定浓度，使用正反向测序引物进行双向测序，并拼接全基因组。

（5）胶体金免疫层

胶体金免疫层检测法主要分为双抗体夹心法、双抗原夹心法、捕捉法和竞争抑制法。双抗体夹心法主要用于检测较大的生物分子及颗粒抗原如细菌、病毒、蛋白质等。当样品加入时，由于毛细管作用，样品沿样品垫到吸水垫方向移动。样品内抗原首先与金标抗体结合，形成金颗粒—抗体—抗原，随着样品移动到检测带，抗原与检测带上的包被抗体结合，形成金颗粒—抗体—抗原—包被抗体，使金颗粒在检测带聚集，形成肉眼可见的红色。若样品中无待检测抗原，金标抗体会在质控带上与二抗发生反应，形成金颗粒—抗体—二抗，使质控带显色。双抗原夹心法原理与前者类似，即将抗体换成抗原。捕捉法主要用于检测病原微生物感染人体后产生的特异性抗体，IgM 主要用于感染性疾病初期诊断，IgG 主要用于流行性疾病的恢复期或疫苗接种后免疫效果观察。主要检测原理是胶体金颗粒包被抗人 IgG/IgM 单抗或多抗，检测时，血清中的抗体首先被金标抗体捕获，并在检测线上与特异性抗原结合，形成红色条带。对于小分子抗原的检测，由于小分子只有一个抗原位点，无法使用双抗体夹心检测，此时主要使用竞争法、抑制法。检测时，样品中的抗原首先与金标记单克隆抗体结合，行至检测带时，若金标抗体上抗原饱和，则不能与检测带上抗原结合，不会出现红色条带，若样品中无抗原则金标抗体与检测带的抗原结合，形成红色条带[108, 109]。

（6）化学发光免疫

化学发光免疫分析技术是将化学发光反应和免疫反应相结合，用于检测微量抗原或抗体的新型标记免疫测定技术。主要分为直接化学发光如异鲁米诺、吖啶酯等直接标记抗原或抗体，免疫反应后，直接引发化学发光反应进行检测；间接化学发光主要采用发光酶等标记抗原或抗体，免疫反应后，加入发光底物，最后根据发光强度来进行抗原抗体的检测；电化学发光主要使用三联吡啶钌标记抗体，反应时受电子供体激发发光[110]。

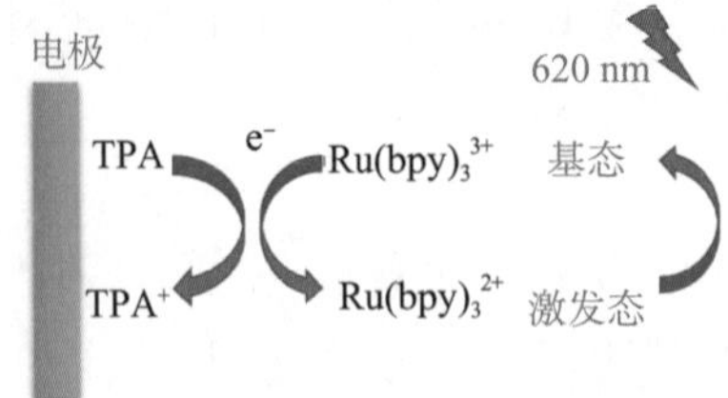

图 5-2　电化学发光机制

（7）CRISPR-Cas13a

CRISPR 的高灵敏度酶促解锁技术（specific high-sensitivity enzymatic reporter unlocking，SHERLOCK）首先使用重组酶聚合酶扩增（recombinase polymerase amplification, RPA)试剂盒等温扩增提取核酸样品,然后使用 Cas13a 检测预先扩增的病毒 RNA 序列,最后使用试纸/层析纸快速读取检验结果[111, 112]。

(8) 电化学检测方法

电化学生物传感器是将生物识别物固定于生物识别原件表面,让其与检测物发生反应,并使用转换元件将生物信号转换为电信号,最后由采集器与处理装置将电信号放大并输出。以腺病毒检测为例,电化学生物检测时,可以将腺病毒特异性 IgG 固定在电极上以检测腺病毒[113]。或将特异性单链 DNA 固定在电极上,以实现 H7N9 病毒的定量检测[114]。

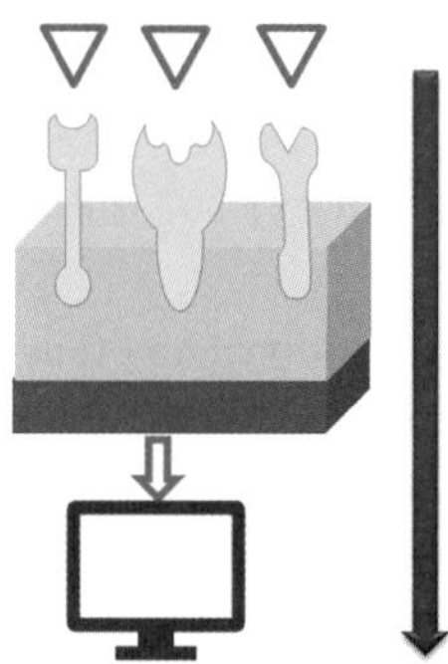

图 5-3　电化学生物传感器组成原件

5.3 总结

微生物遍布全身并影响着宿主的代谢和免疫。虽然随着研究的深入,人们对微生物群在肿瘤和肿瘤治疗中的作用越来越了解,但相关的作用机制仍需进一步研究。深入研究微生物在肿瘤微环境中的作用将为肿瘤治疗提供有价值的见解。

(郑泽柠、巫民康、秦洁玲)

参考文献

1. Nejman D, Livyatan I, Fuks G, et al. The human tumor microbiome is composed of tumor type-specific intracellular bacteria[J]. Science, 2020, 368(6494): 973-980.
2. Chattopadhyay I, Verma M, Panda M. Role of oral microbiome signatures in diagnosis and prognosis of oral cancer[J]. Technology in cancer research & treatment, 2019, 18: 1-16.
3. Macfarlane T V, Macfarlane G J, Oliver R J, et al. The aetiology of upper aerodigestive tract

cancers among young adults in Europe: the ARCAGE study[J]. Cancer Causes & Control, 2010, 21(12): 2213-2221.

4. Radoï L, Paget-Bailly S, Cyr D, et al. Tobacco smoking, alcohol drinking and risk of oral cavity cancer by subsite: results of a French population-based case-control study, the ICARE study[J]. European journal of cancer prevention, 2013, 22(3): 268-276.
5. Yang C Y, Yeh Y M, Yu H Y, et al. Oral microbiota community dynamics associated with oral squamous cell carcinoma staging[J]. Frontiers in microbiology, 2018, 9: 862.
6. Zhao H, Chu M, Huang Z, et al. Variations in oral microbiota associated with oral cancer[J]. Scientific reports, 2017, 7(1): 1-10.
7. Coussens L M, Werb Z. Inflammation and cancer[J]. Nature, 2002, 420(6917): 860-867.
8. Dewhirst F E, Chen T, Izard J, et al. The human oral microbiome[J]. Journal of bacteriology, 2010, 192(19): 5002-5017.
9. Verma D, Garg P K, Dubey A K. Insights into the human oral microbiome[J]. Archives of microbiology, 2018, 200(4): 525-540.
10. Zhang Z, Yang J, Feng Q, et al. Compositional and functional analysis of the microbiome in tissue and saliva of oral squamous cell carcinoma[J]. Frontiers in Microbiology, 2019, 10: 1439.
11. Geng F, Zhang Y, Lu Z, et al. Fusobacterium nucleatum caused DNA damage and promoted cell proliferation by the Ku70/p53 pathway in oral cancer cells[J]. DNA and cell biology, 2020, 39(1): 144-151.
12. Zhang S, Li C, Liu J, et al. Fusobacterium nucleatum promotes epithelial-mesenchymal transiton through regulation of the lncRNA MIR4435-2HG/miR-296-5p/Akt2/SNAI1 signaling pathway[J]. The FEBS journal, 2020, 287(18): 4032-4047.
13. Kamarajan P, Ateia I, Shin J M, et al. Periodontal pathogens promote cancer aggressivity via TLR/MyD88 triggered activation of Integrin/FAK signaling that is therapeutically reversible by a probiotic bacteriocin[J]. PLoS pathogens, 2020, 16(10): 1-18.
14. Bommareddy P K, Shettigar M, Kaufman H L. Integrating oncolytic viruses in combination cancer immunotherapy[J]. Nature Reviews Immunology, 2018, 18(8): 498-513.
15. Perera M, Al-Hebshi N N, Perera I, et al. Inflammatory bacteriome and oral squamous cell carcinoma[J]. Journal of dental research, 2018, 97(6): 725-732.
16. Lu Y C, Yeh W C, Ohashi P S. LPS/TLR4 signal transduction pathway[J]. Cytokine, 2008, 42(2): 145-151.
17. Al-Hebshi N N, Nasher A T, Maryoud M Y, et al. Inflammatory bacteriome featuring Fusobacterium nucleatum and Pseudomonas aeruginosa identified in association with oral squamous cell carcinoma[J]. Scientific reports, 2017, 7(1): 1-10.
18. Healy C M, Moran G P. The microbiome and oral cancer: more questions than answers[J]. Oral oncology, 2019, 89: 30-33.
19. Seitz H K, Pöschl G, Simanowski U A. Alcohol and cancer[J]. Recent developments in alcoholism, 1998: 67-95.
20. Marttila E, Uittamo J, Rusanen P, et al. Acetaldehyde production and microbial colonization in oral squamous cell carcinoma and oral lichenoid disease[J]. Oral surgery, oral medicine, oral pathology and oral radiology, 2013, 116(1): 61-68.
21. Homann N, Jousimies-Somer H, Jokelainen K, et al. High acetaldehyde levels in saliva after ethanol consumption: methodological aspects and pathogenetic implications[J]. Carcinogenesis, 1997, 18(9): 1739-1743.
22. Gainza-Cirauqui M L, Nieminen M T, Novak Frazer L, et al. Production of carcinogenic acetaldehyde by Candida albicans from patients with potentially malignant oral mucosal disorders[J].

Journal of Oral Pathology & Medicine, 2013, 42(3): 243-249.

23. Krogh P, Hald B, Holmstrup P. Possible mycological etiology of oral mucosal cancer: catalytic potential of infecting Candida aibicans and other yeasts in production of N-nitrosobenzylmethylamine [J]. Carcinogenesis, 1987, 8(10): 1543-1548.

24. Sato-Suzuki Y, Washio J, Wicaksono D P, et al. Nitrite-producing oral microbiome in adults and children[J]. Scientific reports, 2020, 10(1): 1-12.

25. Mills A L, Alexander M. N-Nitrosamine formation by cultures of several microorganisms [J]. Applied and Environmental Microbiology, 1976, 31(6): 892-895.

26. Calmels S, Ohshima H, Bartsch H. Nitrosamine formation by denitrifying and non-denitrifying bacteria: implication of nitrite reductase and nitrate reductase in nitrosation catalysis [J]. Microbiology, 1988, 134(1): 221-226.

27. Chinese guidelines for diagnosis and treatment of the People N H C. Chinese guidelines for diagnosis and treatment of esophageal carcinoma 2018 (English version) [J]. Chinese Journal of Cancer Research, 2019, 31(2): 223-258.

28. Lagergren J, Lagergren P. Oesophageal cancer[J]. Bmj British Medical Journal, 2010, 341(7784): 1207-1211.

29. Mannell A, Plant M, Frolich J. The microflora of the oesophagus[J]. Annals of the Royal College of Surgeons of England, 1983, 65(3): 152-154.

30. May M, Abrams J A. Emerging insights into the esophageal microbiome[J]. Current treatment options in gastroenterology, 2018, 16(1): 72-85.

31. Elliott D R F, Walker A W, O'Donovan M, et al. A non-endoscopic device to sample the oesophageal microbiota: a case-control study[J]. The lancet Gastroenterology & hepatology, 2017, 2(1): 32-42.

32. Lv J, Guo L, Liu J J, et al. Alteration of the esophageal microbiota in Barrett's esophagus and esophageal adenocarcinoma[J]. World journal of gastroenterology, 2019, 25(18): 2149-2161.

33. Kleerebezem M, Hols P, Bernard E, et al. The extracellular biology of the lactobacilli[J]. FEMS microbiology reviews, 2010, 34(2): 199-230.

34. Islami F, Kamangar F. Helicobacter pylori and esophageal cancer risk: a meta-analysis[J]. Cancer prevention research, 2008, 1(5): 329-338.

35. Nie S, Chen T, Yang X, et al. Association of h elicobacter pylori infection with esophageal adenocarcinoma and squamous cell carcinoma: a meta-analysis[J]. Diseases of the Esophagus, 2014, 27(7): 645-653.

36. Gall A, Fero J, McCoy C, et al. Bacterial composition of the human upper gastrointestinal tract microbiome is dynamic and associated with genomic instability in a Barrett's esophagus cohort[J]. PloS one, 2015, 10(6): 1-15.

37. Chow W H, Blaser M J, Blot W J, et al. An inverse relation between cagA+ strains of Helicobacter pylori infection and risk of esophageal and gastric cardia adenocarcinoma[J]. Cancer research, 1998, 58(4): 588-590.

38. Wren A M, Bloom S R. Gut hormones and appetite control[J]. Gastroenterology, 2007, 132(6): 2116-2130.

39. Doorakkers E, Lagergren J, Santoni G, et al. Helicobacter pylori eradication treatment and the risk of Barrett's esophagus and esophageal adenocarcinoma[J]. Helicobacter, 2020, 25(3): 1-12.

40. Zaidi A H, Kelly L A, Kreft R E, et al. Associations of microbiota and toll-like receptor signaling pathway in esophageal adenocarcinoma[J]. BMC cancer, 2016, 16(1): 1-10.

41. Yamamura K, Izumi D, Kandimalla R, et al. Intratumoral Fusobacterium nucleatum levels predict therapeutic response to neoadjuvant chemotherapy in esophageal squamous cell carcinoma [J].

Clinical Cancer Research, 2019, 25(20): 6170-6179.

42. Yang Y, Weng W, Peng J, et al. Fusobacterium nucleatum increases proliferation of colorectal cancer cells and tumor development in mice by activating toll-like receptor 4 signaling to nuclear factor-κB, and up-regulating expression of microRNA-21[J]. Gastroenterology, 2017, 152(4): 851-866.

43. Wu S, Powell J, Mathioudakis N, et al. Bacteroides fragilis enterotoxin induces intestinal epithelial cell secretion of interleukin - 8 through mitogen-activated protein kinases and a tyrosine kinase-regulated nuclear factor-κB pathway[J]. Infection and immunity, 2004, 72(10): 5832-5839.

44. Wu S, Rhee K J, Albesiano E, et al. A human colonic commensal promotes colon tumorigenesis via activation of T helper type 17 T cell responses[J]. Nature medicine, 2009, 15(9): 1016-1022.

45. Andreeva N V, Gabbasova R R, Grivennikov S I. Microbiome in cancer progression and therapy[J]. Current opinion in microbiology, 2020, 56: 118-126.

46. Grąt M, Wronka K M, Krasnodębski M, et al. Profile of gut microbiota associated with the presence of hepatocellular cancer in patients with liver cirrhosis[J]. Transplantation proceedings, 2016, 48(5): 1687-1691.

47. Fox J G, Feng Y, Theve E J, et al. Gut microbes define liver cancer risk in mice exposed to chemical and viral transgenic hepatocarcinogens[J]. Gut, 2010, 59(01): 88-97.

48. Louis P, Hold G L, Flint H J. The gut microbiota, bacterial metabolites and colorectal cancer[J]. Nature reviews microbiology, 2014, 12(10): 661-672.

49. Mason W S, Seal G, Summers J. Virus of Pekin ducks with structural and biological relatedness to human hepatitis B virus.[J]. Journal of virology, 1980, 36(3): 829-836.

50. Laurence C, Cécile V, Jean D. Hepatitis C virus entry: potential receptors and their biological functions.[J]. The Journal of general virology, 2006, 87(5): 1075-1084.

51. 张箭.天花的起源、传布、危害与防治[J].科学技术与辩证法,2002,19(4):54-57.

52. Stefan R. Edward Jenner and the history of smallpox and vaccination.[J]. Proceedings, 2005, 18(1): 21-25.

53. Berche P. Louis Pasteur, from crystals of life to vaccination[J]. Clinical Microbiology and Infection, 2012, 18(5): 1-6.

54. Lechevalier H. Dmitri Iosifovich Ivanovski (1864—1920)[J]. Bacteriological reviews, 1972, 36(2): 135-145.

55. Beijerinck M J P C. Concerning a contagium viwm fluidum as cause of the spot disease of tobacco leaves[J]. Verhandelingen der Koninklijke akademie van Wetenschappen te Amsterdam, 1898, 7(1): 33-52.

56. Mahy B W J. Introduction and history of foot-and-mouth disease virus.[J]. Current topics in microbiology and immunology, 2005, 288: 1-8.

57. Temin H M and Rubin H. Characteristics of an assay for Rous sarcoma virus and Rous sarcoma cells in tissue culture[J]. Virology, 1958, 6(3): 669-688.

58. Eric J N, Jason B H, Glenn M J, et al. Cholera transmission: the host, pathogen and bacteriophage dynamic.[J]. Nature reviews, 2009, 7(10): 693-702.

59. Stanley W M. Isolation of a crystalline protein possessing the properties of tobacco-mosaic virus[J]. Science, 1935, 81(2113): 644-645.

60. Mahua D, Atique U A, Maciej S L. Cytomegalovirus and glioma: putting the cart before the horse[J]. Journal of neurology, neurosurgery, and psychiatry, 2015, 86(2): 191-199.

61. Rous P. Parabiosis as a test for circulating anti-bodies in cancer: first paper[J]. The Journal of experimental medicine, 1909, 11(6): 810-814.

62. Howley P M, Livingston D M. Small DNA tumor viruses: large contributors to biomedical sciences

[J]. Virology, 2008, 384(2): 256-259.
63. Gross L. The fortuitous isolation and identification of the polyoma virus[J]. Cancer research, 1976, 36(11): 4195-4196.
64. Ronald T J, Janet S Butel. The history of tumor virology[J]. Cancer research, 2008, 68(19): 7693-7706.
65. Gallo R C, Sarin P S, Gelmann E P, et al. Isolation of human T-cell leukemia virus in acquired immune deficiency syndrome (AIDS)[J]. Science, 1983, 220(4599): 865-867.
66. Colombo M, Choo Q L, Ninno E D, et al. Prevalence of antibodies to hepatitis C virus in Italian patients with hepatocellular carcinoma[J]. The Lancet, 1989, 334(8670): 1006-1008.
67. Elizabeth M. DNA tumor virus transforming proteins and the cell cycle[J]. Current Opinion in Genetics & Development, 1993, 3(1): 63-70.
68. Weiss R, Teich N, Varmus H, et al. Molecular biology of tumor viruses: RNA tumor viruses[M]. New York: Cold Spring Harbor Laboratory, 1984.
69. Dharmadhikari N, Mehnert J M, Kaufman H L. Oncolytic virus immunotherapy for melanoma[J]. Current treatment options in oncology, 2015, 16(3): 1-15.
70. Freeman G J. Structures of PD-1 with its ligands: sideways and dancing cheek to cheek[J]. Proceedings of the National Academy of Sciences, 2008, 105(30): 10275-10276.
71. Fu J, Xu D, Liu Z, et al. Increased regulatory T cells correlate with CD8 T-cell impairment and poor survival in hepatocellular carcinoma patients[J]. Gastroenterology, 2007, 132(7): 2328-2339.
72. Kim S Y, Park C, Kim H J, et al. Deregulation of immune response genes in patients with Epstein-Barr virus-associated gastric cancer and outcomes[J]. Gastroenterology, 2015, 148(1): 137-147.
73. Zhang N N, Chen J N, Xiao L, et al. Accumulation mechanisms of CD4 (+) CD25 (+) FOXP3 (+) regulatory T cells in EBV-associated gastric carcinoma[J]. Sci Rep, 2015, 5: 18057.
74. van Gent M, Braem S G E, de Jong A, et al. Epstein-Barr virus large tegument protein BPLF1 contributes to innate immune evasion through interference with toll-like receptor signaling[J]. PLoS pathogens, 2014, 10(2): e1003960.
75. Horst D, Van Leeuwen D, Croft N P, et al. Specific targeting of the EBV lytic phase protein BNLF2a to the transporter associated with antigen processing results in impairment of HLA class I-restricted antigen presentation[J]. The Journal of Immunology, 2009, 182(4): 2313-2324.
76. Zuo J, Currin A, Griffin B D, et al. The Epstein-Barr virus G-protein-coupled receptor contributes to immune evasion by targeting MHC class I molecules for degradation[J]. PLoS pathogens, 2009, 5(1): e1000255.
77. Apcher S, Komarova A, Daskalogianni C, et al. mRNA translation regulation by the Gly-Ala repeat of Epstein-Barr virus nuclear antigen 1[J]. Journal of virology, 2009, 83(3): 1289-1298.
78. Ressing M E, Van Leeuwen D, Verreck F A W, et al. Interference with T cell receptor-HLA-DR interactions by Epstein-Barr virus gp42 results in reduced T helper cell recognition[J]. Proceedings of the National Academy of Sciences, 2003, 100(20): 11583-11588.
79. Ressing M E, Van Leeuwen D, Verreck F A W, et al. Epstein-Barr virus gp42 is posttranslationally modified to produce soluble gp42 that mediates HLA class II immune evasion[J]. Journal of virology, 2005, 79(2): 841-852.
80. Kobayashi A, Weinberg V, Darragh T, et al. Evolving immunosuppressive microenvironment during human cervical carcinogenesis[J]. Mucosal immunology, 2008, 1(5): 412-420.
81. Deligeoroglou E, Giannouli A, Athanasopoulos N, et al. HPV infection: immunological aspects and their utility in future therapy[J]. Infectious diseases in obstetrics and gynecology, 2013, 11(6): 1-5.
82. Miura S, Kawana K, Schust D J, et al. CD1d, a sentinel molecule bridging innate and adaptive immunity, is downregulated by the human papillomavirus (HPV) E5 protein: a possible mechanism

for immune evasion by HPV[J]. Journal of virology, 2010, 84(22): 11614-11623.

83. Bermúdez-Morales V H, Peralta-Zaragoza O, AlcocerGonzález J M, et al. IL-10 expression is regulated by HPV E2 protein in cervical cancer cells[J]. Molecular medicine reports, 2011, 4(2): 369-375.

84. Jimenez-Perez M I, Jave-Suarez L F, Ortiz-Lazareno P C, et al. Cervical cancer cell lines expressing NKG2D-ligands are able to down-modulate the NKG2D receptor on NKL cells with functional implications[J]. BMC immunology, 2012, 13(1): 1-10.

85. Vanlandschoot P, Van Houtte F, Roobrouck A, et al. Hepatitis B virus surface antigen suppresses the activation of monocytes through interaction with a serum protein and a monocyte-specific receptor[J]. Journal of General Virology, 2002, 83(6): 1281-1289.

86. Roth S, Gong W R, Gressner A M. Expression of different isoforms of TGF-β and the latent TGF-β binding protein (LTBP) by rat Kupffer cells[J]. Journal of hepatology, 1998, 29(6): 915-922.

87. Vanlandschoot P, Roobrouck A, Van Houtte F, et al. Recombinant HBsAg, an apoptotic-like lipoprotein, interferes with the LPS-induced activation of ERK-1/2 and JNK-1/2 in monocytes[J]. Biochemical and biophysical research communications, 2002, 297(3): 486-491.

88. Shirabe K, Mano Y, Muto J, et al. Role of tumor-associated macrophages in the progression of hepatocellular carcinoma[J]. Surgery today, 2012, 42(1): 1-7.

89. Kuang D M, Zhao Q, Peng C, et al. Activated monocytes in peritumoral stroma of hepatocellular carcinoma foster immune privilege and disease progression through PD-L1[J]. Journal of Experimental Medicine, 2009, 206(6): 1327-1337.

90. Kuang D M, Peng C, Zhao Q, et al. Activated monocytes in peritumoral stroma of hepatocellular carcinoma promote expansion of memory T helper 17 cells[J]. Hepatology, 2010, 51(1): 154-164.

91. Li H, Wu K, Tao K, et al. Tim-3/galectin-9 signaling pathway mediates T-cell dysfunction and predicts poor prognosis in patients with hepatitis B virus-associated hepatocellular carcinoma[J]. Hepatology, 2012, 56(4): 1342-1351.

92. Rice A E, Latchman Y E, Balint J P, et al. An HPV-E6/E7 immunotherapy plus PD-1 checkpoint inhibition results in tumor regression and reduction in PD-L1 expression[J]. Cancer gene therapy, 2015, 22(9): 454-462.

93. Tang X, Mo C, Wang Y, et al. Anti-tumour strategies aiming to target tumour-associated macrophages[J]. Immunology, 2012, 138(2):93-104.

94. Murata M, Matsuzaki K, Yoshida K, et al. Hepatitis B virus X protein shifts human hepatic transforming growth factor (TGF)-β signaling from tumor suppression to oncogenesis in early chronic hepatitis B[J]. Hepatology, 2009, 49(4): 1203-1217.

95. Chen H Y, Chen Z X, Huang R F, et al. Hepatitis B virus X protein activates human hepatic stellate cells through upregulating TGFβ1[J]. Genet Mol Res, 2014, 13(4): 8645-8656.

96. Xiang W Q, Feng W F, Ke W, et al. Hepatitis B virus X protein stimulates IL-6 expression in hepatocytes via a MyD88-dependent pathway[J]. Journal of hepatology, 2011, 54(1): 26-33.

97. Xia L, Tian D, Huang W, et al. Upregulation of IL-23 expression in patients with chronic hepatitis B is mediated by the HBx/ERK/NF-κB pathway[J]. The Journal of Immunology, 2012, 188(2): 753-764.

98. Bhat N R, Zhang P, Lee J C, et al. Extracellular signal-regulated kinase and p38 subgroups of mitogen-activated protein kinases regulate inducible nitric oxide synthase and tumor necrosis factor-α gene expression in endotoxin-stimulated primary glial cultures[J]. Journal of Neuroscience, 1998, 18(5): 1633-1641.

99. Decaussin G, Sbih-Lammali F, Turenne-Tessier M, et al. Expression of BARF1 gene encoded by Epstein-Barr virus in nasopharyngeal carcinoma biopsies[J]. Cancer research, 2000, 60(19):

5584-5588.
100. Chen H, Lee J M, Wang Y, et al. The Epstein-Barr virus latency Bam HI-Q promoter is positively regulated by STATs and Zta interference with JAK/STAT activation leads to loss of Bam HI-Q promoter activity[J]. Proceedings of the National Academy of Sciences, 1999, 96(16): 9339-9344.
101. Bentz G L, Liu R, Hahn A M, et al. Epstein-Barr virus BRLF1 inhibits transcription of IRF3 and IRF7 and suppresses induction of interferon-β[J]. Virology, 2010, 402(1): 121-128.
102. Mannino M H, Zhu Z, Xiao H, et al. The paradoxical role of IL-10 in immunity and cancer[J]. Cancer letters, 2015, 367(2): 103-107.
103. Rébé C, Végran F, Berger H, et al. STAT3 activation: a key factor in tumor immunoescape[J]. Jak-stat, 2013, 2(1): 56-61.
104. Matsumoto S. Electron microscope studies of rabies virus in mouse brain[J]. The Journal of Cell Biology, 1963, 19(3): 565-591.
105. Kasza L, Shadduck J A, Christofinis G J. Establishment, viral susceptibility and biological characteristics of a swine kidney cell line SK-6[J]. Research in veterinary science, 1972, 13(1): 46-53.
106. Spackman E, Senne D A, Myers T J, et al. Development of a real-time reverse transcriptase PCR assay for type A influenza virus and the avian H5 and H7 hemagglutinin subtypes[J]. Journal of clinical microbiology, 2002, 40(9): 3256-3260.
107. Henchal E A, Gentry M K, McCown J M, et al. Dengue virus-specific and flavivirus group determinants identified with monoclonal antibodies by indirect immunofluorescence [J]. The American journal of tropical medicine and hygiene, 1982, 31(4): 830-836.
108. Hayat M A. Colloidal gold: principles, methods, and applications [M]. Amsterdam: Elsevier, 2012.
109. Petrie B L, Greenberg H B, Graham D Y, et al. Ultrastructural localization of rotavirus antigens using colloidal gold[J]. Virus research, 1984, 1(2): 133-152.
110. Delaney J L, Hogan C F, Tian J, et al. Electrogenerated chemiluminescence detection in paper-based microfluidic sensors[J]. Analytical chemistry, 2011, 83(4): 1300-1306.
111. Kellner M J, Koob J G, Gootenberg J S, et al. SHERLOCK: nucleic acid detection with CRISPR nucleases[J]. Nature protocols, 2019, 14(10): 2986-3012.
112. Gootenberg J S, Abudayyeh O O, Kellner M J, et al. Multiplexed and portable nucleic acid detection platform with Cas13, Cas12a, and Csm6[J]. Science, 2018, 360(6387): 439-444.
113. Caygill R L, Hodges C S, Holmes J L, et al. Novel impedimetric immunosensor for the detection and quantitation of Adenovirus using reduced antibody fragments immobilized onto a conducting copolymer surface[J]. Biosensors and Bioelectronics, 2012, 32(1): 104-110.
114. Dong S, Zhao R, Zhu J, et al. Electrochemical DNA biosensor based on a tetrahedral nanostructure probe for the detection of avian influenza A (H7N9) virus[J]. ACS applied materials & interfaces, 2015, 7(16): 8834-8842.

6

肿瘤干细胞微环境

细胞在体内处于复杂的微环境中，其正常的生长、分化以及成熟依赖于胞内和胞外信号分子网络的相互协调作用。与之相似，肿瘤干细胞(cancer stem cell, CSC)的自我更新，干性的维持以及分化也需要肿瘤微环境的参与。TME 与 CSC 在许多方面都有紧密的相互作用，微环境可以调控 CSC 的异质性和可塑性，反过来，CSC 也可以重塑 TME 得以生存。因此，研究者试图寻找特异的靶向 CSC 与微环境相互作用的关键因子，阻断 CSC 赖以生存的“土壤”，来提高肿瘤治疗的特异性和有效性。本章将介绍 CSC 理论的起始及演变，阐明 CSC 与 TME 相互紧密作用的机制，讨论微环境通过调控 CSC 促进肿瘤发生以及造成肿瘤转移和耐药的机制，并探讨基于这些机制的潜在治疗策略。

6.1 肿瘤干细胞

随着肿瘤生物学研究的日渐深入，肿瘤的诊断以及临床治疗也得到了长足的进步，但肿瘤的耐药、复发和转移随之成为亟待解决的问题。已有研究表明 CSC 与肿瘤的耐药、复发和转移密切相关，因此进一步了解并揭示 CSC 的特性对于提高临床肿瘤患者的治疗效果以及改善预后具有非常重要的意义。

6.1.1 肿瘤干细胞理论的起始与演变

CSC 也被称作肿瘤起始细胞(tumor-initiating cell, TIC)，是肿瘤细胞群体中处于相对静息状态并具有高度自我更新和多向分化潜能的一小群细胞，在肿瘤异质性中发挥重要作用。CSC 假说起始于 20 世纪对癌症形态学异质性的观察结果，肿瘤内部有复杂的分级结构，包含恶性程度不同的细胞群体，其中的 CSC 是肿瘤起始、复发、转移和耐药的根源。有研究认为，已分化肿瘤细胞或组织驻留干细胞中信号通路的突变以及表观遗传改变、微环境影响、细胞融合还有代谢重编程都可能参与 CSC 的形成[1, 2]。1994 年，研究者首先在急性髓系白血病中，通过流式细胞术鉴定出了 $CD34^{+}$ $CD38^{-}$ CSC 的存在[3]。随后，在其他众多类型的实体瘤中也相继鉴定出 CSC，包括乳腺癌、胶质瘤、肺癌以及结肠癌等。乳腺癌 CSC 首先在 2003 年被发现，研究者通过在免疫缺陷鼠中移植人的乳腺癌细胞发现，仅仅 100 个 $CD44^{+}$ $CD24^{-/low}$ $Lineage^{-}$ 表型的人乳腺癌细胞就能在小鼠体内形成肿瘤[4]。之后又有研究者发现一群 $CD133^{+}$ 的脑 CSC 可以在体外培养中分化成与患者肿瘤细胞表型相似的癌细胞[5]。肺癌干细胞在 2005 年被鉴定出，这群细胞分布于支气管肺泡连接处，可被

K-ras 转化并在体内形成肿瘤[6]。2007 年，首次发现白血病干细胞的研究团队又在结肠癌中鉴定出了 $CD133^+$ CSC 的存在，该群细胞在移植瘤实验中除了可以自我维持外，还能分化并重建肿瘤异质群体[7]。

CSC 主要通过特异 marker 的表达被鉴定或分选，随着 CSC 研究的深入以及相关技术的革新，越来越多的 CSC marker 被发现。同一个 marker 可用于指征不同类型的 CSC，例如 CD44、CD133、上皮细胞黏附分子(epithelial cell adhesion molecule，EpCAM)、富含亮氨酸重复单位的 G 蛋白偶联受体 5(leucine-rich-repeat-containing G-protein-coupled receptor 5，LGR5)等；另外，同一种肿瘤中也包含由不同 marker 标记的多种类型的 CSC 群体，这些不同类型的 CSC 赋予肿瘤多种复杂的恶性特性。

6.1.2 肿瘤干细胞的特性

癌组织中的肿瘤细胞是有严格层级组织的，而其中的 CSC 被认为是肿瘤持续生长的根源。CSC 具有类似于正常干细胞的特性，包括自我更新、多向分化以及静息状态，这些特性被统称为干性。自我更新是 CSC 最重要的特性，可通过不对称分裂产生一个相同的 CSC 和一个分化的癌细胞，或者通过对称分裂产生两个完全相同的子代干细胞。CSC 的自我更新能力对于肿瘤的起始至关重要，这一结论通过多种小鼠模型中少量分选的 CSC 的强成瘤能力得以验证。Wnt/β-catenin 信号通路对于 CSC 自我更新能力的维持非常重要，其过表达或活化能促进 CSC marker 的表达，包括 CD44、EpCAM 和 Oct4[8]。CSC 中 Hedgehog 信号通路也处于异常活化状态，在 CSC 的自我更新中发挥重要作用。此外还有许多其他信号通路参与调控 CSC 的增殖和分化，包括 PI3K/AKT/mTOR 信号通路、NOTCH 信号通路、TGF-β 信号通路等。CSC 与肿瘤的转移密切相关，并且具有转移至特定组织器官的能力。有研究发现 ALDH1 在弥漫型淋巴结转移肿瘤中异常高表达[9]。CSC 处于相对不活跃的静息状态而使其对传统治疗不敏感，这也是化疗杀伤普通肿瘤细胞后复发的原因。此外，CSC 也介导肿瘤的转移和耐药。外泌体是来自细胞的包含 mRNA、miRNA、酶和蛋白质的囊泡，也可参与 CSC 介导的器官特异性转移，外泌体整合素 α6β4 和 αvβ5 可分别被肺和肝驻留细胞摄取，协助转移前微环境的形成[10]。

最近的研究显示 CSC 是一群异质性干细胞群体，具有很强的表型不稳定性。研究发现 $CD271^-$ 和 $CD271^+$ 黑色素瘤细胞在 NOD/SCID 小鼠中均具有成瘤能力[11]。CD166 相对于 CD133、CD44 或 EpCAM 被认为是更可靠的肺 CSC marker[12]。在三阴性乳腺癌中，高表达的 Notch4 标记间充质样乳腺肿瘤干细胞(breast cancer stem cell，BCSC)优于常用的 $CD44^+CD24^-$ marker[13]。CSC 的这些异质性给肿瘤的研究及治疗带来了更多的挑战。此外 CSC 还具有很强的可塑性，CSC 和非 CSC 在一定条件下可以相互转化，抑癌基因 *PTEN* 突变会使乳腺上皮细胞获得干细胞特性。有关乳腺癌的研究发现，存在 $CD44^+CD24^-$ 的 EMT 样和 $ALDH^+$ 的间质上皮转化(mesenchymal-epithelial transition，MET)样两群

BCSC，二者可以发生表型转换，在不同时空条件下赋予肿瘤侵袭、弥散，进而在转移灶定植生长的能力[14]。

6.2 肿瘤干细胞微环境

TME是肿瘤赖以生存的复杂生态系统，对肿瘤细胞以及CSC的生物学行为都有着极其重要的调控作用。其包含维持肿瘤特性所必需的各种非细胞组分（如血管、细胞信号分子及细胞外基质等），还有细胞组分（如免疫细胞、成纤维细胞、脂肪细胞、内皮细胞、间充质细胞以及周细胞等），这些细胞组分在基因水平、表观遗传水平和表型水平都具有明显的异质性，它们相互协调，以不同的方式调控肿瘤进程。非肿瘤细胞以及分化的肿瘤细胞通过直接的活性调节或参与关键的生物学进程（如生长、转移、血管形成和免疫逃逸等方式）与CSC相互作用。除此之外，相比于周围正常组织，TME中的细胞外基质组分在构成成分、组织方式和转录后修饰等方面都有很大的不同，这极大地影响了肿瘤内部的信号转导、物质运输、细胞动力学、转移以及免疫反应等（图6-1）。

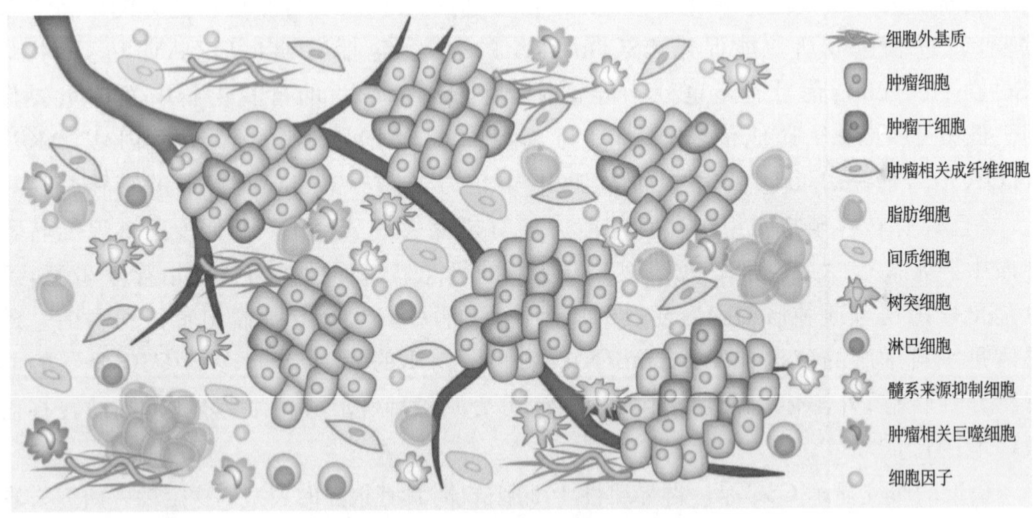

图6-1　肿瘤微环境与肿瘤干细胞

越来越多的研究显示CSC的许多特性都依赖于TME持续的信号输入，两者的相互作用有利于CSC特性的维持。通过这一相互作用，CSC可以维持肿瘤的异质性，这是肿瘤恶性表型如侵袭、转移及治疗抵抗的基础。TME对CSC的调控包含内源和外源两种作用方式。内源方式包括DNA甲基化或去甲基化以及基因突变，外源方式包括多种生长因子和细胞因子产生造成的特定信号通路的活化[15]。

6.3 肿瘤微环境对肿瘤起始和进展的调控

目前的研究认为,肿瘤起源于两种机制,一种是已分化细胞去分化为增殖不可控的恶性细胞,另一种是组织驻留干细胞的突变积累[16]。在这一转变过程中伴随着原癌基因的过表达和抑制基因的失活,从而导致细胞的恶性转变。由于干细胞本身已具有无限增殖的潜能,因此有研究者认为正常干细胞的恶性转变和恶性潜能的获得需要较少的遗传改变[17]。肿瘤的起源也会影响肿瘤的类型、预后以及恶性程度。例如在乳腺癌中,除了 Her2 过表达情况,起源于管腔内祖细胞的乳腺肿瘤预后较好[18],而起源于基底样祖细胞的乳腺癌表现出较高的恶性和侵袭性[19]。

6.3.1 肿瘤干细胞促进肿瘤起始和进展的机制

CSC 理论认为肿瘤内部包含复杂的层级结构,CSC 是肿瘤起始的源头。在肿瘤起始阶段,CSC 通过不对称分裂的方式进行增殖,产生的两个子细胞中,一个具有与母细胞完全相同的干性特征,另一个具有多向分化潜能。这样一方面维持了干细胞池,另一方面也促进了肿瘤复杂细胞群体的形成。

6.3.2 肿瘤微环境调控肿瘤干细胞促进肿瘤起始和进展

有关 CSC 起源的问题目前还存在争论,CSC 可能起源于正常组织干细胞或祖细胞的突变积累,还可能起源于已分化的肿瘤细胞去分化。CSC 的行为和命运深受 TME 中各种组分间相互作用的影响。在 TME 中各种信号分子的刺激下,已分化的肿瘤细胞可逆转为去分化状态从而获得肿瘤形成能力。把从 TME 中分选出的基质细胞与 CSC 一同移植到小鼠体内,相比于 CSC 单独注射形成的肿瘤恶性程度更强,提示 CSC 所处 TME 在肿瘤起始中的重要作用[20, 21]。TME 有助于 CSC 特性的维持,这与微环境中包含多种类型的细胞和生长因子有关,另外缺氧状态和 pH 也发挥重要作用。低氧状态是 TME 的一个重要特征,可驱动 CSC 恶性表型,促进肿瘤的存活和转移。低氧诱导因子(hypoxia inducible factor, HIF)是在低氧条件下上调的转录因子,Oct4 可被 HIF-2α 转录激活,进而促进 CSC 的自我更新[22]。肿瘤相关成纤维细胞(cancer-associated fibroblast, CAF)是 TME 中的细胞组分,可通过分泌关键生长因子或与其他基质细胞相互作用来促进肿瘤进程。CAF 分泌的肝细胞生长因子可激活经典的 Wnt 信号通路促进肿瘤细胞向 CSC 转化(图 6-2)。

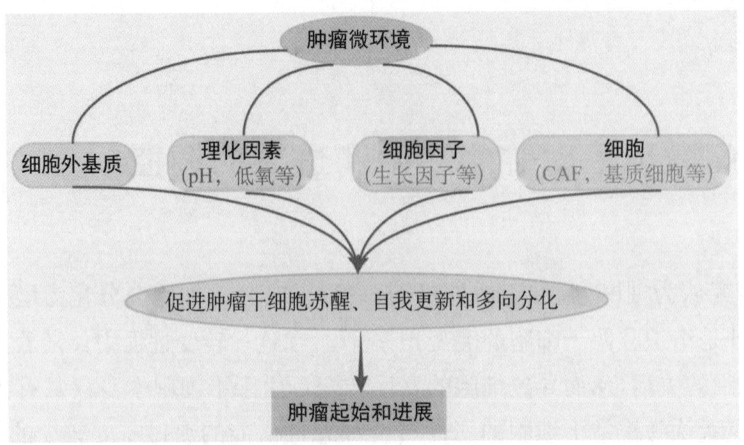

图 6-2 肿瘤微环境调控肿瘤干细胞促进肿瘤起始和进展

6.3.3 肿瘤微环境调控肿瘤干细胞的休眠与苏醒

肿瘤细胞休眠是肿瘤的一个重要特征，并且是控制临床抗肿瘤治疗有效时程的瓶颈。不论是存在于肿瘤原位还是远端转移部位的处于休眠状态的肿瘤细胞，都有可能被唤醒并发展成更为恶性的疾病。与 CSC 干性维持密切相关的 Notch 和 Wnt 信号通路在多种实体瘤中被证明也可参与肿瘤细胞的苏醒。这一作用是通过原癌基因 *c-Myc* 促进细胞周期进程来实现的，这些信号通路的失活将会引起 CSC 衰老和休眠[23]。而存在于 TME 中的多种细胞和分子组分与肿瘤细胞存在持续的相互作用，这一作用具有高度的动态性，并且会随着时间和空间进化，可参与调控肿瘤细胞的多种特性，包含肿瘤细胞休眠和苏醒间的平衡。许多研究显示骨髓可存储来源于多种原发器官的远端播散肿瘤细胞，尽管这些细胞较少形成骨转移，这提示骨髓转移微环境可以通过诱导静息状态来延迟甚至阻止肿瘤实体的萌芽[24]。骨髓基质中的成骨细胞和破骨细胞具有相反的生理功能，它们在调控肿瘤干细胞休眠中的作用也相反。在前列腺癌模型中，成骨细胞通过释放生长停滞特异性蛋白 6(growth arrest specific 6，GAS6)激活 mTOR 信号通路从而保持 CSC 处于休眠状态[25]。然而在乳腺癌中的研究发现破骨细胞可被招募到 CSC 附近，诱导 CSC 的苏醒进而形成转移[26]。此外，持续的炎症以及肿瘤细胞与免疫细胞间的相互作用可以促进中性粒细胞胞外陷阱的形成，进而驱动肿瘤细胞从休眠到苏醒的转换[27]。

6.4 肿瘤微环境对肿瘤干细胞转移的调控

据估计，90%的癌症相关死亡是由转移性复发引起的[28]。肿瘤转移指的是肿瘤细胞通过淋巴管或血管从原位散播至远端并进行性地克隆增殖形成第二肿瘤的过程，而 EMT 表型转变在这一肿瘤细胞向外部侵袭的过程中具有至关重要的作用，涉及细胞上皮样特性的缺失及运动和侵袭表型的获得。在肿瘤转移的众多假说中，比较著名的是 Stephen Paget 在 1889 年提出的“种子—土壤”假说，指出了肿瘤转移定植部位的微环境，也就是“土壤”对于肿瘤细胞，也就是“种子”的转移性生长十分重要[29]。后来，越来越多的研究也证实了这一假说，TME 在转移细胞的远端定植过程中具有重要作用，某种类型的肿瘤转移具有一定的器官倾向性，只有在与其相匹配和适应的环境中，转移的肿瘤细胞才能定植生长并克隆增殖形成转移灶。对人类转移肿瘤的测序结果表明，转移性克隆在肿瘤遗传进化过程中出现得较晚，大部分突变在原位肿瘤和转移灶间是共享的，说明转移潜能并非遗传因素造成的[30]。

6.4.1 肿瘤干细胞在肿瘤转移中的作用和机制

播散的肿瘤细胞中只有极少部分能在远端组织形成转移灶，这群细胞是转移起始细胞，具有很高的适应性和 CSC 样特性，因此也被叫作转移干细胞（metastatic stem cell, MetSC）[31]。此外，转移和 CSC 还可通过一个常见的转化轴联系起来，即 EMT 和 MET。肿瘤细胞在内渗入血管或淋巴管之前需要先发生 EMT，以摆脱细胞与细胞间以及细胞与基质间的黏附并获得较强的侵袭能力，当到达转移部位后又会发生 MET 以利于在转移部位的克隆增殖。CSC 可通过多种途径诱导 EMT 的发生进而促进肿瘤细胞的远端转移。TGF-β 是肿瘤转移过程中的一个关键调控因子，可影响 EMT 过程，CSC 可表达 TGF-β 进而促进肿瘤的转移。EMT 和 CSC 特性在原位肿瘤的侵袭和迁移方面受到相似分子通路的调控。多种肿瘤中的研究结果表明，在免疫缺陷鼠移植瘤模型中只有一小群具有长时程自我更新能力的 CSC 才能起始转移，提示了 CSC 在转移起始中的重要作用[32]。在一项乳腺癌相关的研究中发现，截短胶质瘤相关癌基因同源物 1（truncated glioma-associated oncogene homolog 1，TGLI1）通过转录活化干细胞基因 *CD44*、*Nanog*、*Sox2* 和 *OCT4* 来促进 CSC 的自我更新和脑转移[33]。

6.4.2 微环境促进肿瘤干细胞在转移灶的定植

远端播散的肿瘤细胞成功形成转移灶的最大障碍是转移后期肿瘤细胞如何在新环境开始克隆增殖。只有适宜的转移灶微环境才能为远端弥散的肿瘤细胞的定植和扩增提供赖以存活的环境，包括氧气与营养的供应以及各种信号刺激。转移的 CSC 与微环境之间的相互作用共同调控转移性定植、存活、休眠、克隆增殖及生长[31]（图 6-3）。在一项乳腺癌小鼠模型研究中，一小群 $CD24^+CD90^+$ 的 CSC 可诱导转移部位基质骨膜蛋白的表达，进而通过上调 Wnt 信号通路允许肿瘤细胞在转移部位的扩增，人为阻断骨膜蛋白可抑制肿瘤转移，提示我们切断转移前微环境的形成有可能是极具前景的阻止和治疗肿瘤转移的方法[34]。转移灶中的 Notch2 信号通路可促进乳腺癌 CSC 的静息和长期存活[35]。此外，乳腺癌肺转移灶中浸润着一群在正常肺组织中几乎不存在的转移相关巨噬细胞（metastasis-associated macrophage，MAM），这群巨噬细胞可通过与播散而来的肿瘤细胞直接作用促进肿瘤细胞在转移部位的滞留和进一步增殖[36]。在前列腺癌中有研究显示，肿瘤相关巨噬细胞分泌的 CCL5 可通过激活 β－catenin/STAT3 信号通路促进 CSC 的自我更新和转移[37]。

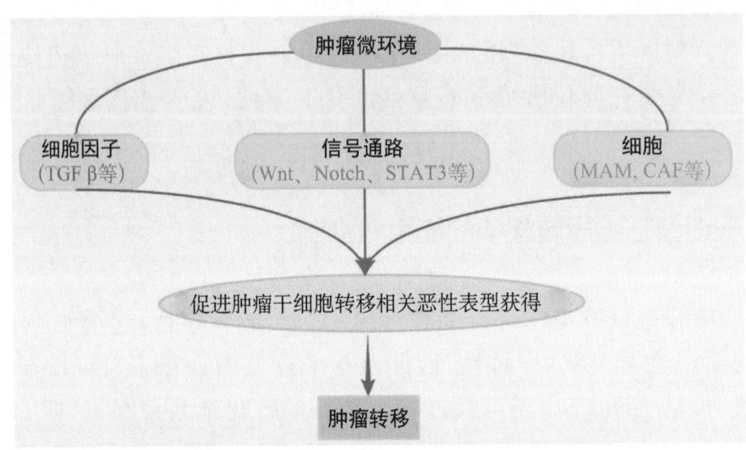

图 6-3　肿瘤微环境调控肿瘤干细胞促进肿瘤转移

6.5　肿瘤微环境对肿瘤干细胞耐药的调控

抗肿瘤治疗中一个极大的挑战就是残存的 CSC 会最终导致肿瘤的耐药和复发。CSC 高度的自我更新和多向分化潜能赋予其扩增形成肿瘤异质性群体的能力，这也是在传统抗肿瘤治疗后少量残存的 CSC 引起肿瘤复发的重要原因。而 TME 在此过程中也会协助 CSC。因此，研究如何更加有效地精准靶向 CSC 及 TME，将有助于缓解肿瘤耐药并改善临床患者的预后。

6.5.1　肿瘤干细胞耐药机制

CSC 可通过多方面机制来驱动肿瘤耐药，如处于相对静息状态、激活 DNA 损伤修复机制、逃避凋亡、活化药物外排系统以及保护细胞免受 ROS 损伤等，最终导致了肿瘤的耐药和复发。由于 CSC 的上述特性，使得其能在初次抗肿瘤治疗中得以存活并潜伏起来，在受到外界信号刺激或自身固有机制活化后快速增殖并分化出不同细胞群体，导致肿瘤的复发。CSC 要么对治疗有固有抵抗性，并在治疗过程中持续存在进而导致复发；要么在治疗的特定压力下被 TME 改造而赋予抵抗性[38]。

许多研究显示放化疗可以富集 CSC，提示治疗可以定向诱导或选择具有干性的肿瘤细胞。电离辐射可以上调胶质瘤异种移植瘤中 $CD133^+$ CSC 的比例，这群细胞主要通过激活 DNA 损伤检查点，更加快速且高效地对 DNA 损伤进行修复来获得放疗抗性，而使用抑制剂抑制 DNA 损伤检查点蛋白 Chk1 和 Chk2 可增强 CSC 对放疗的敏感性[39]。乳腺癌中 $Thy1^+ CD24^+$ CSC 在放疗后也得到富集，因为，CSC 可以更快地清除 ROS，从而保护细胞免受 ROS 诱导的 DNA 损伤[40]。发生 EMT 的肿瘤细胞显示出更强的治疗抵抗性，因为 EMT 型的细胞周期进行缓慢，ROS 水平较低，并且高表达的 EMT 型转录因子可通过调节凋亡、自噬来诱导直接调控耐药相关的重要功能途径[41]。此外，一些 CSC 还高表达促进药物外排的转运蛋白，包括多药耐药蛋白如 ATP 结合盒式蛋白转运体（ATP-binding cassette transporter，ABC）[42]，以及解毒蛋白如 ALDH[43]，这赋予了肿瘤细胞更强的抗压能力。

miRNA 也可以通过多种机制参与调控 CSC 的固有或获得性耐药[44]。其调控作用主要是通过直接或间接靶向 CSC 内的信号通路或组分实现的。有研究显示在结肠癌中，CSC 和非 CSC 间 62 种 miRNA 存在表达差异[45]。其中的 miR-449b 是一个抑癌因子，通过下调细胞周期蛋白 D1（cyclin D1，CCND1）和 E2F3 转录因子来抑制 CSC 的增殖[44]。miR-21 是一个在多种肿瘤中被广泛和深入研究的致癌 miRNA，其在结肠癌中能够富集 CSC 并促进耐药[46]。这说明不同 miRNA 对 CSC 耐药的调控作用是不一样的，既有促进作用也有抑制作用。

6.5.2 肿瘤微环境调控肿瘤干细胞促进肿瘤耐药

实际上，由于分泌型因子如 IL-6、肝细胞生长因子、成纤维细胞生长因子、TGF-β 以及细胞外基质黏附蛋白整合素等会激活促进肿瘤存活的信号通路，TME 也会参与肿瘤耐药的形成。肿瘤细胞外基质展示出更强的密度和黏度，能够干扰氧气、营养物质以及代谢产物的运输，进而导致肿瘤内部的缺氧状态，也正是这一黏度形成了对抗传统放化疗的物理屏障，这都与较差的治疗响应有关[47]。在前列腺癌中，DNA 损伤会诱导 B 淋巴细胞表达 Wnt16b，进而以旁分泌的方式传递信号并激活邻近肿瘤细胞内的 Wnt 信号通路，从而减弱化疗药物在体内的细胞毒性作用，促进肿瘤细胞存活和疾病进展[48]。在结肠癌中，化疗会激活 CAF 并使其分泌 IL-17A，进而促进 CSC 的自我更新以及化疗耐药[49]。另外，CSC 产生的炎症细胞因子会使 $CD14^+$ 单核细胞向 M2 样巨噬细胞极化，反过来增强 CSC 的耐药和成瘤能力[50]。缺氧微环境通过活化 Igf1 受体上调 CSC 进而增强非小细胞肺癌对吉非替尼治疗的抵抗性[51]。肿瘤的低氧微环境导致 ROS 水平较低，使 CSC 免受氧化应激损伤而导致治疗抵抗。HIF 的表达通常与治疗效果成负相关，其可调控引起 CSC 静息的通路，如通过周期依赖蛋白激酶调节细胞周期，通过丙酮酸依赖激酶调节代谢，通过 BCL-XL 抗凋亡，通过 OCT4 促进自我更新[52]。HIF 也与多药耐药有关，可通过 ABCG2 促进药物外排（图 6-4）。

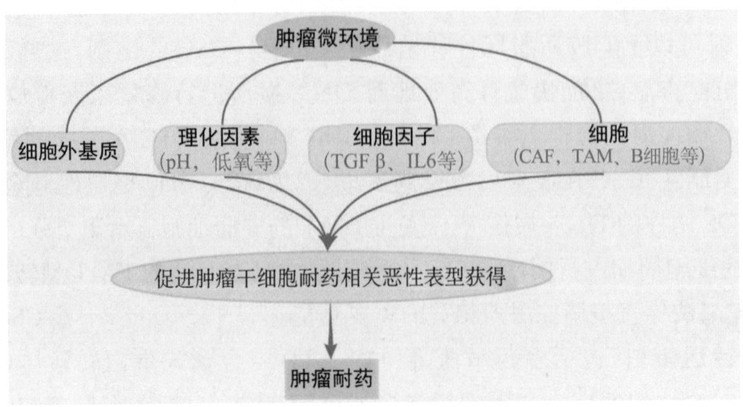

图 6-4　肿瘤微环境调控肿瘤干细胞促进肿瘤耐药

6.6　肿瘤干细胞对肿瘤微环境的重塑

CSC 不只是单方面地去适应 TME，它们也可以通过招募或激活其他细胞或因子，以各种方式来重塑 TME。CSC 一方面会通过各种机制对其所处的微环境进行改造，来形成免疫抑制微环境，使其自身逃逸宿主体内的免疫监视机制，进而呈现不可控的生长；另一方面也可通过分泌细胞外囊泡（如外泌体）以及可溶性因子（如白介素、细胞因子、生长因子和代谢产物等），与环境中的细胞和细胞外基质相互作用，来调控癌症的多种生物学特征。

6.6.1　肿瘤干细胞对肿瘤微环境的调控作用

维持肿瘤快速异常增殖需要大量的氧气和营养物质，并及时排出代谢废物，因此肿瘤组织内部的血管组织非常丰富。TME 中的血管与正常血管在结构上有很大的不同，其存在错综复杂的缠绕结构并且容易发生渗漏。这一方面会使药物难以到达肿瘤细胞部位发生作用，另一方面也使得肿瘤细胞可以较容易地渗入循环系统进而发生远端散播和转移。CSC 不仅可以通过分泌促血管生成因子，如血管内皮生长因子，来促进血管新生[53]；还能够分化为血管内皮细胞、平滑肌细胞等多种类型的细胞来直接参与血管新生[54]。另外，区别于正常的血管形成途径，一种不依赖于内皮细胞的新的肿瘤微循环模式，即血管生成拟态（vasculogenic mimicry，VM）被提出[55]。该理论认为肿瘤细胞能够模拟内皮细胞的功能形成微循环管道，此过程涉及的肿瘤细胞的转分化和 EMT 等生物学过程均与 CSC 密切相关。

CSC 还可通过细胞因子或外泌体来协调肿瘤微环境中的其他细胞群体，包括成纤维细胞、基质细胞和巨噬细胞来辅助自己发挥功能。CAF 表现出很强的表型和功能异质性，不同亚型和功能的 CAF 又会通过上调蛋白水解酶类，改变细胞外基质和 CSC 造成的病理性血管形成来介导微环境的异质性[56]。

6.6.2 肿瘤干细胞促进免疫抑制微环境的形成

肿瘤的一个重要特征就是逃避免疫监视，在过去的几十年里，主流文献研究都集中在探讨肿瘤细胞与免疫系统的相互作用。然而近年来，这方面的研究逐步细化到阐述 CSC 与 TME 中的相应免疫细胞间的功能联系，推动了利用 CSC-免疫动态平衡来开发新的治疗策略的发展。CSC 能够逃避免疫监视和免疫清除，并促进抗炎和促肿瘤微环境的形成。CSC 在免疫耐受形成过程中也具有重要作用。CSC 通过不充分的抗原提呈和建立分化的肿瘤细胞屏障来使肿瘤细胞躲避免疫细胞的攻击。CSC 还能分泌一些具有抵抗固有免疫和适应性免疫应答反应的因子，包括 TGF-β、IL-4、IL-6、IL-10、PGE2 等。此外，CSC 也可通过分泌型外泌体释放具有免疫调节作用的因子来抑制 T 细胞应答[57]和树突细胞分化[58]。CSC 表面也高表达免疫检查点蛋白程序性细胞死亡配体 1(programmed cell death-ligand 1, PD-L1)，通过与 T 细胞表面的程序性细胞死亡受体 1(programmed cell death protein 1, PD-1)结合来抑制 T 细胞功能[59]。以上研究结果表明 CSC 可通过触发多条通路来促进肿瘤的免疫逃逸。

6.6.2.1 肿瘤干细胞调控 Treg

调节性 T 细胞(T regulatory cell, Treg)是 $CD4^+$ T 细胞的免疫抑制亚群，其特异性表达叉头样转录因子 3(forkhead box protein 3, Foxp3)，通过抑制效应 T 细胞的功能来促进肿瘤发展[60]。CSC 通过多种可溶性因子募集并活化 Treg，其中最重要的是 TGF-β。CSC 释放的 TGF-β 通过刺激 Foxp3 的合成来诱导 $CD4^+$ T 细胞分化为 Treg，进而发挥免疫抑制作用[61]。此外，C-C 趋化因子家族的成员如 C-C 趋化因子配体 1(C-C motif chemokine ligand 1, CCL1)[62]、CCL2[63]和 CCL5[64]在某些类型的 CSC 中高表达，同样也可以促进 Treg 细胞向 TME 浸润。胶质瘤干细胞可通过 STAT3 信号通路抑制细胞毒性 T 细胞的增殖和活化，触发 T 细胞凋亡，同时诱导 Treg，促进了免疫抑制微环境的形成[63]。

6.6.2.2 肿瘤干细胞调控 MDSC

骨髓来源抑制细胞(myeloid-derived suppressor cell, MDSC)是一群未能成功分化为粒细胞、巨噬细胞或树突状细胞的高度异质性髓系细胞群体[65]。MDSC 在骨髓中产生，可被肿瘤来源的趋化因子如 CCL2 和 CCL5 等招募到肿瘤部位，参与调控肿瘤的血管形成、生长、转移及免疫耐受。TME 中显著上调的 MDSC，通过抑制 T 细胞、NK 细胞、树突状细胞，同时上调 Treg 细胞，并调节巨噬细胞内细胞因子的生成来参与肿瘤免疫耐受微环境的建立与维持[66]。越来越多的实验证据显示 CSC 与 MDSC 间存在相互作用，CSC 可通过分泌可溶性因子或外泌体调控 MDSC 的浸润、扩增和活化。

在胶质瘤中的研究发现 CSC 与 MDSC 在位置分布上距离较近。在体外共培实验中，只有胶质瘤干细胞才能驱动 MDSC 介导的免疫耐受，而非 CSC 则不能。通过进一步细胞因子筛选发现，胶质瘤干细胞是通过分泌巨噬细胞迁移抑制因子(macrophage migration inhibitory factor，MIF)，以 CXCR2 依赖的方式上调 MDSC 内的免疫抑制酶精氨酸酶 1 来发挥免疫抑制作用的[67]。在头肩颈部鳞状细胞癌中，$CD44^+$ CSC 相较于 $CD44^-$ 细胞分泌更高水平的 IL-8、GM-CSF 和 TGF-β，当其与外周血单个核细胞共培时可诱导出更多的 MDSC[68]。在黑色素瘤中，$CD133^+$ CSCs 内 miR-92 表达降低，通过 α5 整合素/SMAD5 通路上调 TGF-β 的表达，最终导致 TME 中 PMN-MDSC 细胞比例上调[69]。

6.6.2.3 肿瘤干细胞调控 TAM

巨噬细胞在机体的固有免疫应答中发挥关键作用，并且是肿瘤免疫微环境的重要组分，具有高度异质性和可塑性。浸润性和炎性巨噬细胞起源于骨髓单核前体细胞，这些前体细胞通过血管进入多种组织器官，并且在不同微环境条件下极化成不同亚型。巨噬细胞具有两种极化状态，其中 M1 型巨噬细胞具有促炎和抗肿瘤活性，而 M2 型巨噬细胞具有抗炎和促肿瘤活性，因此 M2 型巨噬细胞也被称作肿瘤相关巨噬细胞(tumor-associated macrophage，TAM)。TAM 可被肿瘤细胞、巨噬细胞及其他间质细胞分泌的多种趋化因子招募，包括 CCL2、CCL3、C-X-C 趋化因子配体 14(C-X-C motif chemokine ligand 14，CXCL14)以及赖氨酸氧化酶(lysine oxidase，LOX)等[70, 71]。进入 TME 的巨噬细胞将被驯化成为 TAM，其对肿瘤细胞的吞噬能力显著降低。

CSC 也可通过分泌多种细胞因子和趋化因子来招募 TAM。但值得注意的是，有一些趋化因子是 CSC 特异的，显示出了 CSC 在 TAM 浸润方面的独特作用。骨膜蛋白可被胶质瘤干细胞和胆管癌干细胞选择性表达并分泌，进而通过与 αvβ3 结合来招募 TAM[72]。除了能促进 TAM 的招募，CSC 也能影响其功能状态，已经有许多研究显示 CSC 可促进巨噬细胞向促瘤方向极化。在共培养体系中研究者发现，CSC 可使巨噬细胞中促肿瘤的标志物(CD206、IL-10、精氨酸合酶)上调，抗肿瘤的标志物(TNF-α、一氧化氮合酶)下调[73]。这一作用是 CSCs 通过分泌多种可溶性因子或外泌体来实现的。STAT3 在 CSC 诱导的巨噬细胞促癌表型转换中具有重要作用，STAT3 是被 CSC 来源的 IL-6、IL-10 或外泌体激活的，其活化会导致促肿瘤因子上调而抑肿瘤因子下调[74]。此外，CSC 可通过细胞膜上 CD47 分子与吞噬细胞表面的信号调节蛋白 α(signal regulatory protein-α，SIRPα)结合来传递吞噬抑制信号，从而躲避吞噬细胞的清除作用[75]。

6.7 干预肿瘤干细胞与微环境互作的相关治疗策略与研究现状

深入了解并研究 CSC 与 TME 的相互调节机制对于寻找高效的肿瘤治疗策略,进而精准地靶向 CSC 这一细胞群体以提高治疗效果至关重要。

6.7.1 靶向肿瘤干细胞的治疗策略

传统的抗肿瘤治疗包括放疗和化疗,更多的是靶向快速增殖的肿瘤细胞群体,在短时间内可以暂时压制肿瘤的快速生长,但对之后肿瘤的耐药、复发和转移效果欠佳,其中很大一部分原因是 CSC 的存在。鉴于 CSC 在肿瘤起始、转移和耐药中发挥的重要作用,其靶向清除或转分化或许是未来肿瘤治疗的重要手段。针对 CSC 的治疗方法包括:干扰重要的信号调节通路;靶向特异的 marker;抑制 ABC 转运体;调控 miRNA 的表达;诱导 CSC 的分化和凋亡[52]。

在 CSC 中发挥重要作用的信号通路有:Wnt、Notch、Hedgehog、NF-κB、JAK-STAT、TGF/SMAD、PI3K/AKT/mTOR、PPAR 等,这些信号通路不是孤立的,而是相互联系形成网络来共同维持 CSC 特性。这也解释了为什么在某些情况下,干扰单个通路对肿瘤的治疗效果欠佳。一直以来,科学家都在尝试寻找靶向 CSC 信号通路的新药或尝试进行组合治疗,以期得到更好的治疗效果。特异性靶向 CSC marker 的嵌合抗原受体 T 细胞(chimeric antigen receptor T cell, CAR-T)疗法也被开发出来,经典的干细胞 marker 如 CD133、CD44、EpCAM 等都可以作为靶点,并且 CAR-T 疗法可以与其他传统放化疗联合使用来提高治疗的敏感性并改善预后[16]。使用抗体阻断 CSC 表面 marker 与其他细胞的相互作用,可以增强免疫细胞对 CSC 的吞噬,进而抑制肿瘤生长,其中针对 CSC 表面 CD47 的单抗 Hu5F9-G4 就显示出了很好的抑瘤效果[76]。ABC 转运蛋白的高表达是 CSC 多药耐药的重要机制。第三代针对 ABC 的抑制剂已经被开发出来,毒性更小、选择性更强的第四代正在研发中[77]。另外,酪氨酸激酶抑制剂如埃罗替尼(erlotinib)、拉帕替尼(lapatinib)、伊马替尼(imatinib)和尼罗替尼(nilotinib)也能逆转 ABC 转运蛋白介导的多药耐药。

6.7.2 干预肿瘤微环境的治疗方法

肿瘤的形成和生长都高度依赖微环境中的血管,因此抑制血管形成在肿瘤治疗方面是十分具有临床价值的,并能改善肿瘤患者的预后。最早的抗 VEGF 治疗策略之一是使用一种阻断 VEGF 与其受体 VEGFR 结合的单抗,即贝伐单抗(bevacizumab)[78]。通常贝伐单抗可以与5-氟尿嘧啶或帕尼单抗(panitumumab)联合使用。目前其被成功地用于结直肠癌、宫颈癌和胃癌的治疗[78],而在乳腺癌治疗中表现较差,患者的总体生存不好。此外一些酪氨酸激酶抑制剂也被用于抑制肿瘤的血管形成,如舒尼替尼(sunitinib)和索拉非尼(sorafenib)。但抗血管治疗出现耐药的现象也逐渐被报道,可能是因为抗血管治疗带来的肿瘤内部低氧上调了CSC。由此可见在肿瘤发展的不同时期采取相应的治疗策略以达到最佳治疗效果显得尤为重要,需要进一步探索和尝试。

近年来,免疫疗法在肿瘤治疗领域取得了长足的发展和进步,并且此领域的开拓者还被授予2018年的诺贝尔生理学或医学奖。许多研究显示机体的免疫系统可以被动员来对抗肿瘤。逆转TME的免疫耐受状态,增强免疫细胞对肿瘤细胞的识别,重新恢复或建立正常的免疫监视和免疫杀伤功能,是肿瘤免疫疗法的主导思路和策略。已经有很多抑制免疫检查点的候选药物被开发出来,目前已经投入使用或处于不同的临床试验阶段,其中最为成功的是靶向PD-1的抗体[79]。T细胞表面的PD-1与肿瘤细胞表面的PD-L1结合会使T细胞功能耗竭,其抗肿瘤的细胞毒性T细胞应答反应消失[80]。而靶向PD-1的抗体可阻断肿瘤细胞对T细胞的抑制作用,恢复T细胞对肿瘤细胞的杀伤,从而抑制肿瘤的生长。另外一个很有潜力的免疫疗法是使用靶向细胞毒性T淋巴细胞相关抗原4(cytotoxic T lymphocyte-associated antigen 4,CTLA-4)的抗体。CTLA-4可通过与其他刺激性分子竞争来抑制T细胞功能,使用抗体阻断此检查点可恢复T细胞的增殖以及对肿瘤细胞的识别[81]。CSC表面高表达的PD-L1能够与T细胞表面的PD-1结合进而抑制T细胞的杀伤作用,但高表达的PD-L1也使得CSC可以作为PD-L1治疗抗体的靶点,因此在肿瘤传统治疗后可通过PD-L1抗体免疫疗法来清除残留的CSC。CAR-T细胞转输是目前临床上可用于癌症患者的最好的免疫疗法之一,可同时应用于实体瘤和血液-淋巴系统肿瘤[82, 83]。CAR-T细胞可以潜在识别CSC表面的marker或抗原,这使其成为十分有前景的CSC靶向疗法。许多研究者还把CAR-T细胞疗法与其他治疗方法联合使用来治疗不同的肿瘤。抗EGFR和抗CD133的CAR-T细胞被同时应用来特异性地靶向CSC,在胆管细胞型肝癌中被证明是有效的[84]。巨噬细胞作为机体固有免疫应答的重要组分具有高度的异质性和可塑性,并且外界因素可诱导巨噬细胞发生表型转换。诱导促肿瘤的M2型巨噬细胞向抑肿瘤的M1型转变或增强巨噬细胞的M1型极化可以有效地抑制肿瘤[85, 86]。传统的靶向细胞有丝分裂的化疗药物紫杉醇可以通过Toll样受体4(Toll like receptor 4,TLR4)依赖的方式阻断巨噬细胞的M2型极化同时促进M2型巨噬细胞转变成M1型来抑制肿瘤的生长[85]。二甲双胍也被发现可以通过促进巨噬细胞的表型转化来抑制肿瘤的生长和血管形成[86]。

但机遇与挑战是并存的,肿瘤免疫疗法在占据独特靶向优势的同时,如何避免机体免疫系统不被过度激活而带来损伤也是需要解决的问题。找到治疗与破坏的平衡点对于进一步提高肿瘤免疫疗法的有效性至关重要。

6.8 总结

肿瘤较高的发病率和死亡率给人类健康带来了极大的威胁。随着研究的日益深入,对肿瘤的早期发现和早期治疗大大缓解了患者的痛苦,改善了患者的预后。但肿瘤的耐药、复发和转移给肿瘤的治疗带来了新的挑战,而 CSC 作为肿瘤细胞群体中具有高度异质性和可塑性的亚群在其中发挥至关重要的推动作用。同时,肿瘤细胞和 CSC 赖以生存的微环境也为肿瘤的恶性表型提供了支撑。特异性地靶向 CSC 并切断微环境的辅助作用或许是彻底根除肿瘤的关键。CSC 可以对 TME 进行诱导和驯化,使其从最初的肿瘤抑制逐渐转变为肿瘤促进,并有助于 CSC 恶性特性的维持。因此,逆转被策反的 TME,打破肿瘤免疫耐受状态,重建机体对肿瘤细胞的免疫监视作用,增强针对肿瘤细胞的固有免疫和适应性免疫应答是肿瘤治疗的新思路。新的治疗策略需要把传统治疗与特异性靶向 CSC 或者其内源性和外源性调节通路分子的治疗方法联合起来。此外,传统疗法与免疫疗法的结合也是不错的选择,可以在尽可能彻底清除 CSC 的同时降低治疗的副作用,减轻患者的痛苦。由于个体差异的存在,开发精准的个体化治疗也是未来肿瘤治疗的发展方向。目前,许多靶向 CSC 和 TME 的药物、抗体以及细胞转输疗法都在临床试验阶段,有的已经开始应用,并且越来越多的新药物和新方法也在陆续研究和开发中,给广大癌症患者带来了希望。

(盛丹丹、柳素玲)

参考文献

1. Walcher L, Kistenmacher A K, Suo H, et al. Cancer stem cells-origins and biomarkers: perspectives for targeted personalized therapies[J]. Frontiers in Immunology, 2020, 11: 1280.
2. Atashzar M R, Baharlou R, Karami J, et al. Cancer stem cells: a review from origin to therapeutic implications[J]. Journal of cellular physiology, 2020, 235(2): 790-803.
3. Lapidot T, Sirard C, Vormoor J, et al. A cell initiating human acute myeloid leukaemia after transplantation into SCID mice[J]. Nature, 1994, 367(6464): 645-648.
4. Al-Hajj M, Wicha M S, Benito-Hernandez A, et al. Prospective identification of tumorigenic breast cancer cells[J]. Proceedings of the National Academy of Sciences, 2003, 100(7): 3983-3988.
5. Singh S K, Clarke I D, Terasaki M, et al. Identification of a cancer stem cell in human brain tumors [J]. Cancer research, 2003, 63(18): 5821-5828.
6. Kim C F B, Jackson E L, Woolfenden A E, et al. Identification of bronchioalveolar stem cells in normal lung and lung cancer[J]. Cell, 2005, 121(6): 823-835.
7. O'Brien C A, Pollett A, Gallinger S, et al. A human colon cancer cell capable of initiating tumour growth in immunodeficient mice[J]. Nature, 2007, 445(7123): 106-110.

8. Takahashi-Yanaga F, Kahn M. Targeting Wnt signaling: can we safely eradicate cancer stem cells? [J]. Clinical cancer research, 2010, 16(12): 3153-3162.
9. Wakamatsu Y, Sakamoto N, Oo H Z, et al. Expression of cancer stem cell markers ALDH1, CD44 and CD133 in primary tumor and lymph node metastasis of gastric cancer[J]. Pathology international, 2012, 62(2): 112-119.
10. Hoshino A, Costa-Silva B, Shen T L, et al. Tumour exosome integrins determine organotropic metastasis[J]. Nature, 2015, 527(7578): 329-335.
11. Quintana E, Shackleton M, Foster H R, et al. Phenotypic heterogeneity among tumorigenic melanoma cells from patients that is reversible and not hierarchically organized[J]. Cancer cell, 2010, 18(5): 510-523.
12. Zhang W C, Shyh-Chang N, Yang H, et al. Glycine decarboxylase activity drives non-small cell lung cancer tumor-initiating cells and tumorigenesis[J]. Cell, 2012, 148(1-2): 259-272.
13. Zhou L, Wang D, Sheng D, et al. NOTCH4 maintains quiescent mesenchymal-like breast cancer stem cells via transcriptionally activating SLUG and GAS1 in triple-negative breast cancer[J]. Theranostics, 2020, 10(5): 2405-2421.
14. Liu S, Cong Y, Wang D, et al. Breast cancer stem cells transition between epithelial and mesenchymal states reflective of their normal counterparts[J]. Stem cell reports, 2014, 2(1): 78-91.
15. Plaks V, Kong N, Werb Z. The cancer stem cell niche: how essential is the niche in regulating stemness of tumor cells? [J]. Cell stem cell, 2015, 16(3): 225-238.
16. Walcher L, Kistenmacher A K, Suo H, et al. Cancer stem cells-origins and biomarkers: perspectives for targeted personalized therapies[J]. Frontiers in Immunology, 2020, 11: 1280.
17. Sell S. Cellular origin of cancer: dedifferentiation or stem cell maturation arrest? [J]. Environmental health perspectives, 1993, 101(suppl 5): 15-26.
18. Wang J, Xu B. Targeted therapeutic options and future perspectives for HER2-positive breast cancer [J]. Signal transduction and targeted therapy, 2019, 4(1): 1-22.
19. Zarzynska J M. The Role of Stem Cells in Breast Cancer[J]. stem cells, 2017, 21(4):231-249.
20. Pistollato F, Abbadi S, Rampazzo E, et al. Intratumoral hypoxic gradient drives stem cells distribution and MGMT expression in glioblastoma[J]. Stem cells, 2010, 28(5): 851-862.
21. Heddleston J M, Li Z, McLendon R E, et al. The hypoxic microenvironment maintains glioblastoma stem cells and promotes reprogramming towards a cancer stem cell phenotype[J]. Cell cycle, 2009, 8(20): 3274-3284.
22. Gidekel S, Pizov G, Bergman Y, et al. Oct-3/4 is a dose-dependent oncogenic fate determinant[J]. Cancer cell, 2003, 4(5): 361-370.
23. Yang A, Qin S, Schulte B A, et al. MYC Inhibition Depletes Cancer Stem-like Cells in Triple-Negative Breast Cancer Elimination of Cancer Stem Cells via Targeting MYC[J]. Cancer research, 2017, 77(23): 6641-6650.
24. Ghajar C M. Metastasis prevention by targeting the dormant niche[J]. Nature Reviews Cancer, 2015, 15(4): 238-247.
25. Shiozawa Y, Berry J E, Eber M R, et al. The marrow niche controls the cancer stem cell phenotype of disseminated prostate cancer[J]. Oncotarget, 2016, 7(27): 41217-41232.
26. Lu X, Mu E, Wei Y, et al. VCAM-1 promotes osteolytic expansion of indolent bone micrometastasis of breast cancer by engaging α4β1-positive osteoclast progenitors[J]. Cancer cell, 2011, 20(6): 701-714.
27. Albrengues J, Shields M A, Ng D, et al. Neutrophil extracellular traps produced during inflammation awaken dormant cancer cells in mice[J]. Science, 2018, 361(6409): 1-14.

28. Dillekås H, Rogers M S, Straume O. Are 90% of deaths from cancer caused by metastases? [J]. Cancer medicine, 2019, 8(12): 5574-5576.

29. Paget S. The distribution of secondary growths in cancer of the breast[J]. Cancer Metastasis Rev, 1989, 8: 98-101.

30. Gundem G, Van Loo P, Kremeyer B, et al. Author Correction: The evolutionary history of lethal metastatic prostate cancer[J]. Nature, 2020, 584(7820): E18-E18.

31. Oskarsson T, Batlle E, Massagué J. Metastatic stem cells: sources, niches, and vital pathways[J]. Cell stem cell, 2014, 14(3): 306-321.

32. Dieter S M, Ball C R, Hoffmann C M, et al. Distinct types of tumor-initiating cells form human colon cancer tumors and metastases[J]. Cell stem cell, 2011, 9(4): 357-365.

33. Sirkisoon S R, Carpenter R L, Rimkus T, et al. TGLI1 transcription factor mediates breast cancer brain metastasis via activating metastasis-initiating cancer stem cells and astrocytes in the tumor microenvironment[J]. Oncogene, 2020, 39(1): 64-78.

34. Malanchi I, Santamaria-Martínez A, Susanto E, et al. Interactions between cancer stem cells and their niche govern metastatic colonization[J]. Nature, 2012, 481(7379): 85-89.

35. Capulli M, Hristova D, Valbret Z, et al. Notch2 pathway mediates breast cancer cellular dormancy and mobilisation in bone and contributes to haematopoietic stem cell mimicry[J]. British journal of cancer, 2019, 121(2): 157-171.

36. Kitamura T, Pollard J W. Therapeutic potential of chemokine signal inhibition for metastatic breast cancer[J]. Pharmacological Research, 2015, 100: 266-270.

37. Huang R, Wang S, Wang N, et al. CCL5 derived from tumor-associated macrophages promotes prostate cancer stem cells and metastasis via activating β-catenin/STAT3 signaling[J]. Cell death & disease, 2020, 11(4): 1-20.

38. Nassar D, Blanpain C. Cancer stem cells: basic concepts and therapeutic implications[J]. Annual Review of Pathology: Mechanisms of Disease, 2016, 11: 47-76.

39. Bao S, Wu Q, McLendon R E, et al. Glioma stem cells promote radioresistance by preferential activation of the DNA damage response[J]. Nature, 2006, 444(7120): 756-760.

40. Diehn M, Cho R W, Lobo N A, et al. Association of reactive oxygen species levels and radioresistance in cancer stem cells[J]. Nature, 2009, 458(7239): 780-783.

41. Cojoc M, Mäbert K, Muders M H, et al. A role for cancer stem cells in therapy resistance: cellular and molecular mechanisms[C]//Seminars in cancer biology. Academic Press, 2015, 31: 16-27.

42. Bleau A M, Hambardzumyan D, Ozawa T, et al. PTEN/PI3K/Akt pathway regulates the side population phenotype and ABCG2 activity in glioma tumor stem-like cells[J]. Cell stem cell, 2009, 4(3): 226-235.

43. Zhou L, Sheng D, Wang D, et al. Identification of cancer-type specific expression patterns for active aldehyde dehydrogenase (ALDH) isoforms in ALDEFLUOR assay[J]. Cell Biology and Toxicology, 2019, 35(2): 161-177.

44. Fang Y, Gu X, Li Z, et al. miR-449b inhibits the proliferation of SW1116 colon cancer stem cells through downregulation of CCND1 and E2F3 expression[J]. Oncology reports, 2013, 30(1): 399-406.

45. Fang Y, Xiang J, Chen Z, et al. miRNA expression profile of colon cancer stem cells compared to non-stem cells using the SW1116 cell line[J]. Oncology reports, 2012, 28(6): 2115-2124.

46. Yu Y, Nangia-Makker P, Farhana L, et al. miR-21 and miR-145 cooperation in regulation of colon cancer stem cells[J]. Molecular cancer, 2015, 14(1): 1-11.

47. Henke E, Nandigama R, Ergün S. Extracellular matrix in the tumor microenvironment and its impact on cancer therapy[J]. Frontiers in molecular biosciences, 2020, 6: 160.

48. Sun Y, Campisi J, Higano C, et al. Treatment-induced damage to the tumor microenvironment promotes prostate cancer therapy resistance through WNT16B[J]. Nature medicine, 2012, 18(9): 1359-1368.
49. Lotti F, Jarrar A M, Pai R K, et al. Chemotherapy activates cancer-associated fibroblasts to maintain colorectal cancer-initiating cells by IL-17A[J]. Journal of Experimental Medicine, 2013, 210(13): 2851-2872.
50. Yamashina T, Baghdadi M, Yoneda A, et al. Cancer stem-like cells derived from chemoresistant tumors have a unique capacity to prime tumorigenic myeloid cells characteristics of chemoresistant CSCs[J]. Cancer research, 2014, 74(10): 2698-2709.
51. Murakami A, Takahashi F, Nurwidya F, et al. Hypoxia increases gefitinib-resistant lung cancer stem cells through the activation of insulin-like growth factor 1 receptor[J]. PloS one, 2014, 9(1): 1-11.
52. Sun H R, Wang S, Yan S C, et al. Therapeutic strategies targeting cancer stem cells and their microenvironment[J]. Frontiers in oncology, 2019, 9: 1104.
53. Zhao Y, Bao Q, Renner A, et al. cancer stem cells and angiogenesis[J]. International Journal of Developmental Biology, 2011, 55(4-5): 477-482.
54. Bussolati B, Grange C, Sapino A, et al. Endothelial cell differentiation of human breast tumour stem/progenitor cells[J]. Journal of cellular and molecular medicine, 2009, 13(2): 309-319.
55. Maniotis A J, Folberg R, Hess A, et al. Vascular channel formation by human melanoma cells in vivo and in vitro: vasculogenic mimicry[J]. The American journal of pathology, 1999, 155(3): 739-752.
56. Liu H L, Wang Y N, Feng S Y. Brain tumors: cancer stem-like cells interact with tumor microenvironment[J]. World Journal of Stem Cells, 2020, 12(12): 1439-1454.
57. López de Andrés J, Griñán-Lisón C, Jiménez G, et al. Cancer stem cell secretome in the tumor microenvironment: a key point for an effective personalized cancer treatment[J]. Journal of hematology & oncology, 2020, 13(1): 1-22.
58. Grange C, Tapparo M, Tritta S, et al. Role of HLA-G and extracellular vesicles in renal cancer stem cell-induced inhibition of dendritic cell differentiation[J]. BMC cancer, 2015, 15(1): 1-11.
59. Lee Y, Shin J H, Longmire M, et al. $CD44^+$ cells in head and neck squamous cell carcinoma suppress T-cell-mediated immunity by selective constitutive and inducible expression of PD-L1[J]. Clinical Cancer Research, 2016, 22(14): 3571-3581.
60. Togashi Y, Shitara K, Nishikawa H. Regulatory T cells in cancer immunosuppression—implications for anticancer therapy[J]. Nature reviews Clinical oncology, 2019, 16(6): 356-371.
61. Liu V C, Wong L Y, Jang T, et al. Tumor evasion of the immune system by converting $CD4^+$ CD25-T cells into $CD4^+$ $CD25^+$ T regulatory cells: role of tumor-derived TGF-β[J]. The Journal of Immunology, 2007, 178(5): 2883-2892.
62. Xu Y, Dong X, Qi P, et al. Sox2 communicates with tregs through CCL1 to promote the stemness property of breast cancer cells[J]. Stem Cells, 2017, 35(12): 2351-2365.
63. Wei J, Barr J, Kong L Y, et al. Glioblastoma cancer-initiating cells inhibit T-cell proliferation and effector responses by the signal transducers and activators of transcription 3 pathway[J]. Molecular cancer therapeutics, 2010, 9(1): 67-78.
64. You Y, Li Y, Li M, et al. Ovarian cancer stem cells promote tumour immune privilege and invasion via CCL5 and regulatory T cells[J]. Clinical & Experimental Immunology, 2018, 191(1): 60-73.
65. Veglia F, Perego M, Gabrilovich D. Myeloid-derived suppressor cells coming of age[J]. Nature immunology, 2018, 19(2): 108-119.
66. Umansky V, Blattner C, Gebhardt C, et al. The role of myeloid-derived suppressor cells (MDSC) in cancer progression[J]. Vaccines, 2016, 4(4): 36.

67. Otvos B, Silver D J, Mulkearns-Hubert E E, et al. Cancer stem cell-secreted macrophage migration inhibitory factor stimulates myeloid derived suppressor cell function and facilitates glioblastoma immune evasion[J]. Stem cells, 2016, 34(8): 2026-2039.
68. Chikamatsu K, Takahashi G, Sakakura K, et al. Immunoregulatory properties of $CD44^+$ cancer stem-like cells in squamous cell carcinoma of the head and neck[J]. Head & neck, 2011, 33(2): 208-215.
69. Shidal C, Singh N P, Nagarkatti P, et al. MicroRNA-92 expression in $CD133^+$ melanoma stem cells regulates immunosuppression in the tumor microenvironment via integrin-dependent activation of TGFβ[J]. Cancer research, 2019, 79(14): 3622-3635.
70. Wei J, Chen P, Gupta P, et al. Immune biology of glioma-associated macrophages and microglia: functional and therapeutic implications[J]. Neuro-oncology, 2020, 22(2): 180-194.
71. Pathria P, Louis T L, Varner J A. Targeting tumor-associated macrophages in cancer[J]. Trends in immunology, 2019, 40(4): 310-327.
72. Zhou W, Ke S Q, Huang Z, et al. Periostin secreted by glioblastoma stem cells recruits M2 tumour-associated macrophages and promotes malignant growth[J]. Nature cell biology, 2015, 17(2): 170-182.
73. Deng X, Zhang P, Liang T, et al. Ovarian cancer stem cells induce the M2 polarization of macrophages through the PPARγ and NF-κB pathways[J]. International Journal of Molecular Medicine, 2015, 36(2): 449-454.
74. Malyshev I, Malyshev Y. Current concept and update of the macrophage plasticity concept: intracellular mechanisms of reprogramming and M3 macrophage "switch" phenotype[J]. BioMed research international, 2015, 2015.
75. Zhang W, Huang Q, Xiao W, et al. Advances in anti-tumor treatments targeting the CD47/SIRPα axis[J]. Frontiers in immunology, 2020, 11: 18.
76. Sallman D A, Donnellan W B, Asch A S, et al. The first-in-class anti-CD47 antibody Hu5F9-G4 is active and well tolerated alone or with azacitidine in AML and MDS patients: initial phase 1b results [J]. Journal of Clinical Oncology, 2019, **37**(15_suppl): 7009-7009.
77. McIntosh K, Balch C, Tiwari A K. Tackling multidrug resistance mediated by efflux transporters in tumor-initiating cells[J]. Expert opinion on drug metabolism & toxicology, 2016, 12(6): 633-644.
78. Ferrara N, Hillan K J, Gerber H P, et al. Discovery and development of bevacizumab, an anti-VEGF antibody for treating cancer[J]. Nature reviews Drug discovery, 2004, 3(5): 391-400.
79. Xu D L, Li Z Q, Zhang G. Research advances on programmed cell death receptor-1 antibody in the treatment of lymphoma-review[J]. Zhongguo shi yan xue ye xue za zhi, 2019, 27(6): 2019-2023.
80. Okazaki T, Chikuma S, Iwai Y, et al. A rheostat for immune responses: the unique properties of PD-1 and their advantages for clinical application[J]. Nature immunology, 2013, 14(12): 1212-1218.
81. Du X, Liu M, Su J, et al. Uncoupling therapeutic from immunotherapy-related adverse effects for safer and effective anti-CTLA-4 antibodies in CTLA4 humanized mice[J]. Cell research, 2018, 28(4): 433-447.
82. Grupp S A, Kalos M, Barrett D, et al. Chimeric antigen receptor-modified T cells for acute lymphoid leukemia[J]. New England Journal of Medicine, 2013, 368(16): 1509-1518.
83. Mount C W, Majzner R G, Sundaresh S, et al. Potent antitumor efficacy of anti-GD2 CAR T cells in $H3\text{-}K27M^+$ diffuse midline gliomas[J]. Nature medicine, 2018, 24(5): 572-579.
84. Feng K, Guo Y, Liu Y, et al. Cocktail treatment with EGFR-specific and CD133-specific chimeric antigen receptor-modified T cells in a patient with advanced cholangiocarcinoma[J]. Journal of Hematology & Oncology, 2017, 10(1): 1-11.

85. Wanderley C W, Colon D F, Luiz J P M, et al. Paclitaxel reduces tumor growth by reprogramming tumor-associated macrophages to an M1 profile in a TLR4-dependent manner paclitaxel drives TAMs to an M1 profile[J]. Cancer research, 2018, 78(20): 5891-5900.
86. Wang J C, Sun X, Ma Q, et al. Metformin's antitumour and anti-angiogenic activities are mediated by skewing macrophage polarization[J]. Journal of cellular and molecular medicine, 2018, 22(8): 3825-3836.

7

肿瘤微环境与纳米医学

7.1 肿瘤微环境与分子影像探针

肿瘤微环境具有异常的生理状况，例如缺氧、酸性环境以及细胞间质流体压力增加。另外，有证据表明，肿瘤的多样性和侵袭性与它们的微环境组成、生化特性、结构和物理特性有关。因此，了解肿瘤微环境的动态变化可以为癌症诊断和治疗设计提供新的途径。

分子成像技术可以通过肿瘤相关的生物标志物的可视化监测，实现癌症的早期检测，并为癌症患者制定个性化治疗方案。此外，分子成像技术亦可对肿瘤发生和发展过程进行监测。分子影像技术主要有两个关键组成部分：①成像设备，例如光学成像、磁共振成像、光声成像等；②成像探针或造影剂，可用于靶向及肿瘤生物标志物的可视化检测。根据肿瘤微环境的特点开发的新型分子探针，具有高灵敏度、高特异性和低毒性的优势。本章主要对肿瘤微环境激活的光学成像、磁共振成像、光声成像的策略以及探针的种类和应用进行介绍。

7.1.1 肿瘤微环境与靶向

癌症是全球第二大死亡原因，其主要特征表现为：细胞转化、基因组不稳定、过度增殖、永生化、血管生成、EMT 和转移[1]。实体瘤是由肿瘤细胞、常驻和浸润性非肿瘤细胞以及邻近这些细胞的分子组成的生态系统，该生态系统可以统称为肿瘤微环境。癌症研究领域已经普遍接受的一个观点是，肿瘤微环境在癌症的发展及演化过程中起着至关重要的作用。

肿瘤微环境是一个广泛的研究领域，该领域一方面包括一些被普遍确认的概念，例如慢性炎症和癌症之间的关系、肿瘤基质对肿瘤演化的贡献等。另一方面也出现了一些新颖的并且具有革命性的概念，例如骨髓细胞在转移前生态位发展中的作用、微环境对转移细胞的遗传特征的影响。相关研究人员目前正在开发以肿瘤微环境为靶点的治疗模式。其中，具有阻断恶性肿瘤细胞之间的相互作用、促进抗恶性肿瘤药物治疗或使被肿瘤破坏的微环境恢复正常功能的治疗模式引起了更多的关注，为更好地治疗恶性肿瘤提供了策略。

不断增大的肿瘤块与肿瘤环境之间存在复杂而动态的相互作用，这受到癌细胞及其产物的代谢需求的影响（例如细胞外基质成分和蛋白酶）[2]。这些动态的微环境变化支持肿瘤的生长及癌细胞的远端扩散转移[3]。其中由代谢引起的肿瘤微环境最为显著的特征有微酸性、乏氧、过氧化氢和谷胱甘肽高表达、相关酶的差异表达及 ATP 的显著积累。

7.1.1.1 肿瘤微环境——微酸性

人们已逐渐认识到无论组织起源和遗传背景如何，pH 失调是大多数癌症的适应性特征[4]。在正常分化的成年细胞中，细胞内 pH(pHi)通常约为 7.2，并且低于细胞外 pH(pHe，约为 7.4)。相比之下，肿瘤细胞的 pHi 大于 7.4，而 pHe 较低，为 6.5～7.1[2,5,6]。脉管系统灌注不良，区域性或间歇性缺氧以及通过发酵性糖酵解而增加的碳通量共同导致实体瘤中的细胞外酸中毒(Pasteur 效应)。这种"逆向"的 pH 梯度为肿瘤转移创造了一个完美的条件，显著影响肿瘤演进过程(图 7-1)。值得注意的是，环境酸化很可能在癌症的早期发生，即原位癌的无血管阶段，其中新生的癌细胞经历了向更强糖酵解表型的代谢转换，导致微环境进一步恒定的高度酸化。此外，正如 Warburg 所提出的那样，糖酵解表型可能变得"固执"，即使在充氧条件下也导致了代谢酸的持续生成(Warburg 效应)。这种酸化的微环境赋予达尔文选择压力，有利于具有适应机制的细胞对酸介导的凋亡产生抗性。

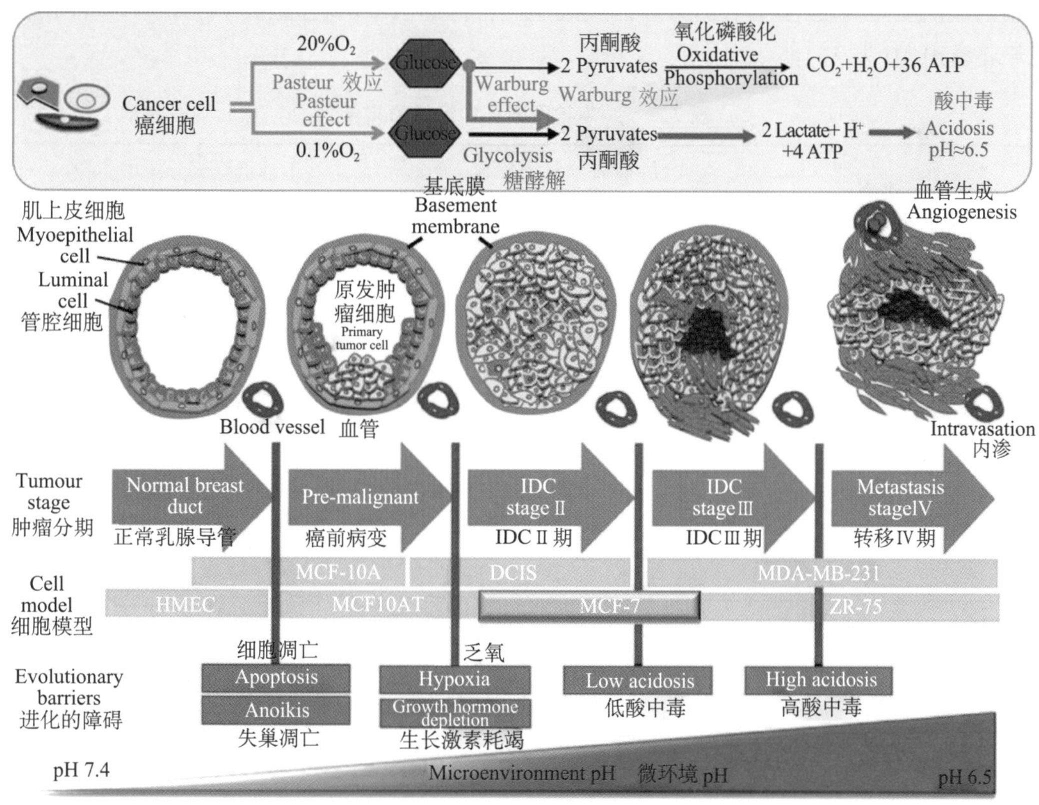

图 7-1 酸中毒对肿瘤发展和进程的影响[7]

(酸化和对酸中毒的适应始于中心导管，远离脉管系统。对导管内酸中毒的抵抗力的适应和发展是癌症发展和进化中的关键问题之一。该图说明了在从 DCIS 到Ⅳ期转移的乳腺癌进展过程中，酸中毒如何增加，以及酸适应性细胞(组织细胞)如何变得更具侵略性和侵袭性)

酸性微环境被认为可促进肿瘤发展，因为酸中毒可刺激肿瘤细胞侵袭和转移，对正常细胞有毒性，并介导细胞外基质(extracellular matrix, ECM)的降解和重塑，可通过释放血管内皮生长因子促进血管生成，可以抑制血管内皮生长因子，还可以抑制对肿瘤抗原的免疫反应[7]。适应这种慢性酸中毒的癌细胞将存活，并且比非适应性细胞(例如正常的上皮细胞和基质细胞)更具有生存优势。然而,目前慢性酸中毒的生存机制尚未研究清楚,识别这些并为适应酸的细胞定义生物标志物,可为新的成像、诊断或治疗策略的引入提供可能,进一步推动肿瘤的研究进展。

7.1.1.2 肿瘤微环境——乏氧

组织中任何一处的氧合状态都是氧气供给和消耗之间平衡的结果[8]。癌细胞的快速增殖,加上肿瘤血管的结构和功能异常,导致实体瘤内某些区域的氧气供应减少[9]。随着肿瘤细胞距周边血管的距离增加直到大于氧气的扩散距离(为 100～200 μm,取决于血液中的局部氧气浓度和氧气消耗速率),氧气的可用性逐渐降低(图 7-2)。据研究报道,人体肿瘤中的氧浓度是高度不均匀的,许多区域处于非常低的水平(氧分压低于 5 mmHg),该值远低于正常组织(表 7-1)[10]。

表 7-1 肿瘤与周围正常组织的氧合

肿瘤类型 Tumor type	肿瘤氧分压中位数 Median tumor P_{O_2} (患者人数 number of patients)	正常组织氧分压中位数 Median normal P_{O_2} (患者人数 number of patients)
脑胶质瘤 Glioblastoma	4.9(10) 5.6(14)	ND ND
头颈癌 Head and neck carcinoma	12.2(30) 14.7(23) 14.6(65)	40.0(14) 43.8(30) 51.2(65)
肺癌 Lung cancer	7.5(17)	38.5(17)
乳腺癌 Breast cancer	10.0(15)	ND
胰腺癌 Pancreatic cancer	2.7(7)	51.6(7)
宫颈癌 Cervical cancer	5.0(8) 5.0(74) 3(86)	51(8) ND ND
前列腺癌 Prostate cancer	2.4(59)	30.3(59)
软组织肉瘤 Soft-tissue sarcoma	6.2(34) 18(22)	ND ND

注:ND 表示未确定;P_{O_2} 表示氧分压,P_{O_2} 的测量单位为 mmHg,使用商业可用的氧电极("Eppendorf"电极)测量。

乏氧通过多方面影响了肿瘤生物学,其中包括:①缺氧—复氧损伤后选择利于生存的基因型(如 *TP53* 基因突变),抑制凋亡和自噬的基因表达促进肿瘤细胞生存,以及中枢代谢的合成代谢转换;②乏氧还增强了肿瘤微环境中的受体酪氨酸激酶介导的信号传导、血管生成、上皮细胞到间充质细胞的转化、肿瘤细胞的转移和侵袭能力,同时抑制了肿瘤相关的免疫反应；③此外，研究表明乏氧还可以增加活性氧（reactive oxygen species，ROS）的产生并且抑制DNA的修复途径，这在很大程度上导致了基因组的不稳定性，促使肿瘤的进一步发生和发展。综上，乏氧通过多种途径和机制促进了肿瘤的发展并且增强了对肿瘤治疗的抗性，严重影响了临床疗效[12]。

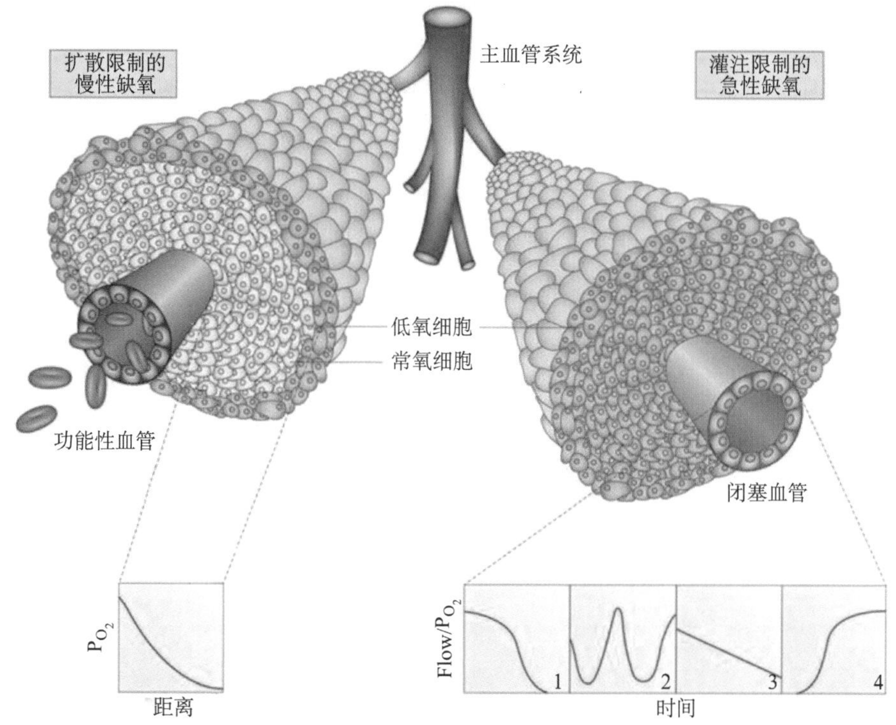

图 7-2 图示肿瘤细胞在血管周围以一种束状的形式生长，从血管中获取氧气和营养物质[11]

（左侧显示，随着氧气从血管中扩散，相对高含量的氧气被肿瘤细胞所利用，这导致了如图所示的氧气分压（P_{O_2}）的降低。这种氧气压力的下降最终触发了脐带边缘慢性低氧细胞的形成。在右侧，血管灌注短暂受损，闭塞血管周围的所有细胞均急性缺氧。导致这种血流停止的原因包括血管被血液或循环肿瘤细胞堵塞，高间质压力区域的血管塌陷，或者肿瘤内正常血管的自发收缩活动影响了下游的肿瘤血管。在60分钟内报告的流量和相关的P_{O_2}变化的代表性示例显示在右下角的四个面板中，其中显示了快速而完全的关闭（面板1）和恢复（面板4），随着时间的推移逐渐减少（面板3）以及反复波动（面板2））

7.1.1.3 肿瘤微环境——过氧化氢

肿瘤细胞由于遗传、代谢和微环境的改变导致ROS一直维持在较高的水平[13]。ROS可引起蛋白质的非特异性氧化及对生物分子造成的可逆或不可逆损伤，从而导致细胞生长停滞甚至死亡，同时还伴有相关病理特征的状态称为氧化应激。氧化应激一方面对正常细胞是有害的，另一方面它可以引起DNA损伤和基因组不稳定、重编程癌细胞代谢，从而以多种方式促进肿瘤生长。

虽然超氧化物通常是最初产生的ROS分子，但由超氧化物歧化酶催化超氧化物产生的过氧化氢(H_2O_2)是细胞信号传导最为依赖的,也是微环境中最为重要的化学物质[14]。H_2O_2 是一种更稳定和可扩散的 ROS,它可以选择性地与蛋白上的半胱氨酸残基发生反应,相对于谷胱甘肽、半胱氨酸和蛋氨酸,H_2O_2 对特定蛋白中的半胱氨酸的反应活性可大大提高至 $10^7\ M^{-1}S^{-1}$。较高的 H_2O_2 水平能氧化半胱氨酸形成二硫键或产生其他氧化形式。这些修饰优先形成在蛋白质中特定的半胱氨酸残基上,可以改变蛋白质活性,以支持肿瘤细胞在氧化应激下的增殖和存活[15]。过氧化氢的量对细胞的命运具有决定性的作用:过低的浓度会导致细胞稳态的丧失,并增加对应力的适应以支持细胞在氧化应激下的增殖和存活,而过高的水平则会诱导细胞死亡(图 7-3)[16, 17]。

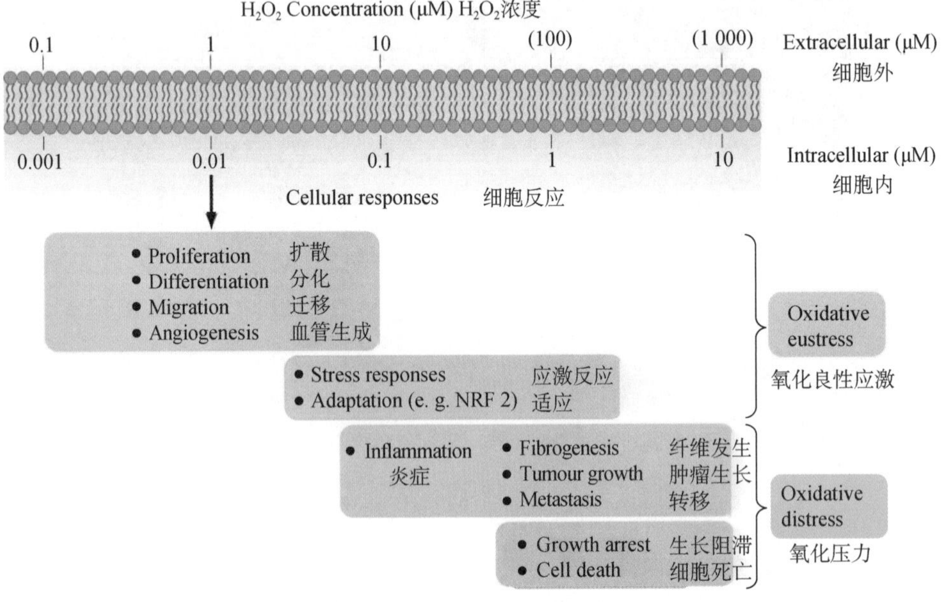

图 7-3 细胞内反应相关的 H_2O_2 浓度范围[17]

(细胞内的生理范围可达约 100 nM。应激反应和适应发生在较高的浓度。更多的暴露会导致炎症反应,生长停滞和细胞死亡的各种机制。绿色和红色分别表示主要是有益的反应(良性应激)或有害的反应(恶性应激)。根据细胞外到细胞内估计有 100 倍的浓度梯度,如果考虑血浆中的 H_2O_2 浓度为 5 μM,那细胞内最大 H_2O_2 浓度为 500 μM)

7.1.1.4 肿瘤微环境——谷胱甘肽

由于高的糖酵解速率和相关的生物合成反应,细胞增殖面临着 NADH / NAD^+ 比例升高的问题[18]。维持 NADH 与 NAD^+ 比率的机制包括苹果酸—天冬氨酸穿梭,它可再生胞质 NAD^+,以维持通过生物合成途径的恒定流量。另外,乳酸盐产量的增加会支持 NAD^+ 的再生。同时,增殖细胞面临着主要来自线粒体中的电子传输链和 NADPH 氧化酶(NADPH oxidase, NOX)诱导的活性氧(ROS)产生增加的问题。过多的 ROS 会引起氧化应激,从而抑制细胞增殖和生存能力,因此在细胞增殖期间维持氧化还原稳态是至关重要的。恶性转化后癌细胞中活性氧(ROS)生成的内在增加通常会响应持续的氧化应激诱导氧化还原适应,从而导致谷胱甘肽(glutathione, GSH)和其他抗氧化剂分子的上调[19]。癌细胞需要有效的抗氧化系统来抵消 ROS 的破坏活性,两个关键的细胞抗氧化剂防御系统包括硫氧还原蛋白系统和谷胱甘肽系统。谷胱甘肽是一种三肽(Glu-Cys-Gly),作为细胞内最丰富的抗氧化剂可中和过氧化物自由基。在体液(如血液)、细胞外基质和细胞表面,由于低浓度的谷胱甘肽(2～20 μM)具有相对高的氧化还原电位,蛋白质富含稳定二硫化物。相反,细胞内的谷胱甘肽浓度为 0.5～10 mM,会被 NADP 和谷胱甘肽还原酶还原,以维持细胞内的高还原性环境。

谷胱甘肽和谷胱甘肽代谢参与了癌症的预防和发生发展[20]。例如,机体在有压力条件下,GSH 能清除一些有害分子,如亲电试剂(通过 GSH 结合)、ROS 和活性氮(reactive nitrogen species, RNS),从而防止肿瘤的发生。据报道,谷胱甘肽代谢参与化疗诱导的肿瘤对细胞凋亡抵抗。GST 和 GSH 转运蛋白的表达以及高 GSH 浓度是转化细胞的共同特征,而这些特征又与对化疗诱导的细胞凋亡具有高抗性有关[21]。肿瘤细胞内高浓度 GSH 是由于 γ-GCS 高表达,可通过抑制细胞凋亡来促进肿瘤细胞存活。细胞内 GSH 含量的调节已被广泛研究并用于潜在的抗癌治疗,GSH 耗竭剂(如 BSO、DEM、乙基丙烯酸和二酰胺)已被证明可以使 Bcl-2 过表达的细胞敏感,使其发生凋亡。抗肿瘤治疗的另一个潜在作用是通过作用于其转运蛋白来调节 GSH 外排。最近,有研究表明,通过刺激在不同癌细胞系中的 GSH 外排来耗尽细胞内 GSH 时,可促使细胞死亡。

7.1.1.5 肿瘤微环境——酶

酶在细胞和组织的功能调节中起着至关重要的作用。某些疾病通常会因特定类型的酶的异常表达而发生,从而导致局部病变组织内的酶浓度升高。特别是在肿瘤组织中,细胞不受控制地分裂和生长,形成恶性肿瘤,随后侵入人体的其他正常组织。酶在癌症的发展和侵袭中起着核心作用,并且在肿瘤微环境中,与正常组织相比,存在的酶浓度和活性都异常升高[22]。这些在肿瘤细胞中过表达的酶,例如基质金属蛋白酶(MMP),氨肽酶 N(APN / CD13),γ-谷氨酰转移酶(γ-GGT),环氧合酶-2(COX-2),透明质酸酶(HAase)和碱性磷酸酶(alkaline phosphatase, ALP)是重要的临床指标,与肿瘤的发生、发展和恶化密切相关[23]。其中研究最为广泛的 MMP 隶属于锌依赖性内肽酶家族,迄今为止,已知 26 种 MMP 能够降解细胞外基质的几乎所有成分[24]。MMP 在结构和功能上有很多相似之处,但是底物特异性有所不同。基于特定的结构,MMP 不仅在生理过程中起到关键作用,也解释了癌症的侵袭和转移、血管生成和肿瘤发生。

此外,定量检测特定的过表达酶的水平和活性也非常有用,这些酶的水平和活性也可用于诊断早期肿瘤的发生和进展。在肿瘤组织微环境中,特定的酶(包括 MMP、磷脂酶、糖苷酶和酯酶等)以高浓度存在,并已被广泛用于调节靶向药物的递送和释放,并基于嵌段共聚物组装体的平台增强了肿瘤的成像。越来越多的证据表明细胞外蛋白酶通过调节各种生理过程和信号转导,在肿瘤进展过程中介导了微环境的改变,因此它们扮演了肿瘤与基质分子交流的关键角色[25]。

7.1.1.6 肿瘤微环境——ATP

ATP 是通过磷酸化、发酵和细胞呼吸产生的主要细胞内能量中间体，几乎涉及所有细胞反应。ATP 也可以被动(如继发于细胞损伤或死亡)或主动地(通过胞吐作用或通道介导的运输)释放到细胞外环境中，因此是普遍存在且高度可塑性的信号传导系统(嘌呤能信号传导)的基本组成部分，在神经传递、炎症和癌症中具有确定的作用。细胞外 ATP 的升高是肿瘤微环境的标志之一，相较于正常组织和血液中严格调节在 10 nM 的极低水平，肿瘤微环境内 ATP 的含量可高达 100 μM[26]。直到 2008 年左右，人们才普遍认为癌细胞的内源性能量主要是为了支持其自身的生存、增殖、对邻近组织的侵袭以及向远处转移部位的扩散。更明确地说，人们认为 ATP 产生的效率是一种肿瘤内在的结果，仅通过较高的能量含量就可以影响宿主，从而增加了肿瘤的侵袭性[27]。然而，现在已经清楚的是，在肿瘤的生长和发展过程中，ATP 及其主要代谢产物腺苷以及可能的其他核苷酸在细胞外环境中是通过主动分泌或被动释放产生的，它们在细胞外信号传递中起着关键作用(图 7-4)[28]。

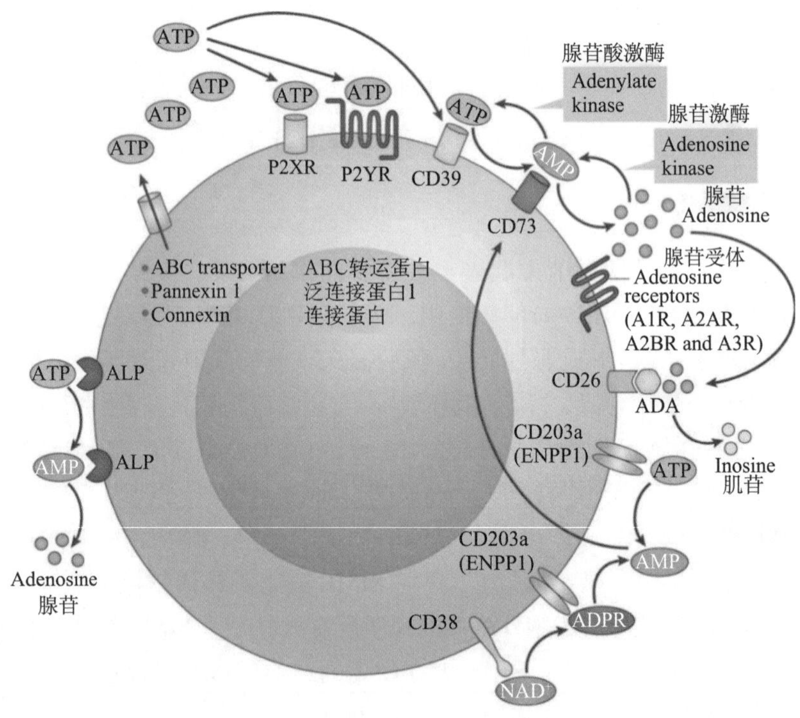

图 7-4 腺苷的产生和信号传导[28]

(乏氧通过 ATP 结合盒式蛋白转运体、Pannexin 1 或 connexin 转运蛋白诱导 ATP 的释放。积累的 ATP 既可以刺激 P2 嘌呤能受体(P2XR 和 P2YR)，也可以通过胞外核苷酸酶 CD39 和 CD73 的连续作用进一步降解为腺苷。在腺苷激酶存在的情况下，这种降解途径可以被逆转。除核苷酸酶外，碱性磷酸酶(ALP)也有助于细胞外腺苷的产生。在一些癌症中，通过挽救途径释放的 NAD^+ 可以通过 CD38(或其对应的 CD157)、CD203a(也被称为 ENPP1)、CD73 途径水解为腺苷。在腺苷脱氨酶(adenosine deaminase, ADA)存在的情况下，积累的腺苷可以通过与 CD26 的关联进一步降解为肌苷，尽管在某些癌症中，这一途径可能被腺苷本身抑制。总之，这种嘌呤能通路可以在肿瘤微环境内的肿瘤、基质细胞和免疫细胞上观察到)

肿瘤微环境中高浓度的 ATP 能够激活嘌呤能受体被认为是一种非常危险的信号。其中 P2X7 受体在肿瘤细胞生长和免疫细胞浸润中均有重要的作用。在各种肿瘤模型中,阻断或者敲除 *P2X7* 减缓了肿瘤的生长,同时也降低了炎症免疫细胞浸润,其特征是 $CD8^+$ 细胞减少,调节性 T 细胞增加。通过向各种免疫细胞上表达的嘌呤能受体发出信号,细胞外 ATP 可促进先天性和适应性免疫反应[26]。

7.1.2 肿瘤微环境响应型磁共振成像探针

磁共振成像(magnetic resonance imaging, MRI)作为一种用于非侵入性疾病诊断和治疗监测的技术,具有无辐射、无组织穿透深度限制和超高的软组织分辨率的特点,被广泛用于临床疾病诊断[29, 30]。然而磁共振成像存在成像灵敏度低以及难以分辨病变组织和正常组织的问题,因此在全世界超过三分之一的磁共振成像过程中,都使用了造影剂(contrast agent),这样可以有效提高疾病的检出效率[31]。

总体来说,磁共振造影剂可以分为阳性(T_1 型)造影剂(使病变部位变亮)与阴性(T_2 型)造影剂(使病变部位变暗)。造影剂在临床上的广泛推广,让更多的疾病能够被精确地诊断出来。

目前在临床应用中,T_1 型 MRI 造影剂主要包括:小分子顺磁性造影剂和大分子顺磁性造影剂。其中,比较常见的是小分子顺磁性造影剂,主要包含:Gd-DTPA 及其线型、环型多胺多羧类螯合物和锰的卟啉螯合物。这类小分子造影剂虽然各自有着对某些器官的亲和性,但是弛豫率低且成像窗口狭窄等缺点也限制了对疾病的精准诊断[32]。

基于对小分子顺磁性造影剂的研究和改进,大分子造影剂如生物大分子修饰的钆螯合物、叶酸修饰的钆螯合物、树状大分子显影剂、脂质体修饰的显影剂和含钆富勒烯显影剂等被开发出来。这类大分子造影剂不仅具有更高的相对分子量和分子体积,因而其本身的旋转速度较为平缓并能够更好地帮助氢质子的能量弛豫,在血液中的半衰期也得到了一定的提升。因此成像过程中对于造影剂剂量的要求降低,这也在一定程度上减少了造影剂带来的毒性。但是,如何制备出生物相容性高、成本低且具有肿瘤靶向性的大分子造影剂面临着巨大的挑战。

基于对造影剂毒性和剂量的要求,纳米级尺寸的顺磁性造影剂的制备成为了目前研究的重点。最常见的纳米级顺磁性造影剂莫过于钆基纳米造影剂(Gd_2O_3,$NaGdF_4$,GdF_3,Gd^{3+}-doped NPs)以及锰基纳米造影剂(MnO NPs,Mn_3O_4 纳米颗粒以及 MnO_2 纳米片)。此外,超小尺寸氧化铁和基于稀土元素制备的顺磁性纳米造影剂也逐渐崭露头角。此外,随着研究的逐渐深入和临床应用的需求,更多具有良好生物相容性和肿瘤靶向性的纳米级顺磁性造影剂得到了发展,也在动物实验中取得了良好的效果。但是,这类颗粒型造影剂的肿瘤靶向性和体内稳定性一直是人们关注的焦点[33]。

然而,目前大多数磁共振造影剂无论是在病灶部位还是正常组织,信号始终处于“ON”的状态,这也导致了病变/正常组织的信噪比低,造成疾病诊断困难。目前提高信噪比的策略包括降低背景信号(正常组织信号)和提高病灶信号(病变组织信号)。因此,基于肿瘤微环境特点开发的 MR 信号激活型探针如 T_1 信号激活型探针(肿瘤组织处开启 T_1 信号),

T_2 信号激活型探针(肿瘤组织处 T_2 信号被增强),T_1-T_2 信号转换型 MR 成像探针(信号由 T_1 转为 T_2 或反之)具有更好的应用前景。

7.1.2.1 激活 T_1 型 MR 成像探针

在临床诊断中,使病灶变亮的 T_1 加权 MR 成像受到了广泛的青睐,因此如果能够只在病灶处激发造影剂增强 T_1 信号的效果不仅能够大幅度提高信噪比,也能够明显地突出病灶部位实现占位成像。此外,借助肿瘤微环境中过表达的分子(ROS/GSH/ATP)激发的信号也能在一定程度上反映该微环境的恶化程度从而实现功能成像以及对病灶演变过程的监控。目前激发型 T_1 型 MR 探针主要分为自组装和解组装两大类。

首先是自组装型的 T_1 激活型 MR 探针,这类探针主要通过自组装改变探针的自旋相关时间从而更好地与水分子相互作用以提高 T_1 信号。正如上文所述,小分子顺磁性造影剂的自旋相关时间过短导致了其与水分子的相互作用较弱,而纳米颗粒由于其较适中的自旋相关时间极大程度地提高了探针的纵向弛豫率。因此,将改性的小分子顺磁性探针注射入体内,在病灶部位分子作用下反应生产纳米颗粒从而激活病灶部位 T_1 信号的设计得到了广泛的关注。

Ye 等人基于这样的原理设计出了 P-CyFF-Gd 可激活型 MR 成像探针,该探针主要由具有 ALP 酶识别功能的磷酸基团($-PO_3H$),被磷酸基团淬灭信号的近红外荧光团(Cy-Cl),能够为自组装提供协助的疏水性二肽 Phe-Phe(FF)链和具有 T_1 型磁共振信号增强效果的肿瘤 Gd-DOTA 组成。P-CyFF-Gd 探针在遇到过表达 ALP 酶时,具有 ALP 酶识别功能的基团被水解,荧光信号被激活。随后,在细胞膜表面存在的大量 CyFF-Gd 在疏水-疏水相互作用以及 $\pi-\pi$ 键相互作用下自组装形成纳米颗粒并被肿瘤细胞吞噬,在肿瘤内产生远超 Gd-DOTA 的 T_1 型磁共振信号增强效果且具有更长的半衰期和更高的肿瘤富集度(图 7-5)。在与 P-Cy-Gd(无法自组装)和 P-CyFF-Gd + Na_3VO_4(一种 ALP 酶抑制剂)两组的对照中发现 P-CyFF-Gd 的信号明显更强,这也印证了材料设计的理念[34]。

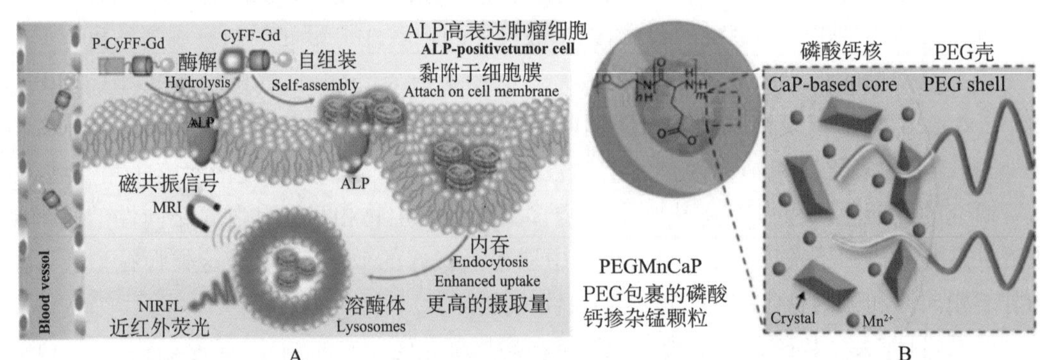

图 7-5 可激活型 MR 成像探针信号激活示意图

(A. 可激活型 MR 成像探针 P-CyFF-Gd 的信号激活示意图[34];B. 可激活型 MR 成像探针 PEGMnCaP NPs 的信号激活示意图[35])

解组装型的 T_1 激活型 MR 成像探针的设计则主要基于探针在微环境作用下的解体从而激活 T_1 信号。研究表明，当顺磁性离子被包裹于纳米颗粒内部而不与水分子直接接触时，其 T_1 造影增强效果将会被极大地削弱，因此将锰离子包裹随后在病灶部位的特殊微环境中释放成为 T_1 激活型 MR 成像探针设计的一种方式。

米等人合成了 PEGMnCaP NPs，这是一种利用磷酸钙（CaP）封装锰离子，并且在磷酸钙外侧又加了一层 PEG 保护层所得到的纳米颗粒。PEGMnCaP NPs 并不会在人体正常组织中分解从而极大程度地降低了正常组织的背景信号，而是会在具有微酸性环境中的肿瘤内分解并释放出顺磁性的锰离子，从而激活了 T_1 型 MR 成像信号。此外，当锰离子的释放和病灶内蛋白[人血清白蛋白（human serum albumin，HSA）]的结合又会进一步产生信号增强的级联效果，从而增强病灶部位的 T_1MR 信号。[35]该材料在皮下瘤模型、原位瘤模型和肝转移瘤模型中都取得了良好的效果，这也证明了这种材料具有良好的磁共振占位和功能成像功能。

与释放顺磁性离子类似，在微环境刺激下释放顺磁性造影剂也是一种激活 T_1 型 MR 信号的策略。研究表明，当顺磁性纳米造影剂的尺寸逐渐升高时，逐渐降低的比表面积也使得单位面积上顺磁性离子的数目逐渐减少，其阳性造影性能有所降低。利用这一原理，Ma 等人设计了一种酸/GSH 响应的三氧化二铁自组装体，在未解组装之前材料的阳性造影性能较弱，而在体内肿瘤微环境的双重刺激下，材料充分解组装最终在肿瘤部位产生明显的阳性造影信号[36]。

此外，在体外封装纳米顺磁性造影剂，随后在肿瘤微环境刺激下解除封装。顺磁性纳米颗粒的特异性释放，从而激活该区域的 T_1MR 成像信号的设计方法也成为可激活型 T_1MR 探针。Viger 等人利用对 ROS 和酸性环境敏感的聚合物胶囊包裹了超小的顺磁性氧化钆纳米颗粒，在体外实验中初步证明了这种设计能够产生更强 ROS 和酸性响应性的 T_1MR 成像信号。基于这样的基础，刘等人通过细胞膜、有机物和碳酸钙紧密地包裹了具有顺磁性的 $NaGdF_4$ 纳米颗粒得到了 $NaGdF_4-CaCO_3$，这样的包裹极大程度地减少了水分子和纳米颗粒的相互解除从而“屏蔽”了该材料的磁共振信号增强能力。当处于偏酸性的肿瘤微环境时，碳酸钙酸解产生的二氧化碳气体打开外部包裹从而将内部的顺磁性纳米颗粒解放出来，激活该区域的 T_1 型 MR 信号。上述的三种解组装主要将目光集中于造影剂与水分子的相互作用，从而在肿瘤微环境的作用下产生磁共振信号（图 7-6）[37]。

除此之外，基于目前较为前沿的 MRET 体系，越来越多的超灵敏可激活 MR 探针被制备出来并且有着非常广泛的应用。首先，MRET 体系的原理为内部超顺磁性氧化铁强磁场的干扰导致外部顺磁性造影剂弱磁场被磁化，因此随着顺磁性造影剂离氧化铁越远（氧化铁磁场越弱），其自身磁场逐渐恢复，最终重新起到提升阳性造影信号的效果。李等人报道了一种电响应型的 MR 探针 EMs，在小鼠局灶性癫痫模型中，该探针能够跨越血脑屏障进入病灶部位。癫痫发作所引发的脑电场变化能够破坏探针的胶束结构，从而使顺磁性造影剂脱离超顺磁性氧化铁磁性最强的区域，进而增强 T_1 加权磁共振信号来定位癫痫的位置。此外，该探针的 T_1 磁共振增强效果也随着脑电场的强度而增强，这为癫痫等相关疾病的定

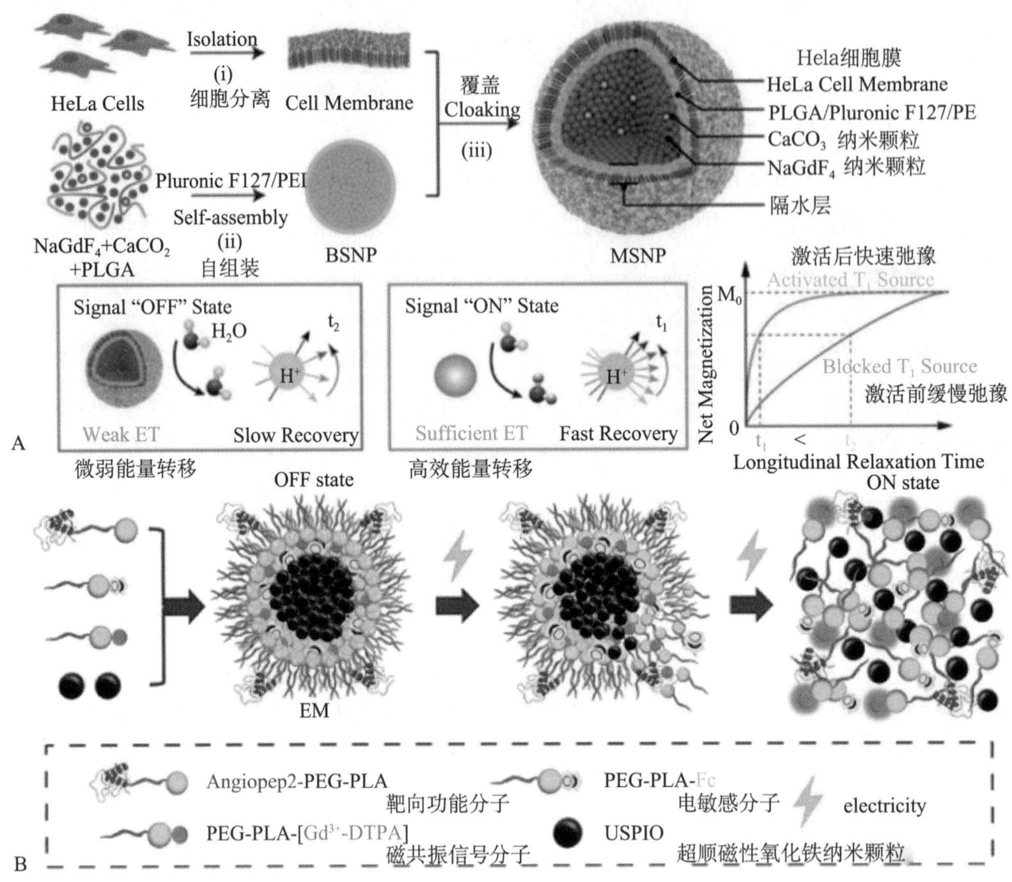

图 7-6　可激活型 MR 成像探针示意图

（A. 可激活型 MR 成像探针 $NaGdF_4-CaCO_3$ 的示意图[37]；B. 可激活型 MR 成像探针 EMs 的示意图[38]）

位和研究提供了新的方法。在这种体系当中，顺磁性造影剂的磁共振信号增强能力能够极大限度地被“取消”，但是超顺磁性和顺磁性材料之间相互的磁场干扰效率和最佳距离的把握仍然是目前研究的盲点，这也是目前该体系所面临的瓶颈问题（图 7-6B）[39]。

7.1.2.2　激活 T_2 型 MR 成像探针

相比激活 T_1 型 MR 成像探针的多种多样的设计，激活 T_2 型 MR 成像探针的设计相对单一。因为 T_2 型 MR 成像探针的影响因素主要集中于材料的磁性所引发的磁场不均一，换言之只要在 T_2 成像探针的作用下磁场不均一现象越明显则效果越好。

基于 20 世纪对于磁性纳米颗粒的研究可知，超顺磁性氧化铁颗粒表面有一层厚度约为 0.9 nm 的自旋紊乱层。随着材料尺寸的增加，自旋紊乱层在颗粒整体中所占的比例逐渐下降从而让氧化铁的磁性增强。因此，也存在通过制备尺寸更大的铁基材料用于 T_2 型 MR 成像[40]。

因而衍生了通过体内自组装氧化铁纳米颗粒以达到类似于提升材料尺寸的效果从而

提升 T_2 型 MR 成像效果的设计。Yuan 等人制备了对 Caspase 酶敏感的单分散四氧化三铁纳米颗粒，这种纳米颗粒在遇到 Caspase 酶之后会立即自组装形成纳米团簇从而极大地提升了 T_2 加权 MR 成像的效果[41]。

此外，近些年发现超小尺寸的四氧化三铁已经达到了 T_1 加权造影剂的要求，主要原理如上：材料尺寸减小，自选紊乱层占比增加从而导致每一个颗粒的净磁矩减少。而更高的比表面积使得更多的铁离子和水分子相互作用，在这种情况下材料的 T_1 加权性能能够得到充分体现。

Mao 等人制备了超分散的 T_1 型 MR 成像氧化铁探针，在尾静脉注射入体内后病灶部位首先变亮[42]。在肿瘤部位被微环境充分刺激后，氧化铁聚集形成的氧化铁纳米团簇使得病灶部位变暗。这种基于超小尺寸超顺磁性氧化铁尺寸/形态变化从而导致造影剂的加权像由 T_1 向 T_2 转换的思路得到了广泛的认可。

7.1.3 肿瘤微环境响应型荧光成像探针

光学成像是利用光子来呈现生物过程的一种手段，它已成为生物医学和临床医学研究中不可缺少的工具。与其他成像模式，如磁共振成像（magnetic resonance imaging, MRI）、计算机断层扫描（computed tomography, CT）等相比，光学成像具有高分辨率、高灵敏度、无辐射和低成本的特点，并且可以满足分子水平上实时研究病理过程，实现疾病的灵敏检测及术中导航[43]。大多数光学成像技术检测的是实时光激发染料产生的光信号，而生物体内一些内源性物质也会被同时激发产生光信号，这样会对目标部位信号产生干扰[44]。因此，如何提高信噪比、提供更多病灶部位信息对疾病的诊断和治疗具有重要研究意义。肿瘤微环境的特殊性则恰好为解决这一问题提供了巧妙的切入点：通过合理设计探针，使其在肿瘤微环境下实现探针信号的“开”或“关”，而正常组织信号无响应性变化，从而提高病灶部位和正常组织的信噪比，为定位肿瘤病灶及丰富病灶信息提供有力支撑。

荧光现象是原子或分子被激发时，吸收激发光的能量，电子从最高占有分子轨道（highest occupied molecular orbital, HOMO）跃迁至最低未占有轨道（lowest unoccupied molecular orbital, LUMO），而当激发的电子从 LUMO 轨道回到 HOMO 轨道时伴随着光的发射[45]。传统荧光染料已难以满足生物活体成像和疾病诊断的需求，响应型荧光探针的研究开发为提升光学成像质量、帮助疾病诊断带来新的方向。响应型荧光探针的设计原理主要有以下几种：①光诱导电子传递（photon-induced electron transfer, PET），这是一种分子内机制，荧光基团被激发时，HOMO 轨道立即被设计好的分子内供体提供的电子占据，导致荧光淬灭即为 PET 效应，而当荧光基团被质子化后，供体的能级降低，分子内的电子转移被抑制，从而恢复荧光；②荧光共振能量转移（fluorescence resonance energy transfer, FRET），与 PET 机制不同，FRET 是两个荧光基团之间能量的传递，荧光基团被激发时，能量通过非辐射偶极-偶极耦合从供体荧光基团转移到受体荧光基团，最终以受体荧光发射出来，供体荧光消失，这种效应通常在两者距离为 10 nm 以内才能发生。因此，可以设计用响应性的化学键链接供体和受体荧光基团，键断裂后两者间距离增大，FRET 消失，从而使供体荧光恢复；③聚集荧光淬灭(aggregation caused quenching, ACQ)和聚集荧光增强(aggregation induced emission, AIE)，常见荧光分子在分散状态下具有很好的荧光性能而在分子高浓度时荧光淬灭称为 ACQ，产生 ACQ 的原因是分子聚集时的π-π相互作用引起激发态的分子能量以非辐射跃迁的方式耗散。而 AIE 现象与 ACQ 现象相反，这类分子在低浓度溶液中荧光较弱而在聚集态荧光较强，这是由于 AIE 类分子在聚集状态下分子内旋转空间受限，非辐射能量衰减受到抑制，激发态分子只能通过辐射跃迁形式回到基态，从而表现为荧光增强。据此可以设计使 ACQ 类分子初始成聚集态荧光淬灭，而在靶部位解聚集荧光恢复，或 AIE 类分子初始成分散态，而在靶部位成聚集态荧光增强。

7.1.3.1 pH 响应型荧光成像探针

肿瘤微环境 pH 与正常组织 pH 存在差异已得到广泛的认可。研究表明，肿瘤细胞外间隙的 pH 范围是 6.2～6.9，略低于正常组织的 pH 7.4，而细胞内的溶酶体 pH 则更低，为 5.0～5.5[46]。因此，可以利用该特性设计 pH 响应型的荧光探针来实现信号的淬灭和激活。目前，pH 响应型探针的构建方法一种是利用 PET 效应，通过引入可电离化的基团，如胺基、羧基和磷酸基团，使分子可以在弱酸性条件下质子化，从而抑制 PET 效应达到荧光信号恢复，例如 Kim 等人[47]将可电离化的胺基偶联到荧光染料 IR-775 上(图 7-7)，利用 PET 效应使 IR-775 荧光淬灭，当染料到达肿瘤部位时，染料因酸性环境质子化，荧光性能恢复，信号明显增强。与小分子探针相比，纳米探针在肿瘤方面的成像更具有优势，其一是因为肿瘤组织的高渗透和滞留(enhanced permeability and retention, EPR)效应使得纳米探针可以被动靶向肿瘤部位，另一方面纳米探针在体内的循环时间可以根据探针的粒径大小、形貌和表面修饰来调整。Ju 等人[48]用 mPEG-PLA 包裹已淬灭的荧光染料 NEt_2Br_2BDP，当探针在肿瘤部位富集时可通过 PET 效应使荧光恢复，这种 pH 响应型纳米探针在荷瘤小鼠活体成像上也展现出很好的成像效果，与同样包裹的染料 ICG 相比，pH 响应型探针组的信噪比是 ICG 组的 5 倍以上。

另一个常用的构建方法是利用 FRET 效应，可根据这个原理对探针进行不同角度的设计，比如将荧光探针用酸敏感的化学键，如腙键、酯键、乙缩醛等连接两个荧光分子，正常情况下因 FRET 作用，荧光最终以受体的荧光信号发出，而在弱酸性环境中连接键断裂，两个荧光分子间的距离变大不能满足 FRET 要求，从而使荧光信号发生变化。值得注意的是，FRET 发生有两个重要条件，一是供体的荧光发射波长与受体的吸收波长有一定的重叠，二是两者之间的距离在 10 nm 以内。例如，有研究将 CdSe-ZnS 量子点与 pH 敏感的方酸染料连接[49]，在中性环境中该方酸的吸收波长和量子点的发射波长不吻合，不能发生有效 FRET，最终以量子点的荧光发出；而在酸性条件下，该方酸质子化，吸收波长和量子点发射波长有效重叠，最终以方酸的荧光发出。另外，也有学者利用一些材料的酸敏感特性来控制荧光分子之间的距离实现荧光信号的转变。Chiu 等人[50]用两种壳聚糖分别连接 Cy3 和 Cy5 两种荧光分子，中性条件下 Cy3 和 Cy5 之间的距离较大，FRET 效果不明显；而酸性条件下，壳聚糖主链上的胺质子化造成其空间构型的改变，使两个荧光分子更加接近，FRET 效应明显增强，最终以 Cy5 的荧光发出。虽然 pH 敏感的荧光探针已被研究很多，但仍有很多问题需要解决：①如何精确地控制 pH 响应，由于肿瘤细胞外的环境 pH(6.2～6.9)与正常组织 pH 相差不大，对探针响应性有很高的要求，同时也会带来稳定性问题；②正常细胞也会吞噬探针，且正常细胞的溶酶体的 pH 为 5.0～6.0，也会带来假阳性的结果。

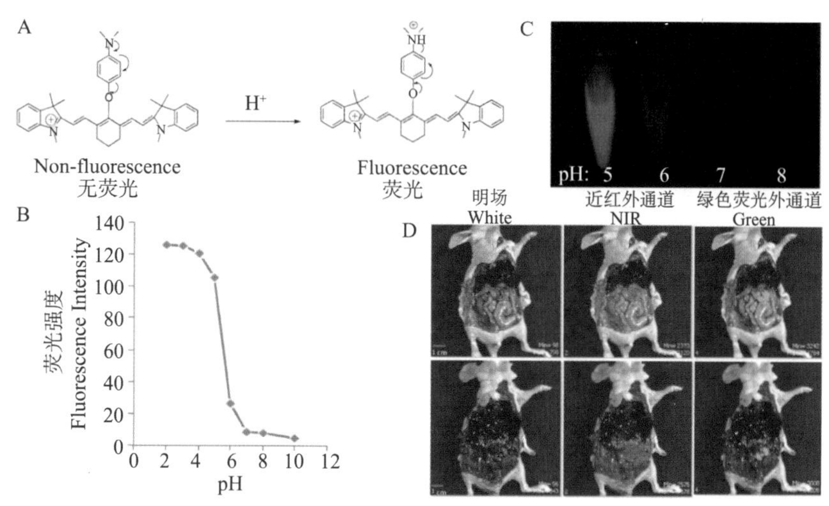

图 7-7 pH 响应型荧光探针

(A. pH 响应型荧光探针的设计原理；B、C、D. pH 响应性能及绿色荧光蛋白表达的卵巢癌小鼠模型荧光成像(红色为探针荧光，绿色为荧光蛋白荧光)[51])

7.1.3.2 氧气响应型荧光成像探针

由于肿瘤快速生长，氧气的供给和消耗失衡，导致肿瘤组织的氧气浓度明显低于正常组织。因此，乏氧成为肿瘤微环境的另一个特征，乏氧的程度与肿瘤的恶性程度有关，利用氧气响应型探针对肿瘤氧气浓度测定及肿瘤成像具有重要意义。氧气敏感的分子探针一类是硝基芳香化合物、醌类、偶氮类有机小分子，这类化合物通过在乏氧条件下化学键的断裂来使荧光信号发生改变，例如 Qian 等人[52]构建了一种氧气响应型探针 HP，将罗丹明 B 连接到偶氮-萘二甲酰亚胺分子上，由于 FRET 效应，罗丹明 B 的荧光能量转移到弱荧光的偶氮-萘二甲酰亚胺部分，造成荧光信号的淬灭，而在乏氧条件下偶氮连接键断裂，淬灭效果消失，罗丹明 B 的荧光信号恢复，其荧光强度是正常氧气条件下的 9 倍。

另一类是利用磷光金属配合物(如铂、铱的配合物)与氧气不敏感的荧光材料组合成比率型荧光探针，其主要原理是利用氧气对磷光分子的淬灭效应。Wu 等人[53]设计了一种用芴分子作为荧光能量供体，铂的卟啉配合物作为磷光部分的探针。探针在 651 nm 处氮气环境下显示出很强的红色荧光，而随着氧气通入，荧光强度逐渐下降，计算得到探针在氮气条件下的量子产率为 9.0%，而在氧气条件下的量子产率为 3.3%。Tobita 等人[54]用氧气不敏感的荧光分子 C343 作为内参、铱的配合物 BTP 作为氧气敏感的磷光部分组成比率型探针来检测肿瘤细胞氧气浓度。其荧光强度的比值随着氧气浓度呈线性变化,并且可以从图像上看出当氧气浓度为 20%时细胞几乎无磷光,而氧气浓度为 2.5%时有明显的红色磷光。这种比率型探针的好处在于通过比率计算量化氧气浓度,提高准确性,且探针的荧光强度随氧气浓度进行可逆性的变化,便于对不同组织、不同时间点的区域氧气浓度进行统计。

7.1.3.3 活性氧响应型荧光成像探针

活性氧(reactive oxygen species, ROS)是一类氧的单电子还原产物,包括一系列氧化小分子、离子和自由基,如过氧化氢(H_2O_2)、超氧阴离子($O_2^{\cdot -}$)、单线态氧($^1O_2$)、羟基自由基(•OH)等。ROS 是细胞信号转导通路的重要物质,对细胞的功能、衰老、病变有着不可替代的作用。由于 ROS 具有很强的氧化性,因此当细胞内的 ROS 和抗氧化系统失衡时就会产生氧化应激,而氧化应激与一系列疾病的发生发展有密切联系,其中就包括肿瘤。肿瘤 ROS 响应探针的研究对提高荧光成像时肿瘤部位的信噪比很有帮助,例如 Tae 等人[55]发现商业化的荧光染料 Cy5.5 可以通过一步法简单地还原为荧光淬灭的氰酸化合物,而该氰酸化合物可被超氧阴离子等几种 ROS 氧化成 Cy5.5,实现荧光信号的恢复。从动物实验结果可以看出,这种 ROS 响应型探针在荷瘤小鼠荧光成像时对比原染料 Cy5.5 有明显优势:Cy5.5 在成像时不仅肿瘤部位有荧光信号,腹部也有较强的信号,而这种 ROS 响应型探针只有肿瘤部位有荧光信号。除了通过化学基团的改变来实现荧光的淬灭外,一些无机材料也可以用来淬灭染料的荧光。Pu 等人[56]用二氧化锰纳米片包覆荧光染料,发现随着二氧化锰包覆量的增加,染料的荧光强度逐渐降低,值得注意的是二氧化锰可以与双氧水反应生成锰离子,从而消除对荧光的抑制作用,实现肿瘤微环境响应的荧光成像。

尽管 ROS 响应的荧光探针用于肿瘤成像的研究已经很多,但仍存在一些需要攻克的难题:①肿瘤微环境中的 ROS 量与正常组织相比也只是微摩尔级别的差别,因此如何提高探针的灵敏度,提高肿瘤部位的信号强度是首要问题;②ROS 响应的特异性问题,目前研究的探针大多是对多种 ROS 响应,少有专一性很高的 ROS 响应探针,如何设计出一种对某个 ROS 响应专一性很高的探针对量化肿瘤标志物及研究疾病进程具有重要意义。

7.1.3.4 ATP 响应型荧光成像探针

三磷酸腺苷(adenosine triphosphate, ATP)是细胞能量代谢和信号转导所必需的生物源性分子。细胞外 ATP 升高是肿瘤微环境的标志之一,正常组织和血液中 ATP 的含量被控制在 10 nM 左右,而肿瘤微环境中 ATP 浓度可达 100 mM,其升高的原因主要是癌细胞凋亡、胞吐和通道介导的 ATP 释放。这种胞外高浓度的 ATP 可通过激活嘌呤能受体等促进癌细胞生长。根据该特点设计的探针用于肿瘤特异性成像具有较高的成像性能,比如 Chen 等[57]设计了一种 ATP 响应的纳米探针 Apt-HyNP/BHQ,基于 FRET 原理,用低荧光的 BHQ 分子来吸收淬灭量子点 HyNP 的荧光,而当 ATP 存在时,探针中的 ATP 适配体部分能与 ATP 特异性识别并结合,导致 BHQ 与探针的分离,使荧光恢复。Yang 等人[58]

基于 ACQ 的原理构建了一种截然不同的 ATP 响应型探针，他们首先合成了一种在水相中聚集淬灭的正电荷荧光分子 DPTB-IMI-EG，当这种荧光分子遇到带负电荷的 ATP 时会因静电作用形成电荷中和复合物，水和电解质因复合物的形成被挤出，降低了 ACQ 效应，当 ATP 浓度为 10 μM 时荧光强度提高了 12 倍。与活性氧等小分子不同，ATP 具有特定的结构和较大的分子量，因此一般 ATP 响应型探针的专一性较高，而探针的制备较为困难。

7.1.3.5 酶响应型荧光成像探针

肿瘤的发展与肿瘤微环境中过度表达的蛋白酶有关。近年来的一些研究表明，一些蛋白酶如金属基质蛋白酶、组织蛋白酶、成纤维活化蛋白 α 等可以促进肿瘤生长、侵袭和转移。因此，这些酶不仅可以作为肿瘤诊断的生物标志物，还可以作为潜在的治疗和成像靶点，为肿瘤特异性响应型荧光探针的设计提供了基础。通用的策略是酶促发连接底物与荧光分子的共价键断裂，使淬灭的荧光信号恢复。例如，Asanuma 等人[59]构建了一种 β 半乳糖苷酶响应的荧光探针来进行卵巢癌腹膜转移的成像。在这个探针的帮助下，小于 1 mm 腹膜转移瘤在 470 nm 的光源激发下用肉眼即可观察到。通过探针荧光和转移凝集素染色的共定位可证明 β 半乳糖苷酶响应型荧光探针的肿瘤成像特异性。然而，由于多数分子探针是疏水性的，在水相环境中聚集导致出现 ACQ 现象，造成即使是响应型探针信噪比仍较低的问题。因此，有研究提出了酶响应型的 AIE 探针，Liu 等人[60]构建了一种组织蛋白酶 B 响应的 AIE 探针（图 7-8），用组织蛋白酶 B 的底物- Gly-Phe-Leu-Gly-肽连接 AIE 分子，当组织蛋白酶 B 切割多肽修饰的 AIE 分子后，由于疏水作用 AIE 分子聚集荧光信号增强，实现肿瘤细胞的点亮。当然，酶响应型荧光探针也存在一些问题，比如肿瘤微环境中蛋白酶的多样性会影响酶和底物的特异性，设计好的底物出现对意料外的酶响应或降解。因此，如何提高专一性和稳定性还需进一步研究。

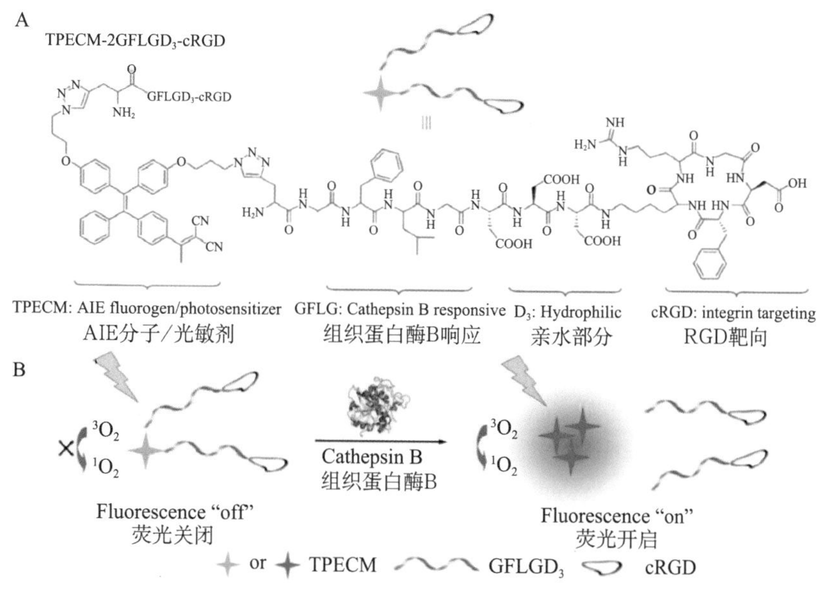

图 7-8 组织蛋白酶 B 响应的 AIE 荧光探针的分子结构(A)及响应机制图(B)[61]

7.1.4 肿瘤微环境响应型光声成像探针

近年来，光学成像技术[包括荧光成像（fluorescence）和光声成像（photoacoustic imaging，PAI）]受到了生物医学领域的广泛关注和研究，其具有非侵入性、较好穿透性、利于疾病早期诊断等成像优势。荧光成像需要通过探针吸收特定波长的光来检测荧光发射，但生物体内的光子散射和组织自身荧光干扰等原因都制约了荧光成像的成像灵敏度。PAI是一种基于光声效应的混合非电离生物成像模式。在光声成像中，随着脉冲激光的照射，生物组织吸收光子，电子发生非辐射跃迁，将光能部分或者全部转化成热量，导致局部温度升高，产生热膨胀信号，从而产生超声波，利用宽带超声换能器对声波进行检测，重构图像，可以提供血红蛋白氧浓度、氧饱和度、血流量等分子功能信息及活组织的形态学信息。与传统荧光成像模式相比，光声成像避免了强光子在组织中的散射，从而实现了更高的空间分辨率和更深的成像深度；同时，相比于 CT 和基于放射性核素的成像技术，PAI 无电离辐射这一优势，使其更加安全[62]。

如今 PAI 模式已成为活体成像的最佳方法之一，对于如何设计和开发具有高光热转换效率和增强光声信号的增强造影剂在生物医学领域被广泛研究。基于纳米颗粒的造影剂如无机纳米材料、碳基纳米材料、半导体聚合物纳米材料等都被开发用于光声成像的探针。合理利用 TME 的特性制备光声成像探针，实现探针在正常组织“关”而肿瘤组织“开”的模式，使这一成像模式更加灵敏和高效。光声纳米探针在肿瘤组织主要有两种靶向机制，一种是通过肿瘤部位的高通透性和滞留效应（enhanced permeability and retention effect，EPR 效应）被动靶向，另一种是基于受体对目标分子的主动靶向识别[63]。

7.1.4.1 比率型光声成像探针

对于传统的光声传感和成像，最常用的信号读出方法依赖于分析诱导的绝对光声信号强度的变化，如“always on”探针。这种绝对信号强度的信号采集容易受到纳米探针浓度变化、光漂白、局部光沉积、目标分析物的尺寸以及激光照射等无关因素的影响，导致分析灵敏度和特异性较低。因此研究人员使用比率型光声成像探针来代替绝对光声信号强度测量[64]。

比率型光声成像探针大致分为两类。一种是双光声吸收的纳米粒子-染料的纳米络合物。双吸收染料掺杂的光声纳米探针可以实现比率光声探测，具有两个不同吸收峰的两种染料被自封装在一个纳米颗粒中，其中一种染料响应目标分子产生吸收变化，可作为传感单元，而另一种目标惰性染料可作为比率检测的参考吸收。Pu 等人开发了一种以半导体寡聚物（semiconductor oligomers，SO）和 pH 敏感的氟化硼络合二吡咯甲川类荧光（boron dipyrromethene dyes，BODIPY）为染料的比率型光声探针[65]。在肿瘤微酸环境下，染料 BODIPY 的羟基质子化，引起 SO 的吸收变化。纳米探针注射到人宫颈癌肿瘤组织内光声成像，由于肿瘤部位 pH 值低于正常组织，故肿瘤部位在 680 nm 和 750 nm 光声强度的增加比值（ΔPA680/ΔPA750）要高于正常组织。

另一种是靶响应激活的比率型光声成像探针。与染料掺杂的比率型光声纳米探针相比，靶响应激活的比率型光声成像探针的设计相对来说更加简单易行，因而受到了广泛关注。靶响应激活的比率型光声探针只需要一个目标响应型吸收染料就能使目标发生吸收位移，而吸收位移会导致两个吸收峰发生可逆的变化，并产生响应的增加和减少，再通过这两种吸收的吸收比率来测量。Fan 等人开发了基于花青素衍生物的比率型光声成像探针，该探针可以响应 TME 高表达的还原性谷胱甘肽(glutathione，GSH)[66]。GSH 可以将该纳米探针的二硫键切断，实时可视化纳米探针中的药物释放过程，以便更进一步治疗。通过小鼠尾静脉注射给药后，可以看到随着给药时间的延长，680 nm 处的光声信号在 1.5 h 达到峰值，而 800 nm 处的光声信号在 4 h 达到峰值。进一步计算比率型光声信号值(ΔPA820/ΔPA680)发现相较于 0.5 h，4 h 的光声信号提高了 1.94 倍。

7.1.4.2 激活型光声成像探针

仅与 TME 的生物标志物发生反应的响应型光声成像探针的出现极大地促进了肿瘤精准诊断和治疗的发展。常见的肿瘤内环境如高表达 GSH、pH 值呈弱酸性、高表达酶(基质金属蛋白酶、碱性磷酸酶)、乏氧等。针对以上条件特异性设计响应型光声成像探针，可以有效增强探针在肿瘤部位的摄取量和滞留时间，以提高 PAI 的灵敏度[67]。

GSH 对维持细胞正常生理功能起着至关重要的作用。在 TME 中，GSH 表达显著升高。利用 TME 中氧化还原系统的动态平衡和氧化应激等变化，设计响应 GSH 的光声成像探针能够提供生理和病理状态的实时可视化。Liu 等人设计了双金属氧化物 $MnMoO_X$ 纳米棒[68]。由于肿瘤微环境中 GSH 浓度上调，本身无近红外吸收的纳米探针具有较强的 GSH 响应性，$MnMoO_X$ 中的 Mo^{6+} 被还原成 Mo^{5+}，从而表现出近红外吸收能力，可用于体内肿瘤特异性光声成像。

人体正常组织和血液 pH 值偏中性，但乏氧环境下的肿瘤细胞无氧酵解产生乳酸且易造成堆积；同时，产生的乳酸不能完全排出，最终导致 TME 呈弱酸性，pH 值在 6.5 左右。酸性环境不仅增加了恶性肿瘤转移的风险，也会使治疗过程产生耐药性。设计肿瘤微酸环境响应型光声成像探针对于癌症预测和预后具有重要意义。Tang 等人开发了一种基于 α-环糊精的金/DNA 纳米机器用于肿瘤诊断和治疗。肿瘤微环境的微酸环境会触发在 DNA 末端的 α-环糊精释放，进一步导致 DNA 通过碱基互补配对进行自组装，大尺寸的金纳米颗粒特异性靶向肿瘤组织并堆积，从而实现靶向肿瘤的光声治疗。实验结果表明，在尾静脉给药 8 h 后，肿瘤内的 Au 浓度持续升高，峰值达到 25.8% ID/g，远超过大多数靶向纳米光声探针的对应值[69]。

TME 会异常性地过表达某些酶，如基质金属蛋白酶(MMP)。由于过表达的 MMP 可以将靠近肿瘤细胞表面的细胞外基质破坏，肿瘤细胞可以沿着受损的基底膜向周围的组织浸润，这也是导致恶性肿瘤容易侵袭正常组织和转移的重要原因。Nie 等人基于 MMP 响应设计了金纳米颗粒(AuNP)纳米平台用于肿瘤靶向光声成像[70]。将互补的 DNA 链附着在纳米颗粒表面，然后通过热不稳定的链接剂将阿霉素附着在 AuNP 上。将探针通过尾静脉注射进小鼠体内后，探针会随着血液循环到达富含 MMP 的肿瘤组织。PEG 涂层被迅速剪切，暴露在纳米颗粒表面的互补 DNA 链。在 DNA 杂交的驱动下，AuNP 在肿瘤血管外间质内迅速聚集，PA 成像信号增强。碱性磷酸酶(alkaline phophatase, ALP)广泛分布于人类各器官，并且在某些恶性肿瘤来源的细胞系表现出较高的活性，所以 ALP 也是相关癌症诊断的重要标志物之一。利用这一特性，Liang 等人采用酶引导的自组装策略，设计了一种可被 ALP 激活的近红外探针用于生物光声成像[71](图 7-9)。在 ALP 的催化下，组装成的纳米粒子诱导了近红外荧光的自淬灭，但同时增强了光声信号。体内光声成像的结果显示，注射纳米探针后，光声信号逐渐增强，实验组与对照组的对比度最大达到了 2.3 倍。这一策略对于诊断过度表达 ALP 的浅表肿瘤具有指导意义。

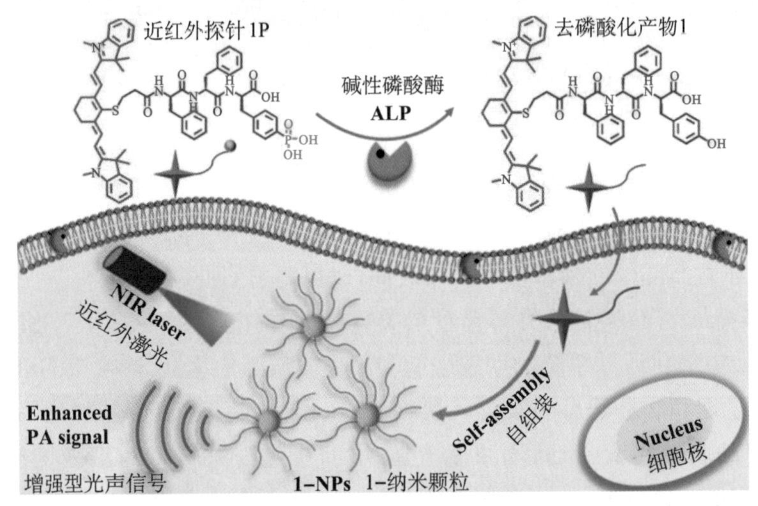

图 7-9 ALP 触发的近红外纳米粒子自组装用于肿瘤增强光声成像示意图[71]

TME 处于乏氧状态，一方面是因为肿瘤细胞血管内氧气扩散能力受限，导致无法有效运输到肿瘤部位；另一方面，肿瘤细胞增殖速度很快，氧气消耗量大，容易造成供氧不足。利用肿瘤乏氧环境中硝基还原酶(nitroreductase, NTR)过表达的特性，Cai 等人设计了一种基于 NTR 催化还原反应响应型光声探针 IR1048-MZ[72](图 7-10)。探针通过偶联硝基

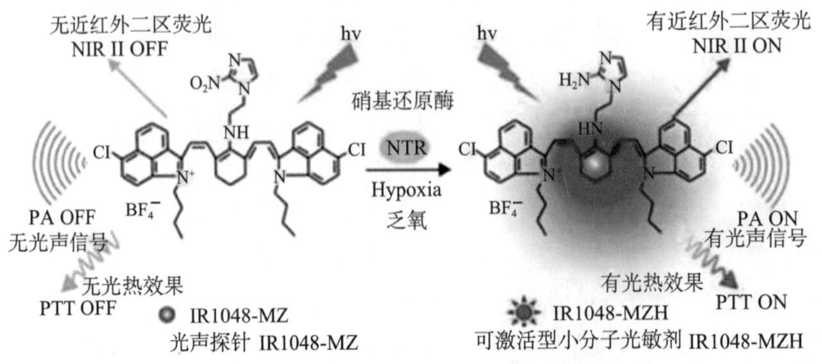

图 7-10 乏氧条件下，NTR 响应型光声探针 IR1048-MZ 成像原理图[72]

咪唑作为乏氧特异性触发器，IR-1048 染料作为光声信号响应分子。探针本身几乎没有光声信号，但在乏氧肿瘤处被激活后，会发射出很强的光声信号，有利于判断肿瘤的位置。

7.1.4.3 信号放大型光声成像探针

研究表明，纳米粒子的聚集对光声信号振幅会产生影响。利用此特性改进现有的光声成像探针，可以增强其在生物体内的光声成像灵敏度。MeINP 是由天然黑色素激发的有机纳米粒子，可用于光声成像。但是，MeINP 在生物组织的近红外区域（比如 700～800 nm）光吸收值降低，这一特性大大限制了其在光声成像的灵敏度。为了改进这一不足，Lee 等人设计了一种信号放大型光声成像探针类黑素纳米粒子（pH-MeINP）[73]。MelNP 在肿瘤微环境的弱酸环境条件下可以物理聚集，导致生物组织近红外窗口 PA 信号强度增加（图 7-11）。经过计算，pH-MeINP 产生的光声信号比中性条件下强 8.1 倍。PA 信号的聚集诱导放大是由于 pH-MeINP 的热场重叠造成的。这一特性可以用于提高肿瘤部位的光声成像灵敏度。

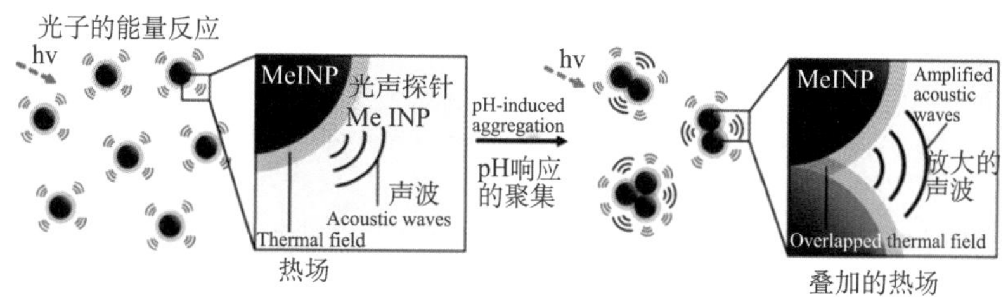

图 7-11　弱酸条件下，MeINP 的光声信号聚集诱导扩增示意图[73]

7.1.5 总结

本章主要对肿瘤微环境的特点以及利用这些特点所设计的激活型光学成像探针、磁共振成像探针以及光声成像探针进行了详细介绍。但是每一种成像模式自身均有优缺点，目前的成像探针的设计大多仅仅呈现出单一的成像信号被激活，无法既能保证成像的高分辨率又能提高成像灵敏度。因此，多模式成像的联合使用仍然是后期肿瘤微环境成像的重点和难点。此外，通过利用肿瘤微环境设计可以区分肿瘤侵袭性的高度敏感的成像剂和分子成像技术，为临床上肿瘤检测和诊断成像的广泛应用提供可行性，从而为癌症的治疗提供指导。预计在不久的将来，肿瘤微环境的分子成像探针将越来越多地集成并应用到肿瘤诊断中。

（金骁、曾维薇、边可新、徐琰、杨维涛、张兵波）

参考文献

1. Perillo B, Di Donato M, Pezone A, et al. ROS in cancer therapy: the bright side of the moon[J]. Experimental & Molecular Medicine, 2020, 52(2): 192-203.
2. Neri D, Supuran C T. Interfering with pH regulation in tumours as a therapeutic strategy[J]. Nature reviews Drug discovery, 2011, 10(10): 767-777.
3. Hanahan D, Weinberg R A. Hallmarks of cancer: the next generation[J]. cell, 2011, 144(5): 646-674.
4. Webb B A, Chimenti M, Jacobson M P, et al. Dysregulated pH: a perfect storm for cancer progression[J]. Nature Reviews Cancer, 2011, 11(9): 671-677.
5. Gallagher F A, Kettunen M I, Day S E, et al. Magnetic resonance imaging of pH in vivo using hyperpolarized 13C-labelled bicarbonate[J]. Nature, 2008, 453(7197): 940-943.
6. Gatenby R A, Gillies R J. Why do cancers have high aerobic glycolysis? [J]. Nature reviews cancer, 2004, 4(11): 891-899.
7. Damaghi M, Tafreshi N K, Lloyd M C, et al. Chronic acidosis in the tumour microenvironment selects for overexpression of LAMP2 in the plasma membrane[J]. Nature communications, 2015, 6(1): 1-13.
8. Dewhirst M W, Cao Y, Moeller B. Cycling hypoxia and free radicals regulate angiogenesis and radiotherapy response[J]. Nature Reviews Cancer, 2008, 8(6): 425-437.
9. Vaupel P, Mayer A, Höckel M. Tumor hypoxia and malignant progression[J]. Methods in enzymology, 2004, 381: 335-354.
10. Brown J M, Wilson W R. Exploiting tumour hypoxia in cancer treatment[J]. Nature Reviews Cancer, 2004, 4(6): 437-447.
11. Horsman M R, Mortensen L S, Petersen J B, et al. Imaging hypoxia to improve radiotherapy outcome[J]. Nature reviews Clinical oncology, 2012, 9(12): 674-687.
12. Wilson W R, Hay M P. Targeting hypoxia in cancer therapy[J]. Nature Reviews Cancer, 2011, 11(6): 393-410.
13. Panieri E, Santoro M M. ROS homeostasis and metabolism: a dangerous liason in cancer cells[J]. Cell death & disease, 2016, 7(6): e2253-e2253.
14. Sullivan L B, Gui D Y, Heiden M G V. Altered metabolite levels in cancer: implications for tumour biology and cancer therapy[J]. Nature Reviews Cancer, 2016, 16(11): 680-693.
15. Anastasiou D, Poulogiannis G, Asara J M, et al. Inhibition of pyruvate kinase M2 by reactive oxygen species contributes to cellular antioxidant responses[J]. Science, 2011, 334(6060): 1278-1283.
16. Marengo B, Nitti M, Furfaro A L, et al. Redox homeostasis and cellular antioxidant systems: crucial players in cancer growth and therapy[J]. Oxidative medicine and cellular longevity, 2016, 12(6): 1-15.
17. Sies H, Jones D P. Reactive oxygen species (ROS) as pleiotropic physiological signalling agents[J]. Nature reviews Molecular cell biology, 2020, 21(7): 363-383.
18. Zhu J, Thompson C B. Metabolic regulation of cell growth and proliferation[J]. Nature reviews Molecular cell biology, 2019, 20(7): 436-450.
19. Trachootham D, Alexandre J, Huang P. Targeting cancer cells by ROS-mediated mechanisms: a radical therapeutic approach? [J]. Nature reviews Drug discovery, 2009, 8(7): 579-591.
20. Franco R, Cidlowski J A. Apoptosis and glutathione: beyond an antioxidant[J]. Cell Death & Differentiation, 2009, 16(10): 1303-1314.
21. Estrela J M, Ortega A, Obrador E. Glutathione in cancer biology and therapy[J]. Critical reviews in

clinical laboratory sciences, 2006, 43(2): 143-181.

22. Ge Z, Liu S. Functional block copolymer assemblies responsive to tumor and intracellular microenvironments for site-specific drug delivery and enhanced imaging performance[J]. Chemical Society Reviews, 2013, 42(17): 7289-7325.

23. Li H, Yao Q, Xu F, et al. An activatable AIEgen probe for high-fidelity monitoring of overexpressed tumor enzyme activity and its application to surgical tumor excision[J]. Angewandte Chemie, 2020, 132(25): 10272-10281.

24. Martin M D, Matrisian L M. The other side of MMPs: protective roles in tumor progression[J]. Cancer and Metastasis Reviews, 2007, 26(3): 717-724.

25. Kessenbrock K, Plaks V, Werb Z. Matrix metalloproteinases: regulators of the tumor microenvironment[J]. Cell, 2010, 141(1): 52-67.

26. Mimoto F, Tatsumi K, Shimizu S, et al. Exploitation of elevated extracellular ATP to specifically direct antibody to tumor microenvironment[J]. Cell reports, 2020, 33(12): 1-15.

27. Di Virgilio F, Sarti A C, Falzoni S, et al. Extracellular ATP and P2 purinergic signalling in the tumour microenvironment[J]. Nature Reviews Cancer, 2018, 18(10): 601-618.

28. Vijayan D, Young A, Teng M W L, et al. Targeting immunosuppressive adenosine in cancer[J]. Nature Reviews Cancer, 2017, 17(12): 709-724.

29. Lee N, Hyeon T. Designed synthesis of uniformly sized iron oxide nanoparticles for efficient magnetic resonance imaging contrast agents [J]. Chemical Society Reviews, 2012, 41 (7): 2575-2589.

30. Xing H, Zhang S, Bu W, et al. Ultrasmall NaGdF4 nanodots for efficient MR angiography and atherosclerotic plaque imaging[J]. Advanced materials, 2014, 26(23): 3867-3872.

31. Ananta J S, Godin B, Sethi R, et al. Geometrical confinement of gadolinium-based contrast agents in nanoporous particles enhances T1 contrast[J]. Nature nanotechnology, 2010, 5(11): 815-821.

32. Jung H, Lee S H, Yang J, et al. Ni (OH) 2@ Cu dendrite structure for highly sensitive glucose determination[J]. RSC Advances, 2014, 4(88): 47714-47720.

33. Ni D, Bu W, Ehlerding E B, et al. Engineering of inorganic nanoparticles as magnetic resonance imaging contrast agents[J]. Chemical Society Reviews, 2017, 46(23): 7438-7468.

34. Yan R, Hu Y, Liu F, et al. Activatable NIR fluorescence/MRI bimodal probes for in vivo imaging by enzyme-mediated fluorogenic reaction and self-assembly[J]. Journal of the American Chemical Society, 2019, 141(26): 10331-10341.

35. Mi P, Kokuryo D, Cabral H, et al. A pH-activatable nanoparticle with signal-amplification capabilities for non-invasive imaging of tumour malignancy[J]. Nature nanotechnology, 2016, 11 (8): 724-730.

36. Ma M, Zhu H, Ling J, et al. Quasi-amorphous and hierarchical Fe_2O_3 supraparticles: active T 1-weighted magnetic resonance imaging in vivo and renal clearance[J]. ACS nano, 2020, 14(4): 4036-4044.

37. Yi Z, Luo Z, Barth N D, et al. In vivo tumor visualization through MRI Off-On switching of NaGdF4-$CaCO_3$ nanoconjugates[J]. Advanced Materials, 2019, 31(37): 1-16.

38. Wang C, Sun W, Zhang J, et al. An electric-field-responsive paramagnetic contrast agent enhances the visualization of epileptic foci in mouse models of drug-resistant epilepsy[J]. Nature Biomedical Engineering, 2021, 5(3): 278-289.

39. Wang C, Sun W, Zhang J, et al. An electric-field-responsive paramagnetic contrast agent enhances the visualization of epileptic foci in mouse models of drug-resistant epilepsy[J]. Nature Biomedical Engineering, 2021, 5(3): 278-289.

40. Kim B H, Lee N, Kim H, et al. Large-scale synthesis of uniform and extremely small-sized iron

oxide nanoparticles for high-resolution T 1 magnetic resonance imaging contrast agents[J]. Journal of the American Chemical Society, 2011, 133(32): 12624-12631.

41. Yuan Y, Ding Z, Qian J, et al. Casp3/7-instructed intracellular aggregation of Fe_3O_4 nanoparticles enhances T2 MR imaging of tumor apoptosis[J]. Nano letters, 2016, 16(4): 2686-2691.

42. Wang L, Huang J, Chen H, et al. Exerting enhanced permeability and retention effect driven delivery by ultrafine iron oxide nanoparticles with T 1-T 2 switchable magnetic resonance imaging contrast[J]. Acs Nano, 2017, 11(5): 4582-4592.

43. Jiang Y, Huang J, Zhen X, et al. A generic approach towards afterglow luminescent nanoparticles for ultrasensitive in vivo imaging[J]. Nature communications, 2019, 10(1): 1-10.

44. Zhang J, Ning L, Huang J, et al. Activatable molecular agents for cancer theranostics[J]. Chemical Science, 2020, 11(3): 618-630.

45. Lee D E, Koo H, Sun I C, et al. Multifunctional nanoparticles for multimodal imaging and theragnosis[J]. Chemical Society Reviews, 2012, 41(7): 2656-2672.

46. Wang L, Li C. pH responsive fluorescence nanoprobe imaging of tumors by sensing the acidic microenvironment[J]. Journal of Materials Chemistry, 2011, 21(40): 15862-15871.

47. Tung C H, Qi J, Hu L, et al. A quick responsive fluorogenic pH probe for ovarian tumor imaging [J]. Theranostics, 2015, 5(10): 1166-1174.

48. Tian J, Zhou J, Shen Z, et al. A pH-activatable and aniline-substituted photosensitizer for near-infrared cancer theranostics[J]. Chemical science, 2015, 6(10): 5969-5977.

49. Snee P T, Somers R C, Nair G, et al. A ratiometric CdSe/ZnS nanocrystal pH sensor[J]. Journal of the American Chemical Society, 2006, 128(41): 13320-13321.

50. Chiu Y L, Chen S A, Chen J H, et al. A dual-emission forster resonance energy transfer nanoprobe for sensing/imaging pH changes in the biological environment[J]. ACS nano, 2010, 4(12): 7467-7474.

51. Tung C H, Qi J, Hu L, et al. A quick responsive fluorogenic pH probe for ovarian tumor imaging [J]. Theranostics, 2015, 5(10): 1166.

52. Cai Q, Yu T, Zhu W, et al. A turn-on fluorescent probe for tumor hypoxia imaging in living cells [J]. Chemical Communications, 2015, 51(79): 14739-14741.

53. Fang X, Ju B, Liu Z, et al. Compact conjugated polymer dots with covalently incorporated metalloporphyrins for hypoxia bioimaging[J]. ChemBioChem, 2019, 20(4): 521-525.

54. Yoshihara T, Yamaguchi Y, Hosaka M, et al. Ratiometric molecular sensor for monitoring oxygen levels in living cells[J]. Angewandte Chemie International Edition, 2012, 51(17): 4148-4151.

55. Kim J Y, Choi W I, Kim Y H, et al. Highly selective in-vivo imaging of tumor as an inflammation site by ROS detection using hydrocyanine-conjugated, functional nano-carriers[J]. Journal of controlled release, 2011, 156(3): 398-405.

56. Zhu H, Li J, Qi X, et al. Oxygenic hybrid semiconducting nanoparticles for enhanced photodynamic therapy[J]. Nano Letters, 2018, 18(1): 586-594.

57. Shen Y, Tian Q, Sun Y, et al. ATP-activatable photosensitizer enables dual fluorescence imaging and targeted photodynamic therapy of tumor[J]. Analytical chemistry, 2017, 89(24): 13610-13617.

58. Li X, Guo X, Cao L, et al. Water-soluble triarylboron compound for ATP imaging in vivo using analyte-induced finite aggregation[J]. Angewandte Chemie International Edition, 2014, 53(30): 7809-7813.

59. Asanuma D, Sakabe M, Kamiya M, et al. Sensitive β-galactosidase-targeting fluorescence probe for visualizing small peritoneal metastatic tumours in vivo[J]. Nature communications, 2015, 6(1): 1-7.

60. Yuan Y, Zhang C J, Gao M, et al. Specific light-up bioprobe with aggregation-induced emission and activatable photoactivity for the targeted and image-guided photodynamic ablation of cancer cells[J].

Angewandte Chemie International Edition，2015，54(6)：1780-1786.

61. Yuan Y，Zhang C J，Gao M，et al. Specific light-up bioprobe with aggregation-induced emission and activatable photoactivity for the targeted and image-guided photodynamic ablation of cancer cells[J]. Angewandte Chemie International Edition，2015，54(6)：1780-1786.
62. Zhang Y，Hong H，Cai W. Photoacoustic imaging[J]. Cold Spring Harbor Protocols，2011(9)：1-15.
63. Zhen X，Jiang X. Polymer-based activatable optical probes for tumor fluorescence and photoacoustic imaging[J]. Wiley Interdisciplinary Reviews：Nanomedicine and Nanobiotechnology，2020，12(2)：15-35.
64. Huang X，Song J，Yung B C，et al. Ratiometric optical nanoprobes enable accurate molecular detection and imaging[J]. Chemical Society Reviews，2018，47(8)：2873-2920.
65. Miao Q，Lyu Y，Ding D，et al. Semiconducting oligomer nanoparticles as an activatable photoacoustic probe with amplified brightness for in vivo imaging of pH[J]. Advanced Materials，2016，28(19)：3662-3668.
66. Yin C，Tang Y，Li X，et al. A single composition architecture-based nanoprobe for ratiometric photoacoustic imaging of glutathione (GSH) in living mice[J]. Small，2018，14(11)：17-34.
67. Wang L，Huo M，Chen Y，et al. Tumor microenvironment-enabled nanotherapy[J]. Advanced healthcare materials，2018，7(8)：1-17.
68. Gong F，Cheng L，Yang N，et al. Bimetallic oxide MnMoOX nanorods for in vivo photoacoustic imaging of GSH and tumor-specific photothermal therapy[J]. Nano Letters，2018，18(9)：6037-6044.
69. Yu Z，Wang M，Pan W，et al. Tumor microenvironment-triggered fabrication of gold nanomachines for tumor-specific photoacoustic imaging and photothermal therapy[J]. Chemical science，2017，8(7)：4896-4903.
70. Yang K，Liu Y，Wang Y，et al. Enzyme-induced in vivo assembly of gold nanoparticles for imaging-guided synergistic chemo-photothermal therapy of tumor[J]. Biomaterials，2019，223：119-125.
71. Wu C，Zhang R，Du W，et al. Alkaline phosphatase-triggered self-assembly of near-infrared nanoparticles for the enhanced photoacoustic imaging of tumors[J]. Nano letters，2018，18(12)：7749-7754.
72. Meng X，Zhang J，Sun Z，et al. Hypoxia-triggered single molecule probe for high-contrast NIR II/PA tumor imaging and robust photothermal therapy[J]. Theranostics，2018，8(21)：6025-6034.
73. Ju K Y，Kang J，Pyo J，et al. pH-Induced aggregated melanin nanoparticles for photoacoustic signal amplification[J]. Nanoscale，2016，8(30)：14448-14456.

7.2 肿瘤微环境与生物纳米材料递药

与正常组织相比，肿瘤具有特殊的微环境：①由于肿瘤组织内血管完整性差、淋巴回流缺失，导致物质从血管内渗漏进入肿瘤组织后难以从淋巴管回流，从而长时间滞留在肿瘤部位，即实体肿瘤具有增强的渗透和滞留效应(enhanced permeability and retention effect，EPR 效应)；②肿瘤部位具有较高的间质压，影响药物在肿瘤部位的进一步扩散；③肿瘤氧供应不足，在实体瘤内部,尤其是血管缺乏的核心部位,普遍存在缺氧区域,该区域不仅使得抗癌药物难以到达,更使肿瘤细胞产生耐药性,使化疗、放射治疗、免疫治疗效果不佳,导致肿瘤的复发和转移;④复杂的细胞外基质环境,包括致密的细胞外基质、高表达的酶/受体蛋白、肿瘤相关细胞(基质细胞和免疫细胞)以及微酸的细胞外环境等;⑤肿瘤细胞表面受体/抗原表达与正常细胞不同;⑥肿瘤细胞内的氧化还原状态(GSH、过氧化氢等)与正常细胞不同。

TME 特性给肿瘤治疗带来挑战的同时,也为生物纳米材料的发展带来了机遇。一方面,肿瘤细胞与肿瘤微环境的相互作用增加了肿瘤的恶性程度和治疗难度,例如乏氧、弱酸等促进了肿瘤细胞的转移和多药耐药等;另一方面,肿瘤特异性的微环境可以作为药物递送的靶点,增强药物的治疗效果,尤其是肿瘤微环境响应型的纳米药物递送系统在抗肿瘤靶向递送及药物可控释放等领域极具潜力。随着研究深入,利用肿瘤微环境与正常生理环境的差异构建理化性质响应性转变和具有靶向性的纳米药物递送系统是解决以上问题的有效手段,并日益成为近年来肿瘤治疗的研究热点和焦点。图 7-12 是纳米药物递送系统的简要发展历程,目前临床研究和临床应用的主要包括脂质体、纳米晶、高分子纳米粒、白蛋白纳米粒、高分子胶束和无机纳米粒子[1]。

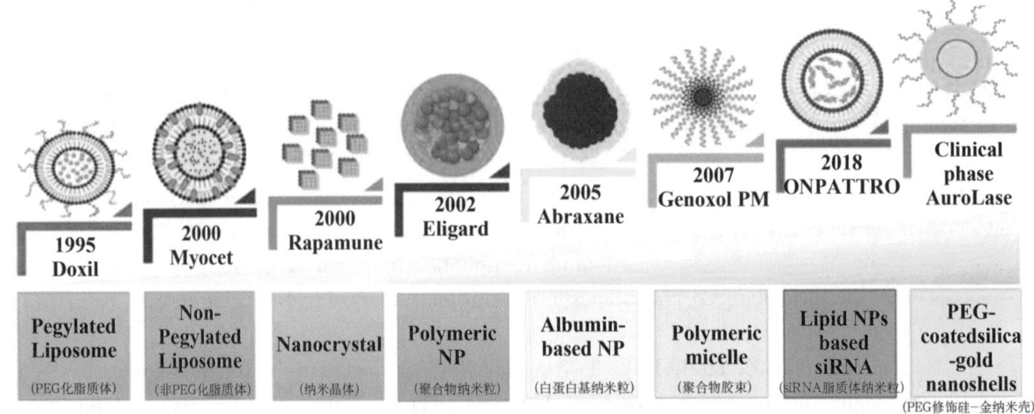

图 7-12　纳米药物递送系统的发展历程[1]

7.2.1　生物纳米材料靶向肿瘤微环境

与传统的小分子药物递送系统相比,生物纳米材料递药是基于对肿瘤微环境的逐步认知而建立的新型药物递送系统。一般而言,纳米药物递送系统实现有效地向靶组织、靶细胞和特定的亚细胞器的药物递送,需要克服血液屏障(血液中细胞对纳米递药系统的吞噬)、组织屏障(肝脏和脾脏等网状内皮系统的截留等)、血管屏障、致密的细胞外基质、细胞屏障(细胞内化)以及胞内转运等多重生理病理屏障。如图 7-13 所示,纳米药物递送系统应具备良好的血液循环能力和时间、能够在肿瘤部位实现有效富集及均匀分布、能够被肿瘤细胞有效内化并实现在肿瘤细胞内的可控释放。

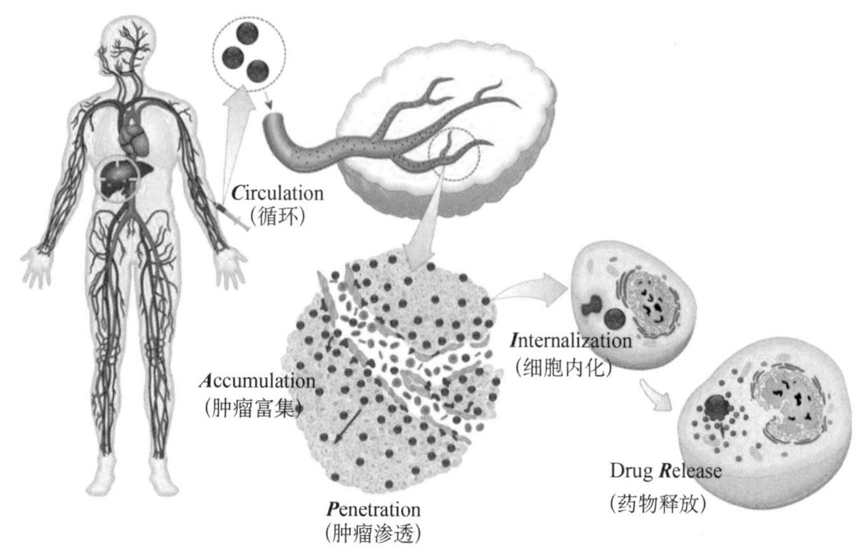

图 7-13 抗癌药物递送系统的 CAPIR 级联递送示意图[2]

7.2.1.1 肿瘤血管的调控与生物纳米材料递药

肿瘤血管作为纳米递药系统进入肿瘤组织的主要屏障，具有新生血管数量丰富、结构完整性差（血管内皮细胞之间存在间隙）、内皮细胞表面高表达多种受体蛋白（促血管生成因子与抑血管生成因子等）的特点。1986 年，日本熊本大学医学院的 Hiroshi Maeda 教授发现并提出实体瘤具有增强的渗透和滞留效应（EPR 效应）[3]，即具有一定纳米尺度的生物大分子或颗粒趋向于在肿瘤部位富集的特征。并基于此，开发了第一代 FDA 批准的纳米递药系统，即以脂质体包裹或高分子材料修饰的纳米药物，如脂质体包裹的阿霉素（Doxil 和 Caelex）、脂质体包裹的柔红霉素（DaunoXome）和聚乙二醇（polyethylene glycol, PEG）修饰的天冬酰胺酶（Oncaspar）等[4]。随着对肿瘤微环境的逐步研究，人们发现 EPR 效应在人体中存在异质性，即与患者个体、肿瘤类型和肿瘤部位相关，并且受肿瘤细胞外基质的严重影响[5]。目前，关于纳米药物递送系统通过血管进入肿瘤组织的方式，主要有两种观点：①肿瘤血管具有良好的通透性，纳米药物主要是通过血管的内皮细胞间隙渗透进入肿瘤组织，即 EPR 效应；②纳米药物主要通过血管内皮细胞的转胞吞作用形成囊泡小体（vesiculovacuolar organelle, VVO）进入肿瘤组织[6]。

针对上述两种观点，可以分别采用不同的药物递送策略以实现纳米药物在肿瘤部位的有效富集。对于依靠 EPR 效应进入肿瘤组织的纳米药物递送系统，可以采取物理或化学的手段增加肿瘤血管的通透性。比如，可以将纳米药物与低剂量放疗、超声或热疗等相结合，这些物理方法不仅可以提升肿瘤血管的通透性，同时还会招募更多的巨噬细胞聚集到肿瘤部位，有利于纳米药物突破血管屏障进入肿瘤组织。一氧化氮（nitric oxide, NO）具有扩张肿瘤血管、提升血液流速、扩大内皮细胞间隙、增加肿瘤血管渗透性的功能，因此具有

NO生成的递送系统也可以用于纳米药物的递送[7,8]。对于依靠内皮细胞转胞吞作用进入肿瘤组织的纳米药物递送系统，本质是要提高递药系统与内皮细胞的结合能力，主要实现方式有两种：一是通过对纳米药物递送系统的几何结构（即形貌）、粒径、表面电荷等物理特征进行调控，使其更容易被血管内皮细胞摄取、进而转运到肿瘤组织；二是根据肿瘤血管内皮细胞表面高表达的特异性标志物（如整合素受体、跨膜糖蛋白和血管内皮生长因子受体等），对纳米药物递送系统进行配体修饰，通过配体介导的主动内吞实现纳米药物递送系统向肿瘤组织的转运。

7.2.1.2　细胞外基质与生物纳米材料递药

在纳米递药系统突破血管屏障进入肿瘤组织后遇到的主要生理屏障是致密的肿瘤细胞外基质（extracellular matrix, ECM）。ECM中含有大量的胶原、透明质酸、微纤维弹性蛋白、糖胺多糖（glycosaminoglycan, GAG）、蛋白多糖及其他多糖，且其赖氨酰氧化酶和整合素受体表达比正常组织高，结构上呈交联的胶状，并具有黏性大的特点。并且，ECM中的孔径尺寸一般小于40 nm，粒径在60 nm以上的纳米递药系统很难在ECM中进行扩散。此外，ECM中还含有大量的基质细胞，如肿瘤相关成纤维细胞（CAF）、免疫细胞、周皮细胞等，这些细胞通过分泌细胞因子（VEGF、HGF、IL-6、TGF-β等）可以促进肿瘤血管生成、肿瘤细胞增殖、免疫抑制及ECM的形成。总之，ECM不仅为肿瘤的生长提供了致密的结构支持，同时其作为肿瘤组织的主要生理屏障，还具有严重阻碍纳米药物在肿瘤中渗透或扩散的特点。研究发现，与小分子药物相比，纳米药物可以更多地富集于肿瘤部位，然而临床治疗效果却没有得到较大改善，主要原因是突破血管屏障后的大量纳米药物滞留在了肿瘤血管附近的基质中，很难渗透到肿瘤的深层部位（即药物分布呈现异质性），进而影响了肿瘤细胞的内化，降低了治疗效果。因此，设计能够改善肿瘤细胞外基质的纳米递药系统，对于肿瘤治疗效果的提升非常关键。

针对ECM的组成成分和物理特征，主要可以通过如下手段进行纳米药物递送系统的设计，以实现纳米药物在肿瘤组织中的均匀分布：①将物理手段与纳米递药系统相结合，或构建具有光热、超声等性能的多功能纳米递药系统（如含有金纳米棒的递药系统）[9]，利用光热、超声等物理方法破坏致密的ECM；②以生物化学方法降解ECM中的胶原、透明质酸等黏性基质成分，比如构建含有胶原酶或透明质酸酶等的纳米粒子对ECM中的胶原和透明质酸进行降解；③靶向并破坏基质细胞，下调ECM的表达；④构建智能响应型纳米药物递送系统，如对pH或酶等响应后粒径由大变小的纳米递药系统（较小尺寸的纳米递药系统更容易在ECM中进行扩散）。

7.2.1.3　肿瘤间质压与生物纳米材料递药

肿瘤组织的血管完整性差、淋巴回流系统缺失，以及致密的肿瘤细胞外基质，是导致肿瘤具有较高间质压（interstitial fluid pressure, IFP）的主要原因，较高的肿瘤间质压会影响纳米递药系统在肿瘤组织中的均匀分布。与正常组织0～3 mmHg的间质压相比，实体瘤的间质压一般是5～40 mmHg；而对于纤维增生严重的某些恶性肿瘤如胰腺癌，其间质压可以达到75～130 mmHg，严重阻碍纳米药物向肿瘤内部的渗透[10]。因此，调控实体肿瘤的间质压是实现纳米递药系统在肿瘤组织均匀分布的一个重要策略。针对肿瘤间质压产生的原因，调控方法主要有两种：一是使用药物分子调控肿瘤血管使其正常化，通过改善肿瘤的灌注情况提高纳米药物在肿瘤部位的递送效率，例如将血管正常化试剂西地尼布与纳米递药系统联合使用[11]，可以促进小粒径纳米药物在肿瘤部位的蓄积；二是通过降解或破坏致密的细胞外基质，降低肿瘤间质压，实现纳米药物在肿瘤组织的均匀分布。

7.2.1.4 肿瘤的乏氧与生物纳米材料递药

与正常组织相比，由于肿瘤生长非常迅速，而肿瘤新生的血管往往无法提供充足的养分和氧气以维持肿瘤细胞的增殖，因此会导致实体肿瘤内部处于乏氧的微环境。并且，随着对肿瘤微环境认识的逐步加深，发现肿瘤的乏氧是导致肿瘤复发、恶性侵袭转移和治疗耐受(乏氧微环境对化疗、放疗、免疫治疗均起到抑制作用)的重要原因[12, 13]。因此，构建对肿瘤乏氧微环境响应和能够调控肿瘤乏氧微环境的纳米递药系统对肿瘤的治疗具有非常重要的意义。肿瘤的乏氧不仅会导致一些还原酶(如硝基还原酶和偶氮还原酶等)在肿瘤细胞中高表达并分泌到肿瘤组织中，同时还会引起肿瘤细胞内活性氧(如 H_2O_2)、活性氮以及谷胱甘肽等的高表达。因此，针对这些与肿瘤乏氧相关的标志物，可以构建酶响应型、氧化还原响应型等纳米递药系统。例如，含有硝基或偶氮基团的高分子材料被广泛应用于纳米递送系统载体的构建[14-16]。除此之外，还可以构建具有调控肿瘤乏氧的纳米递药系统，通过重塑肿瘤的乏氧微环境实现有效的肿瘤化疗、放疗和免疫治疗。

目前，调控肿瘤乏氧的纳米递药系统主要有：①调控肿瘤血管使其正常化，通过改善肿瘤内血供调控肿瘤乏氧；②利用可以有效携带氧气的纳米递送系统将氧分子递送到肿瘤内部，如将血红蛋白作为递送系统的纳米载体[17-19]，除此之外还可以利用全氟碳作为递送系统的一部分[20, 21]，目前基于全氟碳的“人造血”制品已在俄罗斯和墨西哥等国家获得了临床批准应用，其安全性也得到了较广泛的证明[22]；③通过催化分解肿瘤部位的内源性过氧化氢产生氧气，改善肿瘤的乏氧微环境，如构建含有过氧化氢酶的递药系统或者利用具有类过氧化氢酶活性的无机纳米粒子(如 Pt、MnO_2、CaO_2 等)[23, 24]；④构建具有调控肿瘤新陈代谢的纳米递药系统，通过降低肿瘤内部的氧消耗逆转肿瘤的乏氧微环境，如研究发现临床广泛使用的2型糖尿病治疗药物二甲双胍具有调控细胞能量代谢的作用，将其搭载到纳米递药系统中可以有效缓解肿瘤乏氧情况，提高放射治疗对肿瘤的杀伤效果[25, 26]。

除了上述可以构建酶响应型、氧化还原响应型以及调控肿瘤乏氧型的纳米递药系统之外，还可以利用厌氧或兼性厌氧细菌进行乏氧实体肿瘤的治疗[27]，如减毒的沙门氏菌(VNP20009)。目前，沙门氏菌已在临床应用，但治疗效果不如临床前研究结果，主要原因是虽然细菌被注入体内后会主动富集于乏氧肿瘤部位，但同时生物体也会启动自免疫功能，大量中性粒细胞被招募到肿瘤部位(中性粒细胞会吞噬细菌)，从而导致治疗效果的不理想。有研究者将沙门氏菌与银纳米粒子联合使用，取得了较好的抗肿瘤结果[28]。此外，还可以构建具有快速引发肿瘤乏氧的纳米药物递送系统，促使肿瘤乏氧环境极度恶化，突破肿瘤细胞自我调节的极限，进而导致肿瘤细胞的凋亡[29, 30]。

7.2.1.5 生物纳米材料的物理特性对递药系统的影响

纳米药物在体内的递送和内化依赖自身的理化性质，如粒径、表面电荷、几何结构（即形貌），因此可以通过调控这些因素实现纳米药物在体内的有效递送和肿瘤细胞内的药物释放。肿瘤细胞对纳米载体的摄取与细胞膜-载体间静电作用力、亲疏水作用力、载体的几何结构及理化性质有关（图 7-14）。下面主要从粒径、表面电荷和几何结构三个方面阐述生物纳米材料的物理特性对递药系统的影响。

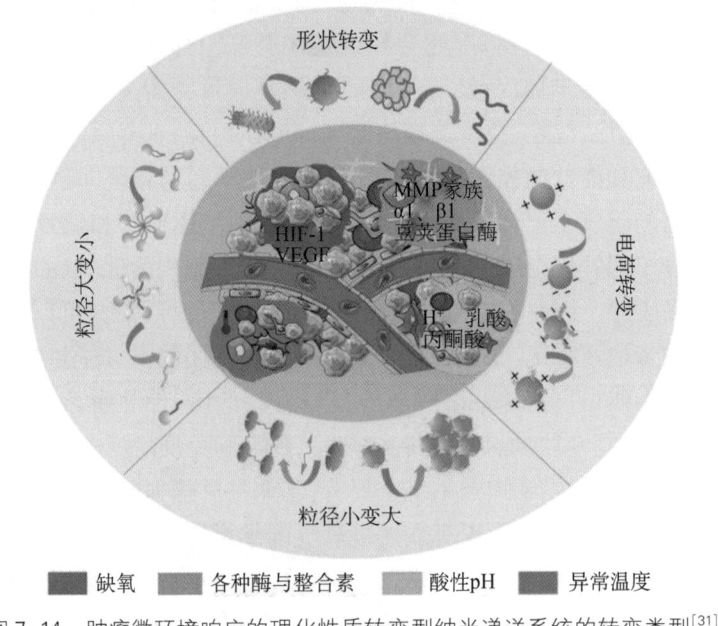

图 7-14 肿瘤微环境响应的理化性质转变型纳米递送系统的转变类型[31]

（1）肿瘤微环境与生物纳米材料递药系统的粒径调控

生物纳米材料的粒径是影响递药系统性能最重要的基本因素之一，对递药系统在体内的代谢分布（肝、脾网状内皮系统）、代谢途径、代谢时间和肿瘤部位的富集率等具有显著影响（一般认为，纳米递药系统的粒径应大于 4 nm 以避免被肾脏快速代谢，同时应小于 200 nm 以便具有更好的肿瘤渗透性）[32, 33]；并且，在一定程度上粒径决定着递送系统的内化机制，即吞噬作用、巨胞饮作用、小窝蛋白介导的内吞作用、网格蛋白介导的内吞作用，进而影响药物在细胞内的释放、分布和药效的发挥[34, 35]。因此，粒径调控是制备有效的生物纳米材料递药系统首要考虑的因素之一。

粒径对实体瘤的影响主要从肿瘤渗透能力和肿瘤部位滞留能力两方面进行考虑和评价。一方面，在一定范围内，纳米递药系统的粒径越小，其对实体瘤的渗透能力越强、且具有肿瘤内分布更均匀的特性，研究发现粒径范围在 12～125 nm 的纳米胶束或纳米粒子，小粒径纳米系统对实体肿瘤的渗透能力显著优于较大粒径的纳米系统[36, 37]；另一方面，纳米递药系统在肿瘤组织内的滞留能力与粒径尺寸呈正相关，即大粒径纳米递药系统在肿瘤部位的滞留能力较小粒径纳米递药系统更强。由于纳米递药系统在肿瘤部位渗透能力和滞留能力对粒径的需求正好相反，因此可以设计具有粒径智能化调节功能的纳米递药系统，以获得同时具备良好的肿瘤渗透能力和滞留能力的纳米药物。主要思路有两种：①构建具有较大粒径的纳米递药系统，利用其在血液中的长时间循环和肿瘤部位的滞留能力，通过肿瘤微环境响应使粒径减小，进一步实现并提高纳米递药系统对肿瘤内部的渗透性，即"大变小"型纳米递药系统；②构建较小粒径的纳米递药系统，利用其在肿瘤部位的渗透优势，通过肿瘤微环境响应将渗透进入肿瘤组织的小粒径纳米递药系统在肿瘤内部聚集、转变成大粒径，从而避免了小粒径递药系统被循环系统快速清除，进一步提高其在肿瘤部位的滞留能力，实现较长时间的药物释放，即"小变大"型纳米递药系统。

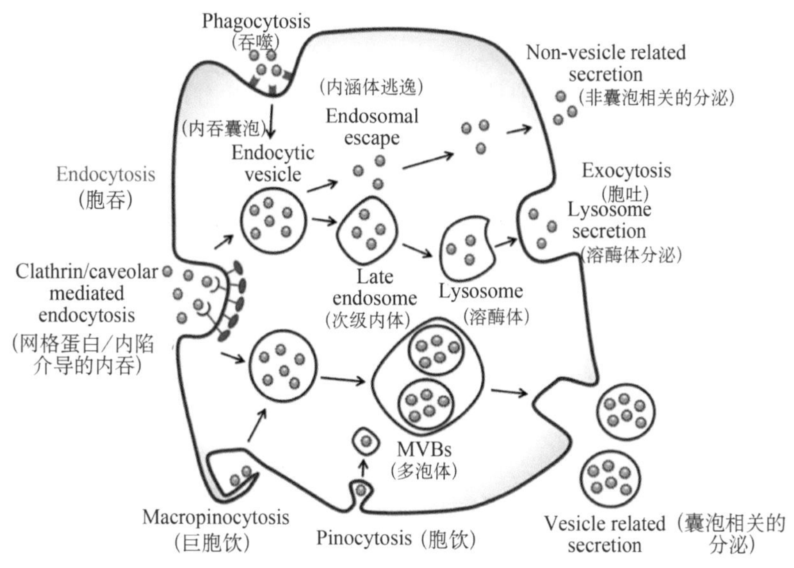

图 7-15 细胞的四种内化机制示意图[38]

(2) 生物纳米材料的几何结构对递药系统的影响

生物纳米材料的形貌是影响递药系统性能的另一个重要因素。纳米递药系统的形貌对其血液循环、肿瘤组织渗透、细胞内化机制、细胞内化速度和胞内运输有重要影响[39]。纳米递药系统的形貌主要有：球形、近球形、片层、杆状、棒状、多面体形状、其他不规则形状等。一般认为，球形纳米递药系统的形态均匀，因此具备较短的血液循环时间、容易内化进入细胞的特性；非球形纳米递药系统具有较长的血液循环时间（即半衰期长）和细胞内化慢的特点。然而，许多研究发现，与球形递送系统相比，非球形纳米递送系统在体内更容易通过脉管系统富集于肿瘤部位以及更容易被肿瘤细胞摄取[40]。除此之外，研究发现某些不规则的纳米递送系统如带刺突状的二氧化钛纳米粒子表现出能够激活和提升机体固有免疫的能力[41]。

因此，随着对纳米递送系统形貌与药物递送机制和机体免疫相关性的研究，基于生物纳米材料形貌调控的递药系统的制备越来越受到关注。综合考虑球形和非球形纳米递送系统的优势，设计形貌合适或基于肿瘤微环境响应的“形貌转变型”纳米递药系统，将有助于改善药物的递送、释放及机体的免疫激活，从而提高治疗效果。目前，关于生物纳米材料递药系统的形貌对其体内代谢行为（如不同形貌的纳米递送系统器官选择性不同等）和递药性能的影响及影响机制尚需要更多的研究以丰富该递药策略的进展，提升对该递药策略的认知。

（3）生物纳米材料的表面电荷特性与递药策略

生物纳米材料递药系统表面电荷与其体内长时间循环效果和肿瘤细胞摄取具有一定的相关性，对实现药物的有效递送和释放具有关键性作用。一方面，带正电荷的纳米递药系统一般与血浆蛋白的结合或吸附能力更强，因此在体内循环中更容易被网状内皮系统（reticuloendothelial system，RES）截留和单核巨噬细胞吞噬，不利于递送系统在体内的长时间循环和肿瘤部位的有效富集；与之相反的是，带负电荷的纳米递药系统与血浆蛋白的结合或吸附能力较弱，在体内循环中具有更长的血浆半衰期，有助于实现肿瘤的有效富集。因此，从纳米材料递药系统在体内循环的有效性角度出发，纳米递药系统表面应当被修饰为中性或负电性。另一方面，表面电荷会影响递送系统被细胞摄取的数量、速率以及药物在胞内的分布，由于细胞膜通常呈负电性，因此荷正电的纳米递药系统更容易被肿瘤细胞摄取；荷负电的纳米递药系统，在静电力的排斥作用下不利于实现药物向肿瘤细胞的跨膜递送。因此，从肿瘤细胞摄取的角度出发，纳米材料递药系统表面应当被修饰为正电性。

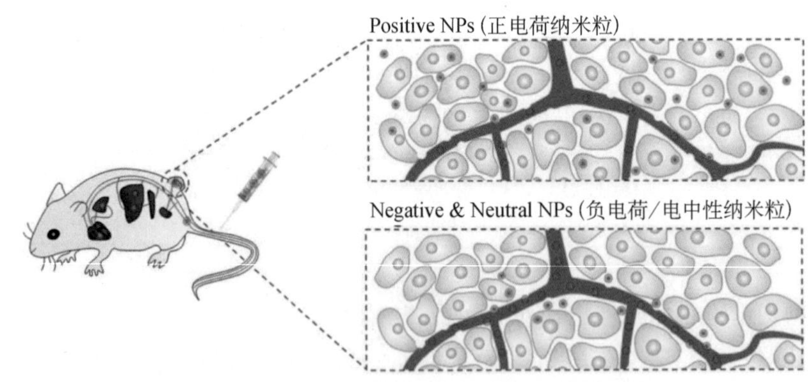

图 7-16　电荷对纳米药物在肿瘤组织中分布的影响[45]

综上，从体内循环和肿瘤细胞摄取两方面综合考虑，可设计表面电荷性质智能化调节即“电荷翻转型”生物纳米材料递药系统[42]。在体内循环中，纳米递药系统不带电荷（呈电中性）或负电荷，到达肿瘤部位后在肿瘤微环境（如一定 pH 或酶）的触发下发生电荷翻转，即由负电性转变为正电性，使得递药系统既能在血液循环中保持稳定性、避免纳米药物在非靶向部位的损失，又能在到达肿瘤部位后具备较好的血管内皮细胞和肿瘤细胞摄取、转运效果[43]。如亲水性的聚二甲基马来酰胺在中性 pH 条件下呈负电性，进入肿瘤部位后因为其嵌段的酰胺键质子化而呈正电性，实现电荷翻转，结果表明 pH 6.8 时肿瘤细胞对纳米粒子的摄取是 pH 7.4 时的近 40 倍[44]。因此，利用肿瘤微环境调控纳米粒子表面电荷特性，可以有效提升生物纳米材料递药系统在肿瘤部位的递药效果。

7.2.1.6 智能响应型生物纳米材料递药策略

生物纳米材料递药系统虽然可以通过 EPR 效应和细胞的转胞吞被动或主动靶向肿瘤部位，但仍然会有大量的纳米药物分布于肝、脾、肺、肾等器官，抗肿瘤药物在这些部位的释放会导致严重的毒副作用。因此如何使药物能够特异性地在肿瘤部位释放，尽可能减少或避免其在正常部位的释放成为研究者关注的重要问题。生物纳米材料递药系统的构建是解决这一重要问题的有效手段。目前，基于肿瘤微环境，已设计了多种响应性药物释放策略，包括 pH 值响应型、氧化还原响应型、酶响应型和光响应型生物纳米材料递药系统的构建等。

（1）pH 响应型生物纳米材料递药系统的构建

与正常组织 pH 约为 7.4 的生理环境相比，肿瘤细胞外微环境呈弱酸性，其 pH 为 6.5～7.2[46-48]。这主要与实体瘤内部氧气供应不足、肿瘤细胞内葡萄糖－6-磷酸脱氢酶活性显著被抑制，细胞以糖酵解（即 Warburg 效应）获得能量的代谢方式有关[49]。最新研究发现，在肿瘤微环境中，有限的营养物质在肿瘤浸润性免疫细胞和肿瘤细胞之间存在选择性分配，葡萄糖优先被免疫细胞（肿瘤相关巨噬细胞、T 细胞等）摄取，然后通过糖酵解的方式进行物质和能量的代谢；肿瘤细胞对谷氨酰胺具有较高的摄取量[50]。糖酵解代谢产生的乳酸通过细胞膜表面的质子泵进行外排，最终导致了细胞外微环境中乳酸和 H^+ 的蓄积、pH 的降低。pH 响应型纳米递药系统的构建主要是利用肿瘤组织与正常组织生理 pH 的差异；除此之外，还包括肿瘤细胞的内涵体（pH 5.0～6.0）和溶酶体（pH 4.0～5.0）的酸性特征[51]。

目前，pH 响应型纳米递药系统的构建方式主要包括[52-55]：①利用含有 pH 敏感基团的材料构建递药系统，其在不同 pH 值下会发生构象或溶解性的改变；②利用对 pH 敏感的化学键（如腙键、亚胺键、酰胺键、缩醛/缩酮键、肟键等）构建递药系统，其在特定 pH 值下会发生化学键的响应性断裂，实现药物释放、靶点暴露或电荷翻转等；③利用对 pH 敏感的无机纳米粒子作为递药系统的载体，如中空的二氧化锰纳米粒子、pH 敏感的介孔硅纳米粒子等[56]；④利用对 pH 敏感的金属-有机框架（metal-organic framework，MOF）或共价有机框架（covalent organic framework，COF）等材料作为递药系统的纳米载体。此外，值得一提的是，某些 pH 响应型纳米递药系统还会引起溶酶体的“质子海绵”效应，使得递送的化疗药物、siRNA 等实现溶酶体逃逸，发挥药物的治疗效果[54, 57]。根据构建方式和载体性质的不同，具有 pH 响应的纳米递药系统主要有 pH 敏感脂质体、聚合物纳米粒子、胶束、树枝状聚合物、pH 敏感的无机纳米粒子、金属-有机框架材料等。目前，具有 pH 响应的多柔比星多嵌段胶束（K-912/NC-6300）已进入临床Ⅰ期研究[58]。

除了上述的 pH 响应型纳米递药系统，还可以构建具有调节肿瘤部位 pH 的纳米药物。这类纳米药物主要由 $CaCO_3$、MnO_2 和 $Ca_3(PO_4)_2$ 等碱性组分组成，通过与肿瘤部位 H^+ 反应以提升肿瘤的 pH 从而实现抑制肿瘤生长的目的[59, 60]。例如，将 $CaCO_3$ 纳米粒子与 CD47 抗体共装载到血纤蛋白凝胶中，将其敷于手术伤口部位，与对照组相比发现其能显著抑制肿瘤复发和远端肿瘤的生长[59]。

(2) 氧化还原响应型生物纳米材料递药系统的构建

肿瘤的乏氧与代谢异常不仅会导致其细胞内活性氧(ROS)、活性氮(RNS)水平的升高，同时细胞还会适应性地高表达一些具有还原性的物质，如硝基还原酶(NTR)、偶氮还原酶(AZO)和谷胱甘肽(GSH)等[61, 62]。正常组织的 ROS 浓度约为 20 nmol/L，而肿瘤组织的 ROS 浓度高达 50～100 μmol/L，并且 ROS 水平在肿瘤转移阶段会进一步升高[63]。目前，可用于构建 ROS 响应的纳米载体主要包括含硫聚合物、含硒聚合物、含碲聚合物、含草酸酯聚合物和含苯硼酸或苯硼酸酯聚合物等[64, 65]。其中，含苯硼酸或苯硼酸酯的纳米载体多应用于 siRNA 的体内递送[66]。此外，某些金属元素如 Fe^{2+}、Cu^{2+}、Mn^{2+} 等在氧化还原体系下具有芬顿和类芬顿反应，以这些金属类激动剂构建的纳米递送系统可以对肿瘤进行化学动力学治疗(chemodynamic therapy, CDT)。

正常情况下，ROS 水平升高会导致 DNA 链的损伤和细胞凋亡，但是肿瘤细胞会适应性地高表达一些还原性酶和抗氧化类物质，用于抵消细胞内高浓度的 ROS，维持细胞的生存和增殖。肿瘤组织高表达的还原酶主要包括硝基还原酶、偶氮还原酶、硫氧还原蛋白还原酶、溶酶体硫醇还原酶等[67]；非酶类的还原性物质包括谷胱甘肽(glutathione, GSH)、二价铁离子(Fe^{2+})和半胱氨酸等。肿瘤细胞内的 GSH 浓度为 2～10 mM，其浓度是细胞外 GSH 浓度(2～20 μM)的 1 000 倍以上，比正常细胞内浓度高 4 倍，在一些耐药肿瘤细胞中，GSH 浓度比正常细胞高出 10 倍[68-70]。因此，利用肿瘤细胞与正常细胞以及细胞内与细胞外巨大的 GSH 浓度差，可以构建 GSH 响应的纳米递药系统，有效保障氧化还原递药系统响应的敏感性。其中，由于二硫键容易被谷胱甘肽快速裂解，而成为最典型和最有效的响应机制[71]。除此之外，常用的还原敏感化学键还包括二硒键、琥珀酰亚胺-硫醚键等[69, 72]。目前，还原敏感的纳米药物载体大多为聚合物胶束，二硫键可位于亲水和疏水链段的连接处、药物和载体材料之间；此外，其也可以位于两亲性高分子材料的疏水链段，作为交联剂用于构建交联胶束。

(3) 酶响应型生物纳米材料递药系统的构建

肿瘤的发生、发展以及相关基因的过表达，会导致肿瘤细胞内、外环境中一些酶的表达和活性发生改变，如与肿瘤血管相关的氨肽酶 N、ECM 中过表达的基质金属蛋白酶(MMP)、组织蛋白酶 B(Cathepsin B, Cat-B)、豆荚蛋白酶(legumain)、赖氨酰基氧化酶(Lysyl oxidase, LOX)等，此外，与肿瘤乏氧微环境相关的硝基还原酶、偶氮还原酶等在肿瘤进展过程中均会表现出上调[73]。肿瘤细胞也会表达一些特异性的酶，如前列腺特异性抗原、组织蛋白酶 B、酯酶、α-淀粉酶、β-葡萄糖醛酸苷酶、γ-谷氨酰转肽酶等[74]。基于此，利用肿瘤组织与正常组织之间酶的表达差异，可以设计对酶响应的纳米递药系统或前药，实现药物在肿瘤部位的特异性释放或递药系统的可控形态转变或电荷翻转等物理特性的转变，提高细胞的内化效率、选择性地杀死肿瘤细胞、减少对正常组织的毒副作用。

酶响应型纳米药物递送系统的构建策略主要是以目标酶的响应底物、识别基团或响应肽段作为递药系统的组成部分，当纳米药物到达肿瘤部位后，通过与酶发生特异性响应识别，发生化学键的断裂和理化性质改变，最终实现药物的释放和肿瘤的特异性治疗。目前，在众多酶响应型纳米递药系统研究中，以基质金属蛋白酶的研究较为活跃[75]。研究发现，胞外分泌型的 MMP-2 和 MMP-9 在多种肿瘤基质中呈现出过表达，如脑癌、乳腺癌、宫颈癌、结肠癌、胃癌、肺癌、皮肤癌和卵巢癌等。明胶是 MMP-2 的响应底物之一，能够被 MMP-2 降解为碎片，基于此可以构建明胶类纳米递药系统，用于酶响应后的药物递送，减少对正常组织器官的伤害[76, 77]。目前，具有磷酸酶 A2 响应性释放药物的顺铂脂质体(LiPlaCis)已进入临床Ⅱ期研究。此外，应当注意的是，不同肿瘤表达酶的种类不同，因此基于酶响应的纳米药物递送系统的应用应与个体表型相一致，以保证递药系统的响应效率。

(4) 光响应型生物纳米材料递药系统的构建

在纳米递送系统上修饰一些具有光敏感变构性质的基团，可以使纳米载体在光照前后具有不同的亲疏水性，从而改变其粒径大小。如利用疏水性的螺吡喃在紫外线照射下能够变构为亲水性的部花菁这一特点，在螺吡喃分子结构中修饰长链烷烃得到疏水性的材料，该材料在水相中可以乳化为具有较大尺寸的纳米粒子，经紫外线照射后粒径会明显下降，从而使得材料在肿瘤部位的渗透性大大增加，将药物递送入肿瘤内部[78]。目前，此研究方向的关注点是如何构建具有长波长(红外/近红外)光敏感变构性质的纳米材料，以实现较大穿透深度的肿瘤治疗。

(5) 能量响应型生物纳米材料递药系统的构建

三磷酸腺苷(ATP)是生命活动的直接供能物质，其在细胞内和细胞外均广泛存在，但却存在较大的浓度差异，细胞内的浓度(1～10 mM)远远大于细胞外的浓度(<0.4 mM)，该生理特征在代谢旺盛的肿瘤细胞中表现更加明显[79]。因此，利用肿瘤细胞内外较大的 ATP 浓度差，构建 ATP 响应型纳米药物递送系统，可用于抗肿瘤药物在细胞内的刺激响应释放。目前，基于 ATP 响应的纳米递送系统主要有介孔二氧化硅纳米粒子、金属有机框架材料、聚合物纳米粒子、以石墨烯为载体的纳米粒子、以 DNA 为载体的纳米粒子、二硫化钼纳米载体和脂质体等。在 ATP 响应型药物递送系统的构建中，大多将核酸适配体与 ATP 响应的纳米载体进行结合，以提高药物递送系统的精准性和可控性。例如，将具有 ATP 响应的核酸适配体作为连接臂，与多个 DNA-氧化石墨烯纳米片层层偶联在一起，制备得到结构稳定的杂化纳米递药系统，用于抗肿瘤药物在细胞内 ATP 的响应控制释放[80]。

(6) 多重肿瘤微环境响应型生物纳米材料递药系统的构建

由于肿瘤微环境的极度复杂性，从血管屏障、细胞外基质、细胞内化到药物释放，再结合纳米药物在体内经历的血液循环，往往使得单一响应型的纳米药物递送系统存在一定的局限性，多重肿瘤微环境响应型的纳米药物递送系统更加有效。因此，基于肿瘤微环境微酸的 pH、上调的酶含量、血管和细胞表面的特异性受体、氧化还原性物质的水平失衡等，可以设计多重响应的纳米药物递送系统。例如，将具有 MMP 和 pH 响应的材料作为纳米载体，当递药系统到达肿瘤部位时，纳米载体中具有 MMP 响应的肽段发生断裂，粒径由大转小利于肿瘤组织的渗透和细胞的内化，而 pH 响应的材料又会引起内涵体的"海绵质子"效应，从而将递送的化疗或基因治疗药物通过内涵体逃逸释放到细胞质中，实现其治疗效果[81]。

7.2.1.7 肿瘤微环境与生物纳米材料的细胞靶向

为了赋予递药系统被特定细胞识别和摄取的功能特征，递药系统表面可以修饰特定的靶向分子，如蛋白、抗体、多肽、核酸和小分子化合物等。这些靶向分子通过与细胞表面的特定受体、抗原或转运体等特异性结合，触发细胞内吞，从而达到将递药系统靶向递送至特定细胞的目的。根据靶向目标的不同，可将主动靶向策略分为以下几类。

(1) 靶向肿瘤细胞

肿瘤细胞是肿瘤组织的主要组成部分，能够特异性靶向并杀伤肿瘤细胞而对正常细胞无毒副作用的纳米药物递送系统的构建是肿瘤治疗的首要选择。由于肿瘤细胞受基因调控和肿瘤微环境的影响，其细胞表面的受体表达与正常细胞往往存在一定的差异。例如，与正常细胞相比，肿瘤细胞表面转铁蛋白受体、叶酸受体、低密度脂蛋白受体和葡萄糖转运体等表达水平较高。因此，以相应的配体作为纳米药物递送系统的靶分子，有助于实现纳米药物对肿瘤细胞的主动靶向、有效富集和杀伤。如白介素 13 受体亚型 2 (IL-13Rα2) 在脑肿瘤细胞膜表面高表达，将 IL-13Rα2 的特异性配体 IL-13p 修饰在纳米药物递送系统中用于化疗药物的靶向递送，结果表明经配体修饰的纳米药物在脑肿瘤的蓄积浓度是未修饰纳米药物的 3.96 倍[82]。目前，用于肿瘤细胞的靶向分子有很多种，研究较多的有整合素 RGD、磷酸酶 A2、核酸适配体和叶酸等。值得注意的是，不同的肿瘤细胞具有其特异性表达的受体或抗原，因此针对目标靶点的不同，需构建特定的纳米药物递送系统，以提高肿瘤的主动靶向效率，实现有效的肿瘤治疗。

(2) 靶向肿瘤干细胞

越来越多的研究表明肿瘤细胞包含不同的分化阶段，其中某些未分化的肿瘤细胞即肿瘤干细胞具有很强的成瘤潜力、分化和增殖能力。一般认为，肿瘤细胞内仅含有 0.01%～1%的肿瘤干细胞，但肿瘤干细胞对化疗、放疗和免疫治疗等抗肿瘤治疗的耐受性更大，且抗肿瘤治疗往往会导致肿瘤干细胞的富集，进而促使其快速增殖或转移，结果导致抗肿瘤治疗的失败。因此，将抗肿瘤药物主动靶向递送至肿瘤干细胞有助于提高抗肿瘤的效果，减少肿瘤的复发和转移。相比于普通肿瘤细胞，肿瘤干细胞表面存在多种高表达的标志物，如 CD44、CD133 和 EPCAM 等，以这些标志物作为靶点构建具有主动靶向性的纳米药物递送系统，将纳米药物靶向递送至肿瘤干细胞，可以有效提高对肿瘤干细胞的杀伤效果[83]。除此之外，也可以通过表观遗传重塑诱导肿瘤干细胞重编程和天然免疫激活，恢复其对化疗药物的敏感性。

（3）靶向肿瘤基质细胞

除上述肿瘤细胞和肿瘤干细胞之外，肿瘤部位还存在大量的肿瘤相关成纤维细胞（tumor-associated fibroblast，CAF）、肿瘤相关周细胞（tumor-associated pericyte）和肿瘤相关淋巴细胞（tumor-associated lymphocyte）等基质细胞。这些细胞均在维持肿瘤微环境、促进肿瘤生长和转移方面发挥着重要作用。因此，针对这些基质细胞的靶向递药同样能够发挥抗肿瘤效果。例如，构建具有主动靶向 CAF 的纳米药物递送系统可以特异性地消除 CAF，从而破坏致密的细胞外基质，促进纳米药物在肿瘤部位的渗透[84]。肿瘤相关巨噬细胞（tumor associated macrophage，TAM）是基质细胞的一种，是肿瘤微环境中免疫细胞的主要和主导性成分，同时因其独特的表型分化及在肿瘤治疗应用中的重要性，将对其进行单独、详细地阐述。

（4）靶向肿瘤相关巨噬细胞

巨噬细胞是一种极具异质性的细胞群体，在体内复杂的微环境中，表现出独特的表型和功能，除了经典的 M1、M2 之外，还有肿瘤相关巨噬细胞（TAM）、$CD169^+$ 巨噬细胞、TCR^+ 巨噬细胞[85]。M1 型巨噬细胞通过分泌促炎性细胞因子和趋化因子，提呈抗原，参与正向免疫应答，具有免疫监视和有效清除外来病原体和肿瘤细胞的功能；M2 型巨噬细胞仅有较弱抗原提呈能力，并通过分泌抗炎性细胞因子 IL-10 和 TGF-β 等下调免疫应答，在组织修复中发挥重要作用。TAM 是肿瘤组织内从属巨噬细胞系的一类免疫细胞，它是外周血的单核细胞浸润到肿瘤组织经肿瘤微环境刺激演变而来。在肿瘤部位，TAM 是肿瘤基质细胞的主要成分，其表型更接近于 M2 型巨噬细胞，对肿瘤细胞毒性低，具有抑制免疫杀伤细胞活性的功能，能够促进肿瘤的生长、转移及血管的新生[86]。随着基础科学和临床研究的发展，TAM 在肿瘤治疗尤其是免疫治疗中的重要性日益突出。因此，构建靶向 TAM 的纳米递药系统具有十分重要的意义，有助于抗肿瘤效果的提升。

目前，多种靶分子已被证明具有靶向 TAM 的效果，如 CD163 抗体、Ly6C 抗体和甘露糖等[86]。靶向肿瘤相关巨噬细胞的策略主要有：①以特异性抗体修饰纳米递药系统，通过主动靶向将药物递送到 TAM 后将其杀死；②构建具有调控 TAM 表型转换的纳米药物递送系统，将其从免疫抑制的 M2 型转换成对肿瘤细胞具有杀伤作用的 M1 型，即调控启动生物体的固有免疫系统，例如研究发现氧化铁纳米粒子或螯合的铁离子具有促使 TAM 从 M2 型向 M1 型转变的功能[87, 88]。

7.2.1.8 靶向亚细胞器的生物纳米材料递药系统的构建

21 世纪纳米技术得到长足发展，纳米药物不断涌现，促进了亚细胞器的靶向研究。药物的靶点通常是核酸、蛋白质、酶等功能性生物分子，而这些分子往往位于细胞内部。因此，现代纳米药物递送系统不仅要求其能突破内皮网状系统、血管壁、细胞外基质、细胞膜等生理屏障被转运至靶组织、靶细胞，还要求其能在特定的亚细胞器完成药物释放。尤其由于细胞的多药耐药，更进一步促使了具有靶向亚细胞器的纳米药物的开发。目前，常用的纳米载体有聚合物纳米胶束、脂质体、金属纳米粒子、金属-有机框架等，常见的靶向亚细胞器包括细胞质基质、细胞核、线粒体、溶酶体、内质网、高尔基体等。例如,将穿膜肽修饰于纳米药物递送系统中可以显著提高细胞对纳米药物的内化能力和在细胞内的运输能力。修饰了核定位信号(nuclear localization signal, NLS)的纳米药物能在细胞核内浓集。三苯基膦(triphenylphosphine, TPP)是目前研究较多的一种用于靶向线粒体的非肽靶向物质,将三苯基膦与纳米药物进行偶联,可以很好地使其靶向线粒体并释放。

7.2.1.9 仿生纳米材料递药系统的构建

近年来,采用仿生技术设计的药物递送系统受到越来越多的关注。该技术是以内源性物质作为载体材料或者作为载体的包覆材料,又或者通过模拟体内的一些内源性蛋白、哺乳动物细胞以及病原体等的结构和功能,以降低纳米药物递送系统在体内的免疫原性,延长药物在血液中的循环时间,提高纳米药物对肿瘤的靶向性[89]。目前,用于构建仿生纳米药物递送系统的载体或包覆层包括外泌体、细胞膜(肿瘤细胞膜、中性粒细胞膜、红细胞膜等)、内源性细胞组分、脂蛋白、白蛋白、类病毒等。

外泌体作为细胞外囊泡的一种,由于其自身具备一定的纳米尺度(粒径为 30～120 nm)、良好的生物相容性、天然透生理屏障效应,部分来源细胞生物学特性及归巢效应,而成为药物递送研究领域极具吸引力的新型载体。在纳米药物递送系统构建过程中,不仅可以使用"驯化"的肿瘤细胞的外泌体作为载体,也可以使用免疫细胞的外泌体作为载体[90]。

人血清白蛋白(human serum albumin, HSA)具有无免疫原性、良好的生物安全性和生物可降解性等特点,因此被认为是构建纳米药物递送系统的优良载体。目前,白蛋白结合紫杉醇的纳米粒注射混悬液(Abraxane)已在临床上使用,用于治疗转移性乳腺癌联合化疗失败后或辅助化疗复发的乳腺癌。

脂蛋白(lipoprotein)是人体天然的脂质运载体,分为高密度脂蛋白(high-density lipoprotein, HDL)和低密度脂蛋白(low-density lipoprotein, LDL)。研究发现,以 HDL 修饰的金纳米粒子、氧化铁纳米粒子和量子点,其在体内的药代动力学行为与 PEG 化修饰的纳米粒相似,但是经 HDL 修饰的纳米粒在体内组织成像中表现出了更好的选择性成像效果[91]。低密度脂蛋白受体(low-density lipoprotein receptor, LDLR)在多种肿瘤细胞表面呈现出高表达,因此以低密度脂蛋白或人工模拟的低密度脂蛋白构建纳米药物递送系统,能够进一步提高药物的肿瘤靶向性[92]。

综上所述,仿生纳米药物递送系统的优势在于,一方面保留了来源细胞的生物学特性,使其具备良好的生物相容性和天然透生理屏障效应等;另一方面,细胞可来源于患者自身,为实现个性化治疗提供了良好的应用前景。

7.2.1.10 多功能纳米诊疗体系的构建

肿瘤的发生与发展是非常复杂的过程,并且存在多重生理屏障,纳米药物递送系统的出现、快速发展及应用是应对肿瘤治疗的必然结果。纳米药物递送系统不仅能够突破多重生理屏障,实现药物在靶组织、靶细胞、特定亚细胞器的可控释放,更重要的是纳米载体便于进行结构改造和功能化修饰，在装载药物的同时还可以被赋予成像（磁共振成像、X线成像、荧光成像、光声成像、光热成像、SPECT/PET成像等）和除了化疗之外的光热治疗、光动力治疗、化学动力治疗、放疗、免疫治疗和基因治疗的功能。基于对肿瘤微环境、肿瘤细胞内/外环境和纳米递药系统在体内生物学效应的逐步认知，多功能纳米药物递送系统的构建已成为研究的热点。需要注意的是，虽然多功能的纳米递送系统在肿瘤的治疗中更具优势，但从应用转化的角度考虑，应避免复杂的合成方法和合成难度，需从材料科学角度、临床医学角度、应用转化角度综合考虑，使其具备优异的肿瘤治疗性能的同时还具备应用转化的可行性。

7.2.2 生物纳米材料递药系统的安全性评价与临床转化

纳米材料的生物效应和安全性是当代科学研究领域的重要课题，对生物纳米材料的发展和促进其在各领域内的应用具有重要的作用。因此，世界各国对于纳米材料生物效应和安全性的研究都十分重视。目前，纳米材料生物效应和安全性的研究均取得了一定的进展，几乎所有传统毒理学实验方法都已经被应用于纳米材料的毒理学研究，但由于纳米材料具有其独特性，传统毒理学实验方法已经无法满足纳米材料毒理及安全性评价的需求，迫切需要寻找研究纳米材料生物效应和安全性的新手段、新方法和新技术。

目前，已有一些生物纳米材料递药系统实现了临床转化应用，在提高抗肿瘤治疗效果的同时极大程度地降低了药物对正常组织器官的毒副作用；更多的纳米药物递送系统处于实验室开发和临床试验阶段。从临床转化角度考虑，对于纳米药物递送系统的构建应主要从两方面进行考虑：①从生物安全性角度考虑，纳米药物递送系统各材料组分应具有优异的生物安全性或使用已经过食品药品监管部门批准的生物相容性好的材料；②从药物递送

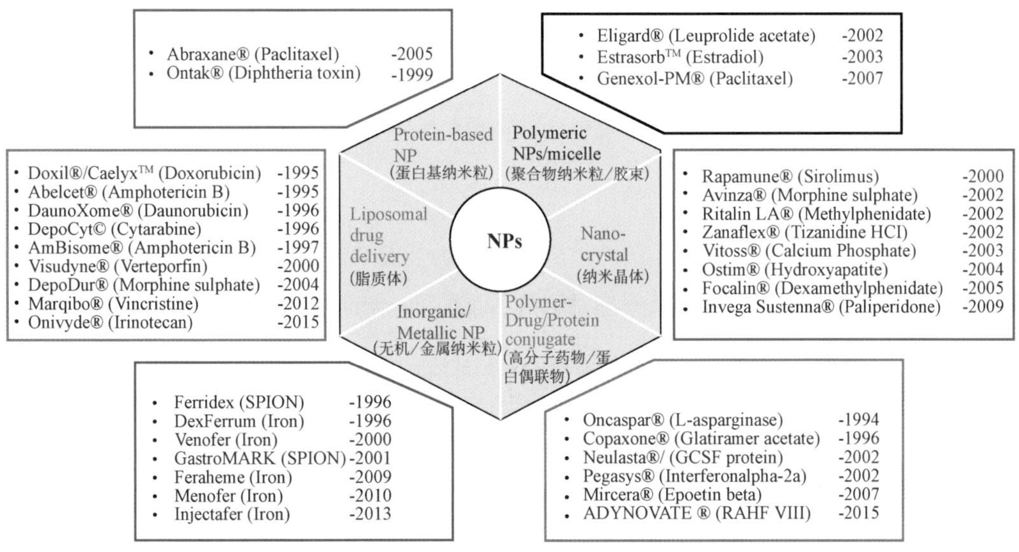

图7-17 目前已应用于临床转化的纳米药物[1]

系统的有效性角度考虑，所构建的纳米药物应当具有突破重重生理、病理屏障的性能，最终具备抗肿瘤效果。

7.2.3 总结

肿瘤微环境响应型纳米药物递送系统是纳米药物发展的新方向，是基于极其复杂的肿瘤微环境和多重生理、病理屏障的综合考虑，能够满足药物靶向递送的要求，显著提高肿瘤的治疗效果并有效降低对正常组织的毒副作用，有着广阔的发展及应用前景。目前，已有部分响应型纳米药物进入临床研究，如具有磷酸酶 A2 响应性释放药物的顺铂脂质体(LiPlaCis)已进入临床Ⅱ期研究，具有 pH 响应性的多柔比星多嵌段胶束(K-912/NC-6300)已进入临床Ⅰ期研究等。

虽然响应型纳米药物递送系统在临床前研究和临床转化中取得了一些阶段性进展，但其最终应用于临床的抗肿瘤治疗仍存在一些挑战。首先，纳米药物递送系统的生物安全性需要进行全面、系统的评价，目前报道的大多数药物递送系统对载体材料的生物相容性和体内降解性的研究还不够充分，应采用多种手段密切监测整个递药系统在体内的药代动力学、生物分布、代谢、排泄及毒理学相关特征。其次，虽然多种肿瘤生理信号如微酸环境、酶、氧化还原环境等被应用于实现纳米递药系统的肿瘤组织特异性激活和药物控制释放，但是这些生理信号也并非肿瘤特有，因此响应型纳米药物递送系统仍然存在一定程度上的非特异性。再者，肿瘤具有异质性，并且不同类型肿瘤、不同个体肿瘤之间存在一定的生理、病理差异，因此一定程度上可能会限制响应型纳米药物递送系统的应用范围。最后，如何实现响应型纳米药物递送系统的扩大化生产和质量控制也是其临床转化面临的重大挑战，因此在早期进行纳米药物设计时为其后续的临床转化进行前瞻性的考虑是非常重要和必要的。虽然面临上述挑战，但相信通过与生理学、材料学和化学等其他学科的结合和发展，可进一步推进肿瘤微环境响应型纳米药物递送系统的制备和更多的临床转化应用。

(邹瑞芬，吴爱国，李娟)

参考文献

1. Perillo B, Di Donato M, Pezone A, et al. ROS in cancer therapy: the bright side of the moon[J]. Experimental & Molecular Medicine, 2020, 52(2): 192-203.
2. Neri D, Supuran C T. Interfering with pH regulation in tumours as a therapeutic strategy[J]. Nature reviews Drug discovery, 2011, 10(10): 767-777.
3. Hanahan D, Weinberg R A. Hallmarks of cancer: the next generation[J]. cell, 2011, 144(5): 646-674.
4. Webb B A, Chimenti M, Jacobson M P, et al. Dysregulated pH: a perfect storm for cancer

progression[J]. Nature Reviews Cancer, 2011, 11(9): 671-677.
5. Gallagher F A, Kettunen M I, Day S E, et al. Magnetic resonance imaging of pH in vivo using hyperpolarized 13C-labelled bicarbonate[J]. Nature, 2008, 453(7197): 940-943.
6. Gatenby R A, Gillies R J. Why do cancers have high aerobic glycolysis? [J]. Nature reviews cancer, 2004, 4(11): 891-899.
7. Damaghi M, Tafreshi N K, Lloyd M C, et al. Chronic acidosis in the tumour microenvironment selects for overexpression of LAMP2 in the plasma membrane[J]. Nature communications, 2015, 6(1): 1-13.
8. Dewhirst M W, Cao Y, Moeller B. Cycling hypoxia and free radicals regulate angiogenesis and radiotherapy response[J]. Nature Reviews Cancer, 2008, 8(6): 425-437.
9. Vaupel P, Mayer A, Höckel M. Tumor hypoxia and malignant progression[J]. Methods in enzymology, 2004, 381: 335-354.
10. Brown J M, Wilson W R. Exploiting tumour hypoxia in cancer treatment[J]. Nature Reviews Cancer, 2004, 4(6): 437-447.
11. Horsman M R, Mortensen L S, Petersen J B, et al. Imaging hypoxia to improve radiotherapy outcome[J]. Nature reviews Clinical oncology, 2012, 9(12): 674-687.
12. Wilson W R, Hay M P. Targeting hypoxia in cancer therapy[J]. Nature Reviews Cancer, 2011, 11(6): 393-410.
13. Panieri E, Santoro M M. ROS homeostasis and metabolism: a dangerous liason in cancer cells[J]. Cell death & disease, 2016, 7(6): e2253-e2253.
14. Sullivan L B, Gui D Y, Heiden M G V. Altered metabolite levels in cancer: implications for tumour biology and cancer therapy[J]. Nature Reviews Cancer, 2016, 16(11): 680-693.
15. Anastasiou D, Poulogiannis G, Asara J M, et al. Inhibition of pyruvate kinase M2 by reactive oxygen species contributes to cellular antioxidant responses[J]. Science, 2011, 334(6060): 1278-1283.
16. Marengo B, Nitti M, Furfaro A L, et al. Redox homeostasis and cellular antioxidant systems: crucial players in cancer growth and therapy[J]. Oxidative medicine and cellular longevity, 2016, 1: 1-17.
17. Sies H, Jones D P. Reactive oxygen species (ROS) as pleiotropic physiological signalling agents[J]. Nature reviews Molecular cell biology, 2020, 21(7): 363-383.
18. Zhu J, Thompson C B. Metabolic regulation of cell growth and proliferation[J]. Nature reviews Molecular cell biology, 2019, 20(7): 436-450.
19. Trachootham D, Alexandre J, Huang P. Targeting cancer cells by ROS-mediated mechanisms: a radical therapeutic approach? [J]. Nature reviews Drug discovery, 2009, 8(7): 579-591.
20. Franco R, Cidlowski J A. Apoptosis and glutathione: beyond an antioxidant[J]. Cell Death & Differentiation, 2009, 16(10): 1303-1314.
21. Estrela J M, Ortega A, Obrador E. Glutathione in cancer biology and therapy[J]. Critical reviews in clinical laboratory sciences, 2006, 43(2): 143-181.
22. Ge Z, Liu S. Functional block copolymer assemblies responsive to tumor and intracellular microenvironments for site-specific drug delivery and enhanced imaging performance[J]. Chemical Society Reviews, 2013, 42(17): 7289-7325.
23. Li H, Yao Q, Xu F, et al. An activatable AIEgen probe for high-fidelity monitoring of overexpressed tumor enzyme activity and its application to surgical tumor excision[J]. Angewandte Chemie, 2020, 132(25): 10272-10281.
24. Martin M D, Matrisian L M. The other side of MMPs: protective roles in tumor progression[J]. Cancer and Metastasis Reviews, 2007, 26(3): 717-724.
25. Kessenbrock K, Plaks V, Werb Z. Matrix metalloproteinases: regulators of the tumor microenvironment[J]. Cell, 2010, 141(1): 52-67.

26. Mimoto F, Tatsumi K, Shimizu S, et al. Exploitation of elevated extracellular ATP to specifically direct antibody to tumor microenvironment[J]. Cell reports, 2020, 33(12): 1-16.
27. Di Virgilio F, Sarti A C, Falzoni S, et al. Extracellular ATP and P2 purinergic signalling in the tumour microenvironment[J]. Nature Reviews Cancer, 2018, 18(10): 601-618.
28. Vijayan D, Young A, Teng M W L, et al. Targeting immunosuppressive adenosine in cancer[J]. Nature Reviews Cancer, 2017, 17(12): 709-724.
29. Lee N, Hyeon T. Designed synthesis of uniformly sized iron oxide nanoparticles for efficient magnetic resonance imaging contrast agents[J]. Chemical Society Reviews, 2012, 41(7): 2575-2589.
30. Xing H, Zhang S, Bu W, et al. Ultrasmall NaGdF4 nanodots for efficient MR angiography and atherosclerotic plaque imaging[J]. Advanced materials, 2014, 26(23): 3867-3872.
31. Ananta J S, Godin B, Sethi R, et al. Geometrical confinement of gadolinium-based contrast agents in nanoporous particles enhances T1 contrast[J]. Nature nanotechnology, 2010, 5(11): 815-821.
32. Jung H, Lee S H, Yang J, et al. Ni (OH) 2@ Cu dendrite structure for highly sensitive glucose determination[J]. RSC Advances, 2014, 4(88): 47714-47720.
33. Ni D, Bu W, Ehlerding E B, et al. Engineering of inorganic nanoparticles as magnetic resonance imaging contrast agents[J]. Chemical Society Reviews, 2017, 46(23): 7438-7468.
34. Yan R, Hu Y, Liu F, et al. Activatable NIR fluorescence/MRI bimodal probes for in vivo imaging by enzyme-mediated fluorogenic reaction and self-assembly[J]. Journal of the American Chemical Society, 2019, 141(26): 10331-10341.
35. Mi P, Kokuryo D, Cabral H, et al. A pH-activatable nanoparticle with signal-amplification capabilities for non-invasive imaging of tumour malignancy[J]. Nature nanotechnology, 2016, 11(8): 724-730.
36. Ma M, Zhu H, Ling J, et al. Quasi-amorphous and hierarchical Fe_2O_3 supraparticles: active T 1-weighted magnetic resonance imaging in vivo and renal clearance[J]. ACS nano, 2020, 14(4): 4036-4044.
37. Yi Z, Luo Z, Barth N D, et al. In vivo tumor visualization through MRI off-on switching of NaGdF4-$CaCO_3$ nanoconjugates[J]. Advanced Materials, 2019, 31(37): 1901851.
38. Wang C, Sun W, Zhang J, et al. An electric-field-responsive paramagnetic contrast agent enhances the visualization of epileptic foci in mouse models of drug-resistant epilepsy[J]. Nature Biomedical Engineering, 2021, 5(3): 278-289.
39. Wang C, Sun W, Zhang J, et al. An electric-field-responsive paramagnetic contrast agent enhances the visualization of epileptic foci in mouse models of drug-resistant epilepsy[J]. Nature Biomedical Engineering, 2021, 5(3): 278-289.
40. Kim B H, Lee N, Kim H, et al. Large-scale synthesis of uniform and extremely small-sized iron oxide nanoparticles for high-resolution T 1 magnetic resonance imaging contrast agents[J]. Journal of the American Chemical Society, 2011, 133(32): 12624-12631.
41. Yuan Y, Ding Z, Qian J, et al. Casp3/7-instructed intracellular aggregation of Fe_3O_4 nanoparticles enhances T2 MR imaging of tumor apoptosis[J]. Nano letters, 2016, 16(4): 2686-2691.
42. Wang L, Huang J, Chen H, et al. Exerting enhanced permeability and retention effect driven delivery by ultrafine iron oxide nanoparticles with T 1-T 2 switchable magnetic resonance imaging contrast[J]. Acs Nano, 2017, 11(5): 4582-4592.
43. Jiang Y, Huang J, Zhen X, et al. A generic approach towards afterglow luminescent nanoparticles for ultrasensitive in vivo imaging[J]. Nature communications, 2019, 10(1): 1-10.
44. Zhang J, Ning L, Huang J, et al. Activatable molecular agents for cancer theranostics[J]. Chemical Science, 2020, 11(3): 618-630.

45. Lee D E, Koo H, Sun I C, et al. Multifunctional nanoparticles for multimodal imaging and theragnosis[J]. Chemical Society Reviews, 2012, 41(7): 2656-2672.
46. Wang L, Li C. pH responsive fluorescence nanoprobe imaging of tumors by sensing the acidic microenvironment[J]. Journal of Materials Chemistry, 2011, 21(40): 15862-15871.
47. Tung C H, Qi J, Hu L, et al. A quick responsive fluorogenic pH probe for ovarian tumor imaging [J]. Theranostics, 2015, 5(10): 1166-1174.
48. Tian J, Zhou J, Shen Z, et al. A pH-activatable and aniline-substituted photosensitizer for near-infrared cancer theranostics[J]. Chemical science, 2015, 6(10): 5969-5977.
49. Snee P T, Somers R C, Nair G, et al. A ratiometric CdSe/ZnS nanocrystal pH sensor[J]. Journal of the American Chemical Society, 2006, 128(41): 13320-13321.
50. Chiu Y L, Chen S A, Chen J H, et al. A dual-emission forster resonance energy transfer nanoprobe for sensing/imaging pH changes in the biological environment [J]. ACS nano, 2010, 4 (12): 7467-7474.
51. Tung C H, Qi J, Hu L, et al. A quick responsive fluorogenic pH probe for ovarian tumor imaging [J]. Theranostics, 2015, 5(10): 1166.
52. Cai Q, Yu T, Zhu W, et al. A turn-on fluorescent probe for tumor hypoxia imaging in living cells [J]. Chemical Communications, 2015, 51(79): 14739-14741.
53. Fang X, Ju B, Liu Z, et al. Compact conjugated polymer dots with covalently incorporated metalloporphyrins for hypoxia bioimaging [J]. Chembiochem A European Journal of Chemical Biology, 2019, 20(4): 521-525.
54. Yoshihara T, Yamaguchi Y, Hosaka M, et al. Ratiometric molecular sensor for monitoring oxygen levels in living cells[J]. Angewandte Chemie International Edition, 2012, 51(17): 4148-4151.
55. Kim J Y, Choi W I, Kim Y H, et al. Highly selective in-vivo imaging of tumor as an inflammation site by ROS detection using hydrocyanine-conjugated, functional nano-carriers [J]. Journal of controlled release, 2011, 156(3): 398-405.
56. Zhu H, Li J, Qi X, et al. Oxygenic hybrid semiconducting nanoparticles for enhanced photodynamic therapy[J]. Nano Letters, 2018, 18(1): 586-594.
57. Shen Y, Tian Q, Sun Y, et al. ATP-activatable photosensitizer enables dual fluorescence imaging and targeted photodynamic therapy of tumor[J]. Analytical chemistry, 2017, 89(24): 13610-13617.
58. Li X, Guo X, Cao L, et al. Water-soluble triarylboron compound for ATP imaging in vivo using analyte-induced finite aggregation[J]. Angewandte Chemie International Edition, 2014, 53(30): 7809-7813.
59. Asanuma D, Sakabe M, Kamiya M, et al. Sensitive β-galactosidase-targeting fluorescence probe for visualizing small peritoneal metastatic tumours in vivo[J]. Nature communications, 2015, 6(1): 1-7.
60. Yuan Y, Zhang C J, Gao M, et al. Specific light-up bioprobe with aggregation-induced emission and activatable photoactivity for the targeted and image-guided photodynamic ablation of cancer cells[J]. Angewandte Chemie International Edition, 2015, 54(6): 1780-1786.
61. Yuan Y, Zhang C J, Gao M, et al. Specific light-up bioprobe with aggregation-induced emission and activatable photoactivity for the targeted and image-guided photodynamic ablation of cancer cells[J]. Angewandte Chemie International Edition, 2015, 54(6): 1780-1786.
62. Zhang Y, Hong H, Cai W. Photoacoustic imaging[J]. Cold Spring Harbor Protocols, 2011, 2011(9): 1-17.
63. Zhen X, Jiang X. Polymer-based activatable optical probes for tumor fluorescence and photoacoustic imaging[J]. Wiley Interdisciplinary Reviews: Nanomedicine and Nanobiotechnology, 2020, 12 (2): e1593.
64. Huang X, Song J, Yung B C, et al. Ratiometric optical nanoprobes enable accurate molecular

detection and imaging[J]. Chemical Society Reviews, 2018, 47(8): 2873-2920.

65. Miao Q, Lyu Y, Ding D, et al. Semiconducting oligomer nanoparticles as an activatable photoacoustic probe with amplified brightness for in vivo imaging of pH[J]. Advanced Materials, 2016, 28(19): 3662-3668.

66. Yin C, Tang Y, Li X, et al. A single composition architecture-based nanoprobe for ratiometric photoacoustic imaging of glutathione (GSH) in living mice[J]. Small, 2018, 14(11): 1-20.

67. Wang L, Huo M, Chen Y, et al. Tumor microenvironment-enabled nanotherapy[J]. Advanced healthcare materials, 2018, 7(8): 1701156.

68. Gong F, Cheng L, Yang N, et al. Bimetallic oxide MnMoOX nanorods for in vivo photoacoustic imaging of GSH and tumor-specific photothermal therapy[J]. Nano Letters, 2018, 18(9): 6037-6044.

69. Yu Z, Wang M, Pan W, et al. Tumor microenvironment-triggered fabrication of gold nanomachines for tumor-specific photoacoustic imaging and photothermal therapy[J]. Chemical science, 2017, 8(7): 4896-4903.

70. Yang K, Liu Y, Wang Y, et al. Enzyme-induced in vivo assembly of gold nanoparticles for imaging-guided synergistic chemo-photothermal therapy of tumor[J]. Biomaterials, 2019, 223: 20-36.

71. Wu C, Zhang R, Du W, et al. Alkaline phosphatase-triggered self-assembly of near-infrared nanoparticles for the enhanced photoacoustic imaging of tumors[J]. Nano letters, 2018, 18(12): 7749-7754.

72. Meng X, Zhang J, Sun Z, et al. Hypoxia-triggered single molecule probe for high-contrast NIR II/PA tumor imaging and robust photothermal therapy[J]. Theranostics, 2018, 8(21): 6025-6034.

73. Ju K Y, Kang J, Pyo J, et al. pH-induced aggregated melanin nanoparticles for photoacoustic signal amplification[J]. Nanoscale, 2016, 8(30): 14448-14456.

8

肿瘤微环境研究技术

8.1 利用高通量测序技术鉴定肿瘤微环境的关键调控基因

后基因组时代的迫切任务之一是阐明各个基因的功能及其间的相互作用，鉴定与特定生物表型或疾病相关的关键基因。为了完成上述任务，研究者通过人为突变生物个体或细胞的基因组，鉴定出目的表型或性状的突变基因，进而揭示其功能，如使用化学诱变剂对动物模型（如酵母、斑马鱼、线虫等）进行突变诱导，分离具有异常表型的个体，用于 RAS 和 NOTCH 等信号通路[1]，以及胚胎形成的分子机制和发育[2]等相关研究。但由于该类方法具有 DNA 突变率低、突变鉴定成本高等局限性，大大限制了其大范围推广使用[3]。

随着技术的不断革新，高通量测序技术（high-throughput sequencing, HTS）的出现与基因编辑技术的迭代更新（如 siRNA 技术、CRISPR-Cas9 技术等）给生物学研究带来了革命性的进步[4, 5]。研究者借助新的基因编辑技术在细胞内实现了系统和高通量的基因编辑，再结合高通量测序技术，可快速准确鉴定出与表型相关的关键基因[6]。此外，随着高通量测序技术的进步，测序读长不断加长，测序通量不断提升，测序时间不断缩短，且测序成本不断下降，从而促进高通量的应用常态化，进一步推动了实验进程的改革。

8.1.1 高通量测序技术的发生与发展

1977 年，桑格（Sanger）等人发明了末端终止测序法，首次检测了噬菌体 phiX174 的第一个基因组序列，打开了基因组学时代的大门。将近 20 年后，研究者们使用相同的技术对细菌基因组（流感嗜血杆菌）进行了测序，其过程包括对 DNA 的提取，DNA 随机剪切，克隆 DNA 片段到质粒载体，并在 *E. coli* 中转化和增殖，最终提取质粒 DNA 进行 Sanger 测序（产生了 460 bp 的序列长度片段）。尽管该方法属于劳动密集型，但是在随后的几年中研究者们依旧使用该方法对 100 个细菌基因组进行了测序。

自 2004 年 Roche 将第一个 HTS 平台"454 Life Sciences"推向市场以来，HTS 与大规模测序逐渐被广泛使用。其中，Illumina 公司的台式 MiSeq 基因测序仪凭借低错误率和友好的操作界面，成为最受欢迎的 HTS 平台之一。Illumina 测序系统可在单次运行中（15 Gbp /运行）产生数百万个长达 300 bp 的读数，但该系统存在读长较短的缺点。随后，Pacific Biosciences 的研究人员针对该缺点，开发了 PacBio RS 等平台来克服此问题。PacBio RS 平台主要基于单分子测序，可产生长达 15 000 bp 的序列长度。但相较于 Illumina 测序系统来说，此平台具有更高的错误率和测序仪器成本，这也限制了 PacBio RS 平台的推广，使得 Illumina 测序系统依旧是当今使用最普遍的 HTS 平台之一。

目前所有可用的 HTS 平台都遵循类似的工作流程：DNA 提取、文库制备、测序以及相关生物信息学分析。与传统的方法相比,HTS 技术一次运行可生成数千个序列,大大节省了时间与经济成本。再者,新的 HTS 程序具有更安全的实验活性,并降低了不安全试剂(例如电泳)的暴露,进一步促进了 HTS 的普及推广。

8.1.2 高通量测序联合筛选在肿瘤微环境中的应用

肿瘤微环境的研究对认识、理解和治疗肿瘤都起着关键作用,而高通量测序协同筛选技术可显著降低研究的时间成本及增加候选靶标的成功率。

8.1.2.1 高通量测序鉴定调控肿瘤微环境中的 ncRNA

非编码 RNA(non-coding RNA, ncRNA)是一类不具有翻译能力的 RNA 转录本,包括微小 RNA(microRNA, miRNA)、长链非编码 RNA(long non-coding RNA, lncRNA)、核仁小 RNA(small nucleolar RNA, snoRNA)和环状 RNA(circular RNA, circRNA)。它们在生物体内大量存在,不仅参与调控正常组织细胞的增殖、分化和凋亡等一系列生物过程,而且与肿瘤的发生、发展、转移及预后等方面都有着密切联系。越来越多的证据表明,ncRNA 参与了肿瘤与基质之间的相互作用,并参与了肿瘤免疫微环境(tumor immune microenvironment, TIME)的重编程[7]。此外,在缺氧环境下,癌细胞或基质细胞衍生的脂质体能够通过传递 ncRNA,调节肿瘤的增殖、转移、化疗耐药、免疫反应和血管生成,进而重塑肿瘤微环境[8]。目前,针对 ncRNA 的研究主要包括两方面:①对于已知的 ncRNA,可通过高通量测序技术找到目标样本中的 ncRNA,进而探讨该 ncRNA 与疾病的关联。②对未知的 ncRNA,可通过高通量测序找到具有 ncRNA 特征的未知 ncRNA,进而通过实验验证。虽然目前对 ncRNA 的功能研究相对不足,但高通量测序技术的发展,为在鉴定特定 ncRNA 富集或丢失以及发现新的 ncRNA 方面,都提供了新的技术平台。目前大量研究主要以高通量测序为基础,识别肿瘤组织中促进或者抑制肿瘤发生、发展的 ncRNA。如通过高通量测序比较 MCF-7 母源细胞和 $CD44^{+}/CD24^{-}$ 的 MCF-7 的细胞,发现 miR-210 在低氧微环境下,促进 MCF-7 细胞的成球能力以及乳腺癌细胞的干性[9]。此外,由于外泌体中含有较多生物学上重要的分子,如 miRNA 等,研究人员可以采用高通量测序确定处理组与对照组外泌体中存在差异表达的 miRNA,进一步解析其功能[10]。

8.1.2.2 高通量测序鉴定调控肿瘤微环境中的微生物

自 100 多年前在人类肿瘤组织中发现了细菌后,学者们逐渐认识到肠道微生物族群的组成与抗肿瘤免疫功能显著相关。

2020 年,Noam Shental 课题组对 1 010 个肿瘤样本和 516 个邻近正常组织样本进行了基于 16sRNA 的高通量测序,通过分析对比发现,每一种肿瘤样本中的细菌 DNA 水平都显著高于正常组织,且细菌的组成各不相同。该研究团队进一步检测了乳腺癌、肺癌、卵巢癌、胰腺癌、黑色素瘤、骨癌和脑癌等肿瘤中的微生物组成,发现乳腺癌中微生物多样性最高。单个乳腺肿瘤样本平均有 16.4 种细菌，而其他肿瘤样本平均只有 9 种。除此之外，研究人员还发现，肿瘤中细菌的种类差异和丰度差异可能还与肿瘤本身的特征和治疗效果有关[11]。

另一方面，近年来，肿瘤细胞分泌的外泌体在癌症中的作用逐渐被明确和解析。张革教授团队通过基于第二代测序技术的 microRNA 测序和蛋白质组学发现：具核梭杆菌感染 CRC 细胞后，可诱导宿主细胞产生大量 miRNA 与富集 CXCL16/RhoA/IL-8 的外泌体，传递到未感染的 CRC 细胞中，并通过 miRNA 和蛋白多个靶分子等作用模式共同促进 CRC 的转移。上述研究开拓了瘤内感染性细胞特异性外泌体这一新领域的研究，为深入解析致癌性细菌-宿主相互作用分子机制提供了新的见解。

8.1.3 高通量测序联合基因编辑技术实现高通量筛选

基因编辑是一种基于人工核酸酶的遗传操作技术，可精确地对 DNA 或 RNA 进行高效改造。RNA 的基因改造技术主要通过 siRNA 靶向目的基因的 mRNA，抑制其进一步翻译，即 RNA 干扰（RNA interference，RNAi）。目前，针对 DNA 的基因改造技术较多，除了不易于操作的核酸酶技术（meganuclease）、锌指核酸酶技术（zinc finger nuclease，ZFN）和转录激活因子样效应物核酸酶技术（transcription activator-likeeffector nuclease，TALEN）外，还包括目前被广泛应用的成簇的规律间隔的短回文重复序列（clustered regularly interspaced shortpalindromic repeat，CRISPR）/CRISPR 相关蛋白（CRISPR-associated protein，Cas）系统，以及基因捕获技术和转座子技术。而将高通量测序技术联合以上基因编辑技术，可实现系统、高效的疾病相关靶基因筛选。

8.1.3.1 HTS 联合 siRNA 实现的高通量筛选策略

siRNA 的早期全基因组筛选主要通过核酸内切酶制备的小分子干扰 RNA，即 esiRNA（endoribonuclease-prepared siRNA）文库实现。研究人员通过分析一套含有 5 305 个 esiRNA 的文库，并结合初步的高通量细胞活性筛选和二次高内涵成像分析，筛选出 HeLa 细胞中细胞分裂所必需的 37 个基因。此外，研究者还发现了一个核输出终止因子，敲除该终止因子后，可促进细胞增殖和有丝分裂进程。

Rene Bernards 等使用一组载体依赖的短发夹 RNA（shRNA，编码 23 742 个）靶向 7 914 个不同的人类基因进行大规模的 siRNA 筛选，识别 P53 依赖的增殖抑制的新调节器[12]。为了鉴定与特定表型相关的单个 siRNA 载体，此研究首次引入了条形码的概念。进一步研究发现，抑制这些基因可以抵抗 P53 依赖和 p19ARF 依赖的增殖阻滞，并消除 DNA 损伤诱导的 G1 细胞周期阻滞。近期，Serranos 小组利用 Bernards 文库重新探索了 P53 通路，成功鉴定了 P53 转录活性上调的基因（GAS41、RPS6K4、RUNDC1 和 CRMP-2）。

另一方面，Hannon 等构建了第一个基于逆转录病毒载体的 siRNA 库，该库主要由经过序列验证后的 28 000 个 shRNA 组成，可靶向 9 610 个人类基因和 5 563 个小鼠基因[13]。Westbrook 等利用 Hannon 文库筛选了上皮细胞转化的抑制因子，并揭示了一个新的神经元基因表达的转录抑制因子抑制元件 1－沉默转录因子（repressor element 1-silencing transcription factor, REST）（a genetic screen for candidate tumor suppressors identifies REST）。最近，Hannon 基于 microRNA 结构特征设计，开发了第二代 siRNA 库。

此外，研究人员在基于高通量测序筛选的文库中，进一步引入 barcode 序列。此序列通常由 60 个碱基的寡核苷酸序列组成，便于 siRNA 筛选后的识别[14, 15]。

8.1.3.2 HTS 联合 Gene Trapping 实现的高通量筛选策略

基因捕获（Gene Trapping）技术主要通过将含有报告基因的 DNA 片段随机插入基因组中，破坏基因功能，从而在生物细胞中实现基因功能研究[15, 16]。目前，最广泛使用的基因捕获载体主要由无启动子的报告基因或选择的标记基因组成，载体两端分别为上游 3′剪接位点（剪接受体，splicing acceptor, SA）和下游转录终止序列（聚腺苷酸化序列，polyadenylic acid, PA）[17]。由于基因捕获载体在整个基因组中是随机整合的，所以能在有限的实验中诱变大量的基因。因此，此技术被广泛用于产生突变胚胎干细胞文库，并培育突变小鼠[15, 16]。2004 年，Chui WS 等利用 ROSA trap 载体制备了大量突变小鼠胚胎干细胞，并通过扩增插入突变干细胞基因，制成 cDNA 基因芯片，最终筛选出一株与血小板衍生生长因子（platelet-derived growth factor, PDGF）突变相关细胞株[18, 19]，成功培育出突变小鼠。

8.1.3.3 HTS 联合 Transposon 实现的高通量筛选策略

转座子（transposon，亦称为转座元件，跳跃子）是一类 DNA 序列，具有跳跃现象，可用于基因编辑。20 世纪 30 年代，美国科学家 Barbara McClintock 最早在玉米中发现转座子[20]。随后，该系统被证实普遍存在于生物基因组，包括人类细胞中[21, 22]。迄今为止，研究人员已确定三种基本类型的转座子，分别是逆转座子（Ⅰ型转座子）、不复制转座子（Ⅱ类转座子）和微型反向重复转座元件（MITE 或Ⅲ类转座子）[21]。2009 年，Vincent W. Keng 等人使用条件性“睡美人”（the Sleeping Beauty, SB）转座酶实现 SB 换位系统，并通过特异性限制 SB 转座至肝脏来筛选小鼠肝细胞癌（hepatocellular carcinoma, HCC）相关基因[23]。最终，作者鉴定出 19 个重要的候选疾病基因，其中包含 EGFR、MET 和 UBE2H 等编码基因。此转座系统的开发有望加深人类对癌症基因组的理解，并为癌症治疗新手段提供理论指导。

8.1.3.4 HTS 联合 CRISPR/Cas9 实现的高通量筛选策略

随着 CRISPR/Cas9 基因编辑技术的兴起，基于 CRISPR/Cas9 的全基因组筛选更有“后来者居上”之势，开启了全基因组筛选的 2.0 时代。该项技术主要是由成簇规律的间隔短回文重复 CRISPR 和 CRISPR 相关蛋白 9（CRISPR associated protein 9, Cas9）共同组成的细菌防御噬菌体天然免疫系统，可实现基因的完全敲除，且脱靶率较低[24-26]。

Cas9 是向导 RNA(guide RNA, gRNA)的 DNA 核酸内切酶,在哺乳动物细胞中具有切割 DNA 的功能,可导致细胞内靶序列的 DNA 双链断裂。断裂的 DNA 可通过同源重组(homologous end joining, HEJ)或非同源重组末端修复(non-homologous end joining, NHEJ)方式修复。当 DNA 通过非同源重组末端修复时,由于其错误倾向(error-prone)的修复机制,可引起目的 DNA 序列出现随机插入或缺失(indel),读码框发生移码等异常情况,最终导致基因敲除[24-27](图 8-1)。

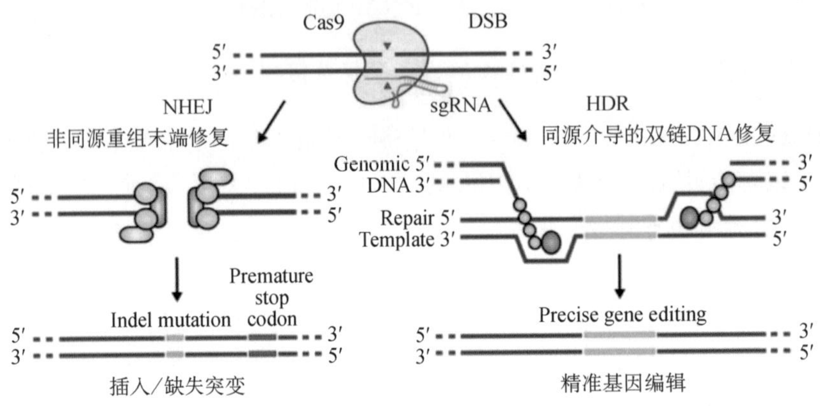

图 8-1 CRISPR-Cas9 基因敲除原理[27]

野生型 Cas9 可直接应用于基因敲除(CRISPRko)[28],其核酸内切酶活性取决于结构域:RuvC 和 HNH,将这两个结构域点突变失活后得到的 Cas9 称为 dCas9(dead Cas9)[29-32]。dCas9 虽然失去剪切 DNA 的能力,但仍具有与特定的 DNA 序列结合的能力。如图 8-2 所示,研究人员可利用 dCas9 与 DNA 序列结合的能力,将 dCas9 与其他蛋白融合,发挥转录因子的作用,促进或抑制基因的表达(CRISPRa 或 CRISPRi)[33, 34]。

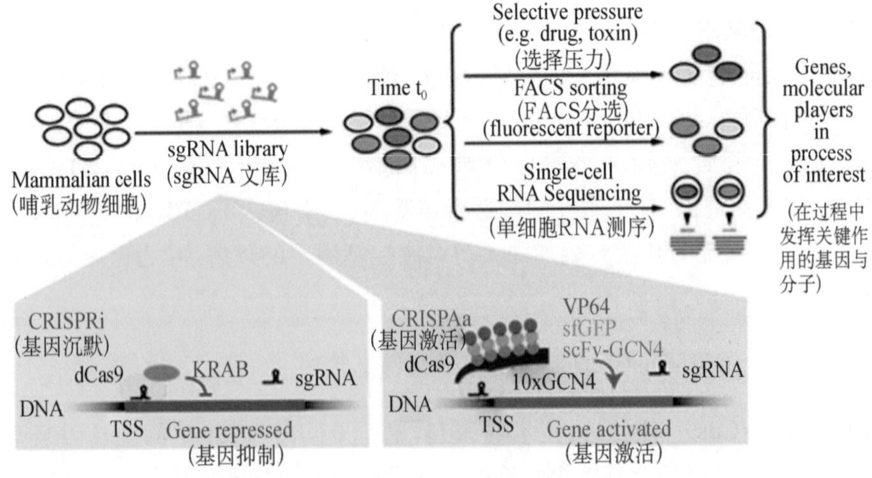

图 8-2 CRISPRa 与 CRISPRi 筛选过程[34]

CRISPR 筛选主要是一种基于三种 Cas9 功能(CRISPRko、CRISPRa 和 CRISPRi)开发的高通量筛选系统[35]。在功能缺失筛选方面,部分基因即使低水平残留也足以维持表型,而 CRISPRko(CRISPR knockout)可以完全敲除基因,这对于某些基因的功能研究是必需的;而 CRISPRi(CRISPR interference)可能更适合用于研究部分剂量依赖基因的表型、完全敲除致死基因的功能和非编码区的功能。在功能获得筛选方面,CRISPRa(CRISPR activation)与 cDNA 文库相比,合成鉴定的成本减小,且 CRISPRa 可以更好地模拟蛋白的不同异构体,与实际情况更为符合[36]。

基于 Cas9 或 dCas9 的高通量筛选文库,通常由靶向所有目的基因的 guide-RNA(gRNA)组成。gRNA 文库主要通过寡核苷酸池的形式高通量合成,并组装到病毒载体中,包装成病毒。然后,在合适的感染复数(multiplicity of infection, MOI)值的情况下,单个的 gRNA 通过病毒的形式被转导整合到单个细胞的基因组中,这样包含 gRNA 序列的表达元件即可编码 sgRNA 靶向切割目的基因,亦可作为对应细胞的遗传条形码。

8.1.4 高通量测序联合基因编辑技术在肿瘤微环境中的应用

8.1.4.1 高通量筛选鉴定肿瘤免疫微环境的关键调控机制

癌症免疫治疗是一种利用患者自身免疫系统来杀伤肿瘤细胞的新型革命性疗法。近年来,免疫疗法以其对某些晚期转移性恶性肿瘤良好的长期疗效,给此前近乎无药可用的晚期癌症患者带来曙光。目前,靶向 T 淋巴细胞检查点的免疫疗法已被应用到 20 多种癌症中,并在几种特殊癌症如转移性肺癌中已成为一线标准疗法。为表彰他们在该领域的开创性贡献,免疫检查点疗法的鼻祖 Allison 和 Honjo 于 2018 年获得诺贝尔生理学或医学奖。尽管如此,现行的免疫检查点疗法在其他大部分的患者中并没有明显的疗效。因此,如何提高免疫疗法的疗效,并进一步拓展适应患者群体是目前肿瘤医学研究的热点。而高通量筛选策略一方面有助于寻找肿瘤免疫治疗的新靶点,另一方面也有助于深入研究现有的免疫检查点的新调控机制,因此该策略深受广大研究者青睐。

陈斯迪(Sidi Chen)团队将小鼠 $CD8^+$ T 细胞感染全基因组敲除文库病毒,再利用三阴乳腺癌的过继性 $CD8^+$ T 细胞治疗模型,筛选出 $CD8^+$ T 细胞中与肿瘤浸润相关的基因[37]。随后通过几种不同的富集分析方法,发现 6 个高度富集的基因,这些基因的敲除能显著增强 $CD8^+$ T 细胞对肿瘤的浸润。在后续的研究中,作者进一步聚焦在一个全新免疫疗法相关基因 *Dhx37* 的功能验证和机制研究中,并发现敲除 *Dhx37* 的 $CD8^+$ T 细胞在体内具有更强的分泌 IFN-γ 和 GzmB 的能力,从而更有效地杀伤肿瘤,延缓肿瘤的生长速度。

另外,人白细胞抗原Ⅰ类(human leukocyte antigen-Ⅰ, HLA-Ⅰ)糖蛋白是 $CD8^+$ T 细胞识别的主要靶点,决定了适应性免疫反应的诱导期和效应期。其主要功能是将降解蛋白质的肽片段提呈给细胞毒性 $CD8^+$ T 细胞的 T 细胞受体(TCR),从而导致 T 细胞介导的靶细胞消除,并在当前免疫治疗中起着重要作用。然而,肿瘤常常通过多种方式下调 HLA-

Ⅰ抗原提呈关键分子来逃避免疫监视。这类 HLA-Ⅰ分子的降低通常是可逆的,研究人员通过干扰素(IFN)刺激、电离辐射或组蛋白脱乙酰基酶抑制剂处理,成功恢复了肿瘤表面 HLA-Ⅰ分子的水平。此外,将肿瘤细胞作为免疫靶标可以与 T 细胞活化和再活化策略协同作用,进一步增加靶向 HLA-Ⅰ可用性的治疗潜力。因此,我们有必要系统深入研究 HLA-Ⅰ分子的详细调控机制。

在过去的 35 年中,研究人员已经广泛研究并鉴定了参与 HLA-Ⅰ表达和抗原提呈的部分关键基因,如 NLRC5、TAP1、TAP2 等[38]。为了揭示参与 HLA-Ⅰ抗原提呈的其他成分,研究者进行了全基因组插入突变筛选,确定了酶信号肽肽酶样 3(signal peptide peptidase-like 3, SPPL3)可作为 HLA-Ⅰ抗原提呈的正调节剂。SPPL3 可通过抑制糖基转移酶 B3GNT5 负调控细胞膜表面糖鞘脂(glycosphingolipid, GSL)的合成。在 SPPL3 缺失的情况下,B3GNT5 酶活性显著增加,在细胞膜表面产生大量带负电荷的复杂的新内酯系列 GSL(nsGSL),阻止 HLA-Ⅰ与几种常见免疫细胞表面受体的相互作用,最终抑制 $CD8^+$ T 细胞的活化[39]。另外,研究发现,多种肿瘤(如胶质瘤)均偏好 nsGSL 合成途径,该途径的高度激活与患者的存活负相关,因此 B3GNT5 或可作为部分肿瘤潜在的治疗靶标。

8.1.4.2 高通量筛选鉴定肿瘤干细胞的关键调控机制

近年来,肿瘤干细胞学说越来越被科学界所重视,该学说的提出为肿瘤的复发及转移提供了趋于合理的解释,并为新的抗肿瘤药物的研发提供了指导。

研究人员通过基于 CRISPR/Cas9 的筛选实验,鉴定了胶质母细胞瘤干细胞(glioblastoma stem cell, GSC)的必需基因,如包含 SOX 转录因子家族、SOCS3、USP8 和 DOT1L 的成员以及蛋白质 ufmylation 等相关基因。此外,研究人员还通过 CRISPR/Cas9 筛选策略解析了替莫唑胺耐药的机制[40]。

8.1.4.3 高通量筛选鉴定肿瘤转移的关键调控机制

肿瘤转移是指肿瘤细胞从肿瘤最先形成的地方迁移到身体的其他部位并继续生长的过程。转移是恶性肿瘤的主要特征之一,也是影响患者生存及预后的重要原因。肿瘤转移是一个多步骤、复杂的"级联反应"过程,需要癌细胞从原发肿瘤中逃逸,在循环中生存,并在远端靶组织生长。癌症转移是一个非常复杂的过程,由成千上万种潜在的基因共同作用,具体机制有待进一步探索。目前,研究人员利用 CRISPR 基因编辑技术,已开发出了包含大约 1.2 万个独特相互作用的 sgRNA 文库(该文库为双 sgRNA 文库,实验过程中 sgRNA 随机靶向单个细胞中与癌症转移相关的 325 个基因中的两个,发现其中多个基因发生突变都会引发小鼠机体中肿瘤的恶性扩散)。最后通过对小鼠肺癌细胞原位瘤和转移灶等一系列样品中整合的 crRNA 阵列直接进行高通量测序,可快速找到并验证与肿瘤转移相关的重要的基因相互作用[41]。

8.1.5 总结

虽然目前暂没有针对肿瘤的低氧微环境、压力微环境等方面筛选的文章，但该方法在解决相关问题尤其是低氧微环境方面具有明确的可行性。筛选实验的难点就是找到好的筛选指标，一旦筛选指标被明确，该方法预计可被应用于探索影响低氧微环境的基因。基于基因干扰筛选联合高通量测序的最新进展，尤其是这些技术的集成，在发现肿瘤微环境的调控机制和治疗靶标方面具有巨大的潜力。

（杨艳荣、秦洁玲、翁林军）

参考文献

1. Sundaram M V. The love-hate relationship between Ras and Notch[J]. Genes & development, 2005, 19(16): 1825-1839.
2. Driever W, Solnica-Krezel L, Schier A F, et al. A genetic screen for mutations affecting embryogenesis in zebrafish[J]. Development, 1996, 123(1): 37-46.
3. Patton E E, Zon L I. The art and design of genetic screens: zebrafish[J]. Nature Reviews Genetics, 2001, 2(12): 956-966.
4. Schneeberger K. Using next-generation sequencing to isolate mutant genes from forward genetic screens[J]. Nature Reviews Genetics, 2014, 15(10): 662-676.
5. Silva J M, Li M Z, Chang K, et al. Second-generation shRNA libraries covering the mouse and human genomes[J]. Nature genetics, 2005, 37(11): 1281-1288.
6. Root D E, Hacohen N, Hahn W C, et al. Genome-scale loss-of-function screening with a lentiviral RNAi library[J]. Nature methods, 2006, 3(9): 715-719.
7. Li H, Xiong H G, Xiao Y, et al. Long non-coding RNA LINC02195 as a regulator of MHC I molecules and favorable prognostic marker for head and neck squamous cell carcinoma[J]. Frontiers in oncology, 2020, 10: 615.
8. Wang W, Han Y, Jo H A, et al. Non-coding RNAs shuttled via exosomes reshape the hypoxic tumor microenvironment[J]. Journal of hematology & oncology, 2020, 13(1): 1-19.
9. Tang T, Yang Z, Zhu Q, et al. Up-regulation of miR-210 induced by a hypoxic microenvironment promotes breast cancer stem cell metastasis, proliferation, and self-renewal by targeting E-cadherin [J]. The FASEB Journal, 2018, 32(12): 6965-6981.
10. Valadi H, Ekström K, Bossios A, et al. Exosome-mediated transfer of mRNAs and microRNAs is a novel mechanism of genetic exchange between cells[J]. Nature cell biology, 2007, 9(6): 654-659.
11. Elinav E, Garrett W S, Trinchieri G, et al. The cancer microbiome[J]. Nature Reviews Cancer, 2019, 19(7): 371-376.
12. Berns K, Hijmans E M, Mullenders J, et al. A large-scale RNAi screen in human cells identifies new components of the p53 pathway[J]. Nature, 2004, 428(6981): 431-437.
13. Paddison P J, Silva J M, Conklin D S, et al. A resource for large-scale RNa-interference-based screens in mammals[J]. Nature, 2004, 428(6981): 427-431.

14. Brummelkamp T R, Fabius A W M, Mullenders J, et al. An shRNA barcode screen provides insight into cancer cell vulnerability to MDM2 inhibitors[J]. Nature chemical biology, 2006, 2(4): 202-206.
15. Brennan J, Skarnes W C. Gene trapping in mouse embryonic stem cells[J]. Molecular Embryology, 1999: 123-138.
16. Hansen G M, Markesich D C, Burnett M B, et al. Large-scale gene trapping in C57BL/6N mouse embryonic stem cells[J]. Genome research, 2008, 18(10): 1670-1679.
17. Friedrich G, Soriano P. Promoter traps in embryonic stem cells: a genetic screen to identify and mutate developmental genes in mice[J]. Genes & development, 1991, 5(9): 1513-1523.
18. Chiu W S M, McManus J F, Notini A J, et al. Transgenic mice that express Cre recombinase in osteoclasts[J]. genesis, 2004, 39(3): 178-185.
19. Chiu W S M, McManus J F, Notini A J, et al. Transgenic mice that express Cre recombinase in osteoclasts[J]. genesis, 2004, 39(3): 178-185.
20. McClintock B. A cytological demonstration of the location of an interchange between two non-homologous chromosomes of Zea mays[J]. Proceedings of the National Academy of Sciences, 1930, 16(12): 791-796.
21. Wicker T, Sabot F, Hua-Van A, et al. A unified classification system for eukaryotic transposable elements[J]. Nature Reviews Genetics, 2007, 8(12): 973-982.
22. Chowers I, Gunatilaka T L, Farkas R H, et al. Identification of novel genes preferentially expressed in the retina using a custom human retina cDNA microarray[J]. Investigative ophthalmology & visual science, 2003, 44(9): 3732-3741.
23. Keng V W, Villanueva A, Chiang D Y, et al. A conditional transposon-based insertional mutagenesis screen for genes associated with mouse hepatocellular carcinoma[J]. Nature biotechnology, 2009, 27(3): 264-274.
24. Evers B, Jastrzebski K, Heijmans J P M, et al. CRISPR knockout screening outperforms shRNA and CRISPRi in identifying essential genes[J]. Nature biotechnology, 2016, 34(6): 631-633.
25. Morgens D W, Deans R M, Li A, et al. Systematic comparison of CRISPR/Cas9 and RNAi screens for essential genes[J]. Nature biotechnology, 2016, 34(6): 634-636.
26. Taylor J, Woodcock S. A perspective on the future of high-throughput RNAi screening: will CRISPR cut out the competition or can RNAi help guide the way? [J]. Journal of biomolecular screening, 2015, 20(8): 1040-1051.
27. Ran F, Hsu P D, Wright J, et al. Genome engineering using the CRISPR-Cas9 system[J]. Nature protocols, 2013, 8(11): 2281-2308.
28. Mali P, Yang L, Esvelt K M, et al. RNA-guided human genome engineering via Cas9[J]. Science, 2013, 339(6121): 823-826.
29. Mei Y, Wang Y, Chen H, et al. Recent progress in CRISPR/Cas9 technology[J]. Journal of Genetics and Genomics, 2016, 43(2): 63-75.
30. Makarova K S, Wolf Y I, Alkhnbashi O S, et al. An updated evolutionary classification of CRISPR-Cas systems[J]. Nature Reviews Microbiology, 2015, 13(11): 722-736.
31. Barrangou R, Fremaux C, Deveau H, et al. CRISPR provides acquired resistance against viruses in prokaryotes[J]. Science, 2007, 315(5819): 1709-1712.
32. Wan T, Niu D, Wu C, et al. Material solutions for delivery of CRISPR/Cas-based genome editing tools: Current status and future outlook[J]. Materials Today, 2019, 26: 40-66.
33. Gilbert L A, Horlbeck M A, Adamson B, et al. Genome-scale CRISPR-mediated control of gene repression and activation[J]. Cell, 2014, 159(3): 647-661.
34. Kampmann M. CRISPRi and CRISPRa screens in mammalian cells for precision biology and medicine

[J]. ACS chemical biology, 2018, 13(2): 406-416.
35. Doench J G. Am I ready for CRISPR? A user's guide to genetic screens[J]. Nature Reviews Genetics, 2018, 19(2): 67-80.
36. Majithia A R, Tsuda B, Agostini M, et al. Prospective functional classification of all possible missense variants in PPARG[J]. Nature genetics, 2016, 48(12): 1570-1575.
37. Ye L, Park J J, Dong M B, et al. In vivo CRISPR screening in CD8 T cells with AAV-Sleeping Beauty hybrid vectors identifies membrane targets for improving immunotherapy for glioblastoma [J]. Nature biotechnology, 2019, 37(11): 1302-1313.
38. Barkal A A, Weiskopf K, Kao K S, et al. Engagement of MHC class I by the inhibitory receptor LILRB1 suppresses macrophages and is a target of cancer immunotherapy[J]. Nature immunology, 2018, 19(1): 76-84.
39. Jongsma M L M, de Waard A A, Raaben M, et al. The SPPL3-defined glycosphingolipid repertoire orchestrates HLA class I-mediated immune responses[J]. Immunity, 2021, 54(1): 132-150.
40. MacLeod G, Bozek D A, Rajakulendran N, et al. Genome-wide CRISPR-Cas9 screens expose genetic vulnerabilities and mechanisms of temozolomide sensitivity in glioblastoma stem cells[J]. Cell reports, 2019, 27(3): 971-986.
41. Chow R D, Wang G, Ye L, et al. In vivo profiling of metastatic double knockouts through CRISPR-Cpf1 screens[J]. Nature methods, 2019, 16(5): 405-408.

8.2 肿瘤微环境研究方法

8.2.1 分子水平的研究——基因敲除与过表达

肿瘤基因功能研究一般要经过基因筛选、细胞水平和动物水平的功能性验证，再到分子机制探讨验证，形成一个完整的研究逻辑。肿瘤发生、发展、转移、药物治疗与耐药等可涉及致癌基因、抑癌基因、转移相关基因、耐药相关基因，而上述基因激活、抑制、被修饰等，也会影响肿瘤微环境。分子水平研究可采用组学方法进行分析，包括基因组、转录组、蛋白组和代谢组。细胞水平功能性验证需要建立基因过表达调控的细胞模型、病毒载体、化学转染或电转染等方式，实现对目标基因的过表达。同样，基因的沉默表达水平、敲除和点突变等也使用类似方法。

8.2.2 细胞水平的研究

细胞系是研究肿瘤的基本材料，目前，大量的、不同器官的肿瘤细胞系已被建立，并广泛用于肿瘤研究，为我们了解肿瘤微环境的变化奠定了基础。目前，实验所用肿瘤的细胞系已经涵盖了各种肿瘤类型，如肺癌、结直肠癌、乳腺癌、白血病等，此类细胞系很容易在体外培养，可用于体外模拟肿瘤的生长，研究抗药性、基因组变化、基因表达改变。同时，二维、三维细胞培养技术的发展也为肿瘤微环境的研究提供了更好的研究基础，如上下培养小室共培养法、三维培养板的推广、三维培养系统的建立等已经被逐步应用于肿瘤研究。因此，基于细胞水平研究肿瘤微环境的非肿瘤因素对肿瘤细胞生长转移的影响、肿瘤细胞与肿瘤细胞相互作用、肿瘤细胞与非肿瘤细胞之间的对话，极大地促进了我们对控制肿瘤发生、生长和转移过程的肿瘤微环境的理解，有助于探究微环境中的各个变量之间的相互作用关系。

8.2.2.1 单细胞分析

单细胞分析可以通过基因组学（genomics）、表观基因组学（epigenomics）、转录组学（transcriptomics）、蛋白质组学（proteomics）与代谢组学（metabonomics）等多维度对单个细胞进行研究[1]。该研究克服了整体分析的许多局限性，能够更精细地解析肿瘤细胞，发现整体研究无法观察到的机制，如荧光激活细胞分选技术（fluorescence-activated cell sorting, FACS）可以将单一细胞从复杂的样本中精确地分离出来，而高通量的单细胞分析技术则可以同时执行数千个单一细胞的分子解析，为基因型相同的肿瘤细胞群中个体变异分析提供手段。目前单细胞分析技术在肿瘤中的研究主要聚焦于癌前病变[2, 3]、原发性肿瘤的克隆进化和瘤内异质性[4, 5]、肿瘤微环境的重编程[6, 7]、肿瘤转移[8, 10]和治疗抵抗[11, 12]等方面。单细胞分析技术可解析肿瘤微环境中的细胞类型和细胞状态，揭示不同的基质和免疫细胞类型如何重新编程，反映可能促进或抑制肿瘤生长的不同生物学功能。同样，单细胞分析方法还可以通过分析增殖、干性、缺氧、上皮间质转化、代谢和其他癌症标志的基因特征来洞察肿瘤细胞的表型多样性[13, 14]。

8.2.2.2 空间转录组

然而，标准单细胞分析需要细胞悬浮液作为分析样本，因此在解离过程中固有地丢失了细胞在其天然组织环境中的位置的所有空间信息。为了更好地保留空间信息，越来越多的研究人员选择空间转录组技术[15, 16]。

空间转录组，正如其名，是以分析样本内部不同空间位置转录组信息为目的的技术，与普通转录组和单细胞转录组相比进一步提高了样本内部分辨率。目前 10X 空间转录组 Visium 主要将组织切片与转录组测序结合，实现空间信息和转录本信息的获取。具体原理为：玻片上有 6.5 mm×6.5 mm 的正方形捕获区域（capture area），每个捕获区域包含约 5 000 个 spot，每个 spot 上结合有捕获序列，捕获序列有 barcode 序列记录 spot 位置信息和 poly(dT)序列结合 mRNA 的 poly(A)尾，在捕获 mRNA 的同时也保留了 mRNA 的位置信息。转录本的位置信息结合染色拍照结果即可还原转录本在组织中的位置分布。

这些空间技术的进一步发展将极大地提高我们对癌症生物学的理解，并有望通过将组织的定性和形态学特征与单细胞分析的基因组数据联系起来，彻底改变肿瘤微环境相关研究。

8.2.3 动物水平的研究

利用动物模型能够模拟肿瘤与肿瘤微环境的变化和相互作用，对于肿瘤发生和发展的研究至关重要。一般来说，猴子、小鼠、大鼠、斑马鱼和果蝇等都可以用来研究肿瘤微环境。

肿瘤微环境是动态变化的，需要肿瘤组织内多种细胞协调作用，肿瘤微环境的异质性是微环境研究复杂性的根源。运用活体的小鼠模型，可以研究肿瘤免疫微环境和免疫治疗疗效、肿瘤细胞如何侵袭、血管如何生长变化等问题。常用的肿瘤免疫微环境研究技术包括单细胞测序[17]、免疫组化[18]、免疫荧光[19]、流式细胞术[20]、基因组测序[21]、多色荧光染色技术[22]等。

肿瘤微环境涵盖了肿瘤组织的结构、功能和代谢。肿瘤细胞通过自分泌和旁分泌，改变和维持自身生存和发展的微环境，促进肿瘤的生长发展。由于肿瘤微环境的研究涉及肿瘤和局部组织的代谢、分泌、免疫、结构和功能的改变等问题，充分决定了动物模型研究肿瘤微环境的必要性。下面分别介绍用于肿瘤微环境研究的动物模型。

首先，裸鼠。裸鼠为先天性胸腺缺陷，只有单一 B 细胞的一种动物，不发生 T 细胞依赖的免疫反应。此类小鼠 B 淋巴细胞正常，但功能缺陷，免疫球蛋白主要为 IgM，只含少量 IgG。主要表现特征为无毛、裸体、无胸腺，且随鼠龄增加皮肤会逐渐变薄，头颈部皮肤皱褶，发育迟缓，抵抗力差，对饲养繁殖条件要求比较严格，在无特定病原体（specific pathogen free，SPF）环境下饲养繁殖。由于裸鼠无胸腺，仅存在胸腺残迹或异常上皮细胞。这种上皮细胞不能使 T 细胞正常分化，因此缺乏成熟 T 细胞的辅助、抑制及杀伤功能，使细胞免疫力低下。在混合淋巴细胞反应中无有丝分裂反应，不产生细胞毒效应细胞，对刀豆素 A 或植物凝集素 P 亦无丝裂原应答，无接触敏感性，无移植排斥，因此可作为异种动物组织移植的受体，尤其是作为人体恶性肿瘤的受体，用于研究致癌与免疫学的监视机制，恶性肿瘤的浸润、转移机制及抗癌药物筛选。

其次，结直肠癌小鼠模型。Apc^{Min} 小鼠肠腺瘤模型是通过突变结直肠癌相关的 *Apc* 基因形成的，此类小鼠在研究结直肠癌发生发展机制中具有独特的优势[23]。*Apc* 是 Wnt 途径中重要的抑癌基因，对结直肠癌的发生发展起到重要作用。Apc^{Min} 小鼠纯合子胚胎致死，低龄杂合子小鼠可在整个肠道中生长出超过 30 个腺瘤，大多数在出生 120 天后死亡。Apc^{Min} 小鼠与人类家族性多发息肉病（familial adenomatous polyposis，FAP）表现相似，目前是用于 FAP 药物开发的理想模型，该小鼠可以和其他免疫基因缺失小鼠杂交，观察免疫细胞基因缺失后，免疫细胞功能变化，可能会对肿瘤发展产生促进或抑制作用。

具体来说，可以将某些基因缺失的小鼠与 *Apc* 小鼠杂交，观察肿瘤的发生发展，从而推断肿瘤微环境内该免疫细胞上基因的功能，进一步推断该基因在肿瘤微环境中的作用。除了全身性 *Apc* 基因的突变，Apc^{flox} 小鼠可以通过基因修饰手段，实现特定时间或特定组织 *Apc* 基因的失活。如通过在 Apc^{flox} 小鼠肠黏膜下注射表达 Cre 重组酶的慢病毒或腺病毒，达到定时在大肠中删除 *Apc* 基因的目的，从而抑制 β 连环蛋白的条件表达，导致结直肠息肉的形成。该模型具有肿瘤发生率高及可预测性等特点,能很好地模拟临床 FAP 综合征,在研究肿瘤细胞基因和非肿瘤细胞的相互影响方面更具特异性。

目前,经典的乳腺癌小鼠模型主要是 MMTV-*PyMT* 基因小鼠,它的生物学特性及病理学改变比较清晰[24]。同其他基因小鼠一样,MMTV-*PyMT* 基因小鼠饲养于 SPF 级环境,实验中可以观察小鼠繁育情况、小鼠乳腺癌的体积、数目和生存率。利用 MMTV-*PyMT* 小鼠可以研究乳腺癌肿瘤的发展变化,肿瘤微环境中免疫细胞等细胞的变化。通过病理学免疫组化等技术,探索 MMTV-*PyMT* 小鼠乳腺癌中各类炎症细胞的浸润,肿瘤的侵袭过程变化、肺转移情况、肿瘤细胞增殖(Ki67 抗体或 PCNA 抗体)和血管多少的变化(CD31 或 vWF 抗体)。该小鼠约 9 周时,乳腺部位即可触摸到肿瘤,随着周龄增加,肿瘤的数目和体积逐渐增加,多可达 10 个左右;在 11～15 周出现肺转移。乳腺癌 MMTV-*PyMT* 基因小鼠为浸润性导管癌。

同样可以将该小鼠与其他基因小鼠进行杂交,然后了解基因缺失后的肿瘤功能变化,了解免疫细胞上一些基因的功能,也可以了解肿瘤细胞上基因的功能。此外,研究人员可使用传统的方法,如将不同阶段肿瘤进行组织切片,观察组织中肿瘤微环境中免疫细胞或成纤维细胞的变化(图 8-3)。

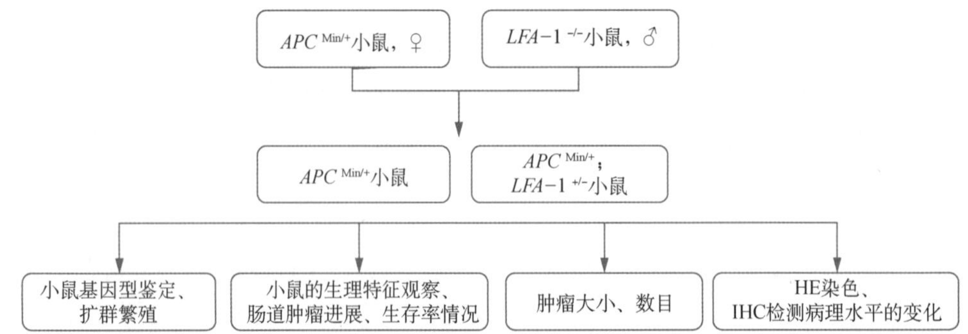

图 8-3 自发肠道腺瘤小鼠(*APC* 基因敲除,*APC* $^{Min/+}$)与免疫基因敲除小鼠(*LFA-1* knockout)杂交
(可以获得免疫基因缺失的肠道自发成瘤小鼠,通过小鼠饲养、观察、病理学观察了解免疫基因对肿瘤生长的影响)

胰腺癌是恶性肿瘤的一种,号称癌中之王,Rip1-Tag2 小鼠是胰岛瘤模型小鼠。Rip1-Tag2 转基因小鼠饲养于 SPF 级环境中,可通过计数血性胰岛及肿瘤的数目,测量肿瘤的体积,观察 Rip1-Tag2 小鼠肿瘤进展情况;并可通过组织病理学切片,观察 Rip1-Tag2 小鼠胰腺癌的病理学或通过免疫组化技术分析细胞或基因的某些变化。肿瘤微环境的变化是递进的变化过程,Rip1-Tag2 小鼠肿瘤发生发展也有明显的阶段性,主要是 6 周左右出现血性胰岛,约 8 周出现肿瘤,随着小鼠周龄的增加,肿瘤数目增多,体积逐渐增大。血管的变化也是肿瘤微环境的主要观察对象之一,Rip1-Tag2 小鼠稳定自发胰腺肿瘤,可作为研究肿瘤发生发展和肿瘤血管变化的经典动物模型。

人源肿瘤异种移植(patient-derived tumor xenograft, PDX)皮下移植瘤模型,里面既含有人体的肿瘤细胞和间质细胞,也包含小鼠的免疫细胞和间质细胞,从患者体内取材肿瘤组织，切成组织小片，种植在小鼠体内，观察肿瘤体积变化、肿瘤的生长、肿瘤的耐药。目前，PDX 模型逐渐被广泛应用，但是患者取材的限制以及成瘤率的限制，也给应用带来了困难。同时由于取材的肿瘤细胞内包含肿瘤细胞和间质细胞，与小鼠体内免疫细胞的相互作用，给研究带来了不确定性，因此此类微环境研究尚不够成熟。不过研究人员可以利用 Y 染色体来示踪肿瘤或免疫细胞或细胞标记荧光来追踪微环境中肿瘤细胞的变化。

肿瘤细胞外泌体存在并分布于各种体液中，携带和传递重要的信号分子，形成了一种细胞间信息传递系统，也是肿瘤微环境中的成分之一，参与疾病的发生与发展。2013 年诺贝尔生理学或医学奖得主的获奖理由就是关于外泌体，即细胞囊泡运输的调节机制。肿瘤微环境通过外泌体实现癌细胞与周围细胞、组织的交流，外泌体还包含了各类 RNA 和蛋白分子物质，携带基因信息，相互交流[25]。使用动物模型研究外泌体更接近真实的体内环境。

白血病的肿瘤微环境比较复杂，目前，已经证实阻断肿瘤细胞“微环境”可抵御白血病恶化[26]。研究人员通过阻断急性 T 淋巴细胞母细胞白血病（T-ALL）核心中 T 细胞表面的特殊蛋白受体的活性，成功地抑制并且逆转了 T-ALL 的特殊癌性白细胞的生长。对不同细胞系的 CXCR4 进行阻断，可抑制骨髓和脾脏组织中白血病细胞的生长。CXCR4 是一种特殊的归巢蛋白受体，可帮助 T 细胞成熟并将血细胞招募到骨髓中；在实体肿瘤中，浸润到肿瘤内部的淋巴细胞或单核细胞如巨噬细胞也能形成免疫抑制的肿瘤微环境，使肿瘤实现免疫逃逸，上述情况都可以借助体外肿瘤移植瘤模型（如尾静脉注射肺转移小鼠模型、皮下种植肿瘤小鼠模型），然后通过免疫学技术、流式分选技术、单细胞测序等分析肿瘤微环境的变化。

总之，动物模型是研究肿瘤微环境的有力工具，可以尽可能真实地模拟肿瘤在人体内肿瘤微环境的生长过程。利用肿瘤动物模型可以研究 T 淋巴细胞、B 淋巴细胞、巨噬细胞、自然杀伤细胞、髓源性抑制细胞和树突状细胞在肿瘤发生发展中的作用。将某种类型免疫细胞的某些基因进行条件敲除或过表达获得基因小鼠，再与荷瘤小鼠杂交，利用测序、生物信息学、病理学相关技术分析肿瘤的变化，可以检测肿瘤组织内部的上述免疫细胞、成纤维细胞、细胞因子等的变化。其他方法还包括体外分离分选这些免疫细胞，进行共培养，研究它们与肿瘤之间的相互作用，阐明上述免疫细胞与肿瘤微环境之间的复杂关系。

8.2.4 总结

目前普遍认为，肿瘤起源于单个癌细胞的发生，逐渐分化成多克隆肿瘤细胞团，随后肿瘤生长或死亡主要依赖癌细胞与肿瘤微环境之间的相互作用。

在肿瘤微环境内，肿瘤细胞、成纤维细胞、免疫细胞、肿瘤血管的发生相互影响，相互制约肿瘤微环境中细胞间的传导信号。因此，对靶向肿瘤微环境细胞靶点的研究，如靶向血管生成，靶向免疫细胞的检查点；了解和控制肿瘤微环境中的血管生成、微环境细胞外基质、转入的肿瘤迁移微环境、纤毛信号转导和免疫分子的作用的研究，可提高我们对癌症发病机制的认识，寻找有效的肿瘤治疗抑制药物。诚然，部分药物可能会诱发脱靶效应，甚至诱发癌症发生。另一方面,我们还要考虑肿瘤克隆变异、上皮间质分化状态、肿瘤缺氧及肿瘤自噬程度变化、肿瘤微环境内异质性对肿瘤的影响,总之,肿瘤微环境内的许多靶点在临床诊断、治疗、预后分析中占有一定地位[27]。我们相信,随着肿瘤微环境研究的不断深入,针对微环境靶点的具体药物的不断开发,将给肿瘤患者的治疗带来希望。

(黄怡婷、单泽志、李江超、王丽京)

参考文献

1. Wang D, Bodovitz S. Single cell analysis: the new frontier in "omics"[J]. Trends in biotechnology, 2010, 28(6): 281-290.
2. Zhang P, Yang M, Zhang Y, et al. Dissecting the single-cell transcriptome network underlying gastric premalignant lesions and early gastric cancer[J]. Cell reports, 2019, 27(6): 1934-1947.
3. Bernard V, Semaan A, Huang J, et al. Single-cell transcriptomics of pancreatic cancer precursors demonstrates epithelial and microenvironmental heterogeneity as an early event in neoplastic progression[J]. Clinical Cancer Research, 2019, 25(7): 2194-2205.
4. Gao R, Davis A, McDonald T O, et al. Punctuated copy number evolution and clonal stasis in triple-negative breast cancer[J]. Nature genetics, 2016, 48(10): 1119-1130.
5. Navin N, Kendall J, Troge J, et al. Tumour evolution inferred by single-cell sequencing[J]. Nature, 2011, 472(7341): 90-94.
6. Elyada E, Bolisetty M, Laise P, et al. Cross-species single-cell analysis of pancreatic ductal adenocarcinoma reveals antigen-presenting cancer-associated fibroblasts[J]. Cancer discovery, 2019, 9(8): 1102-1123.
7. Goveia J, Rohlenova K, Taverna F, et al. An integrated gene expression landscape profiling approach to identify lung tumor endothelial cell heterogeneity and angiogenic candidates[J]. Cancer cell, 2020, 37(1): 21-36.
8. Leung M L, Davis A, Gao R, et al. Single-cell DNA sequencing reveals a late-dissemination model in metastatic colorectal cancer[J]. Genome research, 2017, 27(8): 1287-1299.
9. Lawson D A, Bhakta N R, Kessenbrock K, et al. Single-cell analysis reveals a stem-cell program in human metastatic breast cancer cells[J]. Nature, 2015, 526(7571): 131-135.
10. Puram S V, Tirosh I, Parikh A S, et al. Single-cell transcriptomic analysis of primary and metastatic tumor ecosystems in head and neck cancer[J]. Cell, 2017, 171(7): 1611-1624.
11. Hinohara K, Wu H J, Vigneau S, et al. KDM5 histone demethylase activity links cellular transcriptomic heterogeneity to therapeutic resistance[J]. Cancer cell, 2018, 34(6): 939-953.
12. Prieto-Vila M, Usuba W, Takahashi R, et al. Single-cell analysis reveals a preexisting drug-resistant subpopulation in the luminal breast cancer subtype[J]. Cancer Research, 2019, 79(17): 4412-4425.
13. Karaayvaz M, Cristea S, Gillespie S M, et al. Unravelling subclonal heterogeneity and aggressive disease states in TNBC through single-cell RNA-seq[J]. Nature communications, 2018, 9(1): 1-10.
14. Tirosh I, Venteicher A S, Hebert C, et al. Single-cell RNA-seq supports a developmental hierarchy in human oligodendroglioma[J]. Nature, 2016, 539(7628): 309-313.
15. Ståhl P L, Salmén F, Vickovic S, et al. Visualization and analysis of gene expression in tissue sections by spatial transcriptomics[J]. Science, 2016, 353(6294): 78-82.

16. Vickovic S, Eraslan G, Salmén F, et al. High-definition spatial transcriptomics for in situ tissue profiling[J]. Nature methods, 2019, 16(10): 987-990.
17. Dominguez C X, Müller S, Keerthivasan S, et al. Single-cell RNA sequencing reveals stromal evolution into LRRC15+ myofibroblasts as a determinant of patient response to cancer immunotherapy[J]. Cancer discovery, 2020, 10(2): 232-253.
18. Kievit F M, Florczyk S J, Leung M C, et al. Chitosan-alginate 3D scaffolds as a mimic of the glioma tumor microenvironment[J]. Biomaterials, 2010, 31(22): 5903-5910.
19. François S, Usunier B, Forgue-Lafitte M E, et al. Mesenchymal stem cell administration attenuates colon cancer progression by modulating the immune component within the colorectal tumor microenvironment[J]. Stem cells translational medicine, 2019, 8(3): 285-300.
20. An M, Yu C, Xi J, et al. Induction of necrotic cell death and activation of STING in the tumor microenvironment via cationic silica nanoparticles leading to enhanced antitumor immunity[J]. Nanoscale, 2018, 10(19): 9311-9319.
21. Quail D F, Bowman R L, Akkari L, et al. The tumor microenvironment underlies acquired resistance to CSF-1R inhibition in gliomas[J]. Science, 2016, 352(6288): 1-17.
22. Maj T, Wang W, Crespo J, et al. Oxidative stress controls regulatory T cell apoptosis and suppressor activity and PD-L1-blockade resistance in tumor[J]. Nature immunology, 2017, 18(12): 1332-1341.
23. Sheng H Q, Chen J, Lai M D. Use of Apc (Min/+) mouse model in the studies of intestinal tumors [J]. Yi Chuan= Hereditas, 2008, 30(3): 277-282.
24. Christenson J L, Butterfield K T, Spoelstra N S, et al. MMTV-PyMT and derived Met-1 mouse mammary tumor cells as models for studying the role of the androgen receptor in triple-negative breast cancer progression[J]. Hormones and Cancer, 2017, 8(2): 69-77.
25. Fanning S, Selkoe D, Dettmer U. Vesicle trafficking and lipid metabolism in synucleinopathy[J]. Acta neuropathologica, 2021, 141(4): 491-510.
26. Pitt L A, Tikhonova A N, Hu H, et al. CXCL12-producing vascular endothelial niches control acute T cell leukemia maintenance[J]. Cancer cell, 2015, 27(6): 755-768.
27. Binnewies M, Roberts E W, Kersten K, et al. Understanding the tumor immune microenvironment (TIME) for effective therapy[J]. Nature medicine, 2018, 24(5): 541-550.

附录　中英文对照

缩写	英文全称	中文名称
AAM	alternative activated macrophage	选择性活化的巨噬细胞
AARE	amino acid response element	氨基酸反应元件
AAT	amino acid transporter	氨基酸转运载体
AAV8	adeno-associated virus 8	腺病毒相关病毒 8
ABC	ATP-binding cassette transporter	ATP 结合盒式蛋白转运体
ACH	acetaldehyde	乙醛
Ach	acetylcholine	乙酰胆碱
ACQ	aggregation caused quenching	聚集荧光淬灭
ADA	adenosine deaminase	腺苷脱氨酶
ADC	antibody-drug conjugate	抗体偶联药物
ADCC	antibody-dependent cell-mediated cytotoxicity	抗体依赖的细胞介导的细胞毒性作用
ADM	adrenomedullin	肾上腺髓质素
AIE	aggregation-induced emission	聚集诱导发光
Akt(又称 PKB)	protein kinase B	蛋白激酶 B
ALB	albumin enhancer/promoter	白蛋白启动子
ALDH1	acetaldehyde dehydrogenase 1	乙醛脱氢酶 1
ALP	alkaline phosphatase	碱性磷酸酶
AML	acute myeloid leukemia	急性髓细胞性白血病
AMPA	amino-3-hydroxy-5-methyl-4-isoxazole propionate	氨基-3-羟基-5-甲基-4-异恶唑丙酸酯
AMP	adenosine monophosphate	单磷酸腺苷
AMPK	AMP-activated protein kinase	AMP 活化蛋白激酶
ANGPT-1	angiopoietin-1	血管生成素-1
ANLN	anillin	苯胺素
ANT	adenine nucleotide translocator	腺苷酸转运蛋白
Apc	adenomatous colonic polyp	腺瘤性结肠息肉
APC	antigen presenting cell	抗原提呈细胞

续表

缩写	英文全称	中文名称
APN/CD13	aminopeptidase N	氨肽酶 N
ApoE	apolipoprotein E	载脂蛋白 E
Apt-HyNP/BHQ	aptamer-hybrid nanoparticle/black hole quencher	核酸适配体-混合纳米粒子/黑洞淬灭剂
AP-1	activator protein-1	活化蛋白-1
AR	adrenergic receptor	肾上腺素受体
ARF1	ADP-ribosylation factor 1	ADP-核糖基化因子 1
Arg1	arginase 1	精氨酸酶 1
ARID1A	AT-rich interactive domain-containing protein 1A	富含 AT 相互作用域的蛋白质 1A
ARS	aminoacyl tRNA synthetase	氨酰转移核糖核酸合成酶
ASK1	apoptosis signal-regulating kinase1	凋亡信号调节激酶 1
ATF4	activating transcription factor 4	激活转录因子 4
ATP	adenosine triphosphate	腺嘌呤核苷三磷酸，简称三磷酸腺苷
ATRA	all-trans retinoic acid	全反式维甲酸
aTreg	activated Treg cell	激活调节性 T 细胞
AuNPs	gold nanoparticles	金纳米颗粒
AZO	azoreductase	偶氮还原酶
B3GNT5	Beta 1,3 N-acetyglucosaminyltransferase 5	—
BAP1	BRCA-1-associated protein	BRCA-1 相关蛋白
BARF1	BamHI-A rightward frame 1	—
BATF3^{+}	basic leucine zipper transcription factor 3	碱性亮氨酸拉链转录因子
BCAA	branched-chain amino acid	支链氨基酸
BCAT1	branched chain amino acid transaminase 1	支链氨基酸转移酶
BCG vaccine	bacillus calmette-guérin vaccine	卡介苗
BCKA	branched-chain α-ketoacid	支链 α-酮酸
Bcl	B-cell lymphoma	b 细胞淋巴瘤
BCSC	breast cancer stem cell	乳腺肿瘤干细胞
BDNF	brain-derived neurotrophic factor	激活脑源性神经营养因子
BECN1	Beclin-1	苄氯素 1
bFGF	basic fibroblast growth factor	碱性成纤维细胞生长因子
BHQ	black hole quencher	黑洞淬灭剂
BMDM	bone marrow derived macrophage	骨髓来源的巨噬细胞

续表

缩写	英文全称	中文名称
BMP	bone morphogenetic protein	骨形成蛋白
BODIPY	boron dipyrromethene dyes	氟化硼络合二吡咯甲川类荧光
BRAFi	BRAF inhibitor	BRAF 抑制剂
BSO	buthionine-sulfoximine	丁硫氨酸亚砜胺
BTN	butyrophilin	嗜乳脂蛋白
C5a	complement component 5a	补体成分 5a
CAF	cancer-associated fibroblast	癌症相关成纤维细胞
CagA	cytotoxin-associated gene A	细胞毒素相关基因 A
cAMP	cyclic adenosine monophosphate	环磷腺苷
CAM-DR	cell adhesion mediated drug resistance	细胞黏附介导的耐药
CARD	caspase activation and recruitment domain	Caspase 激活和募集结构域
CAR-iMac	CAR-expressing iPSC-derived macrophage	诱导型多能干细胞 iPSC 分化生成的表达 CAR 分子的巨噬细胞
CAR-T	chimeric antigen receptor-T cell	嵌合抗原受体 T 细胞
Cas	CRISPR-associated protein	CRISPR 相关蛋白
CASC	cancer-related stromal cell	癌症相关基质细胞
CASTOR	cellular arginine sensor for mTORC1	mTORC1 细胞精氨酸感受器
CAT	catalase	过氧化氢酶
Cat-B	cathepsin B	组织蛋白酶 B
CCA	cholangiocarcinoma	肝胆管癌
CCDC25	coiled-coil domain-containing protein 25	卷曲螺旋结构域蛋白 25
CCL（又称 Mcp）	C-C motif chemokine ligand（又称 monocyte chemoattractant protein）	趋化因子配体（又称单核细胞趋化蛋白）
CCND1	cyclin D1	细胞周期蛋白 D1
CCP	Cytosolic carboxypeptidase	胞质羧肽酶
ccRCC	clear cell renal cell carcinoma	肾透明细胞癌
CCR	C-C motif chemokine receptor	C－C 趋化因子受体
CCRK	cell cycle-related kinase	细胞周期相关激酶
Cdc	cell division cycle	细胞分裂周期基因
cDC	ordinary dendritic cell	普通树突状细胞
CDK4/6	cyclin-dependent kinase 4/6	细胞周期蛋白依赖性激酶 4/6
CDT	chemodynamic therapy	化学动力学治疗
CEACAM1	carcinoembryonic antigen-related cell adhesion molecule 1	癌胚抗原相关细胞黏附分子 1
cGAMP	cyclic GMP-AMP	环状 GMP-AMP
cGAS	cyclic GMP-AMP synthase	环状 GMP-AMP 合成酶

续表

缩写	英文全称	中文名称
CG	cathepsin G	组织蛋白酶 G
CGRP	calcitonin gene-related peptide	降钙素基因相关肽
ChAT	choline acetyl transferase	胆碱乙酰转移酶
CⅠ	complex Ⅰ	复合物Ⅰ
CⅡ TA	Class Ⅱ major histocompatibility complex transactivator	Ⅱ类主要组织相容性复合体反式激活因子
circRNA	circular RNA	环状 RNA
CMV	cytomegalovirus	巨细胞病毒
CNS	central nervous system	中枢神经系统
COF	covalent organic framework	共价有机框架材料
CoQ	coenzyme Q	辅酶 Q
COX2	cyclooxygenase 2	环氧合酶 2
COX	cytochrome c oxidase	细胞色素 C 氧化酶
CPE	cytopathic effect	细胞病变效应
CpG-DNA	cytidine-phosphate-guanosine site-DNA	胞嘧啶-磷酸-鸟苷酸-寡脱氧核苷酸
CRC	colorectal cancer	结直肠癌
CR	complete response	完全缓解率
CREB	cAMP response element-binding protein	cAMP 反应元件结合蛋白
Cre	cyclization recombinase	环化重组酶
CRISPR	clustered regularly interspaced shortpalindromic repeats	成簇的规律间隔的短回文重复序列
CRMP	collapse response mediating protein	塌陷反应介导蛋白
crRNA	CRISPR-derived RNA	
CSC	cancer stem cell	肿瘤干细胞
CSF	colony stimulating factor	集落刺激因子
CtBP	c-terminal binding protein	C-末端结合蛋白
CT	computed tomography	计算机断层扫描
CTD	C-teminal domain	C 末端结构域
CTLA	cytotoxic T lymphocyte-associated antigen	细胞毒性 T 淋巴细胞相关抗原
CTL	cytotoxic T lymphocyte	细胞毒性 T 淋巴细胞
CXCL	C-X-C motif chemokine	C-X-C 趋化因子
CXCR	C-X-C chemokine receptor	C-X-C 趋化因子受体
CyPD	cyclophilin D	亲环蛋白 D
c-di-GMP	cyclic di-GMP	环鸟苷二磷酸 cyclic diguanylate
C-Src	(Proto-oncogene tyrosine-protein kinase Src，又称 proto-oncogene c-Src，c-Src)	原癌基因酪氨酸激酶 Src，又称原癌基因 c-Src

续表

缩写	英文全称	中文名称
DAG	diacylglycerol	二酰基甘油
DAMP	damage associated molecular pattern	细胞来源性损伤相关分子
DAP10	DNAX-associated protein 10	DNAX 相关蛋白
DCA	deoxycholic acid	脱氧胆酸
DC	dendritic cell	树突状细胞
DCF-DA	2,7-Dichlorodihydrofluorescein diacetate	2′,7′-二氯二氢荧光素二乙酸酯
DD	dimerization domain	二聚化结构域
DDX41	DEAD-box helicase 41	DEAD-box 解旋酶 41
DEM	2-(2-Methoxyethoxy)Ethanol)	二乙二醇单甲醚
DEPTOR	DEP domain-containing mTOR-interacting protein，又称 DEP domain-containing protein 6 (DEPDC6)	含有 DEP 结构域的 mTOR 相互作用蛋白
DETC	dendritic epidermal T cell	树突状上皮样 T 细胞
DHBV	duck hepatitis B virus	鸭乙型肝炎病毒
DIAPH	diaphanous related formin	透明性甲酸精
DNA-PK	DNA-dependent protein kinase	DNA 依赖蛋白激酶
DOT1L	DOT1 like histone lysine methyltransferase	DOT1 样组蛋白赖氨酸甲基转移酶
DPTB-IMI-EG	dipyren-1-yl (2, 4, 6-triisopropylphenyl) borane (DPTB)-di(1H-imidazol-1-yl)methane dication (IMI)-1-ethoxy-2-(2-methoxyethoxy) ethane (EG)	—
DRD2	dopamine D2	多巴胺 D2 受体
DR	dopamine receptor	多巴胺受体
dsRNA	double-stranded RNA	双链 RNA
dTMP	thymidine monophosphate	胸苷酸
E1A 蛋白	adenovirus early region 1A	腺病毒早期 E1A 蛋白
EAA	ethylene acrylic acid	乙烯丙烯酸
Ebi3	Epstein-Barr virus induced gene 3	EB 病毒诱导基因 3
EBV	Epstein-Barr virus	EB 病毒
EC	esophageal cancer	食管癌
ECM	extracellular matrix	细胞外基质
EDN1	endothelin-1	内皮素-1
EE	enriched environment	富裕环境
E	epinephrine	肾上腺素
EGF	epidermal growth factor	表皮生长因子
EGFR	epidermal growth factor receptor	表皮生长因子受体

续表

缩写	英文全称	中文名称
EMCV	encephalomy-ocarditis virus	脑心肌炎病毒
EM	electrically responsive hybrid micelle	电响应混合胶束
EMT	epithelial to mesenchymal transition	上皮细胞间充质转化
eNOS	endothelial nitric oxide synthase	内皮型一氧化氮合酶
EpCAM	epithelial cell adhesion molecule	上皮细胞黏附分子
EPC	endothelial progenitor cell	内皮祖细胞
EPO	erythropoietin	促红细胞生成素
EPR	enhanced permeability and retention	高渗透和滞留
ERIS	endoplasmicreticulum interferon stimulator	内质网干扰素刺激剂
ERK	extracellular regulated protein kinase	细胞外调节蛋白激酶
ESC	embryonic stem cells	胚胎干细胞
esiRNA	endoribonuclease-prepared siRNA	核酸内切酶制备的小分子干扰 RNA
ETC	electron transport chain	电子传输链
FACS	fluorescence-activated cell sorting	荧光激活分选技术
FadA	*F. nucleatum* adhesin A	具核梭杆菌黏附 A
FADD	Fas-associated death domain	Fas 相关死亡结构域蛋白
FAK/Src	focal adhesion kinase (FAK)/steroid receptor coactivator (Src)	黏附斑激酶/类固醇受体辅激活物
FAO	fatty acid oxidation	脂肪酸氧化
FAP	familial adenomatous polyposis	人类家族性多发息肉病
Fas/FasL	Fas/Fas ligand	Fas/Fas 配体
FASN	fatty acid synthase	脂肪酸合酶
FAT1	FAT atypical cadherin 1	脂肪非典型钙黏蛋白 1
FcR	Fc receptor	Fc 受体
Fer-1	ferrostatin-1	铁抑素-1
FGF	fibroblast growth factors	成纤维细胞生长因子
FGL	fibrinogen-like protein	纤维蛋白原样蛋白
FH	fumarate hydratase	富马酸水合酶
FMDV	foot-and-mouth disease virus	口蹄疫病毒
FMS	feline mcDonough sarcoma	猫麦克多诺肉瘤
Fn	*Fusobacterium nucleatum*	具核梭杆菌
FOCM	folate-mediated one-carbon metabolism	叶酸介导的一碳代谢
FOXO	Forkhead box O	叉头盒蛋白 O
Foxp	Forkhead box protein	叉头样转录因子
FRET	fluorescence resonance energy transfer	荧光共振能量转移

续表

缩写	英文全称	中文名称
F-actin	filament actin	丝状肌动蛋白
GABA	γ-aminobutyric acid	γ-氨基丁酸
GABRP	gamma-aminobutyric acid type A receptor pi subunit	γ-氨基丁酸 A 型受体 pi 亚单位
GAS41	glioma amplified sequence 41	胶质瘤扩增序列 41
GAS6	growth arrest specific 6	生长停滞特异性蛋白 6
GATOR	GTPase-activating protein(GAP) activity toward Rags-1	GTP 酶激活蛋白(GAP)对 Rags-1 的活性
GCLC	glutamate-cysteine ligase catalytic subunit	谷氨酸半胱氨酸连接酶催化亚基
GCLM	glutamate-cysteine ligase regulatory subunit	谷氨酸半胱氨酸连接酶调节亚基
GCN2	general control nonderepressible 2	一般性调控阻遏蛋白激酶 2
Gd-DTPA	gadoterate dimeglumine	钆特酸葡胺
GITR	glucocorticoid induced tumor necrosis factor receptor	糖皮质激素诱导的肿瘤坏死因子受体
GLS	glutaminase	谷氨酰胺酶
Glu	glutamic acid	谷氨酸
GLUT	Glucose transporter	葡萄糖转运蛋白
GM-CSF	granulocyte-macrophage colony stimulating factor	粒细胞-巨噬细胞集落刺激因子
GPCR	G-protein-coupled receptor	G 蛋白偶联受体
GPX	glutathione peroxidase	谷胱甘肽过氧化物酶
gRNA	guide-RNA	向导 RNA
GSC	glioblastoma stem cell	恶性胶质瘤干细胞
GSH	glutathione	谷胱甘肽
GSHV	ground squirrel hepatitis virus	地松鼠肝炎病毒
GSK	glycogen synthase kinase	糖原合成酶激酶
GSL	glycosphingolipid	糖鞘脂
GSSG	glutathione disulfide	谷胱甘肽二硫化物
GST	glutathione S-transferase	谷胱甘肽巯基转移酶
GSTM1	glutathione S-transferase M1	谷胱甘肽巯基转移酶 M1
G-CSF	granulocyte colony stimulating factor	粒细胞集落刺激因子
G-MDSC	granulocytic MDSC	粒细胞样髓源性抑制细胞
HAase	hyaluronidase	透明质酸酶
HA	hemagglutinin	血凝素
HAVCR	hepatitis A virus cellular receptor	甲型肝炎病毒细胞受体
HA-AKT	hemagglutinin-tagged Akt	血凝素(HA)标记蛋白激酶
HBsAg	hepatitis B surface antigen	乙型肝炎表面抗原

续表

缩写	英文全称	中文名称
HBV	hepatitis B virus	乙肝病毒
HBx	hepatitis B virus X protein	乙肝病毒 X 蛋白
HCC	hepatocellular carcinoma	肝细胞癌
HDAC	histone deacetylases	组蛋白去乙酰化酶
HDACI	histone deacetylase inhibitor	组蛋白去乙酰酶抑制剂
HDC	histamine dihydrochloride	组胺二盐酸盐
HDI	hydrodynamic tail vein injection	流体动力学尾静脉注射
HDL	high-density lipoprotein	高密度脂蛋白
HEJ	homologous end Joining	同源重组
HER2	human epidermal growth factor receptor 2	人表皮生长因子受体 2
HGF	hepatocyte growth factor	肝细胞生长因子
HIF	hypoxia-inducible factor	低氧诱导因子
H2A	histone type 2A	组蛋白 2A
HIV	human immunodeficiency virus	人类免疫缺陷病毒
HK	hexokinase	己糖激酶
HLA	human leucocyte antigen	人类白细胞抗原
HMGB1	high mobility group protein box 1	高迁移率族蛋白 B1
HNSCC	head and neck squamous cell carcinoma	头颈部鳞状细胞癌
HOMO	highest occupied molecular orbital	最高占有分子轨道
HPC	hematopoietic progenitor cell	造血祖细胞
HPD	hyper-progressive disease	超进展
HP	oxygen responsive probe	氧气响应型探针
HPV	human papilloma virus	人乳头瘤病毒
hrHPV	high-risk types of HPV	高危型 HPV
HSA	human serum albumin	人血清白蛋白
HSC	hematopoietic stem cell	造血干细胞
hSTING	h Stimulator of interferon gene	h 干扰素基因刺激剂
HSV	herpes simplex virus	单纯疱疹病毒
HTLV	human T-cell lymphotropic virus	人类 T 细胞病毒
HTR2B	5-hydroxytryptamine receptor 2B	5-羟色胺受体 2B
HTS	high-throughput sequencing	高通量测序技术
HyNP	hybrid nanoparticle	混合纳米粒子
ICAM	intercellular adhesion molecule	细胞间黏附分子
ICG	indocyanine green	吲哚菁绿
ICI	immune checkpoint inhibitor	免疫检查点抑制剂

续表

缩写	英文全称	中文名称
ICOS	inducible T cell costimulator	诱导型 T 细胞共刺激因子
IDH	Isocitrate dehydrogenase	异柠檬酸脱氢酶
IDO	indoleamine 2，3-dioxygenase	吲哚胺 2,3 -二氧化酶
IF1	ATPase inhibitory factor1	F - ATP 合成酶抑制因子 1
IFI16	interferon-induced protein 16	干扰素诱导蛋白
IFNAR	interferon alpha receptor	干扰素 α 受体
IFNGR	interferon gamma receptor	干扰素 γ 受体
IFN	interferon	干扰素
IFP	interstitial fluid pressure	间质压
IGF	insulin-like growth factor	胰岛素样生长因子
Ig	immune globulin	免疫球蛋白
iGluR	Ionic glutamate receptor	离子型谷氨酸受体
IKK	ikappab kinase	IκB 激酶
IKKε	ikappab kinase ε	IκB 激酶 ε
IKK i	ikappab kinase i	IκB 激酶 i
IL	interleukin	白细胞介素
ILK	integrin-linked kinase	整联蛋白连接激酶
iMac	immature macrophage	未成熟巨噬细胞
IMC	immature myeloid cell	未成熟的髓系细胞
IND	investigational new drug	新药临床试验
iNOS	inducible nitric oxide synthase	诱导型一氧化氮合酶
IP3	inositol 1，4，5-triphosphate	肌醇 1,4,5 -三磷酸
—	Interleukin-4Rα-signal transducers and activators of transcription pathway	IL - 4Rα - Stat6 通路
IRAK4	IL-1R associated kinase 4	IL - 1 受体相关激酶 4
IRF	interferon regulatory factor	干扰素调节因子
ISG	interferon stimulates gene	干扰素刺激基因
ISGF3	interferon stimulated gene factor 3	干扰素刺激基因因子 3
ISRE	interferon stimulates response element	干扰素刺激反应元件
ITAM	immunoreceptor tyrosine-based activation motif	免疫受体酪氨酸基活化基序
iTreg	induced Treg	诱导型调节性 Treg 细胞
JAK	janus kinase	Janus 激酶
JNK	C-Jun N-terminal kinase	C - Jun 氨基末端激酶
KA	2-carboxy-3-carboxymethyl-4-isopropylpyrrolidine (kainic acid)	2 -羧基- 3 -羧甲基- 4 -异丙烯基吡咯烷(海藻酸酯)
KCNN4	Ca^{2+} activates K^+ channel protein gene 4	Ca^{2+} 激活 K^+ 通道蛋白基因 4

续表

缩写	英文全称	中文名称
KEAP1	Kelch-like ECH-associated protein 1	Kelch 样环氧氯丙烷相关蛋白-1
Ki67/ MKI67	Ki67 又称 marker of proliferation Ki-67，MKI67	Ki67 是一种存在于细胞核中的蛋白，Ki 是源于发现它的城市是德国基尔市(Kiel)，67 这个数字来源于实验编号
KIR	killer-cell immunoglobulin-like receptor	杀伤细胞免疫球蛋白样受体
KLRG1	killer cell lectin like receptor G1	杀伤细胞凝集素样受体
KRAS	Kirsten rat sarcoma virus	Kirsten 大鼠肉瘤病毒基因
L1CAM	cell adhesion molecule L1	细胞黏附分子 L1
LAG	lymphocyte activation gene	淋巴细胞活化基因
LAMTOR1	late endosomal/lysosomal adaptor，MAPK and mTOR activator 1	晚期胞内体/溶酶体接头蛋白，MAPK 以及 mTOR 激活蛋白 1
LARS	leucyl-tRNA synthetase	亮氨酸 tRNA 合成酶
LAT	linker for activation of T cell	T 细胞活化连接蛋白
LATS	large tumor suppressor	大型肿瘤抑制因子
LDH	lactic dehydrogenase	乳酸脱氢酶
LDL	low density lipoprotein	低密度脂蛋白
LDLR	low density lipoprotein receptor	低密度脂蛋白受体
LFA	lymphocyte function associated antigen	淋巴细胞功能相关抗原
LGP2	laboratory of genetics and physiology 2	遗传学和生理实验室蛋白 2
LGR5	leucine-rich-repeat-containing G-protein-coupled receptor 5	富含亮氨酸重复单位的 G 蛋白偶联受体 5
LIF	leukaemia inhibitory factor	白血病抑制因子
LIFR	leukemia inhibitory factor receptor	白血病抑制因子受体
LKB1	liver kinase B1	肝激酶 B1
LK	lymphokine	淋巴因子
lncRNA	long non-coding RNA	长链非编码 RNA
LOX	lysyl oxidase	赖氨酸氧化酶
LPS	lipopolysaccharide	脂多糖
LRR	leucine-rich repeat	富含亮氨酸重复序列
LRS	leucyl-tRNA synthetase	亮氨酰-tRNA 合成酶
LUMO	Lowest unoccupied molecular orbital	最低未占有轨道
mAchR	Muscarinic acetylcholine receptor	毒蕈碱型乙酰胆碱受体
MAM	metastasis-associated macrophage	转移相关巨噬细胞
MAO	monoamine oxidase	单胺氧化酶
MAPK	mitogen-activated protein kinase	促分裂原活化蛋白激酶

续表

缩写	英文全称	中文名称
MARCO	macrophage receptor with collagenous structure	具有胶原结构的巨噬细胞受体
MAVS	mitochondrial antiviral signaling	线粒体抗病毒信号
MCH	mean corpuscular hemoglobin	红细胞平均血红蛋白量
MCMV	mouse cytomegalovirus	小鼠巨细胞病毒
MCP	monocyte chemoattractant protein	单核细胞趋化蛋白
MCT1	monocarboxylate transporter 1	单羧酸转运蛋白 1
MDA5	melanoma differentiation-associated gene 5	黑色素瘤分化相关基因 5
MDA	malondialdehyde	丙二醛
MDH	malate dehydrogenase	苹果酸脱氢酶
MDSC	myeloid-derived suppressor cell	骨髓来源的抑制性细胞
MEF	mouse embryonic fibroblast	胚胎成纤维细胞
MeINP	methane iodide nanoparticle	碘化甲烷纳米颗粒
MEK	mitogen-activated protein kinase	丝裂原活化蛋白激酶
MET	mesenchymal-epithelial transition	间质上皮转化
MetSC	metastatic stem cell	转移干细胞
mGluRs	Metabotropic glutamate receptor	代谢型谷氨酸受体
MHC	major histocompatibility complex	主要组织相容性复合物
MIF	macrophage migration inhibitory factor	巨噬细胞迁移抑制因子
MCM	minichromosome maintenance protein	微染色体维持蛋白
miRNA	microRNA	微小 RNA
MITA	mediator of IRF3 activition	IRF3 激活介质
MITE	miniature inverted repeat transposable element	微型反向重复转座元件
MK	monokine	单核因子
MLST8	mammalian lethal with SEC13 protein 8	哺乳动物酵母同源致命因子 Sec13 蛋白 8
MMP	matrix metalloproteinase	基质金属蛋白酶
MMTV-PyMT	mouse mammary tumor virus-polyoma middle tumor-antigen	小鼠乳腺肿瘤病毒-多瘤中肿瘤抗原
MOF	metal-organic framework	金属有机骨架材料
MOI	multiplicity of infection	感染复数
MPC	mitochondrial pyruvate carrier	丙酮酸载体
MOB1A	Mps One Binder kinase activator 1A	MOB 激酶激活因子 1A
MPS	mononuclear phagocytic system	单核吞噬系统
MRET	molecular resonance effect technology	分子共振效应技术
MRI	magnetic resonance imaging	磁共振成像
mRNA	messenger RNA	信使核糖核酸

续表

缩写	英文全称	中文名称
MRTF	myocardial membrane-related transcription factor	心肌膜相关转录因子
MSC	mesenchymal stem cell	间充质基质细胞
MST1	mammalian STE20-like protein kinase 1	哺乳动物 STE20 样蛋白激酶 1(也称 STK4)
mTORC1	mammalian target of rapamycin C1	哺乳动物雷帕霉素靶蛋白 C1
Myc	—	Myc 是编码转录因子的调节基因，包括 c - myc，l - myc 和 n - myc
MyD88	myeloid differentiation factor 88	髓样分化因子 88
MYL9	myosin light chain 9	肌球蛋白轻链 9
M-MDSC	monocytic MDSC	单细胞样髓源性抑制细胞
nAchR	nicotinic acetylcholine receptor	烟碱乙酰胆碱受体
NAC	N-acetylcysteine	N -乙酰- L -半胱氨酸
NADH	Nicotinamide adenine dinucleotide	烟酰胺腺嘌呤二核苷酸
NADPH	Nicotinamide adenine dinucleotide phosphate	烟酰胺腺嘌呤二核苷酸磷酸
NAP1	NF-κB activating kinase-associated protein 1	NAK 相关蛋白 1
NCR1	natural cytotoxicity triggering receptor 1	天然细胞毒性触发受体 1
ncRNA	non-coding RNA	非编码 RNA
NCR	natural cytotoxicity receptor	天然细胞毒性受体
NEMO	NF-kappa B essential modulator	NF - κB 基本调制器
NE	neutrophil elastase	中性粒细胞弹性蛋白酶
NE	norepinephrine	去甲肾上腺素
NET	neutrophil extracellular trap	中性粒细胞胞外陷阱
NFAT	nuclear factor of activated T-cell	活化 T 细胞核因子
NF-κB	nuclear factor kappa B	核因子 κB
NGF	nerve growth factor	神经生长因子
NGS	next generation sequencing technology	下一代测序
NHEJ	non-homologous end joining repair	非同源末端连接修复
N^{ICD}	notch intracellular domain	Notch 细胞内结构域
NK 细胞	natural killer cell	自然杀伤细胞
NKG2D	Natural killer group 2 member D	自然杀伤细胞 2 族成员 D
NK-1	Neurokinin-1	神经激肽- 1
NLRC5	NOD-like receptor family CARD domain containing 5	含 NOD 样受体家族 CARD 域 5
NLRP3	NOD-like receptor protein 3	Nod 样受体蛋白 3
NLS	nuclear localization signal	核定位信号
NMDA	N-methyl-D-aspartate	N -甲基- D -天冬氨酸
NOD	nucleotide oligomerization domain	核苷酸寡聚化结构域

续表

缩写	英文全称	中文名称
NOX	NADPH oxidase	NADPH 氧化酶
NPY	neuropeptide Y	神经肽 Y
Nrf2	NF-E2 related factor 2	Nf－E2 相关因子 2
NRF2	nuclear factor erythroid 2-related factor 2	核因子类胡萝卜素 2 相关因子 2
Nrp-1	neuropilin 1	神经纤毛蛋白－1
NSCLC	non-small cell lung cancer	非小细胞肺癌
NSC	natural suppressor cell	天然抑制性细胞
nsGSL	new lactone series GSL	新内酯系列 GSL
nTreg	natural Treg	自然调节性 T 细胞
NTR	nitroreductase	硝基还原酶
NUAK2	NUAK family SNF1-like kinase 2	NUAK 家族 SNF1 样激酶 2
OCT4	octamer-binding transcription factor 4	八聚体结合转录因子 4
OSCC	oral squamous cell carcinoma	口腔鳞状细胞癌
OSM	oncostatin M	制瘤素 M
OTUB1	ovarian tumor protein 1	卵巢肿瘤蛋白 1
OVA	ovalbumin	卵清蛋白
OXPHOS	oxidative phosphorylation	氧化磷酸化
PAF	platelet activating factor	血小板激活因子
PAI	photoacoustic imaging	光声成像
PAMP	pathogen-associated molecular pattern	病毒病原体相关分子
PA	photoacoustic imaging	光声成像
pA	polyadenylic acid	聚腺苷酸化序列
PARG1	poly(ADP-ribose) glycohydrolase 1	拟南芥聚 APP－核酸葡聚糖水解酶 1
PBMC	peripheral blood mononuclear cell	外周血单个核细胞
PB	PiggyBac	PB 转座子
PCNA	proliferating cell nuclear antigen	增殖细胞核抗原
PCR	polymerase chain reaction	聚合酶链反应
PDAC	ductal adenocarcinoma of the pancreas	胰腺导管腺癌
pDC	plasmacytoid dendritic cell	浆细胞样树突细胞
PDE-5	phosphodiesterase-5	磷酸二酯酶－5
PDGF	platelet derived growth factor	血小板衍生生长因子
PDK1	PIP 3 recruits phosphatidylinositol-dependent kinase 1	PIP 3 募集磷酸肌醇依赖性激酶 1
PDX	patient-derived xenograft	人源性组织异种移植
PD-1	programmed cell death protein 1	程序性细胞死亡蛋白 1

续表

缩写	英文全称	中文名称
PD-L1	programmed cell death ligand 1	程序性细胞死亡配体 1
PEG	polyethylene glycol	聚乙二醇
PET	photon-induced electron transfer	光诱导电子传递
PGE2	prostaglandin E2	前列腺素 E2
pHe	extracellular pH	细胞外 pH
pHi	intracellular pH	细胞内 pH
PIP 3	Phosphatidylinositol-3，4，5-triphosphate	磷脂酰肌醇- 3,4,5 -三磷酸酯
PIP 2	Phosphatidylinositol-4，5-bisphosphate	磷脂酰肌醇- 4,5 -双磷酸酯
PI3K	phosphoinositide 3-kinase	磷脂酰肌醇 3 -激酶
PiC	phosphate carrier	磷酸盐转运载体
Pi	inorganic phosphate	无机磷酸盐
PKB	protein kinase B	蛋白激酶 B(也称 AKT)
PKC	protein kinase C	蛋白激酶 C
PKG	protein kinase G	蛋白激酶 G
PKM1/M2	pyruvate kinase isozyme M1/M2	M1/M2 型丙酮酸激酶同工酶
PML	progressive multifocal leukoencephalopathy	进行性多灶性白质脑病
PMN-MDSC	polymorphonuclear MDSC	多形核髓源性抑制细胞
PNT	peroxynitrite	过氧亚硝酸盐
polyI:C	polyinosinic：polycytidylic acid	聚肌苷酸胞苷酸
pol Ⅲ	RNA polymerase Ⅲ	RNA 聚合酶Ⅲ
PPAR	peroxisome proliferators-activated receptor	过氧化物酶体增殖物激活受体
PPP	pentose phosphate pathway	磷酸戊糖途径
PRAS40	proline-rich AKT substrate of 40 kDa	分子量为 40 kDa 富含脯氨酸的 Akt 底物
pSTAT	phospho-signal transducer and activator of transcription	磷酸化信号传导及转录激活子
PT	permeability transition	通透性转变
PTP	permeability transition pore	通透性转换孔
PTP	protein tyrosine phosphatase	蛋白酪氨酸磷酸酶
pTreg	peripheral Treg	外周调节性 T 细胞
PY	polyoma virus	小鼠多瘤病毒
p-CREB	phospho-cAMP-response element binding protein	磷酸化环磷腺苷反应元件结合蛋白
p-ERK1/2	phospho-extracellular regulated protein kinase	磷酸化细胞外调节蛋白激酶
QARS	glutamine aminoacyl-tRNA synthetase	谷氨酰胺 tRNA 合成酶
RAF	rapidly accelerated fibrosarcsoma	迅速加速性纤维肉瘤
RagA/B	Ras-related GTP binding A/B	RAS 相关 GTP 结合蛋白 A/B 抗体

续表

缩写	英文全称	中文名称
RagGTPase	Rag guanosine triphosphatase	Rag 鸟苷三磷酸酶
Raptor	regulatory-associated protein of mTOR	mTOR 调节相关蛋白
RAS	rat sarcoma	大鼠肉瘤
Rb	retinoblastoma	视网膜母细胞瘤
RES	reticuloendothelial system	网状内皮系统
RET	reverse electron transport	反向电子传递
revSCs	rejuvenating stem cell	复兴干细胞
Rheb	Ras homolog enriched in brain	脑内富集的 Ras 同源物
Rictor	RPTOR independent companion of MTOR complex 2	MTOR 复合物 2 的 RPTOR 独立伴侣
RIG-I	Retinoicacid-inducible Gene-I	视黄酸诱导基因蛋白 I
Rip1-Tag2	(receptor interacting protein 1-T antigen 2, Rip1-Tag2, RT2)	受体相互作用蛋白 1－T 抗原 2，一种转基因小鼠模型
RISC	RNA-induced silencing complex	RNA 诱导的基因沉默复合物
RLR	retinoic acid inducible gene 1-like receptor	视黄酸诱导基因 1 样受体
RNAi	RNA interfere	RNA 干扰
RNASEL	ribonuclease L	核糖核酸酶 L
RNCR3	retinal non-coding RNA3	视网膜非编码 RNA3
RNF135	ring finger protein 135	环指蛋白 135
RNS	reactive nitrogen species	活性氮
RORγ	RAR-related orphan receptor gamma	RAR 相关孤儿受体
ROS	reactive oxygen species	活性氧
RPS6K4	ribosomal protein S6 kinase A4	核糖体蛋白 S6 激酶 A4
RSV	respiratory syncytial virus	呼吸道合胞病毒
RSV	Rous sarcoma virus	劳斯肉瘤病毒
rTetR	anti-tet repressor	反 Tet 阻遏物
RTK	receptor tyrosine kinase	受体酪氨酸激酶
rtTA	reverse tetracycline transactivator	四环素反式激活因子
RUNDC1	RUN domain containing 1	RUN 结构域 1
Runx2	Runt-related transcription factor 2	Runt 相关转录因子 2
S6K	ribosomal protein S6 kinase	核糖体蛋白 S6 激酶
SAM	S-adenosyl methionine	S－腺苷甲硫氨酸
SAMTOR	S-adenosyl methionine(SAM) sensor	S－腺苷甲硫氨酸传感器
SARS	severe acute respiratory syndrome	严重急性呼吸综合征
SA	splice acceptor	剪接受体
SAV1	Salvador family WW domain containing protein 1	Salvador 家族 WW 结构域蛋白

续表

缩写	英文全称	中文名称
SB	Sleeping Beauty	“睡美人”转座酶
SCC	squamous cell carcinoma	鳞状细胞癌
SCF	stem cell factor	干细胞因子
SCID	severe combined immune deficiency	严重联合免疫缺陷
SDH	succinate dehydrogenase	琥珀酸脱氢酶
Sema 4D	semaphorin 4D	信号素 4D
SENP2	sentrin-specific protease 2	类泛素化蛋白酶 2
Ser	serine	丝氨酸
SERT	serotonin transporter	五羟色胺转运蛋白
SESN2	sestrin 2	一类抗氧化基因，也称为 Hi95
SeV	sendai virus	仙台病毒
SGK	serum and glucocorticoid induced kinase	血清和糖皮质激素调节蛋白激酶
sgRNA	small guide RNA	小向导 RNA
SHP2	Src homology phosphotyrosyl phosphatase 2	2 结构域的致癌性蛋白酪氨酸磷酸酶- 2
shRNA	short hairpin RNA	短发夹 RNA
Siglec	sialic acid-binding immunoglobulin-type lectin	唾液酸结合免疫球蛋白样凝集素
siRNA	short interfering RNA	小干扰 RNA
SIRPα	signal regulatory protein-α	信号调节蛋白 α
SIRT4	silent information regulator 4	沉默信息调节蛋白 4
skp2	S-phase kinase associated protein 2	S-期激酶相关蛋白
SLC	solute-carrier	溶质载体
SLURP1	recombinant secreted Ly6/uPAR related protein 1	分泌型 Ly6/uPAR 相关蛋白 1
SNAI1	snail family transcriptional repressor 1	SNAIL 家族转录抑制子 1
snoRNA	small nucleolar RNA	核仁小 RNA
SOCS3	suppressor of cytokine signaling	细胞因子信号抑制物
SOD2	superoxide dismutase 2	超氧化物歧化酶
SO	semiconductor oligomers	半导体寡聚物
SPF 环境	specific pathogen free	无特定病原体环境
SPPL3	signal peptide peptidase-like	信号肽肽酶样 3
SP	substance P	物质 P
SQR	sulfide ubiquinone oxidoreductase	琥珀酸-泛醌氧化还原酶
SRC	sarcoma gene	瘤病毒基因
SREBP	sterol-regulatory element binding protein	胆固醇调节元件结合蛋白
SSP	serine synthesis pathway	丝氨酸合成途径

续表

缩写	英文全称	中文名称
SSRI	selective serotonin reuptake inhibitor	选择性 5-羟色胺再摄取抑制剂
ssRNA	single-stranded ribonucleic acid	单链核糖核酸
STAT	signal transducer and activator of transcription	信号转导及转录激活蛋白
STING	stimulator of IFN gene	干扰素基因刺激剂
SUMO	sumoylation	类泛素化
SV40	Simian virus 40	猴空泡病毒 40
TAA	tumor associated antigen	肿瘤相关抗原
TAB	TAK1 binding protein	TAK1 结合蛋白
TAK1	TGF-β activated kinase 1	TGF-β 激活酶 1
TALEN	transcription activator-likeeffector nuclease	转录激活因子样效应物核酸酶技术
TAM	tumor-associated macrophage	肿瘤相关巨噬细胞
TAN	tumor-associated neutrophil	肿瘤相关中性粒细胞
TAOK1	TAO kinase 1	TAO 激酶 1
TAP	transporter associated with antigen processing	抗原加工相关的转运蛋白
TBG	thyroid-binding globulin	甲状腺结合球蛋白
TBK1	tank-binding kinase 1	TANK 结合激酶 1
TCA	tricarboxylic acid	三羧酸
TCGA	the cancer genome atlas	癌症基因组图谱
TCR	T cell receptor	T 细胞受体
TEAD	transcription enhancing association domain	转录增强缔合域
TERT	telomerase reverse transcriptase	端粒酶反转录酶
TetON	Tetracycline-on	四环素可调控系统
TetO	Tetracycline operator	四环素操作符
TEX	tumor derived exosome	肿瘤细胞分泌的外泌体
Tfh	follicular helper T cell	滤泡辅助 T 细胞
TGF	transforming growth factor	转化生长因子
TGLI1	truncated glioma-associated oncogene homolog 1	胶质瘤相关癌基因同源物 1
TGM	transglutaminase	转谷氨酰胺酶
THF	tetrahydrofolic acid	四氢叶酸
Th	helper T cell	辅助性 T 细胞
TIC	tumor-initiating cell	肿瘤起始细胞
TIGAR	glycolysis and apoptosis regulator	糖酵解和凋亡调控子
TIGIT	T cell immunoglobulin and ITIM domain	T 细胞免疫球蛋白和 ITIM 结构域
TIL	tumor infiltrating lymphocyte	肿瘤浸润淋巴细胞

续表

缩写	英文全称	中文名称
Tim23	translocase of the inner mitochondrial membrane 23	线粒体内膜转位酶 23
TIME	tumor immune microenvironment	肿瘤免疫微环境
TIM	T cell immunoglobulin mucin	T 细胞免疫球蛋白黏蛋白
TLR	Toll-like receptor	Toll 样受体
TM7	Saccharibacteria	糖细菌
TME	tumor microenvironment	肿瘤微环境
TM	transmebrane domain	C 末端跨膜结构域
TMV	tobacco mosaic virus	烟草花叶病毒
TNFR	tumor necrosis factor receptor	肿瘤坏死因子受体
TNF	tumor necrosis factor	肿瘤坏死因子
TOM	translocase of the outer membrane	外膜转位酶
TPP	triphenylphosphine	三苯基膦
tPTP	temporality PTP	短暂性开放
TPβ	β subunit of mitochondrial trifunctional protein	线粒体三功能蛋白 β 亚基
TRAFS	tumor necrosis factor receptor associated factor	肿瘤坏死因子受体相关因子
TRAIL	TNF-related apoptosis inducing ligand	肿瘤坏死因子相关凋亡诱导配体
Treg	regulatory T cell	调节性 T 细胞
TRIF	TIR-domain-containing adapter-inducing interferon-β	含有 TIR 结构域的接头诱导干扰素-β
TRIM25，TRIM38	tripartite motif 25,38	三结构域蛋白家族 25,38
TSA	tumor specific antigen	肿瘤特异性抗原
TSC2	tuberous sclerosis 2	结节性硬化症 2
TSC	tumor stem cell	肿瘤干细胞
TSDR	Treg-specific demethylation region	Treg 特异性去甲基化区域
TSPO	translocator protein	转位蛋白
TTLL	tubulin tyrosine ligase like protein	微管蛋白酪氨酸连接酶样蛋白
tTreg	thymus-derived Treg	胸腺来源调节性 T 细胞
TYK	tyrosine kinase	酪氨酸激酶
Tyr705	Tyrosine 705	络氨酸 705
T-ALL	T cell acute lymphoblastic leukemia	急性 T 淋巴细胞母细胞白血病
T-VEC	talimogene laherparepvec	单纯疱疹溶瘤病毒
UBE2H	ubiquitin activating enzyme 2H	泛素激活酶 2H
UBE2N	ubiquitin conjugating enzyme 2N	泛素结合酶 2N
Uev1A	ubiquitin conjugating enzyme E2 variant 1	泛素结合酶 E2 变体 1

续表

缩写	英文全称	中文名称
UNC93B1	Unc-93 homolog B1	Unc－93 同系物 B1
USP8	ubiquitin specific peptidase 8	泛素特异性肽酶 8
VacA	vacuolating cytotoxin A	空泡毒素 A
VDAC	voltage-dependent anion channel	电压依赖性阴离子通道
VEGF	vascular endothelial growth factor	血管内皮生长因子
VE	Vitamin E	维生素 E
VIP	vasoactive intestinal polypeptide	血管活性肠多肽
VM	vasculogenic mimicry	血管生成拟态
VP16	viral protein16	病毒蛋白 16
VST	virus-specific T cell	病毒特异性 T 细胞
VSV	vesicular stomatitis virus	水泡性口炎病毒
VVO	vesiculo vacuolar organelle	转胞吞作用
vWF	von Willebrand factor	血管性血友病因子
v-ATPase	lysosomal adenosine triphosphatase	溶酶体腺苷三磷酸酶
WHV	woodchuck hepatitis B virus	土拨鼠乙肝病毒
WNV	west nile virus	西尼罗河病毒
XCL1	X-C motif chemokine ligand 1	XC 趋化因子配体 1
XIAP	X-like inhibitor of apoptotic protein	X 样凋亡蛋白抑制剂
XOD	xanthine oxidase	黄嘌呤氧化酶
YAP	Yes-associated protein	Yes 相关蛋白
ZEB1	zinc finger E-box binding homeobox 1	锌指 E－Box 结合同源盒 1
ZFN	zinc finger nuclease	锌指核酸酶技术
α-KG	α-Ketoglutaric acid	α－酮戊二酸
γ-GGT	γ-glutamyltransferase	γ－谷氨酰转移酶
2HG	α-Hydroxyglutaric acid	2－羟基戊二酸
2-DG	2-Deoxy-D-glucose	2－脱氧－D－葡萄糖
SOCS	Suppressor of cytokine signaling	细胞因子信号抑制物
3-PG	3-phosphoglycerate	3－磷酸甘油酸
4EBP	EIF4E-binding protein	EIF4E 结合蛋白
5-HT	5-hydroxytryptamine	5－羟色胺

致　谢

本书籍的付梓离不开编委与编者的辛勤付出和不懈努力,他们都是目前肿瘤学等领域的一线专家和学者,在临床、科研工作十分繁忙的情况下,积极、全力参与本书的编撰和修改。对此表示诚挚的敬意和衷心的感谢!

另外,要特别感谢上海生命科学研究院生物化学与细胞生物学研究所许琛琦研究员、同济大学医学院戈宝学教授和中山大学钱朝南教授拨冗审阅本书,并作序鼓励,为确保本书内容的合理性和科学性提出了珍贵的意见。

最后,本书的组织和编撰得到了众多肿瘤研究领域前辈同道的鼓励和中国细胞生物学学会的支持,在此向他们表示由衷的感谢与敬意!

王　平

2022 年 6 月 8 日